常见眼科疾病诊断与治疗

主编◎韩　冰　冯国建　马锋伟

杨丽娜　李　宁　卢　飞

黑龙江科学技术出版社

图书在版编目(CIP)数据

常见眼科疾病诊断与治疗 / 韩冰等主编. -- 哈尔滨：
黑龙江科学技术出版社，2023.7
ISBN 978-7-5719-1971-9

Ⅰ.①常… Ⅱ.①韩… Ⅲ.①眼病-常见病-诊疗
Ⅳ.①R771

中国国家版本馆CIP数据核字(2023)第104618号

常见眼科疾病诊断与治疗
CHANGJIAN YANKE JIBING ZHENDUAN YU ZHILIAO

作　　者	韩　冰　冯国建　马锋伟　杨丽娜　李　宁　卢　飞
责任编辑	刘　路
封面设计	邓姗姗
出　　版	黑龙江科学技术出版社
	地址：哈尔滨市南岗区公安街70-2号　邮编：150007
	电话：（0451）53642106　传真：（0451）53642143
	网址：www.lkcbs.cn
发　　行	全国新华书店
印　　刷	黑龙江龙江传媒有限责任公司
开　　本	787mm×1092mm　1/16
印　　张	22
字　　数	518千字
版　　次	2023年7月第1版
印　　次	2023年7月第1次印刷
书　　号	ISBN 978-7-5719-1971-9
定　　价	128.00元

《常见眼科疾病诊断与治疗》
编委会

主　编

　　韩　冰　　临朐县人民医院

　　冯国建　　临朐基督教爱德医院

　　马锋伟　　潍坊市益都中心医院

　　杨丽娜　　烟台业达医院

　　李　宁　　新疆医科大学第四附属医院

　　卢　飞　　聊城市荏平区冯官屯镇王老卫生院

副主编

　　王　萍　　邹平市中医院

　　许继伟　　菏泽爱尔眼科医院

　　许之娟　　青岛市胶州中心医院

　　冯桂强　　贵港爱尔眼科医院

　　高大伟　　临朐正大光明眼科医院

　　汪　勇　　东部战区总医院

　　张惠芳　　滕州市中心人民医院

　　邱　永　　青州市中医院

前　言

　　随着国内外眼科事业的迅猛发展,眼科范围内的新理论、新技术、新设备不断涌现,终日忙于临床诊疗工作的广大眼科医师,特别是青年医师,希望能用较短的时间查阅到较为广泛的知识,因此编写一本既全面系统,又简明扼要,既有基本理论、基础知识和基本技能介绍,又能反映当代眼科最新进展的较全面的眼科书籍将是十分必要的。

　　本书具有鲜明的特色,即着重于基础与临床的结合,将基础研究、先进的诊疗技术或用于揭示眼病的发病机制,或用于疾病的诊断和治疗。在内容安排上,第一章介绍了眼科的临床检查方法及影像诊断,后面八章系统介绍了视神经疾病、视网膜疾病、角膜疾病、结膜疾病、眼睑疾病、泪器疾病、白内障以及青光眼等疾病的诊断与治疗。文中对各类疾病的主要临床症状、体征、相关检查、诊断、鉴别诊断、治疗做出重要阐述,希望能反映当前最先进、最科学的治疗手段,通过本书为广大读者提供有益的参考,为我国眼科事业的发展尽一点微小力量。

　　参加本书编写的人员均是工作在临床和科研第一线的专家及科研人员,相信他们临床及科研方面的独到见解和经验会对眼科医生起到启示和帮助作用。同时他们也承担着繁重的医疗、教学和科研任务,编写时间较紧,再加上学识水平有限,虽然大家尽了极大努力,但书中缺点、错误仍在所难免,望广大同道不吝赐教,以便再版时更正。

编　者

目 录

第一章　眼科临床检查及诊断

第一节　眼内部检查法

眼内部检查必须使用检眼镜或称眼底镜方能看清,故亦名检眼镜检查法。检眼镜是 Helmholtz 发明的。检查一般要在暗室内进行,其原理(以反光检眼镜为例)主要是借检眼镜把光线经过瞳孔照射入被检者眼内,由被检者眼底反射出来的光线,成像在集光镜与检查者眼前方者名间接检查法,成像在检查者眼内者名直接检查法。由于检眼镜的使用,不仅可检查出眼内各部组织,如视神经、视网膜、脉络膜以及眼屈光间质各透明组织是否正常、有无疾病存在,更进一步还可从眼底所见了解全身其他部分的病变情况,如脑肿瘤、全身动脉硬化、肾炎等。因此,对协助其他各科疾病的诊断也有很大意义,所以眼内部检查法是一个很重要的眼部检查法。

一、检眼镜的种类

常用的检眼镜有两大类。

(一)反光检眼镜

种类很多,可以用做间接检查法,也可用做直接检查法,其中以 Morton 检眼镜较为常用。构造的主要部分是中央有一小孔、焦点距离为 25 cm 的凹面反光镜,镜后有嵌住不同屈光度的凹凸镜片的小圆盘,能够随意转动,以调节检查和被检查者的屈光不正。

(二)电检眼镜

种类也很多,其中以 May 电检眼镜最为常用,光源就在检眼镜柄内,使用方便。

二、检查方法

间接检查法所用检眼镜名间接检眼镜检查时,检查者和被检查者对坐在暗室内,相距约 0.5 m(一只胳臂的长度),将灯(光源)放在被检查者头的左或右侧稍偏后。如系电检眼镜则不必另设光源。检查者一手拿检眼镜,放在自己主眼之前,将光线反射在被检查者的眼内。另一手的示指和拇指拿一个 13 屈光度的凸镜片放在被检者眼前约 7 cm 处,并将这手的其他各指固定在被检者的额部,然后使光线透过凸镜片中央射进被检眼内。检查被检查者的右眼时,应令该眼注视检查者的右耳。检查左眼时,则令该眼注视检查者的左耳。这时检查者可由反光镜中央小孔首先看到被检者的视神经乳头,一般转动 3 或 4 屈光度凸镜片到检眼镜中央孔处,可以免去检查者眼的调节力,并且可以放大所见的倒像。如果要检查眼底其他各部分的情况,可以令被检查的眼球向各方向转动即可。

在检查眼底以前,可不用集光镜先检查眼屈光间质的情况,如果在正常眼底的红黄色反光里有些部分出现黑色,能因眼球转动而飘动的则说明混浊位于前房或玻璃体中,不能飘动的则位于角膜或晶状体上。

1

用这种方法检查所看到的眼底像是较原眼底放大 4 或 5 倍的倒像。像的大小主要决定于所用于被检查者眼前的凸镜片的度数。用这镜的焦点距离与视网膜和结点间的距离比值可以测定眼底像放大的倍数。所以集光镜的力量越小,也就是其焦点距离越大时,眼底像放大的倍数越大。像的大小也与被检眼的屈光状态有关系,视网膜与结点的距离,在近视眼比正视眼大些,而远视眼比正视眼小些。因此,在用同一个集光镜的时候,近视眼放大倍数比正视眼小,而远视眼则比正视眼为大。

双目间接检眼镜是由 Schepens 创制,近年来临床上应用已较广泛,国内已有生产。构造的主要部分是把特制的光源(6 V,15 W 灯泡)和双目间接检眼镜都固定在一个塑料额带上,用＋20 屈光度做集光镜,眼底像放大约 3 倍。使用时检查者先把额带戴好,再把双目镜的瞳孔距离对好,示教用的反光镜调整好,最后把集光镜对准,就可进行检查了。在器械盒内另备有巩膜压陷器,是专门为检查视网膜周边部设计的。

检查时可以坐位,但常取卧位,以便于临床应用。检查前应充分散瞳,常用的散瞳剂是10％去氧肾上腺素溶液加 2％后马托品溶液,以免在强光照射时引起瞳孔收缩。检查顺序是先后极部,然后周边部,在检查极周边部相当于锯齿缘部位时,除令患者眼向被检方向尽力注视外,检查者右手中指可戴巩膜压陷器,局部加压以便观察。检查上下方锯齿缘时,隔着眼睑即可,检查鼻颞侧即相当于睑裂部时,则常需滴表面麻醉剂,一般对检查无不良反应,合作的儿童也可做此检查。

双目间接检眼镜检查法的优点如下。

(1)观察范围广,对比性强,易于发现视网膜脱离等眼底改变。

(2)亮度高,在玻璃体屈光间质透明度差的情况下,也可看清。

(3)因系双目观察,立体感较强,又可腾出术者的一只手来,因而便于在视网膜脱离和玻璃体切割手术中应用。

(4)加用巩膜压陷器,可提高视网膜周边部裂孔的发现,使视网膜锯齿缘部及睫状体平坦部细微改变,也可发现。Schepens 曾连续对 400 例视网膜脱离患者进行检查,发现在用一般检眼镜检查后,再用本法进行检查,约三分之一的病例,又查到另外新的裂孔;同时在另一健眼也常可见到所谓隐性视网膜脱离。

直接检查法检查时,所用的检眼镜名直接检眼镜,检查者和被检查者对坐在暗室内。检查者的眼睛必须靠近被检查者的眼睛。应该用右眼检查被检查者的右眼,并且用右手拿检眼镜,坐在或站在被检查者的偏右侧。用左眼检查被检查者的左眼,并用左手拿检眼镜,坐在或站在被检查者的偏左侧,另一手固定被检查者的头部,拇指还可以向上牵引上睑,以便于各方向的检查。这时可以看到放大约 16 倍的眼底正像。电检眼镜上也有一个装置 1～25 屈光度的凹、凸镜片的轮盘,检查时可以自由转动轮盘,以矫正检查者或被检查者的屈光差或调节力。开始检查时,令被检查者的两眼直视远方。首先放一个 8～12 屈光度的凸镜片在检眼镜的中央孔处,将检眼镜放在距被检者眼前约 20 cm 处,检查眼屈光间质中各部组织有无混浊。如有混浊,则在瞳孔红色的反射区内,可以看出点状或线状的黑色物。如果令被检查者迅速向上下或左右转动眼球,然后停住向前直视,能看见混浊物浮游飘荡时,即可知混浊位于玻璃体内。角膜和晶状体混浊的定位方法可用移像试验法,混浊的部位可借被检查眼球转动时混浊移位的方向来确定:如果被检查眼向下转,角膜上的混浊也向下方移位;晶状体前面的混浊不动;晶状体后面的混浊则向上移动。如果被检查眼向上转,则角膜上的混浊也向上移位;晶状体前面的仍不动;晶状体后面的则向下移位。检查屈光间质后,可开始检查眼底各部分。令被检查者向前直视时,恰好可以看到视神经乳头。如果令其注视光源或将检查者的头和检眼镜稍稍偏向颞侧观看时,可以恰好检查到被检查者的黄斑部。如果要观察周边部视网膜时,可令被检查眼尽量向各方向转动。

两种眼内部检查法的优缺点如下。

以上两种检查法各有其优缺点。间接检查法的优点是:①用具简单,即便有一个带孔的凹面镜和一个任何种光源都可以做检查,在没有电池和电灯光源的地方也可随时操作。②是一种持续均匀的光线,不像用电池时有电足和电弱的缺点。③能看到范围较大的眼底像,在检查高度近视眼、屈光间质混浊、小瞳孔下眼底和小儿眼底时更为适用,能得到较全面的初步结果。近年来应用双目间接检眼镜对眼底周边部的检查,可以查得更为详细。缺点是眼底像放大的倍数小,细微的改变不能观察得很清楚,并且所见的像为倒像,必须经过反复操作练习才能看好。

直接检查法的优点是:①眼底像放大的倍数大,能看清眼底的细微改变,并且为正像。②能测屈光度。易于掌握,携带方便,检查所用的光源就在仪器内。缺点是:①需用电作光源。②能看到的眼底范围较小。

虽然两种检查法都各有其优缺点,但是间接检查法犹如低倍显微镜,直接检查法如高倍镜,做显微镜检查时,必须先看低倍,后看高倍,所以在用直接检查法之前,必先用间接检查法做初步检查,每一位眼科工作者应同样掌握这两种检查法。

三、眼内部检查注意点

(一)常规小瞳孔检查

40岁以上的患者虽因患眼外病而到眼科门诊,一般都应做常规的小瞳孔下的眼底检查,在预防青光眼问题上有很大作用。需要作仔细眼内部检查时,每一位患者都应先做一个初步的小瞳孔下眼底观察,以发现有无患青光眼的征象,尤以年过40岁的人更应注意。

(二)散瞳剂的选择

如果无青光眼可疑,可将瞳孔散大,以便易于检查,并能了解比较详细的眼内部全部情况。成人最常用的散瞳剂是2.5%～10%去氧肾上腺素溶液滴眼,每10～15分钟一次,2～3次即可充分散大,对调节无麻痹作用。2%后马托品滴一次在半小时后即可作检查,也可用复方托吡卡胺溶液滴眼1次,20 min后检查。小儿的瞳孔不易散大,一般都用阿托品散瞳,滴1～2次即可(5岁以下的用0.25%,10岁以下的用0.5%,12岁以上的小儿可以用后马托品)。普通在40岁以上的患者尽可能不散大瞳孔作检查,以免在使用散瞳剂以后引起有青光眼因素者的青光眼急性发作。如果必须将瞳孔散大,检查以后应立即滴2%匹罗卡品,每10分钟1次,共滴3次。为达到将瞳孔完全开大的目的,必要时可在靠近角膜的球结膜下注射0.1～0.2 mL的1/1 000肾上腺素溶液,4%去氧肾上腺素或散瞳合剂,半小时后就可作详细的周边部眼底检查。

（三）正常眼底的检查

检查眼底应按次序，才能系统而全面。对眼底检查也像全身检查一样，应养成按一定顺序进行的习惯，这样，既可避免遗漏，也可节约时间。一般先用透照法检查屈光间质，对角膜、前房、晶状体及玻璃体等有无混浊有所了解后，然后用检眼镜间接检查法，对眼底概略情况进行观察，发现病变部位所在后，再用直接检查法详细检查。也可仅用直接检查法，但需注意的是所见范围较小，不易了解全面。

检查眼底时一般先自视盘起，然后按视网膜四根主要动脉，把眼底分为四份，由后极直达周边部，其次序为鼻上、颞上、颞下及鼻下，最后检查黄斑。也有人在查视盘后，即查黄斑，然后再沿四个主要动脉顺序检查，包括周边在内。用直接检查法时应同时注意屈光状态。

1.视盘

检查视神经乳头应注意其大小、形状、边缘、颜色和有无隆起或凹陷。

正常视神经乳头呈圆形或稍呈椭圆形，直径约为1.5 mm，边缘整齐，色浅红。中央部分较浅，且较凹下，名生理凹陷。这里可以看出一些色较暗的斑点，名筛板。临床上可以利用测量视盘上生理凹陷的大小与视盘直径之比（杯盘比值）（杯/盘）来对早期青光眼进行观察。视盘旁有时可看到色素环或呈半月形围绕。视网膜中央血管由视盘中心分出，但应注意在青光眼患者，血管可以偏向鼻侧，视盘上的动脉可有搏动，这与正常眼仅能查见静脉搏动不同。

当视神经有萎缩或炎症时，视盘可以变成苍白色或更发红色。如果有水肿或病理凹陷时，用直接检眼镜检查眼底，利用看清两目标的焦点的不同（看清视盘最顶点小血管和看清乳头周围所用转盘上屈光度数的差数），可以测量隆起或凹陷的程度，一般以屈光度（D）来表示。这时必须使检眼镜尽量接近角膜。每相差3个屈光度相当于1 mm。

2.视网膜血管

包括视网膜中央动脉和静脉，先分为上、下两支，再分为鼻上、颞上、鼻下、颞下四支，以后又再分很多小支，布满全部视网膜上。正常动脉的粗细约等于1/12视盘直径。动、静脉之比约为2∶3。动脉色红，静脉色暗红。检查时应注意血管的粗细、比例、弯曲度、管壁反光情况、有无视盘的动脉搏动等。

3.黄斑部

黄斑部在视盘颞侧，距视盘有2个视盘直径处，稍偏下方，约有1个视盘直径的范围。颜色比其他部眼底色深。周围有一闪光晕轮（以小儿最为明显）。中央相当中央凹处有一个最亮的反射光点，名中央凹反射。

检查时注意黄斑部有无水肿、渗出物或色素等。

黄斑部是视网膜视觉最敏锐的地方，在检眼镜检查时，光线刺激后立刻引起瞳孔的反射性收缩，使检查变得困难。为了能作出仔细观察和正确诊断，对中心视力较差的患者，应散瞳作详细彻底地眼底检查。黄斑中央凹反射消失或内界膜有放射状皱褶，均为病理情况，须加以注意。

4.视网膜

视网膜呈粉红色，但色素多的人，眼底反光较暗；色素少的人，眼底反光则比较明亮。如果脉络膜血管间的色素较多，全眼底可以呈豹纹状。

检查视网膜应该沿血管分布情况向各方向追查到最周边部的锯齿缘,检查有无局部炎性病灶或肿瘤、渗出物、积血、色素斑块、灰白色萎缩斑块、或呈波浪状或山谷状的视网膜脱离区域。所有这些改变的位置可以用时钟钟点的方位,或以鼻上、上、颞上、颞侧、颞下、下、鼻下、鼻侧部位来注明。病灶的大小和距离视盘的远近,则都以视盘直径(PD 或 DD)作单位来测量。视网膜的隆起度,可用前述的焦点法来测量出屈光度数。

检查中所见到的眼底改变,应当用简图表明病变大致情况,有助于随访比较,可弥补文字上的不足。但画图时,要注意比例尺寸。例如,黄斑必须在视盘颞例 2 PD 处—锯齿缘离黄斑约 17 PD,故在画大范围病变时,视盘要画得小些。病变要用彩色笔来记录。一般是红色表示动脉、微动脉瘤、积血,红色镶蓝色边包绕一周为裂孔;蓝色为静脉、视网膜脱离、视网膜皱褶等;白色为视网膜,亦可为粉红色;绿色为屈光间质混浊包括白内障,玻璃体积血;黑色代表色素;黄色为渗出、水肿;棕色为脱离的视网膜下色素及脉络膜脱离。

近年来由于检眼镜的制造日益改进,出现了许多新型检眼镜,特点是亮度增高,可以用作直接检查法,也可用作间接检查法。附有各种滤光板,例如,增加了绿色滤光板,可以看到用无红光线(red free light)检查眼底的优点,使视网膜呈不透明混浊,有些用普通检眼镜得不到很好观察的病变或组织可以看清了,如对视神经纤维、黄斑的观察等,可以比较细致,易于发现病变。在滤光板上还可附有不同的标记,既可以用作眼底检查,又可以进行微细测量、屈光检查和黄斑功能检查等,这有助于科学研究、疾病诊断,扩大了检眼镜检查的范围。

另外,近年来由于新型示教检眼镜的不断出现,使眼底病的诊断、记录以至治疗都扩大了范围。这类检眼镜检查法的特点是被检查者头部和检眼镜都可以固定,被检眼可因注视灯的指引向一定方向注视,在检查时只要检查者调节仪器,即可产生清晰的眼底影像,初学者就可直接进行眼底观察。常用的 Gullstrand 大型检眼镜。由于增设了多头观察筒,成为多头示教检眼镜,对示教极为便利。

眼底摄影法是眼底检查中又一大进步,促进了观察、记录、研究和治疗的进展。如今由于采用了彩色胶片,形象更为逼真、可靠。荧光素眼底血管造影的开展,使眼底病在诊断、治疗方面,有了提高。

裂隙灯显微镜检查眼后部法,不仅使眼底病变放大,而且有了立体形象,使眼底检查范围大为增大。和激光治疗机相连接,还可扩大到眼底病的治疗。

激光扫描检眼镜又名飞点性电视检眼镜的问世,是检眼镜与现代电子技术结合的新进展,前途将是无限的。其原理即利用激光做光源,把影像在电视屏幕上现出,以供诊断和会诊之用,也可转为电视录像储存,以备追踪观察。

第二节　眼外部检查

对所有眼病患者,都应先做眼外部一般检查。眼外部检查,也就是眼前部检查,包括用肉眼可以观察到的眼前方各部分,如眼睑、泪器、结膜、角膜、巩膜、前房、虹膜、瞳孔、晶状体、眼球、眼眶、眼肌、眼压等检查法。因本书把裂隙灯检查法、眼压检查法、眼肌检查法、视野检查法等,都另有专节叙述,故在本节仅做简要说明。

进行眼部检查时,要养成先右后左、从外到内的习惯,以免在记录左右眼时混淆或遗漏。再有,即检查时,应两侧对照,如两眼不同,应先查健眼,再查患眼,尤其在患传染性眼病时,更应如此,以免两眼间交叉感染。

一、眼睑检查法

一般在患者面向自然光线下用望诊即可,必要时则需要用触诊以协助检查。检查眼睑时应同时检查眉毛、睫毛、睑缘和睑板是否正常。

首先应注意有无先天异常,如眼睑缺损、睑裂缩小、内眦赘皮、下睑赘皮、上睑下垂等。有下睑赘皮时,应想到可以因下睑皮肤皱褶压迫睫毛使其倒向后方而摩擦角膜。有上睑下垂时,应鉴别其是真性或假性、部分性或完全性;真性完全性者,应当用两手的拇指分别用力横压在患者两眉弓上方之处,并嘱患者用力睁眼,此时可以发现患侧因不能利用额肌协助提起上睑而完全不能睁开该眼;部分性者,则此时仍可稍微睁开;在有眼睑痉挛或患严重外眼病以后,特别在患有重沙眼的患者,并非由于上睑提肌的损害而发生的暂时性上睑下垂,则为假性上睑下垂,在患有面神经麻痹的患者,为检查患者眼轮匝肌的肌力时,检查者可将双侧上睑各放一只手指,嘱患者用劲闭眼,由于各手指的感觉不同即可比较出两眼睑肌力的不同;再嘱患者似睡眠状轻闭两眼时测量其闭合不全的睑裂大小。如要测量其确切肌力,则须用眼睑肌力测量计检查。额肌或上睑提肌活动幅度检查,可用尺测出毫米数。

继之再观察眼睑皮肤有无异常,如皮下积血、水肿或气肿(炎性或非炎性)、皮疹、瘢痕、肿瘤等。怀疑有气肿时,用一手之示指和中指轮替轻轻压迫眼睑,可以发出捻发音。如上睑有初起之肿物时,可令患者向下看,在将上睑铺平在眼球上以后,则易于触出;检查下睑时,则令其向上看以后触之。同时应注意肿物之硬度及有无压痛,并检查有无耳前或颌下淋巴结的继发炎症或转移。

检查眼睑有无位置异常,应比较双侧睑裂的宽窄以确定有无上睑下垂或睑裂开大,单纯测量睑裂宽度并不可靠,应在嘱患者向前方直视时检查上睑缘遮盖角膜的宽度(正常情况下,上睑约遮盖角膜上缘1~2 mm,睑裂宽约10 mm),观察上、下睑有无内翻倒睫,倒睫是否触及角膜,观察眼睑有无外转或外翻,并应同时发现各种眼睑位置异常的原因。

令患者向下看,同时检查者可用拇指轻轻向上牵引上睑,就可以显示出上睑缘,在向上看时而以拇指轻轻向下牵引下睑,就可以显示出下睑缘;检查睑缘有无红肿、肥厚、钝圆等现象,观察有无分泌物、痂皮或新生物;注意睑缘间部睑板腺开口处有无阻塞或睫毛生长;检查睫毛的数量、粗细、行数和生长位置,有无过多、过少和过粗、过长现象,或受睑缘疾病影响而脱掉成睫毛秃。注意睫毛颜色,在交感性眼炎、原田病和Vogt-Koyanagi病时,睫毛可全部变成白色;更应注意检查睫毛生长的方向和倾斜度的大小,有无倒睫和睑内翻,平视时我国人上睑睫毛倾斜度多为110°~130°,下睑多为100°~120°。并应检查睫毛根部有无湿疹、鳞屑、痂皮或脓肿。用拇指和示指可以触知上睑板的宽度(正常为3~4 mm)和厚度,以确定有无炎症等现象。

二、泪器检查法

(一)泪腺检查法

正常情况下,泪腺是不能被触知的。令患者向鼻下方看,以相对侧手的拇指尽量将上睑外眦部向外上方牵引,就可以将因炎症或肿瘤引起肿胀的睑部泪腺暴露在外眦部上穹隆部结膜下,以便于检查。在检查泪腺的泪液分泌量是否正常时,可用 Schirmer 试验。其方法是在正常无刺激情况下,用一个宽 5 mm、长 35 mm 的条状滤纸,一端 5 mm 处折叠放在下睑外或内 1/3 处的结膜囊内,其余部分就自睑裂悬挂在眼睑之外,眼可睁开,在不要使滤纸条掉出眼外的条件下患者也可以随意瞬目。泪液分泌正常时,5 min 后,滤纸条可被浸湿 10～15 mm。

如反复试验少于此数,甚至仅边缘部湿润,则为分泌减少。如 5 min 湿及全长,则可为分泌过多。

在疑为眼干燥症患者时,还应进行泪膜破裂时间(BUT)试验,这是测定泪膜稳定性,最可靠的方法。检查前患者先在裂隙灯前坐好,1%荧光素滴眼,预嘱患者适当延长睁眼时间。用较窄的钴蓝光往返观察角膜前泪膜,当被荧光素染色的泪膜出现黑洞(常为斑状、线状或不规则干斑)时,即表示泪膜已经破裂,在瞬目后至出现泪膜破裂,用秒表记录下来,这时间即为泪膜破裂时间。

正常人泪膜破裂时间为 15～45 s,小于 10 s 为泪膜不稳定。因检查结果,常是变异很大,宜测 3 次,取其均值。

当瞬目后泪膜不能完整地遮蔽角膜表面,而出现圆点形缺失(干斑),此种情况表示破裂时间为零。

(二)泪道检查法

先用示指轻轻向下牵引下睑内眦部,同时令患者向上看,即可查见下泪点的位置和大小是否正常,有无泪点内转、外转、外翻、狭小或闭塞;在泪囊部无红肿及压痛时,令患者向上看,可在用示指轻轻牵引下睑内眦部的同时,转向内眦与鼻梁间的泪囊所在部位加以挤压,如果泪囊内有黏液或脓性分泌物,就可以看见由上或下泪点流出。如果泪点正常,泪囊部也未挤压出分泌物,但患者主诉为泪溢,则可在结膜囊内滴一滴有色液体,如荧光素溶液或蛋白银溶液等,然后再滴数滴硼酸溶液或生理盐水,使之稀薄变淡;令患者瞬目数次,头部稍低,并于被检眼同侧的鼻孔中放一棉球或棉棍;1～2 min 后,令患者擤鼻,如泪道通畅,则鼻孔中的棉球或棉棍必能被染出颜色。用荧光素等有色溶液试验阴性时,则可用泪道冲洗试验以检查泪道有无狭窄或阻塞。方法是用浸以 1%地卡因或其他表面麻醉剂和 1/1 000 肾上腺素液的棉棍,放在欲检查眼的内眦部,即上、下泪点处,令患者闭眼,挟住该棉棍 5～10 min,然后以左手示指往外下方牵引下睑内眦部,令患者向外上方看;以右手用圆锥探子或 Bowman 探子将泪点扩大;再将盛以生理盐水的泪道冲洗器的钝针头插进泪点及泪小管,慢慢注入生理盐水,在泪道通畅时,患者可感觉有盐水流入鼻腔或咽喉;如由下泪点注水而由上泪点溢出,则证明为鼻泪管阻塞,或为泪囊完全闭塞而仅有上、下泪小管互相沟通,如水由原注入的泪点溢出,则证明阻塞部位在泪小管,在注入盐水以前,应嘱患者头稍向后仰,且稍向检查侧倾斜,并自己拿好受水器,以免外溢的液体沾湿衣服。如果想确知泪囊的大小和泪道的通畅情况,可将泪囊照上法冲洗以后,注入碘油,然后作 X 线摄片检查。

注意操作要轻巧,遇有阻力切勿强行推进,以免造成假道。所用 Bowman 探针,应先从"0～00"号开始,逐渐增加探针号数,直到 4 号为止。

如果泪囊部有急性炎症,应检查红肿及明显压痛区域,并检查有无波动或瘘管。

三、结膜检查法

结膜的检查最好在明亮自然光线下进行,但必要时仍需要用焦点光线和放大镜的检查。应按次序先检查下睑结膜、下穹隆部、上睑结膜、上穹隆部,然后检查球结膜和半月襞。

检查睑部和穹隆部结膜时,必须将眼睑翻转;下睑翻转容易,只以左或右手拇指或示指在下睑中央部睑缘稍下方轻轻往下牵引下睑,同时令患者向上看,下睑结膜就可以完全暴露。暴露下穹隆部结膜则须令患者尽量向上看,检查者尽量将下睑往下牵引。

翻转上睑方法有二:一为双手法,先以左手拇指和示指固定上睑中央部之睫毛,向前和向下方牵引,同时令患者向下看;以右手示指放在相当睑板上缘之眉下凹处,当牵引睫毛和睑缘向前向上并翻转时,右手指向下压迫睑板上缘,上睑就能被翻转。如果用右手指不能翻转上睑,可以用玻璃棍或探针代替右手示指,则易于翻转。另一法为单手法,先嘱患者向下看,用一手的示指放在上睑中央眉下凹处,拇指放在睑缘中央稍上方的睑板前面,用这两个手指挟住此处的眼睑皮肤,将眼睑向前向下方牵引。当示指轻轻下压,同时拇指将眼睑皮肤往上捻卷时,上睑就可被翻转。

检查上穹隆部结膜时,在将上睑翻转后,更向上方牵引眼睑。用左或右手之拇指将翻转的上睑缘固定在眶上缘处,其他各指都固定在患者的头顶,同时令患者强度向下方注视,并以另一手之示指和中指或单用拇指,由下睑外面近中央部的睑缘下面轻轻向上向后压迫眼球,做欲将下睑缘推于上穹隆之后面的姿势,上穹隆部结膜就可以完全暴露。也可以用 Desmarres 牵睑钩自眼睑皮肤面翻转出穹隆部。

小儿的眼睑常因紧闭不合作而不容易用以上方法翻转,可用双手压迫法。即当由协助检查者将小儿头部固定之后,用双手的拇指分别压迫上下眼睑近眶缘处,就可将眼睑翻转,睑和穹隆部结膜即能全部暴露。但此法在怀疑患有角膜溃疡或角膜软化症的小儿禁用,以免引起严重的角膜穿孔。

球结膜的检查很容易,可用一拇指和示指在上下睑缘稍上及下方分开睑裂,然后令患者尽量向各方向转动眼球,各部分球结膜即可以露出。

分开睑裂后在令患者眼球尽量转向颞侧时,半月襞和泪阜即可以全部被看到。

按次序暴露各部分结膜以后,检查结膜时应注意其组织是否清楚,有无积血、充血、贫血或局限性的颜色改变;有无结石、梗死、乳头增生、滤泡、瘢痕、溃疡或增生的肉芽组织,特别注意易于停留异物的上睑板下沟处有无异物存在。检查穹隆部结膜时,应注意结膜囊的深浅,有无睑球粘连现象和上述的结膜一般改变。检查球结膜时应注意其颜色及其表面情况。

(一)颜色

有无积血、贫血或充血、色素增生或银沉着。球结膜充血有两种,深层者名睫状充血,又称角膜周围充血;浅层者名结膜充血,又称球结膜周边充血;应注意两者的不同点。

(二)表面情况

有无异物、水肿、干燥、滤泡、结节、溃疡、睑裂斑、翼状胬肉、淋巴管扩张或肿瘤。

检查半月襞的时候,应注意有无炎症或肿瘤。

四、角膜检查法

(一)一般的检查

应先在光线好的室内作一般肉眼观察。首先注意角膜的大小,可用普通尺或 Wessely 角膜测量器测量角膜的横径和垂直径。正常角膜稍呈横椭圆形。应先测量角膜的透明部分。我国男女角膜平均的大小,横径约为 11 mm,垂直径约为 10 mm。一般应同时测量上角膜缘的宽度,我国人上角膜缘约宽 1 mm,因为我国人的上角膜缘较宽,所以一般多只以其横径决定角膜的大小。如果横径大于 12 mm 时,则为大角膜,小于 10 mm 时,则为小角膜。在弥散的自然光线下尚可观察角膜弯曲度之情况,如果怀疑呈圆锥形,则可令患者向下看,此时角膜的顶点就可将下睑中央部稍微顶起,由此更可以证明是圆锥角膜。同时也应注意是否为球形角膜、扁平角膜、角膜膨隆或角膜葡萄肿。

(二)照影法和利用 Placido 圆盘的检查法

用照影法检查时,令患者对窗而坐,并且固定其头,检查者与患者对坐,用一只手的拇指和示指分开被检眼的睑裂,使该眼随着检查者另一只手的示指向各方向转动。注意观察照在该眼角膜表面上的窗影像是否规则。

Placido 圆盘是一个有 20 cm 直径的圆板,在其表面上有数个同心性黑白色的粗环,中央孔的地方放一个 6 屈光度的凸镜片;检查时令患者背光而坐,检查者一只手拿住圆盘柄放在自己的一只眼前并坐在患者对面,相距约 0.5 m 左右,用另一只手的拇指和示指分开被检眼的睑裂,由中央圆孔观察反射在患者角膜上的同心环,并令患者向各方向注视,以便能够检查全部角膜。

如果角膜表面正常,应用以上两种检查方法都可以看出清晰而有规则的窗棂和环形的影像。如果看到各种不同光泽和形状不规则的影像,就可判断角膜表面是否有水肿、粗糙、不平等现象;此外,还可以检查出有无散光,并且可知散光为规则性抑或为不规则性;也可查出角膜有否混浊和异物。这种检查虽然操作简单,但非常实用。

(三)角膜染色法

由于结膜囊内不能容纳 10 μL 以上的液体,也就是不能容纳一正常滴的 1/5,所以如果在结膜囊内滴入一滴染色液时,染色液即会溢出结膜囊而流到下睑和颊部皮肤上,只用玻璃棍的一端蘸少许 2% 荧光素溶液放于结膜囊内,然后再滴 1~2 滴 3% 硼酸水或生理盐水轻轻冲洗结膜囊,一般正常角膜不能被染色,但有时在 60 岁以上的人的正常眼的角膜鼻下方可见有不超过 5~9 个很小的染色点,有时在年龄更大的人也可以见到更多的分布在整个角膜的染色点,这可能与角膜上皮的不断新生有关系,如果角膜表面有上皮剥脱、浸润或溃疡等损害时,即可明显地被染成绿色,应该记录着色处的部位、大小、深浅度、边缘情况和染色的深浅。这种染色法也可以用虎红溶液代替荧光素溶液。另有双重染色法,就是用 2% 荧光素溶液和 0.5%~1% 亚甲蓝水溶液先后各滴少许于结膜囊内,然后用生理盐水冲洗,在有角膜溃疡时,真正的溃疡部位被染成蓝色,其周围之上皮溶解区域则被荧光素染成绿色,在疱疹性树枝状角膜炎时,表现得最为典型。

如果怀疑有角膜瘘存在时,也可用荧光素溶液染色法以确定之;即用拇指和示指分开上下眼睑,同时令患者向下看,将荧光素溶液滴在角膜上缘处,当溶液慢慢流在角膜表面时,注意观察在可疑部位有无房水将荧光素冲出一条绿色小河现象;如果同时轻轻压迫眼球,则房水由瘘孔流出更为明显。

(四)集光检查法

集光检查法又叫斜照法或焦点映光检查法。现在最常用的是将光源和高度凸镜片放在一起的锤形灯,或为聚光灯泡的手电灯,在明室中就可以得到焦点光线,用时非常方便。这种检查法设备虽然简单,但效果很大,再加用一个10倍放大镜做仔细的检查,当将被检组织像扩大10倍时,更可以看出病变的详细情况。方法是用另一只手的拇指和示指持放大镜,放在被检眼之前,可随意调节放大镜与被检眼间的距离,用中指分开上睑,四指分开下睑而将睑裂开大,以便于检查角膜。

这种集光检查法也适用于结膜、前房、虹膜、瞳孔和晶状体等组织的检查。

用集合光线和放大镜的检查可以检查出角膜的细微改变,如角膜有无混浊,混浊为陈旧之瘢痕抑为新鲜之水肿,浸润或溃疡。还应注意角膜有无异物或外伤,有无新生血管,为深层者抑或为浅层者,有无后弹力膜皱褶、撕裂或膨出,或角膜后壁沉着物。记录以上各种改变都应注明它的形状、深浅度和所存在的部位等,普通角膜病变的部位可按以下的记录法,例如位于周边部或中央部;周边部者应以时钟上各钟点的位置为标准;中央和周边部之间的角膜部位,又可分为鼻上、鼻下、颞上、颞下四个象限的位置来表示。

关于精确决定角膜病变的深浅部位的检查方法,则须利用裂隙灯和角膜显微镜。

(五)角膜知觉检查法

为要证明角膜溃疡区与非溃疡区是否有知觉的不同,或证明三叉神经功能有无减低或麻痹现象,应做角膜知觉检查。树枝状角膜炎是角膜知觉减退最为常见的局部原因之一,带状疱疹也是角膜知觉减退的原因之一。检查时可将一小块消毒棉花搓成一尖形,用其尖端轻触角膜表面;要注意应从眼的侧面去触,最好不要使患者从正前面看到检查者的动作,以免发生防御性的眨眼而混乱正确结果。如果知觉正常时,当触到角膜后,必然立刻出现反射性眨眼运动。如果反射迟钝,就表示有知觉减低现象,如果知觉完全消失,则触后全无任何表现。两眼应作同样的试验,以便于比较和判断。

Самоилов 法是用纤毛作角膜知觉的定量测验,就是在角膜上所定的13个点内用三个不同粗细的纤毛测量,将纤毛末端触在角膜表面上,直到纤毛变弯为止。正常角膜中心部位可以感觉出最弱的纤毛压力是 0.3 g/mm^2。角膜的各点都能感觉出 1 g/mm^2 的压力;最强的压力是 10 g/mm^2。Cochet 和 Bonnet 角膜知觉测量计检查法检查的结果更为精确。

(六)小儿角膜检查法

在有严重畏光和眼睑痉挛的患者或小儿,可先滴一次1%地卡因表面麻醉剂,然后用开睑器分开上下睑而检查角膜,但应绝对注意避免使用任何暴力,以免可能使有深溃疡的角膜发生人工穿孔。

小儿的眼睛常不容易检查,因其不会合作且不能令小儿安静不动。最好检查者和助手对坐,令小儿仰卧在助手的膝上,助手用肘挟住小儿的两腿,用手紧握住小儿的两手,检查者用两膝固定住小儿之头,用手或开睑器分开眼睑后进行检查。在角膜病状的许可下,如果用手分开眼睑时,最好用两手的拇指将其上下睑缘紧贴角膜表面轻轻分开,这样可以避免结膜将角膜遮盖而不能对角膜做仔细检查。如果用开睑器时,小儿的眼球常往上转,这时可将下睑的开睑器尽量拉向下穹隆,因可以使眼球稍被向下牵引,而便于做角膜的检查。

在检查或治疗1~2岁小儿眼时,可用毛毯或床单将小儿紧紧包裹,使其颈部与毯或床单的上方边缘相平,另由一位助手固定小儿的头,再依照上法作检查。

五、巩膜检查法

先用肉眼在自然光线下观察睑裂部巩膜,然后用左或右手拇指和示指分开被检查眼的睑裂,令眼球向上、下、左、右各方向转动而检查眼前部的各部分巩膜。也可用集合光线加放大镜以检查更细微的改变。首先应注意巩膜是否有变色改变,正常为白色,可发生黑色素斑、银染症、贫血或黄疸;老年人的巩膜稍发黄,小儿者稍发蓝,蓝色巩膜乃表示巩膜菲薄,透见深部色素所致。此外,尚应注意有无结节样隆起,在巩膜炎时,结节一般发生在角膜周围,并呈紫蓝色充血。由于巩膜组织变薄,可以出现巩膜葡萄肿。在有高眼压的患者,应特别注意有无前部或赤道部隆起的葡萄肿。前部者尚应鉴别是睫状部的葡萄肿或是间插葡萄肿。不论眼部受过穿孔性或钝挫性外伤后,都应仔细检查有无巩膜破裂;挫伤后引起破裂的部位常是发生在对着眼眶滑车所在部位的巩膜鼻上侧部分。

检查睫状血管时,在正常眼球前部只能看到很细的睫状前血管,它构成角膜周围毛细血管网的上巩膜分支的扩张所致的充血,叫作角膜周围充血或睫状充血。在有眼内压长期增高的患者和有动脉硬化的患者,常可以看见睫状前血管高度扩张和过度弯曲。检查睫状前血管时,可以用明亮的自然光线,用一手之拇指和示指分开睑裂,令患者的眼球随着另一只手的示指向上、下、左、右四个方向转动即可。

六、前房检查法

检查前房应注意其深浅和内容,更应注意前房角的情况。初学者对前房深度的准确认识需要有一定时间的学习。一般是须用集合光线由正前方观察,估计角膜中心的后面与瞳孔缘部虹膜表面间的距离,但是如果部分角膜有混浊时,就需要避开混浊部由侧面查看,正常前房深度(指中央部)约为3 mm应注意年龄不同(过幼或过老的人前房较浅)和有屈光不正(远视者前房较浅,近视者较深)时前房深浅会各有不同;前房变浅可以是由于角膜变扁平、急性闭角型青光眼、虹膜前粘连或因患肿胀期老年性白内障使虹膜变隆起所致;前房变深可以是由于角膜弯曲度增大(如在圆锥角膜、球形角膜、水眼或牛眼时)或晶状体后脱位及无晶状体时虹膜过于向后所致。前房各部分深浅不同时,应仔细检查有无虹膜前后粘连,或晶状体半脱位。

为观察前房深浅,常可用手电侧照法来决定。即以聚光手电筒,自颞侧角膜缘外平行于虹膜照射。如虹膜平坦,则全部虹膜被照亮;如有生理性虹膜膨隆则颞侧虹膜被照亮,根据虹膜膨隆程度不同,而鼻侧虹膜照亮范围不等。如整个虹膜均被照亮则为深前房;亮光达虹膜鼻侧小环与角膜缘之间为中前房;如亮光仅达虹膜小环颞侧或更小范围,则为浅前房。

正常的前房内应充满完全透明的房水,但在眼内发生炎症或外伤以后,房水可能变混,或有积血、积脓或异物。轻度的混浊不能用肉眼看出,如果有相当程度的混浊则可致角膜发暗,甚至可用集合光线和放大镜看到前房内混浊物质的浮游而出现 Tyndall 征,或可直接见到条状或团絮状的纤维性渗出,积血和积脓可因重力关系沉积在前房的下方,且形成一个水平面,可随患者头部的转动方向而变换液面位置;检查时应注明水平液面的起止钟点。

详细的前房检查和前房角的检查见裂隙灯检查法。

七、虹膜检查法

检查虹膜要利用集光检查法,另加放大镜。要注意虹膜的颜色,有无色素增多(色素痣)或色素脱失(虹膜萎缩)区。在虹膜有炎症时,常可因虹膜充血而色变暗,但在虹膜异色性睫状体炎时,患侧虹膜则色变浅,这时一定要做双侧颜色的对比。正常时虹膜组织纹理应极清晰,但在发炎时,因有肿胀充血而可以呈污泥状;在正常情况下,一般是不能见到虹膜血管的,但当虹膜发生萎缩时,除组织疏松,纹理不清外,虹膜上原有的血管可以露出;在长期糖尿病患者及患有视网膜中央静脉阻塞后数月的患眼上,常可见到清晰的新生血管,外观虹膜呈红色,称虹膜红变或红宝石虹膜,血管粗大弯曲扩张,呈树枝状分支。在虹膜上也常易发现炎性结节或非炎性的囊肿或肿瘤,位置和数量不定。也应注意有无先天性异常,如无虹膜、虹膜缺损、永存瞳孔膜等。还应检查虹膜的瞳孔缘是否整齐,如果稍有不齐或有虹膜色素外翻时,应返回再检查对照该处之虹膜有无瞳孔缘撕裂瘢痕或萎缩等改变。瞳孔缘撕裂和虹膜根部解离多是由外伤引起;在不能很好检查出有无虹膜后粘连的时候,必要时可以滴 2% 后马托品一次,或结膜下注射 1/1000 肾上腺素溶液 0.1 mL 以散大瞳孔,此法需要在测验瞳孔反应之后应用,以作最后证明。如在虹膜瞳孔缘全部与晶状体一面发生环形后粘连时,房水循环发生障碍,并聚集在虹膜后方,致使后房压力增高,即可引起虹膜膨隆现象,又称虹膜驼背,此时前房即呈一尖端向瞳孔方向的漏斗形。检查虹膜有无震颤,须令患者固定其头,用一只手的拇指和示指分开睑裂,再令患者眼球向上、下、左、右迅速转动,然后向直前方向看,此时则注意观察虹膜有无颤动现象;轻度震颤须在放大镜或裂隙灯下始能看出。

八、瞳孔检查法

检查瞳孔首先可用弥散性或集合光线观察,应注意它的大小(两侧对比)、位置、形状、数目、边缘是否整齐和瞳孔的各种反应如何。瞳孔的大小与照明光线的强弱、年龄、调节、集合等情况有关,所以检查出的结果也各有不同。在检查一位患者的瞳孔大小时,应在弥散光线下令患者注视 5 m 以上远距离的某一目标,可用 Haab 瞳孔计(Haab pupillometer)放在内外眦部,与被检眼的瞳孔大小相比较,测出被检瞳孔的横径大小;或用 Bourbon 设计的一种瞳孔计(为直径 5 cm 的黑色金属盘,其上有一圈不同大小直径的圆孔,由各孔旁画出有平行的白线,直达盘的边缘。放于紧挨近眼球的部位,以测量瞳孔的大小)。

正常情况下,瞳孔是一个位置于虹膜中央稍偏下鼻下方、直径为 2～4 mm,且双侧等大、边缘整齐的圆形孔,对于光线及调节集合等作用都有灵敏的缩小反应。在检查比较细致的改变,如有无瞳孔缘虹膜后粘连、瞳孔缘虹膜撕裂、瞳孔区是否为机化膜所遮盖(瞳孔膜闭)、迟钝不明显的瞳孔反应等时,都可利用集光灯加放大镜做检查。

检查瞳孔的反应,无论对于发现眼局部情况,或了解中枢神经系统各部光反射径路的损害,都具有很大的临床意义。

临床上常用的检查方法有三种。①直接对光反应:患者面向检查者而坐,双眼注视 5 m 以外远处目标。检查者以锤状灯或聚光手电灯,从侧方照射一眼,瞳孔正常时当光线刺激时应立即缩小,停止照射后随即散大。正常人双眼瞳孔的收缩与扩大反应,应是相等的,若一眼反应迟钝或不能持久,则该侧瞳孔属于病态。②间接对光反应或称同感反应:患者面向检查者而坐,在眼注视 5 m 以外远处目标。检查者用聚光手电灯从侧方照射一眼,而观察另一眼瞳孔是否缩小。正常情况下，当光线投射于一侧瞳孔时，对侧瞳孔也同时缩小。③调节反应或称集合反应：先令患者注视远方目标（越远越好），然后再令其立刻注视距离患者眼前15 cm左右处竖起的检查者或患者手指，观察瞳孔情况。正常人由远看近时，双侧瞳孔应随之同时缩小。如发现异常情况，应再做进一步检查。

九、晶状体检查法

检查晶状体时应注意晶状体是否透明，也就是观察其有无混浊存在。混浊是晶状体本身的改变抑为晶状体前或后面附着的其他混浊物，或为晶状体内之异物。例如，虹膜后粘连所遗留的色素、不规则形的机化物或炎症后渗出物的机化薄膜，或为晶状体后面的睫状膜。也应注意晶状体的位置是否正常，有无脱位或半脱位；此外尚应注意检查晶状体是否存在。

检查以上各种情况，可以利用集光检查法、透照法（检眼镜检查法）、Purkinje-Sanson检查法和裂隙灯检查等方法。

实行集光检查法检查晶状体是否有混浊时，应注意与老年性核硬化时瞳孔区所显示的灰白色反射相鉴别，此时必须用透照法做进一步的证明，透照时如瞳孔区呈现出弥漫性红色反射，则并非是晶状体混浊，而为老年性晶状体核硬化。

为了详细检查晶状体的全面情况，于检查前应散瞳，目前常用的散瞳剂为2.5%去氧肾上腺素液、复方托吡卡胺等快速散瞳剂，也可用2%后马托品溶液。对晶状体鼻下方周边部进行细致的检查，可避免遗漏初发期老年性白内障。为观察晶状体是否已完全混浊。可做虹膜投影检查，即用集光光线，以45°倾斜度自瞳孔缘投向晶状体，晶状体上即可看出虹膜所造成的阴影。如混浊已位于前囊下，则不能看到虹膜影，表示晶状体已全部变混；如果出现一窄虹膜影，表示晶状体前皮质尚有少量未变混浊；在晶状体混浊位于深层而前皮质尚透明时，则出现较宽之虹膜阴影，以上两种情况都说明白内障尚未达到成熟期。

在检查晶状体有无向一侧倾斜的半脱位时，应用焦点光线注意观察瞳孔缘内能否看到灰白色圆形但边缘稍呈锯齿状的晶状体赤道部，并且应注意前房各部位的深浅改变及有无虹膜震颤，如果怀疑有全脱位，可进一步用Purkinje-Sanson法证明晶状体是否仍存在于瞳孔区。可在暗室内，将一个烛光放于被检眼的侧前方30°处，检查者在对侧30°处观察被检眼瞳孔区的角膜表面。在正常眼，此时可以出现三个烛光像，其中较明亮的中等大直立虚像是角膜表面所形成的，可随烛光做相同方向移动；中央直立最大而较模糊的虚像是晶状体前面所形成，最小而倒立的清晰实像是晶状体后面所形成，与烛光移动方向相反移动，如果看不到这最小的倒像，就可以确定晶状体不存在于原来的位置。

在眼球受外伤后，晶状体可全脱位至前房或玻璃体内，一般都同时伴有严重的继发性青光眼，如发生巩膜破裂时，晶状体也可能全部脱位至结膜下。

透照法检查晶状体有无混浊及位置异常，很有作用。

通过裂隙灯检查，可更精确细致地观察到晶状体的病变。

十、眼球及眼眶检查法

一般是在自然光线下用望诊方法检查。检查眼球时，应注意其大小、形状、有无突出或后陷，并应注意眼球的位置，有无不随意的眼球震颤。在检查大小和形状时，用两手的拇指和示指分别将两眼的上、下眼睑分开，比较两眼球的大小，并同时观察眼前部角膜有无相应的大小改变,以为先天性小眼球或牛眼、水眼的诊断辅助。令眼球尽量向各方向转动,以观察眼球是否呈球形,各方向的弧度是否大致相等。在眼球萎缩时,常见眼球变小,由于受四条直肌的压迫而变成四方形。

眼球在眼眶内可向前或向后移位,可沿眼球的矢状轴用眼球突出计测量眼球的位置;眼球向前移位可能由于眼球后方的肿物或其他占位性病变所引起,或是与内分泌有关。眼球后陷可能由于眶骨骨折或交感神经的损伤所引起。

眼球突出度可以分为绝对性、相对性和比较性三种。绝对性眼球突出度是指仅一次的单侧眼的测量值,这对临床观察无何重要性;相对性的是指对比双侧眼的测量结果,如右眼为 12 mm,左眼为 14 mm,则可能患者为左眼球的突出或右眼球的后陷;比较性的是指在一定时间的间隔后,比较同一只眼所测量出的结果,例如第一次测量结果为 12 mm,相隔一段时间以后,结果为 14 mm,则可怀疑该眼可能有进行性眼球突出。相对性和比较性眼球突出度的测量,在临床工作中很重要。

检查眼球突出度的方法,可用一两面有刻度的透明尺,尺的一端水平并准确地向直前方向放在颞侧眶缘最低处,检查者由侧面观察。当尺两侧的刻度和角膜顶点完全重合时,记录眶缘至角膜顶点之间的距离,注意点为检查时透明尺必须保持准确地向直前方向,否则容易发生误差。

另一种常用的测量法为使用 Hertel 眼球突出计测量,检查时将突出计平放在两眼前,并将两侧的小凹固定在两颞侧眶缘最低处,令患者两眼向直前方看,观察突出计上反射镜里角膜顶点影像的位置。相当于第二反射镜中尺度上的毫米数,即为眼球突出的度数。同时应当记录两颞侧眶缘间的距离,以作为下次再检查时的依据。我国人眼球的突出度一般平均为 13.6 mm,如果高于或低于此数时,可考虑为突出或后陷,但必须同时测量,且需要在相当时间间隔内测量数次作为比较。突出计的测量对单侧的突出或后陷意义较大。突出计上两个固定的小凹施加压力的大小,突出计上的两侧装置是否平行且放于同一水平都可以影响测量突出的结果,如两侧装置放得过近或过远,同样可使所测出的结果不够准确。所以应注意每次测量时所用的手劲都应当相同,并应注意突出计放置的部位力求准确。

眼球位置的异常对了解眶内肿瘤发生的部位很有意义。有斜视的患者应注明斜视的方向。如果发现有眼球震颤,应注明是引出的还是自发的,并注意震颤的方向,是垂直性、水平性、旋转性、振幅和频率等。

十一、眼肌及眼压检查法

眼球的运动是由六条不同的眼外肌相互配合而成。正常眼球运动范围,向颞侧时,角膜外缘可达外眦处;向鼻侧时,瞳孔内缘可与上下泪点连接成一直线;向上时瞳孔上缘可被上睑遮盖;向下时瞳孔一半被下睑遮盖。在门诊进行一般外眼检查法时,为检查六条肌肉的功能是否同时、等力、平行和协调。检查者与被检查者相对而坐,嘱被检查双眼跟随检查者手指向六个基本方位转动,即内转、外转、鼻上、颞上、颞下及鼻下,如有异常就可发现。注意在检查颞下及鼻下方位时,检查者的另一手须同时把双眼上睑抬起,方能观察得清楚。

如发现异常,疑为眼外肌麻痹时,则应在暗室内行复视试验;有隐斜或共同性斜视时,则应进一步做其他必要检查,参阅斜视与弱视章的内容。

眼压的检查方法,常用的是指测法和眼压计测量法。指测法虽不能十分准确,但在取得经验后,是非常有意义的。临床眼科医师决定是否对患者要进行眼压计测量,常取决于指测法的结果。

指测法是让患者双眼尽量向下看,检查者把双手的中指和无名指放在患者额部作支持,再把两手的示指尖放在患者一侧眼的上睑板上缘,以两手的示指交替轻压眼球,藉传达到指尖的波动感,估量眼球的硬度。眼压正常者以 Tn 为代表,眼压稍高为 T+1,中度增高 T+2,高度增高 T+3;眼压稍低 T-1,中度减低 T-2,极软为 T-3。

第三节　眼功能检查法

眼功能检查主要是检查患者对事物的认识和分辨能力。眼功能检查包括形觉、色觉和光觉检查。形觉检查就是视力检查,视力可分为中心视力和周边视力。中心视力指视网膜黄斑部的视力。周边视力指黄斑以外的视网膜功能(即视野)。色觉检查是检测眼的辨色能力。光学检查是检测眼辨别明暗的能力。

一、视力检查法

测量视力是用视力表上的字形或图形。每一字形或图形的构成都是根据视角来计算。由一个物体两端发出的光进入眼内,在眼的结点形成的角度称为视角。视角愈大在视网膜上成像愈大。物体距眼愈近,所成视角与视网膜像愈大,距眼愈远,所成视角与视网膜像愈小,也就是视角大小与物体大小成正比,与距离远近成反比。要分辨两点是分开的,则由此两点发出的光投射在视网膜上的视锥细胞必须是两个不相邻的。两个视锥细胞间要夹有一个不受刺激的视锥细胞,否则两点会融合为一个正视眼能辨识两点间在眼结点最小夹角称为一分(1′)视角。视力表是以 1′视角的标准而设计的,E 字形或缺口环形视标都是 5′视角,每一笔画是 1′视角视力是视角的倒数,视力=1/视角。

(一)远视力检查法

目前国内常用的有国际标准视力表和缪天荣教授采用数学原理设计的 5 分制对数视力表,用 E 字形,和航空驾驶员用的 Landolt 缺口环形视力表,都是以小数记录。还有适用于小儿用的图形视力表。国际上使用的 Snellen 视力表以 E 字形在 6 m 远看,以分数记录(如 6/60=0.1,6/6=1.0)。近年来国内多有用投影仪视力表,日本 Nidek 投影器按国际标准视力表的小数记录法,可调出单个视标的视力表,没有一般视力表的字与字间的拥挤现象。

国际标准视力表和对数视力表距离为 5 m,在房间不足要求标准时,可将视力表置于被检者坐位的后上方,于视力表的对面 2.5 m 处放一平面镜,注视镜内所反映的视力表。视力表应有均匀一致,亮度恒定的人工照明(300~500 Lux)。必须单眼检查,检查时用挡眼板凹面遮盖一眼,常规先查右眼,后查左眼。如戴镜应先查裸眼视力,后查戴镜视力。

国际标准视力表分 12 行,看清第一行为 0.1,第 10 行为 1.0,第 11 行为 1.2,第 12 行为1.5。如被检者不能认出表上最大视标时,可令其走近视力表,直至能看清最大视标时,记录下其距离,按下列公式计算即可得出其视力如在 3m 处方能读出 0.1,则该眼视力为 0.1×3/5=0.06,余类推。即每减少 1 m,则减少 0.02。

如在 1 m 处仍不能辨认出最大的视标时,则令患者背光而坐,检查者伸手指在患者眼前,使光线照在手指上,让患者辨认手指数目,记录其能辨认指数的最远距离,如一尺半指数。如果在最近距离仍不能辨认手指数,则可将手在患者眼前摆动,记录能辨认手动的最远距离。如两尺手动。

对只能辨认指数或手动的患者,为更进一步了解眼内部功能,应再检查光感及光定位。检查光感需在 5 m 长的暗室内进行。检查时,将患者一眼用手帕完全遮盖,检查者一手持点燃的蜡烛放在患者被检眼前,另一手做时盖时撤的动作,由近及远,记录下患者辨认光感的最远距离(正常者应在 5 m 远看到烛光)。然后再置蜡烛光在患者面前 1 m 远查光定位。令患者向正前方注视,眼球不动,查左上,左中,左下,正上,正下,右上,右中,右下,记录患者能否正确指出光源的方向。可在光定位好的方向记录"+",定位不好的方向记录"-"。如全无光感,即以"无光感"或"黑"记录。

对数视力表远视力安放在 5 m 距离。1′视角记 5.0,为正常视力 1.0。10′视角记 4.0,4.0 视力为 0.1。4.0 与 5.0 之间,增加一行视力记录相差 0.1,3.0 为 0.01,2.0 为手动,1.0 为光感,0 为无光感。最好的视力可测至 5.3(同国际视力表的 2.0),目前已在体检、征兵、招工、学校、青少年视力检查及门诊广泛使用。

中华医学会第二届全国眼科学术会议同意采用世界卫生组织制定的盲目标准,即以 0.05 以下的视力为盲目。

(二)近视力检查法

国际标准近视力表分 12 行,在每行侧有小数记法和正常眼检查时所用的标准距离。检查时光源照在表上,应避免反光,通常检查近视力表的距离可以不严格限制,令患者自己持近视力表前后移动,直至能看出最小号字的合适距离。正常者应在 30 cm 看清第 10 行字(即 1.0)。

远近视力配合检查有助于疾病的诊断,尤其是屈光不正,利用近视力表可测知调节近点。方法是检查近视力,如能看清 1.0 行则令患者将近视力表渐渐移近。直至刚好能看清 1.0 行(再移近则模糊不清)之处,称为近点。视力表与角膜之距离即近点距离。近视眼的近点距离较正视眼近。而老视眼及高度远视眼近点距离延长。又交感性眼炎早期,交感眼的症状即表现近点距离延长。

John 仿 Jaeger 的近距离视力表制作出的近视力表,表上有大小不同 8 行字,即从 7 到 1a 正常在 30 cm 能读出 1,仍沿用 Jr 记录。Jr 1 字的大小相当于标准近视力表的 1.0 行的字迹。

Landolt 环用小数记录,最小一行为 2.0。儿童视力表以各种图像代替字母,用分数及呎记录,用于 2~3 岁儿童。投影仪视力表调整出单个视标也适用于幼儿弱视者检查,另外可消除对视力表的背诵,也可用于伪弱视者。因为他不会知道视标的大小,可能看到 0.4 视标,而看不见 0.2 视标。

(三)激光干涉条纹测视力(IVA)

激光干涉条纹所测视力在一定范围内不受屈光间质的影响,故能真正反映出视网膜-大脑的视觉功能。

检查者取坐位,头部固定于颌架和额托上,用单眼向激光干涉测试仪的窥视孔内注视,此时可看到圆形红色图像,检查者旋转旋钮,改变空间频率,受检测者即可看到黑红相间的条纹,最大条纹间隔以1.5周/每度视野=0.05开始,再继续旋转旋钮,受检者看到条纹由粗逐渐变细,直到刚好能辨认出条纹为止,再旋转旋钮就不能辨认出,记录能辨认条纹这一挡空间频率值(周/每度视野),此时检查者可从荧屏上看出已换算好的视力值。条纹每挡的间隔为0.05。最好视力可达2.0。

目前更新型的视力表是SmartⅡ,是以分数计算,以计算机为基础,整合视力评估系统,医生可以任意选用它所产生的不同的视标,包含有E字形、环形、图像、单个字、红、绿色等,在6 m处检查,适用于各种年龄者,弱视,伪盲,及体检。也可查对比敏感度,在暗光和明室都可做检查。可得出更准确的视力。

二、视野检查法

眼睛注视某一物体时,不仅能看清该物体,同时也能看清注视点周围一定空间的物体,眼睛固视时所能看到的空间范围称为视野。视野的范围是由眼与注视目标的距离和被注视物体的大小决定的。视网膜的敏感度以黄斑中心凹为最高,距黄斑部越远则敏感度越降低。测量中心视力时采用大小不同的视标,测量周围视力亦一样。视力表的视标是按视角的大小制定的,根据视野检查所用视标的大小和检查距离也可同样计算出视角的大小,并借以测量周围视力的好坏。所用视标的大小不同,测量出的视野范围也有所不同。实验证明视标的视角最大限度为9°,超过9°也不会使视野再度扩大,但小于9°则视野就随视标的减小而缩小。

如果用不同大小的视标测出不同大小的视野,按照大小顺序排列,堆积在一个空间内,就能形成一个"视野山",Traquair称之为盲海中的视岛。岛上任一点的垂直高度即表示为该点的视敏度,在同一垂直高度各点的连线表示视觉等高度的线圈,称为等视线。正常视岛的顶峰相当于最敏感的黄斑中心注视点,由此点作一垂直线可将视岛分为鼻侧和颞侧两部分,鼻侧山坡是陡峭的,颞侧山坡是倾斜的。在顶峰附近有一深洞直达水平面,此洞相当于生理盲点区。海拔较低的视岛周边部对应于视野光敏度较低的周边视网膜。

测量视野不仅要测量岛的海岸线,也要测量岛内部的海拔高度。岛的海岸线是用最大视角的视标测出来的范围。顶峰是用小视角的视标测出来的范围而且只限于中心部。视野的大小是相对的,完全取决于视标的大小、颜色和检查距离,所以在检查时必须注意这几点。

周围视野非常重要,因它不仅能使人辨识周围的环境和物体的方位,并可辨识物体移动的速度。没有周围视野就看不清中心视野以外的人和物,这对生活有很大影响。在临床上有很多疾病其视野显示一定的改变,所以视野检查对于眼底病、视路和视中枢疾病的定位和鉴别诊断极为重要。

(一)正常视野

正常视野的大小可因视标的大小、颜色、检查距离、光线的强弱以及背景的不同而有所不同。此外生理解剖的不同,例如睑裂的大小、鼻梁和眼眶的高低以及瞳孔的大小等都可影响视野的范围。单眼的正常视野和双眼的正常视野不同。

(一)单眼视野

正常的单眼视野略近圆形,颞侧稍大于鼻侧。这种视野是视网膜有光感部分的投影,称为绝对视野。正常视野因受眼附近组织的影响而使其鼻侧视野显著减小,称为相对视野。一般视野系指相对视野而言。正常单眼视野的范围以下方为最大,上方最小。一般正常单眼视野外界上方为 60°,下方 75°,鼻侧 60°,颞侧 100°。用白色视标查得的视野最大,蓝色者次之,红色者更次之,绿色者最小。北京医学院曾用电投影视野计以 5 mm 视标检查 31 026 只正常眼的视野,发现我国正常人的上方视野比日本人的稍窄,而鼻下视野则比欧美人的稍宽些。因此曾建议用 5mm 视标的正常视野作为投影视野计的对照标准图。

(二)双眼视野

双眼同时注视一点所能看见的视野范围称为双眼视野。双眼视野较单眼视野为大,除双颞侧新月区外,其他部均为双眼同时都能看见的区域。利用双眼视野可以识别伪盲。

(三)生理盲点

在中心注视点外约 15°,水平偏下约 3°处有一竖椭圆形的视野缺损,称为生理盲点,由于是 Mariotte 1663 年发现的,所以又称为 Mariotte 盲点。生理盲点的横径为 6°~8°,相当于视盘的大小,因为视盘处无视网膜,所以无感光功能,因此视野上呈现为绝对暗点。在生理盲点的上下方仔细检查,可见一弧形弱视区,为视盘附近大血管的投影,名为血管暗点。当眼压升高或压迫眼球时,血管暗点扩大而且更为明显。

(二)视野改变的类型

视野的改变主要是周边视野改变和视野中出现暗点。

(一)周边视野的改变

周边视野改变可根据视功能损伤的程度分为视野收缩和视功能低下。

视野收缩是指视野障碍从周边部开始,真正的收缩是指对所有的视标都是全盲,不管刺激的强弱如何,视野缺损都相同,边缘峻陡,这是比较少见的。

大部分视野缺损是视功能低下,这要靠视野的定量检查才能发现,至少要查 2 个等视线或用定量视野计检查。刺激越大,视野越大则等视线就越大。这种视野收缩的边缘是倾斜状的。分析视野的收缩或低下对疾病的早期诊断和估计预后有重要临床意义,尤其是部分低下对分析疾病的性质更为重要。功能普遍低下可见于屈光间质不清的患者。

视野的收缩或低下根据缺损的部位又可分为向心性、不规则性、偏盲性和水平性缺损。

1.向心性收缩或低下

视野形状不变,仅周围界限均等地收缩,患者常有一般性的视力减退,这是由于视网膜周边部的功能相应地丧失所致。轻度的向心性收缩患者并无感觉,高度的向心性收缩(视野呈管状)使患者感到行动极为不便。

2.不规则收缩

视野周围的境界呈不规则收缩,形状不一,以尖端向中心扇形或三角形者较多见。不规则收缩性状有以下几种。①扇形尖端位于生理盲点,如中心动脉某一分支栓塞。②扇形尖端位于中心注视点如视路疾患。③象限盲,为 1/4 视野缺损如视放射的前部损伤。④鼻侧视野显著收缩如青光眼。⑤颞侧视野显著收缩如视路疾患或视网膜鼻侧疾患。

3.偏盲性收缩

偏盲是视野的一半缺损,通常为垂直中线所分。真正的偏盲多系双眼同时发生,为视交叉和视交叉以上视路病变所发生的视野缺损。由于病变的位置和程度不同,因而偏盲的形态也有所不同。所以检查视野对脑部病变的定位诊断极为重要。偏盲性收缩或低下有以下几种。

同侧性偏盲:为一眼的颞侧偏盲和另一眼的鼻侧偏盲,多为视交叉以后视路的病变所引起,可分为右侧同侧和左侧同侧偏盲;有完全性、部分性和象限性同侧偏盲。部分性同侧偏盲最为多见,缺损边缘呈倾斜性,双眼呈对称性或不对称性。上象限性同侧偏盲见于颞叶或距状裂下唇的病变;下象限性同侧偏盲则为视放射上方纤维束或距状裂上唇病变所引起。

异侧偏盲:分为双颞侧偏盲和双鼻侧偏盲。双颞侧偏盲为视交叉病变所引起,程度可以不等,从轻度颞上方视野低下到双颞侧全盲。双鼻侧偏盲不是真正的偏盲,常由一个以上病变所致,为不规则不对称的视野缺损。

偏盲有完全性及不完全性也可以是绝对性或相对性视力低下。双眼视野缺损的形状、大小完全相同者称为一致性缺损,不对称者称为不一致性缺损。前者多见于皮质性疾患。同侧偏盲中心注视点完全二等分者称为黄斑分裂,见于视交叉后视路的前部病变,检查时受检者必须充分合作,否则不易查出。偏盲时注视点不受影响者称为黄斑回避,见于脑皮质后部疾病也可能是缺损的早期,最后形成黄斑分裂。

4.水平型缺损

为视野上半部或下半部缺损,有单侧或双侧,前者为视交叉前部病变所致,例如视网膜中央动脉的鼻下和颞下支阻塞或下方的缺血性视盘病变可引起上方水平缺损。双上方或下方水平性偏盲见于距状裂的双侧下唇或上唇病变。

(二)暗点

暗点是视野中的岛状缺损,可发生于任何部位,但多位于视野的中心部。当暗点伸到视野的周边或与周边部缺损相连接时则称为"突破",例如青光眼的进展期。

暗点按部位可分为:①中心暗点,位于中心注视点。②中心周围暗点:缺损部位几乎均等地在中心注视点的周围。③旁中心暗点,亦位于中心部但大部分偏向中心点的一侧,有的接近中心注视点,也有的一小部分和中心注视点相重合。由于偏向的方向不同,又分为上中心暗点、下中心暗点、鼻侧中心暗点和颞侧中心暗点。④周围暗点:位于视野的周边部,见于周边部视网膜脉络膜疾患或距状裂的前部病变。⑤盲点性暗点:为包括生理盲点在内的暗点如生理盲点扩大,血管性暗点和中心盲点暗点。中心盲点暗点为中心注视点和生理盲点相连的视野缺损,见于轴性视神经炎和烟草中毒等。神经纤维束性暗点也属于盲点性暗点,从生理盲点开始随神经纤维走行分布。

暗点按形状可分为。①圆形。②椭圆形即中心盲点暗点,常呈哑铃形或不规则椭圆形。③弓形或弧形暗点及神经纤维束型暗点,由生理盲点或其附近伸向鼻侧。Bjerrum区的上下纤维受影响则形成双弓形暗点,上下终止于鼻侧水平线上,此类型暗点见于青光眼。如果视盘鼻侧纤维发生病变,则视神经纤维型的视野呈楔形缺损。④环带型暗点,有的环形暗点的凹面向着中心注视点,但不符合神经纤维的走行。这种暗点可发生于视野的任何部位,典型者见于视网膜色素变性。⑤偏盲性或象限性中心暗点是中心部偏盲或为一象限尖端受影响的缺损,一般很小。半盲性暗点也与全视野的偏盲相同,分为同侧性偏盲和异侧性偏盲。

(三)视野分析的内容

检查视野除注意缺损和暗点的部位和形状外,还要分析它们的大小、致密度、均匀性、边缘、动态、单双侧和其他特殊性质。这些对于了解疾病的性质、定位和预后都是非常重要的。

1.大小

视野缺损的大小在诊断上意义不太大,但对于预后是非常重要的。必须用不同的等视线来确定缺损和暗点的大小。如果缺损边缘是倾斜的,则用小视标查得的结果比用大视标查出者大而清楚,例如,3/1000等视线检查仅能发现小的中心暗点,而改用1/1000检查则出现中心盲点暗点。视野缺损和暗点的大小根据病情的进展和改善随时改变。密度高边缘陡峭的缺损的大小比较稳定,病变恢复也较困难;密度低边缘倾斜者(例如:用5/1000等视线查出的缺损很小,1/1000者则很大)容易改变,病情恶化时则暗点进一步变为致密,病情好转时则暗点缩小或消失。

2.浓度

这是由视野缺损区所在部位的视力确定的,程度不等。轻者仅有视力低下,最重者则缺损区完全失明。后者少见。大多数有一定视功能,例如用1/330检查是完全失明,但用20/330检查则缺损区消失。视野的浓度在自动静态定量视野检查的灰度图上显示得更明显。

高浓度的视野缺损说明神经纤维传导完全受阻。在一个暗点区内可能有一个或几个浓度高的核心,而在其周围有视力减低区。暗点可根据浓度分为绝对性和比较性:比较性者可以分辨一定大小的白色视标,但对较小的白色或其他颜色视标都不能辨识。记录时以平行线表示之。绝对性者对所有视标和光感完全看不见。临床上这种暗点少见,一般为对某一小视标呈绝对性,而对较大视标呈比较性;或者对白色为比较性,而对其他颜色则为绝对性。例如:视神经病变患者的中心暗点对红绿色常为绝对性而对黄色则为比较性;相反视网膜疾患引起的中心暗点对黄色呈绝对性,而对绿色则呈比较性。生理盲点对各种颜色都是绝对性暗点。记录时以交叉线条或全涂黑色表示绝对性暗点。

3.均匀度

视野缺损区内的均匀度可以是一致的,也可以是不一致的。凭借暗点的均匀度和核心的排列可以分析出它的组成部分。这对于了解病变的性质和定位是很重要的。例如,颞侧偏盲性暗点的颞上方比颞下方致密则说明病变时以下方直接压迫黄斑部纤维的交叉处,这对诊断疾病性质就有了线索,同样地分析早期青光眼旁中心暗点的均匀度,则可以发现暗点核心的排列呈弓形。均匀一致的高密度暗点用视野计粗略检查即可测出,但有些暗点需要细致的定量方法才能查出它的真实情况。

检查方法:①增加检查距离或用小视标以减小视角,也可既减小视标又增加距离。②用滤光片减低光度或用电流量控制光度。③根据病情用不同颜色的视标检查。

4.边缘

如果缺损的边界进退较宽和逐渐改变,用不同大小的视标产生不同的等视线,这一种称为"倾斜"边缘;如果可见区与不可见区的分界线很清楚,即所有的等视线都相同而且重叠在一个位置上,这种边缘称为"陡峭"边缘,见于生理盲点和偏盲的正中垂直分界线。分析边缘可以了解疾病进展的情况,例如倾斜边缘的暗点表示病情容易变化,可进展,可逆性也大;陡峭边缘时表示病情稳定,进展缓慢。必须用不同的视标或检查距离确定缺损边缘。

5.动态

动态是指暗点的发生和疾病进展急剧或缓慢状态,从而反映出疾病的性质。例如烟草中毒的中心暗点的开始和进展都是缓慢的,而多发硬化症的中心暗点在几小时内即可出现,消失也比较快;又如血管性缺损开始快,压迫性缺损的开始和发展都慢。

6.单双侧

单眼视野改变多见于视网膜脉络膜疾患和视交叉以前的视路疾病。发生在视交叉后的视路疾患、多发性硬化症、慢性球后视神经炎和中毒性弱视者多为双侧性。当然视网膜、脉络膜也可以双眼受累。

7.特殊性质

有些暗点在某种情况下特别明显,例如视神经纤维损伤所致的视野缺损用红色视标容易显示出来,视网膜脉络膜疾患所致的暗点用蓝色视标容易检出;有些缺损如青光眼视野在暗光下明显。此外,有的暗点患者自己能感觉到者称为阳性暗点,多发生于视网膜脉络膜疾患。玻璃体混浊视野可发生阳性暗点。有的暗点必须经过检查时才发现,称为阴性暗点,多由于视盘以后的视路传导的一部分或视中枢细胞一部分被破坏而发生。视网膜脉络膜疾病严重者也可出现阴性暗点。

(四)视野检查方法

检查视野时不仅要检查视野周边的界限,而且要检查其中有无缺损区即暗点。注视点30°以内的视野范围称为中心视野,30°以外称为周边视野。世界卫生组织规定无论中心视力如何视野小于10°者属于盲。检查视野的方法分为动态视野检查和静态视野检查。

1.普通视野检查方法

一般是动态视野检查是指用同一刺激强度光标从某一不可见区如视野周边部向中心移动,以检测视野可见范围的方法。常用的动态视野检查方法包括对照视野检查法、弓形视野计检查法、平面视野计检查法等。虽然有各种新型视野计,但这些普通视野检查法操作简单、易于掌握、视野计价廉,仍是常用方法。

(1)对照视野检查法:此法系以检查者的正常视野与受检者的视野作比较,以确定受检者的视野是否正常。这种方法只适用于下列情况。①初步视野测量。②急于求得结果。③不能做详细视野检查的卧床患者。④不能很好注视的患者,如小儿和精神病患者。

此法的优点是简单易行,不需要任何仪器而且可以随时随地施行。对于有明显视野改变的视神经萎缩、视网膜脱离和偏盲患者,用此法能立即测知患者视野的大概情况。

检查方法:令受检者背光与医生对坐或对立,彼此相距约为1 m,两眼分别检查,检查右眼时受检者闭合左眼(或用眼罩遮盖),医生闭合右眼,同时嘱受检者注视医生的左眼,然后医生伸出手指或持视标于检查者和受检者中间,从上下左右各不同方向由外向内移动,直到医生自己看见手指或视标时即询问受检者是否也已看见,并嘱其看见视标时立即告知。这样医生就能以自己的正常视野比较出受检者视野的大概情况。

(2)弓形视野计检查法:弓形视野计是比较简单的动态周边视野检查计,最常用的弓形视野计是由 Purkinje 发明由 Forster 用于临床的,以后又经过多次改进。目前常用电光投影弓形视野计,由一个半径为33 cm 的半弧形的金属板、发光的照明管和头颏固定架组成。弧形金属板的背面有度数,中央为零度,左右各为90°,半弧板的中央固定在一支架上,固定处有一方向盘,可随意向任何方向转动。照明管向弧板的内面照射出一圆形光点作为光标,在弧形板的中央有X形光点为注视目标。视标的光度、大小和颜色均可随意调换。用手操纵转动方向盘使光标在弧板上移动。这种视野计的优点是视标的大小、颜色、亮度都有一定的规格,检查方便、迅速,也便于掌握。

检查方法:将视野计的凹面向着光源,受检者背光舒适地坐在视野计的前面,将下颏置于颏架上,先检查视力较好的眼,使受检眼注视视野中心白色固定点,另一眼盖以眼罩。一般开始用3~5 mm直径白色或其他颜色的视标,沿金属板的内面在各不同子午线上由中心注视点向外移动到受检者看不见视标为止,或由外侧向中心移动,直至受检者能看见视标为止。反复检查比较,以确定视野或缺损的边界,并记录在视野表上。如此每转动30°检查一次,最后把所记录的各点连接起来,就是该眼视野的范围。

(3)平面视野计检查法:平面视野计是比较简单的动态中心视野检查计,常用的视野计是Bjerrum屏,为1 m见方的黑色屏,在它上面以不明显的条纹按照视角的正切,每5°画一向心性圆圈,其方法如图2-1所示。CD为黑色屏面,O为屏的中心,A为眼的位置,AO为1 m的检查距离,∠OAB为5°角,由OAB可求出OB的长度。OB＝OA×tan∠OAB,OB＝100×tan5°＝8.75 cm。所以以O为中心,以8.75 cm为半径所画出的度数即5°视角的度数,同样10°视角的度数由∠OAE可得出。OE＝100×tan10°＝17.63 cm。所以以O为中心,以17.63 cm为半径所画出圆圈为第二个圆圈,其他以此类推。此外再由中心向外画放射状的直线,每两根直线之间相隔30°角。在视野计的中心放置一5 mm直径的白色圆盘作为注视点。此法主要检查视野30°以内有无暗点。

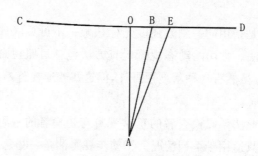

图2-1 平面视野计度数说明图

OB＝OA×tan∠OAB;OB＝100×tan5°＝8.75 cm

检查方法:令受检者坐在视野计的前面1 m处(个别情况下用2 m距离),受检眼注视视野计中央的固定点,另一眼遮以眼罩,置颏于持颏架上,先测出生理盲点,借以了解受检者是否理解检查和回答方法,以及会不会合作注视。然后用2 mm视标由视野计的正中向周边或由周边向正中移动,在各子午线上检查,同时询问受检者何处看见或看不见视标,随时用小黑头针记录暗点的界限,然后把所得的结果转录在视野表上。

(4)Amsler方格表检查法:Amsler首先提出用此表作中心注视区的视野检查。方格表是10cm见方的黑纸板,用白线条划分为5mm宽的正方格400个,板中央的白色小圆点为注视目标,检查距离为30cm。这也是一种普通简单的检查方法。

检查时询问受检者以下几点。①是否看见黑纸板中央的白色注视目标。如果看不清或看不见注视目标则说明有比较性或绝对性中心暗点,令受检者指出看不清(比较性暗点)或看不见(绝对性暗点)区域的范围。如果两者同时存在,则令受检者指出它们之间的关系,以便找出比较性暗点的"核心"(绝对性暗点)。②是否能看见整个黑纸板,如果看不见则令受检者指出哪一部分看不见。③方格有无变形,线条是否扭曲。

此法简单易行,方格表携带方便,可以迅速而准确地查出中心视野的改变。

(5)普通视野检查时注意事项:在视野检查的全部过程中,注意受检眼必须始终注视中心固定点,此外应注意以下各项。

照明度:普通视野检查多用人工照明,也可在日光下进行,但天气变化容易影响检查结果,因此最好使用人工照明,把灯放在受检者头的后面,使光线均匀地照在视野上。最好设有可变异的照明装置,对某些疾病例如青光眼,减低照明度更容易发现视野异常。

视标及其移动方向:视标大小不同,有1~2 mm的,也有1~2 cm的,对于视力严重减退患者可选用较大视标。不同疾病的患者对颜色的敏感度各不相同,因此除用白色视标外检查视网膜疾病患者应采用蓝色和黄色视标;对视神经疾病患者则采用红色和绿色视标。根据物理学原理,视标越小,视野越小。例如用2 mm视标查得的视野不仅比用5 mm者小5°~10°,而且各子午线也相应地一致缩小。如果用5 mm视标查得的视野是正常的,而用2 mm时,则可发现某一方向的视野不是相应地而是明显地缩小,这就提示在这方向有病变;如果用5 mm视标检查时发现某一方向有缺损,但不能确定该缺损为病变抑或是为其他原因所致时,可用2 mm视标再检查一次。如果在这一方向同样也发现有缺损,则表示该处确有病变。有时用强大刺激(大视标)不能发现轻微的视野改变,但用小而弱的刺激反而可以发现,所以必要时用大小不同视标测量视野。TPOH指出检查视路疾病时,需用三种视标检查:即5 mm白色、2 mm白色和5 mm红色。视标的颜色必须保持原有的浓度,如果褪色就影响视野的大小,检查就不可能正确。

视标移动方法:移动视标要与进行方向垂直摆动,因为视网膜特别是它的周边部对断断续续的刺激最为敏感。白色视野以看见视标之处作为视野的边界。颜色视野以能明确分辨视标颜色之处为视野的界限。关于颜色视野各医生检查结果常不相同,这是因为颜色视标由外向内移动时颜色逐渐改变的缘故。例如,红色视标由周边向中心移动时,最初为灰色,继而为黄色、橙色,最后才是红色。如果预先不向受检者解释清楚,受检者往往以看见灰色时就认为已看见。所以再检查时应告知受检者,在真正看见红色时才说看见,但不要求其颜色的浓度和中心注视点一样。

影响视野的因素:①受检者的合作,应先向受检者解释检查视野的方法及其重要性,以便争取其合作,在检查过程中不应分散受检者的注意力,如果受检者感觉太疲乏,可嘱其暂时闭眼休息片刻,否则将影响检查结果。②面形,受检者的脸形、睑裂的大小、鼻梁的高低、眶缘的凹凸以及眼球在眶内的位置,均可影响视野的大小及形状。③瞳孔的大小,缩小的瞳孔可使视野缩小,对青光眼患者尤为重要。如果检查前瞳孔药物性缩小则视野缩小,反之瞳孔开大则视野增大。因为用药改变瞳孔的大小影响视野,因此在观察病变过程中要注意到这一点。④屈光不正,远视眼的视野比近视眼者稍大,但差别不大无临床意义。用平面视野计检查时未矫正的屈光不正,常常使视野缩小。检查周边视野时,受检者最好不戴眼镜,以免镜框阻碍视线。

如果受检者有高度屈光不正,可令其戴镜而用较小视标使测得的视野范围缩小,不受镜框的影响。⑤屈光间质的改变,白内障可引起视野普遍缩小,手术前后有明显不同。如一例青光眼患者伴有白内障,视野极度收缩呈管状,待白内障摘除后视力矫正到正常,视野扩大,可见弓形暗点。⑥对随访观察的患者,每次检查的条件必须一致,方可比较。⑦检查者要技术熟练,认真负责,耐心做解释工作,使受检者在检查的全部过程中能充分合作。

视野记录方法:视野表上必须注明受检者的姓名、检查的年月日、当时的视力和光源的种类。如果是在明室检查应记录天气阴晴和检查的时间,也要记录视标的大小、颜色和检查距离。视标的大小和检查距离可用分数记录,以视标大小为分子,距离为分母,例如 5/330 是视标为 5 mm,距离为 330 mm。最后检查者在记录表上签名。

2.Goldmann 动态定量视野计检查法

Goldmann 视野计是一种半定量的视野检查法。Goldmann 视野计检查背景为一半径为300 mm 的半球壳,内壁为乳白色,在其上方中间边缘处有背景光源光度调节器,每次使用前调节背景光度到31.5 asb。背景的中心有注视点,距此 300 mm 处有受检者的固定头架。视野计背面右上方有调节视标亮度和大小的装置,有三个横行的槽穴和横杆。

第一横槽:即上方的横槽,为视标光度滤光器调节装置,根据检查的需要横杆在 a、b、c、d、e 五个位置移动,分别代表各视标调节光度通过情况各为 40%、50%、63%、80%、100%,e 处无滤光片,光线可完全通过。各滤光片间阻挡光线的亮度相差 1.25 倍即 0.1log 单位。

第二横槽:位于第一横槽下方,为视标光度,根据检查的需要横杆可在 1、2、3、4 四个位置上移动,在 e 处分别代表光度为 31.5 asb、100 asb、315 asb、1000 asb。各滤光片间所阻挡光线亮度相差 3.15 倍,即0.5 log单位。

第三横槽:位于一、二横槽的右侧,为调节视标大小(mm²)的装置。根据需要横杆可在 0、Ⅰ、Ⅱ、Ⅲ、Ⅳ、Ⅴ 六个位置上移动,分别各代表 1/16、1/4、1、4、6、64,各数间相差 4 倍,即0.6 log。当前述三个横杆推向最右侧时,视标面积与亮度均为最大即V4e,面积为 64 mm²,亮度为 1000 asb,调节滤光为 100%。又如检查时用的视标为 I2e,即表示视标为 1/4 mm²,亮度为 100 asb,调节滤光为 100%。

视野计背面上方中心部有望远镜筒,以便于注视受检者瞳孔是否是中心注视,并可测知瞳孔大小。背面左上方有视野操纵杆固定钮,操纵杆的一端活动在视野纸上,另一端视标光点反应在视野计的背景上,操纵杆按检查的需要来来回回在视野纸上移动,令受检者辨识。例如操纵杆在记录纸(视野纸)的左侧时是代表视标在受检者左侧视野半球上。如果想把视标从左侧移到右侧时,必须先将操纵杆小心地移向下方,经过视野纸的下边,才能转向右侧,完成右侧视野的检查。视野计背面下方是视野纸放置处,视野计右侧面有视野纸夹的螺旋,当拧松时露出夹间裂隙,可从此裂隙插入视野记录纸,轻轻移动,对准位置,然后拧紧两侧的固定螺旋。

视野计背面右下方有视标控制开关钮,向下压钮即在视野背景上显露小光点视标,放松时可自动关闭,光点消失。在开关钮附近还有矫正眼镜架座。

检查方法:通电源后校正视野计背景亮度,一般维持在 31.5 asb,即把第二横杆推向0.315,视标在Ⅴ校正投射光源的亮度,然后安装视野纸。

装置矫正眼镜,特别是老年人要加用与年龄相应的眼镜。白内障摘除人工晶状体植入术后因丧失调节能力,需要在最佳远视力矫正后加用+3.25球镜。

使受检者下颌和前额舒适地紧靠在头部固定的下颌托及额带上。双眼检查先查视力好的眼。

训练受检者正确理解视野检查的方法,并说明积极配合是获得正确检查结果的关键。其方法及令受检者注视背景的中心点,可由望远镜监视之。先选用最大最亮的刺激物Ⅴ4e在注视点周围闪烁光亮,受检者手持回答电钮,嘱其看见光点出现即按钮,以示受检者对检查方法的理解。然后用Ⅰ4e最小最亮的光点检查生理盲点。

视标移动每秒3°~5°,由周边向中心移动。

在颞侧25°水平线用Ⅰ2e视标选取中心阈值作中心视野检查,注意有无暗点。

在鼻侧55°水平线用Ⅰ4e选取周边阈值,做周边视野检查。也可根据不同疾病有重点地检查,如青光眼注意鼻侧阶梯,偏盲注意垂直线的两侧。

做视野检查的整个过程中,检查者应通过望远镜观察受检者的眼位,特别应注意受检者回答时的眼位,若其眼球注视欠佳有轻微移动,则不做记录。

3.自动静态定量视野检查方法

视野学的发展及其研究一直与视野计的更新换代和检查方法的改进有关。计算机自动视野计的应用已成为视野检查的划时代标志。自动视野计的主要特点是具有不同的检测程序,阈上值筛选检测能用来判定视野的范围是否正常,而阈值检测可以精确的定量视野的敏感。根据不同疾病及其可能受累视野而设计专用的检查程序,如青光眼程序、黄斑部疾病程序和神经性疾病程序等。检查者可根据不同疾病及其可能的视野特点选择相应检查程序有效地进行视野检查。

不断有新的视野计及统计方法和软件问世,最具代表性的自动静态视野计是Humphrey和Octopus视野计。

(1)Humphrey视野计:Humphrey视野计是Zeiss公司设计制造的由电脑自动控制的投射型视野计。不断有新的机型更新换代,统计软件也由一般的视野分析到多种统计软件的统计分析,如Statpac、Statpac2、回归分析、多个视野检测结果分析、概率图分析及青光眼半视野对照分析等。以现在常用的Humphrey(HFAⅡ)750型全功能视野计为例进行说明。

Humphrey视野计是一整体机型,由视野屏、光学系统、中央处理器和受检者部分组成,可进行人机对话。视野屏是一个非球面的屏幕,由计算机控制将光标投射到白色半球状的检查背景内的不同部位,光标的大小与Gold mann视野计的Ⅰ~Ⅴ号光标相同,Ⅲ号视标为常用光标,但在蓝/黄视野检测时应选用Ⅴ号光标。通过滤光片调整亮度,产生的投射光标亮度在0.08~10000 asb之间,光标持续时间为200 ms。背景亮度31.5 asb。通过彩色滤光片可以进行彩色视野检查。其前端有头颌固定装置。中央处理器不仅要控制光学系统,还配有一个程序和数据储存的硬盘、磁盘驱动器和显示屏,并连接有打印机。

检查方法:首先输入受检者的一般资料(包括姓名、出生年月日、视力、矫正镜片、眼压值、C/D值等)。受检者将头颌固定在视野计前,由检查者用光电笔或触摸屏根据受检者的病情选择合适的检测程序(筛选程序/阈值程序)。

给受检者作检测示范并进行检测训练。应确认受检者已完全理解检测方法时,开始检测。

检查时光标点将在视野计的半球壳内背景上自动出现,受检者看见光点则按钮回答。检查开始时,光标随机地投射到生理盲点区,如果受检者按钮应答,则说明该受检者的固视情况不良。当错误应答次数超过规定标准时,则机内的报警系统就会发出铃声,提示检查者重新训练受检者怎样进行检查。

Humphrey 视野计采用生理盲点固视监测技术,受检者的眼被摄入后显示在显示器上,并可通过调节瞳孔的位置,使其位于显示器的十字中心以监视其固视状态。检测过程中应随时观察受检者的检测状况,如有固视丢失率过高、假阴性率过高等现象,应及时终止检测,重新开始。全部检测完成,有铃声提示,可进行存储并开始打印。

检查结果由 Humphrey 视野计的 Statpac 统计软件进行分析。Statpac 软件主要是建立在广泛正常视野检测的基础上,自动地将视野结果与各年龄的正常视野模式进行比较。

Humphrey 视野计有三套检查程序:筛选程序、阈值检测程序和自动诊断程序。筛选程序包括 3 个青光眼检查程序,3 个中心视野检查程序,3 个全视野检查程序,还可以选择自定义检查程序随意增加检查位点,并可根据需要将增加的位点加入到上述各检查程序中。阈值程序包括 8 个标准检查程序,覆盖黄斑中心和视野 30°~60° 及颞侧半月形视岛区。

打印形式:Humphrey 视野计阈值视野检测结果打印包括上方的患者姓名等资料、左上方的可靠性数据,及六个视野图:数字图、灰度图、总偏差数字图、模式偏差数字图、总偏差概率图和模式偏差概率图。

(2)Octopus 视野计:Octopus 视野计是投射式电脑自动视野计,由半球形投射视野计和数据处理用电脑组成,可以提供不同的程序应用于普查及定量阈值测量。本视野计有不同的类型和不同的软件程序供不同临床需要,以 2000R 型专供青光眼早期视野检查的 G1 程序为例说明。由于青光眼早期损害多发生于中心和鼻侧视野区,在该检测程序中整个视野范围内安排 73 个光刺激点,其中 59 个位于中心 26° 以内,其余 14 个点安置于中周部和周边区内,但在鼻侧视野内的刺激点比较密集。G1 程序的特点是对检查结果的定量评价。视野检查结果不仅可用灰度图和数字表示,也可以通过计算机直接演算出一组视野指数。如下列数项。①平均光敏度(MS),这是代表所有检查点不同光敏感度的算术平均值,其病理含义是视野的弥漫性损害。②平均损害(MD),是各个检查点上测得的光敏感度数值与其正常值差数的平均值。此值的增加则标志视野的弥漫性损害。③丢失差异(LV),此值的增加标志局限性视野损害,特别是对早期小的视野缺损有意义。④矫正丢失差(CLV),当 LV 较小且接近正常边界值时,则需继续检查此值。因为一个小的 LV 值可以是由视野检查过程中的扩散或一个小暗点所致,为了做出区别,则需做双向检查以计算 CLV。⑤短期波动(SF),此值代表一次视野检查期的扩散数值,亦需应用双相检查确定。其目的是为验证第一相检查结果的重复性。早期青光眼损害可为 SF 值增高。但患者不合作亦可导致类似结果。检查方法如下。

检查分为三相,首先检查 1 相即检查中心 59 个点的差异性光敏感度,由计算机直接算出MS、MD 和 LV。如果得到的 MD 和 LV 在正常限内,或 LV 有明显病理范围,则直接进入第 3相检查,对周边 14 个点进行测试,如果 LV 为边界值,则用第 2 相,对中心 59 个点重复检查,计算出 CLV 和 SF 值。检查结束后,根据需要可用数字、符号或灰度图及视野指数进行显示。

结果判定:首先根据视野指数做出判定,假如 MD 超出正常范围,而 LV 或 CLV 在正常范围内,则为弥漫型视野损害,无暗点;若 LV 或 CLV 增加,则为局限型缺损;若 MD 正常,LV 或 CLV 增加则有小暗点。当 LV 轻度增加时,则通过检查第 2 相,计算出 CLV 和 SF,以鉴别由真实暗点而致的离差和由扩散而致的离差,同时也可区别青光眼的早期损害与由于患者不合作而致的误差。在上述分析断定的基础上,再根据图示法,标出视野缺损的性质和形态。

(五)各种视野改变的常见疾病

1.中心暗点

(1)黄斑部疾患:中心性脉络膜视网膜病变,黄斑部变性、囊肿、裂孔、积血等。

(2)视神经疾患:球后视神经炎、视神经盘炎。

(3)中毒性弱视(中心暗点型)。

(4)家族性视神经萎缩。

(5)枕叶皮质疾患。

(6)维生素 B_1 缺乏。

2.生理盲点扩大

(1)视盘水肿。

(2)视神经盘炎。

(3)青光眼。

(4)有髓神经纤维。

(5)视盘玻璃疣。

(6)视神经缺损。

(7)视盘旁脉络膜炎。

(8)伴有弧形斑的高度近视。

3.弓形暗点

(1)青光眼。

(2)视盘玻璃疣。

(3)视盘先天性缺损。

(4)缺血性视盘病变。

(5)视神经孔脑膜瘤。

(6)视盘小凹。

4.周边视野收缩

(1)视神经萎缩。

(2)视网膜色素变性。

(3)周边部视网膜脉络膜病变。

(4)青光眼。

(5)视神经炎。

(6)癔症。

(7)中毒性弱视(周边收缩型)。

(8)慢性萎缩性视盘水肿。

5.水平性偏盲

(1)上或下视网膜动脉阻塞。

(2)青光眼。

(3)视盘先天性缺损。

(4)缺血性视盘病变。

(5)距状裂两侧的上唇或下唇病变。

6.双鼻侧偏盲

(1)视交叉蛛网膜炎。

(2)多发硬化的双侧球后视神经炎。

(3)颈内动脉硬化。

(4)双侧视网膜颞侧对称病变。

(5)青光眼双眼对称性鼻侧周边收缩。

7.双颞侧偏盲

(1)脑下垂体肿瘤。

(2)视交叉部疾患,血管性疾患如动脉硬化血栓;视交叉神经炎,肿瘤

(3)鞍周围疾患,颅咽管瘤、鞍上脑膜瘤、松果体瘤等。

三、光觉检查法

光觉是视觉中的最基本功能,是从视觉系统接受外界光刺激开始,到视皮层最后得到光感知的整个生理过程。人眼所能感受到的光,仅是光波中 400～760 nm 范围的可视光,当这种光波到达人眼视网膜激发了视网膜上视锥细胞和视杆细胞两种感光细胞,使其产生兴奋,经过光化学和电生理活动,经视神经把光觉传达到脑皮层,其中视杆细胞主要对暗光起作用,视锥细胞则对亮光下各种颜色起作用。人眼视网膜视杆细胞量大,多分布在中央凹以外的视网膜上,而视锥细胞则量小多集中在中央凹部。所以正常人从明处进入暗处,无法辨认周围物体,随着在暗处停留时间的增加,逐渐觉察周围物体,增加了对光的敏感度,这种适应过程称为暗适应,测量暗适应能力和其过程,也就是光觉测定的基本方法。已暗适应的眼进到明亮处,也会发生视力障碍,但不久就可对光亮适应,称为明适应。

对最小量光线引起光感觉的阈值,称为光刺激阈,光刺激阈的高低与光的敏感度强弱成反比。通过对暗适应过程中,光刺激阈的变化的测定,就可得到暗适应曲线。因而得知人眼光觉的情况。

暗适应过程,大致分为两个主要阶段,即视锥细胞敏感度和视杆细胞敏感度。正常人最初 5 min 对光敏感度提高很快,以后转为渐升,在 5～8 min 时可见一转折点此即 a 曲,又名 Kohlrausch 曲,随后光敏感度又有较快上升,使 20 min 后渐趋稳定,直到 50 min 左右基本完成。在 Kohlrausch 曲之前的暗适应段为视锥细胞敏感段,称为快相期,其后段为视杆细胞敏感段称为慢相期,通常至少测定 30 min 暗适应阈值。

自 Aubert 用暗适应过程测定光觉以来,有了许多新设备,现在公认较好的是 Goldmann-Weekers 暗适应计,现介绍其检查条件、步骤及正常标准曲线于下,作为参考。

暗适应计重点检查暗适应曲线及其阈值。其结果受多种因素影响,故检查条件必须固定,

且必须有自己的正常标准曲线才能便于临床应用。检查步骤是先在明室内停留 10 min,后进入绝对暗室内,让患者面对 Goldmann-Weekers 型暗适应计的球口,固定好下颌,双眼在自然大小瞳孔下注视球中央 2 min。后接受球面内 3 000 asb 亮度的前曝光共 5 min;立即熄灭前曝光灯,在绝对黑暗下令患者注视球中央试盘中心上方 11°投射的红光点,让患者分辨试盘上的黑白条道。试盘直径 56mm,距离 30cm 相当于 11°,试盘的透过率为 0.52,黑白条道对比度为 100％,照在试盘上的暗适应灯照度为 6 Lx,故试盘亮度为6×0.52=3.12 asb。检查前先将调节试盘亮度的旋钮转到最大,使打孔记录杆针尖对准在记录图表对数 7 单位处。记录表安放在自动转鼓上,其旋转速度 50 Hz 每分 4.5 mm,记录图表纵坐标为亮度用对数单位表示,横坐标为时间单位用分。当患者能分辨出黑白条道时,迅速转动旋钮减弱试盘的亮度到分不清黑白条道时为止,待其又分清黑白条道时在图表上打孔记其亮度,待患者又能明显分清黑白条道时再减弱试盘亮度到分不清黑白条道,待其又分清时再在图表上打孔,如此反复持续共30 min。最后取下图表接连记录表上的针孔点即绘成暗适应曲线。

检查条件不同其暗适应曲线结果也不同。视杆细胞以在视网膜 10°～20°最密集,故采用11°固视。暗适应曲线是视网膜视杆细胞功能的检查方法。我们在大量临床实践中证实 11°固视最敏感。正常上界30 分阈值如超过 2 对数单位即有夜盲现象,如超过 3.9 对数单位即说明已无视杆细胞功能此曲线即为单相曲线。暗视功能减退可依 30 min 阈值将其分成四级:即2.0～3.0 对数单位者为轻度(＋);3.1～4.0 对数单位者为中度(＋＋),4.1～5.0 对数单位者为重度(＋＋＋),5.1 对数单位以上者为极度(＋＋＋＋)。

暗适应曲线用于确诊有无夜盲现象及夜盲程度的轻重,及夜盲治疗效果。

如不具备 Goldmann-Weekers 暗适应计,也可用对比法或其他暗适应计。

对比法:检查者和被检查者从明处一起进入暗室,记录下时间,在微弱光线下两人同时在同等距离上,以看清视力表第一个大字的时间作为对比。此法仅可粗略了解被检查者的暗适应情况。检查者的暗适应必须正常。

Förster 光觉计:为一箱式结构。在具有由旋钮调节光强度的暗箱里,贴有黑白条纹纸,经15 min 暗适应后,令患者由视孔窥视黑白条纹,能辨别条纹时,旋钮的刻度(直径)P mm 与正常者刻度N mm 比较,患者的光觉可用 N^2/P^2 相对地表示出来。

此外还有 Nagel、Zeis Hatinger 暗适应计等。

有暗适应障碍(夜盲)的疾病有先天性停止性夜盲,如小口病;有先天因素但出生后出现夜盲的,如视网膜色素变性、白点状视网膜病变、先天性梅毒性视网膜脉络膜炎、高度近视眼等。后天性者有特发性夜盲(维生素 A 缺乏症),症候性夜盲如开角型青光眼晚期、糖尿病性视网膜病变、肝功能障碍等。

四、色觉检查法与色觉障碍

正常人视觉器官能辨识波长在 380～760 nm 的可见光(<380 nm 为紫外光,>760 nm 为红外光)。由紫、蓝、青、绿、黄、橙、红七色组成。视锥细胞接受颜色及亮度的刺激,而视杆细胞无色视,仅接受亮度的刺激,当照明度降低时,明亮的光波向波长短的蓝色部分移去,色觉也由照明降低首先失去红色,最后也不能辨认蓝色。

（一）色觉原理

色觉原理研究学说很多，目前从视锥细胞的色敏性扩展到视网膜的各级神经元，外侧膝状体及整个视系统各级水平的感光功能。

Young 和 Helmhotz 的三原色学说认为视网膜由分别对红、绿、蓝敏感的 3 种视锥细胞组成，其比例为 32∶16∶1，每一种视锥细胞色感受器主要对一种基本颜色产生兴奋，而对其他颜色只表现有限程度的反应，一切颜色的感知均由这 3 种视锥细胞不同兴奋程度而引起，这 3 种细胞的存在已为解剖学与电生理学所证实，即 Young-Helmhotz 三色说。

Hering 提出拮抗学说，他假定三种颜色互相拮抗破坏和再合成，而形成四种不同颜色，即红、绿、青、黄，又称四色说。Walraven 等提出色觉分两个阶段，即阶段学说，使三色说与四色说合流起来。Walraven 学说第一阶段为视网膜阶段，视网膜有三种锥体，各有着独立的感色视素，分别对红、绿、蓝光起反应，在强光刺激下产生白反应，无光刺激下产生黑反应。第二阶段是在视觉的信息向大脑皮质传递过程中发生四色机制，即红、蓝、绿、黄四色，阶段学说是色觉的新概念。

（二）色觉障碍

色觉障碍包括色弱和色盲两大类，色弱是指对颜色辨认能力降低，有红色弱、绿色弱和蓝黄色弱。色盲指辨色力消失，丧失一种颜色的辨色力称为二色视。丧失红色辨色力称为红色盲，这种人光谱红色一端缩短，对光谱红端敏感度降低，而把它看成暗色，他开车闯红灯，常是红光对他不够明亮。丧失绿色辨色力称为绿色盲。蓝黄色盲较少，丧失两种颜色的辨色力称为一色视，亦称全色盲，只有白、灰、黑的明暗之分。这种人辨色力不好，但对亮度极为敏感，怕光，低视力，可有垂直性眼球震颤，视野可能有小的中心暗点，暗适应比正常人敏捷，戴太阳镜能帮助耐受正常的阳光。可能是先天遗传性视锥细胞营养不良。有报告显示，这种人视网膜感光细胞几乎全部为视杆细胞所占有。

(1)先天性色觉障碍：红、绿色盲或色弱为性连锁隐性遗传，即有色盲的男性将遗传基因（X 染色体）经过其女儿传给外孙（男性）一代，只有携带色觉障碍基因的母亲和患有色盲的父亲，他们的女儿才发生色盲。因此男性发生率高，约为女性的 5 倍。据国内 6 个城市调查 69 679 人的报告，色觉障碍发生率男性为 5.14%，女性为 0.73%。视锥细胞营养不良全色盲为常染色体隐性遗传。

(2)后天性色觉障碍：光进入正常眼，在感光细胞吸收前有选择地吸收一些光线，透明的角膜、房水和玻璃体可透过全部可视光波，然而晶状体随年龄增长，透明度有所降低，变黄或棕色，它比透明的晶状体吸收更多的短波，结果逐级降低对波长较短的光波敏感度，称为年龄性蓝色障碍。

后天性色觉障碍可由黄斑、视网膜、视神经和枕叶皮质疾病引起，Kollner 最早提出视网膜病是以蓝黄色障碍为主，而视神经疾病则以红、绿色障碍表现，临床上证实视网膜脱离蓝色视野收缩；而视神经萎缩红色视野缩小；老年黄斑变性早期即有蓝色异常。此外药物中毒（如毛地黄可引起蓝视）、中枢病变甚至引起全色盲。

先天性色觉障碍：是双眼病。除视锥细胞营养不良全色盲外，通常有正常的视网膜功能，一般仅累及红、绿色，视锥细胞营养不良，全色盲，低视力，畏光，眼球震颤，黄斑中心反射消失。

后天性色觉障碍:可以是单眼或双眼,如为双眼,则两眼受累程度可有不同,常伴有异常视网膜功能(如视力,视野等)。常影响黄、蓝和红、绿色觉。

(三)色觉检查法

色觉是眼功能的一个基本而重要的组成部分,多种职业要求有正常的色觉。如交通、冶炼、医学、美术、化工、织染等。因此体格检查时色觉检查是常规的项目。

色觉检查的工具有假性同色板、毛线束、色觉检查镜、Farnsworth-Munsell 100-Hue 及 Farnsworth panel D-15 试验等。

(1)假性同色表:假性同色表首先由美国 Stilling 设计出版,以后有日本石原忍色盲检查表,美国的 AO H-R-R 试验(Hardy,Rand 和 Rittler 和美国光学公司)等。

假性同色表由利用色调深浅程度相同而颜色不同的圆点或三角形组成的阿拉伯数字、线条或图案。检查时,在自然光线下,距离在半米远识读,每图不超过 5 秒钟,第一图为正常人及色觉异常者均可读出,如不能读出则为伪盲。其他图形为正常人能读出,而有色觉障碍者辨认困难、读错或不能读出,也有正常人不能读出,而有色觉障碍者能读出,有鉴别是红色觉异常还是绿色觉异常的图,按色盲表查询,即可识别属于何种色觉异常(红色盲、绿色盲、红色弱、绿色弱)。特别是我国自行设计的各种物像图案,适用于不识字的幼儿。

(2)彩色毛线束试验:用不同颜色和不同深浅度的毛线,检查者取出一束作为样本,令受检者挑出与样本相似的颜色,如不能选出相似的颜色,则为有色觉异常。本法只能定性不能定量,现已极少采用。

(3)色觉检查镜检查:Nagel 根据 Rayleigh 的理论红+绿=黄而设计的色觉检查镜。该仪器上一半为红(670 nm)和绿(536 nm)的混合,下一半为纯黄色(589 nm)作为对比色,双眼分别检查。试前先明适应 5 min,被检者一眼通过目镜看,另一眼被遮盖,令被检者旋转调节钮,使上方红、绿的部分混合,达到认为混合出的黄色与下半部的标准黄色颜色与亮度完全一致时为止。正常人红、绿混合有一定比例,红、绿比例平均中间在 49,范围变化在 45~53。应检查三次,每次间隔时应明适应 10 秒。红色觉障碍者用红多于绿,绿色觉障碍者则用绿多于红。根据配色时所需红、绿多少可诊断出色弱还是色盲。

(4)Farnsworth-Munsell 100-Hue 试验法:是基于正常人能认出接近 100 个颜色之间不同的样本,能安排这 100 个不同颜色成一个色环(即 Munsell 环)。而色觉障碍的人,因为颜色太类似,在识别样本的某段有很大困难,错误将集中在色环的某区,从错误集中的区能判断出色觉障碍的类型,由错误的数目和范围,可以得知色觉障碍的严重程度。

F-M 100-Hue 试验用商品包括 93 个色相子及照明灯。其中嵌有不同颜色的 85 个可移动的色相子,分装在 4 个木制长盒内。每盒左与右侧两端各有一个固定在盒内,不能移动的色相子作为指示颜色。四盒的颜色不同,分别为红褪色到橘红到黄;从黄经过绿到蓝;从蓝到紫;从紫回到红。每个可移动的色相子背后有应居于何位置的序号,颜色是取标准色,表面不反光。

光源用 Macbeth 公司制造的标准照明,也可用 6500 度荧光灯。

方法:取出第一盒,将可移动的色相子随意排列,放在盒内,让受检者参考盒内两端固定不动的色相子颜色,根据其对颜色的识别而做出排列。检查者将排列的序号记录在图纸上,算出错位得分,然后让受检者排第二盒、第三盒、第四盒,每盒用 2 min,可延长时间,重点是准确。

检查者将得分绘在画纸上,再将各点联结形成环形。正常图形为接近最内圈的圆形。若某区域色觉分辨力异常,则相应的色盘区图形向外移位,呈锯齿状,与标准图像对照,即可得出正常或异常。蓝色盲锯齿形轴接近于垂直,错误的聚集主要在黄和蓝色部分,红色盲轴接近于水平,绿色盲是斜轴,错误的聚集主要在红和绿的部分。

(5)Panel D-15:也是 Farnsworth 所创造,共有 15 个不同颜色的色相子,有一标准色为参考相子,固定在木盒左侧,受检者依次按与前一个色彩相近的相子排列下去,直至 15 个色相子排完,依次将色相子背后的编号记录于纸上,描画在图上,较方便而容易。它不是 100-Hue 的缩短或简单化,尽管它们都是用 Munsell 色相子。正常色觉者记录呈一环形,如有两个色相子位置改变即可定出有色觉异常。

后天性色觉障碍者,在假性同色表不能查出异常时,后三种试验更具有特殊的用处。

第四节　眼科影像诊断

医学影像学是近年来飞速发展的一门新兴学科。超声探查、X 线计算机体层摄影(CT)及磁共振成像(MRI)三大影像技术先后用于眼科临床。把眼部的不透明组织用影像技术显示出来变成可见信息,使眼病尤其是眼内肿瘤和眼眶疾病的诊断达到崭新的阶段。光学相干断层扫描(OCT)是近年投入使用的又一新型医学影像诊断技术,可以获得眼内部组织细微结构的断层图像,对眼病的诊断和研究具有独特的应用价值。以往常用的 X 线检查,本章不再叙述。

一、超声探查

超声探查用于眼科临床,20 世纪 80 年代后获惊人的发展,现已普及。超声扫描不仅在眼部屈光间质混浊时是必备的诊断工具,也是揭示和鉴别眼内肿瘤、眶内病变极有价值的检测方法;在活体生物测量方面更显示其操作方便、精确度高、结果准确可靠的特点。

(一)超声检测的基础理论

1.声与超声

声与超声波都是物质粒子振动产生的机械波,其本质相同,是从机械能转变成声能。但振动频率不同。人耳可及的声波频率为 16～20 000 Hz(Hz 为频率单位),频率＞20 000 Hz 为超声波。

2.超声波主要物理特性

(1)方向性:超声波沿直线方向加半扩散角向前传播,形成一股超声声束。扩散声束与平行声束间形成的角称半扩散角。半扩散角越小,方向性越强,探测效果越好。临床上就利用这种特性,对被探测组织的病变进行定位及回声测距。

(2)反射和折射:超声波从一个介质向另一个介质传播时,两种介质声阻差＞0.1％时,就会在界面上产生反射和折射。声阻差越大,反射越强。介质的声阻与介质的密度及超声波在介质中的传播速度相关。眼球各部位解剖层次分明,密度各不相同,超声传播速度亦不同。因此,超声扫描时彼此间有清晰的界面分隔,形成眼球、眼眶各部分的回声图或声像图。经反射而返回探头的超声能称回声。这是超声扫描诊断的基础。当超声声束与检测界面垂直时,回声最强。如果声束与垂直线相差 12°角入射时,返回探头的声能仅为 90°角的 1% 。因此,应力求探头与界面垂直,方能获得准确的超声图。

(3)吸收和衰减:超声波在介质中传播,声强随着传播距离的增加而减小,这种现象称衰减。所谓吸收衰减是因介质质点间的弹性摩擦,使一部分声能变成热能称为黏滞吸收;通过介质的热传导,把一部分热能向空中辐射称热传导吸收,两者使超声的总能量变小,引起声能衰减。不同组织或病变有不同吸收特性,通常正常组织吸收声能最少,而恶性肿瘤对声能吸收衰减非常显著。因此,病变组织对超声波吸收衰减的特点,可作为对其定性诊断的依据。

(4)分辨率和穿透力:超声有轴向和横向分辨率。是指其能检测的最小厚度和宽度的能力。超声波频率愈高,轴向分辨率愈强,但穿透力愈差。眼球、眼眶位置相对较表浅,常规超声探查采用 7.5～10 MHz(兆赫)频率较高的探头,用于眼前段检查的超声生物显微镜是超高频超声显像系统,探头频率高达50～100 MHz,最大轴向分辨率为 50 μm,探测深度仅 4～5 mm。横向分辨率是与传播方向垂直平面的分辨率,与声束的宽度相等。提高频率可改善轴向和横向分辨率,但改善横向分辨率的主要手段是聚焦技术,在焦区内声束直径细,横向分辨力好,小的病变方能被显示。

(二)超声波的显示形式

根据回声显示方式不同,眼科常用超声扫描仪分为 A 型、B 型、彩色多普勒超声,近年三维超声已开始用于眼科临床。

1.A 型超声扫描

A 型超声显示是将所探测组织每个声学界面的回声,以波峰形式,按回声返回探头的时间顺序依次排列在基线上,构成与探测方向一致的一维图像。波峰高低代表回声强弱,根据波峰的高度、数量、形态来鉴别组织的性质,进行超声扫描诊断(用标准化 A 型超声);A 型超声另一重要用途是用于活体生物测量。

2.B 型超声扫描

B 型超声扫描是通过扇形或线阵扫描,将界面反射回声转为大小不等,亮度不同的光点形式显示,光点明暗代表回声强弱,回声形成的许多光点在示波屏上构成一幅局部组织的二维声学断层图像(声像图)。实时动态扫描可提供病灶的位置、大小、形态及与周围组织的关系,对所探测病变获得直观、实际的印象。现已广泛用于眼及眼眶疾病的诊断。超声生物显微镜实质上是用于眼前段检测的 B 型超声装置,可以显示眼前段结构二维断层图像。三维超声是一种全新的 B 型超声检查方式,三维断层成像是将 B 型超声探头放进三维适配器中进行扫描,通过计算机捕捉及合并数百幅来自不同角度的 B 超图像,瞬时完成三维图像的重组,提供眼部和眼眶的三维图像。

3.彩色超声多普勒血流成像(CDFI)

当超声探头与被检测界面间有相对运动时,使回声频率发生改变,这种现象称多普勒效应。CDFI 是利用多普勒原理,将血流特征以彩色的形式叠加在 B 型灰阶图上,红色表示血流流向探头(常为动脉),背向探头的血流为蓝色(常为静脉)。以血流彩色作为指示,定位、取样;同时以多普勒频谱进行血流参数的测定。目前已用于眼动脉、视网膜中央动脉及睫状后动脉血流检测,以及眼内、眶内肿瘤的彩色多普勒血流显示和研究等。

(三)探查方法

1.筛查

患者仰卧,轻闭患眼,眼睑涂耦合剂,以便消除探头与眼睑皮肤间存在的空气间隙。首先将探头置结膜或眼睑皮肤上,从下方开始,探查上方眼底,然后从鼻侧、上方、颞侧依次移动探头的位置,同时转动入射角度,使超声声束指向眼球、眼眶各部位。笔式标准化 A 型超声探头可置于角膜缘外结膜上,逐渐向穹隆部滑动,探头围绕眼球 8 个子午线方向对眼球、眼眶进行全面探查。患者眼球始终向与探头所在部位相反方向注视,可以观察到眼底周边部。对经眼不易发现的眼眶病变,探头要放置在眼球与眼眶之间进行探测;眼眶前部病变探头需直接放在病变部位的皮肤上。未发现病变则超声探查结束。

2.眼球、眼眶病变的特殊检查

当常规超声筛查发现病变后要进行如下检查。

(1)形态学检查:显示病变局部解剖的声学断层图像。通过不断调整探头的位置和角度,选择多个扫描断层来确定病变的部位、形状、边界及与周围组织的关系。医生要根据仪器显示的回声图和声像图想象出病变的三维图像。

(2)定量测量:一定要用标准化 A 型超声。A 型超声扫描不同组织反射性是以波峰高度来表示。定量检查的方法是将巩膜回声的超声反射强度作为标准信号,病变与之比较。适用于视网膜脱离和玻璃体内膜组织的鉴别;对眼内和眶内肿瘤要根据病变波峰高度、波峰特点以及病变内波峰高度的变化,对其进行组织学判断,为肿瘤诊断和鉴别提供定量和定性的依据。

(3)动态观察:包括了解病变的可动性和后运动,当眼球运动停止后,病变组织仍继续飘动称后运动。观察眶内占位病变的可压缩性,主要用来帮助判断眶内病变为实性、囊性或血管性。

(四)正常眼部超声图

1.A 型超声图

A 型超声图为一维图像,称回声图。左侧始波为探头头端产生的饱和波,宽约 5 mm,其右侧是晶状体前后界面波,较宽的平段为玻璃体的无回声区,后面的饱和波是后壁波,为玻璃体与视网膜的界面回声。视网膜、脉络膜和巩膜在回声图上不能分开为单一高波峰。紧接后壁波是一串易移动的丛状中、高波,代表球后软组织的界面回声,当探头垂直于眶壁时可见的高波峰为眶壁波。

2.B 型超声图

B 型超声图是由光点组成的二维图像,称声像图。常规超声探查,眼前段显示差,眼睑、角膜均包括在左侧宽光带中,右侧的碟形光斑为晶状体后界面回声及尾随回声。广阔的无回声暗区是玻璃体腔,之后的弧形光带为眼球后壁回声,球后软组织为均匀的强回声光带,视神经呈管状或窄 V 字形暗区,位于声像图中央,两侧低回声带状区是眼外肌回声。正常眼前段的二维图像见本文超声生物显微镜部分。

3.眼动脉、视网膜中央动脉、睫状后动脉血流频谱图

正常眼动脉、视网膜中央动脉及睫状后动脉具有一般动脉频移图像特征。眼动脉频谱形态近似一个直角三角形,视网膜中央动脉为斜三角形,睫状后动脉频谱图也呈斜三角形,占据心脏收缩期和舒张期。收缩期有一重搏切迹将收缩峰分为两个峰,舒张期开始处出现第二切迹,形成第三峰。因此,眼动脉、视网膜中央动脉和睫状后动脉呈三峰双切迹状频谱图。眼动脉多普勒频移高,波峰和切迹明显。

(五)眼内疾患的超声图

1.视网膜脱离

当屈光间质混浊或疑为继发性视网膜脱离时,超声扫描为首选检查。

(1)孔源性视网膜脱离:B型超声扫描可明确诊断。当部分视网膜脱离时,玻璃体暗区出现一弧形强回声光带与视盘或与球壁回声相连,逐渐与球壁回声融合。回声光带与后壁间的无回声区为视网膜下液。新鲜的视网膜脱离,光带纤细、光滑、多是凹面向眼球前方,若为波浪状光带,表明视网膜隆起高低不平,可存在后运动;陈旧视网膜脱离,光带薄厚不一,光带较厚有皱褶,提示已出现增殖性玻璃体视网膜病变。当视网膜全脱离时呈漏斗形光带,宽口向前与锯齿缘相连,窄口向后连接视盘,显示 T 形回声光带,为晚期视网膜脱离所谓闭漏斗。降低增益视网膜脱离光带超声衰减与后壁衰减相近或同步。A 型超声扫描:玻璃体平段出现垂直于基线的高波峰,与后壁间为无回声平段。标准化 A 型与 B 型超声联合应用,有利于视网膜脱离的准确诊断及与膜样组织的鉴别。

(2)牵拉性视网膜脱离:糖尿病、眼外伤、眼血管性炎症、严重眼内炎等均可引起增殖性玻璃体视网膜病变,发生玻璃体积血或渗出质积存,形成增殖膜和条索,与视网膜粘连,由于眼球运动和纤维膜的皱缩产生牵拉,导致视网膜脱离。B 型超声扫描:除视网膜脱离光带外,尚有与其相连的不规则光带,这些为增殖膜的回声。在糖尿病患者中最常见帐篷状和台布形两种牵拉视网膜脱离。前者是玻璃体增殖膜与视网膜有一个连接点;后者为玻璃体与视网膜有更广泛的粘连所致。当增殖膜同时牵拉两处视网膜使之脱离时,则形成吊床样外观。超声探查时要不断地变换探头的角度,进行纵向和横向扫描才能确切描述牵拉性视网膜脱离的形状和范围。

(3)渗出性视网膜脱离:因发生渗出性视网膜脱离的原因不同,声像图各有特征。

眼内肿物继发视网膜脱离:脉络膜和视网膜肿物均可伴渗出性视网膜脱离。声像图上视网膜脱离光带与后壁回声间,有呈实体性的肿物回声,超声扫描可以发现广泛视网膜脱离下的小肿物。根据肿物形状、内反射、声衰等特征,对原发病进行鉴别。

视网膜脉络膜炎症所致的视网膜脱离一般较浅,常为扁平脱离,局限在后极部最常见,也可以发生广泛视网膜脱离;原田病引起的视网膜脱离多呈半球形隆起,表面光滑,无皱褶,最先出现在眼底下方,严重病例可全视网膜脱离。

2.脉络膜脱离

脉络膜脱离可以是自发的,更多为内眼手术或外伤的并发症。超声扫描有特征性改变,与其他疾病鉴别较容易。B 型超声扫描:玻璃体暗区出现单个或多个平滑、较厚的圆顶形强光带,前端可超过锯齿缘,后端一般终止于赤道前,也可邻近视盘,但不与视盘相连,几乎无后运动。当脉络膜脱离达 360°时,横向扫描时,显示多个半圆形光带呈花环样外观,隆起的间谷为涡静脉位置,若隆起很高,其表面的视网膜相接呈对吻状。隆起光带与后壁回声间的无回声暗区为脉络膜渗液,称渗出性脉络膜脱离;若有疏密不等的回声光点、光斑为积血性脉络膜脱离。

A 型超声扫描:玻璃体平段可见陡峭升高的波峰,波幅高度可达 100%,降低增益可见双峰顶。

当孔源性视网膜脱离伴睫状体、脉络膜脱离,则限称脉络膜脱离型视网膜脱离。声像图上显示双光带,视网膜脱离光带与后壁回声间可见扁平形或半球形隆起的脉络膜脱离光带。视网膜脱离光带一般隆起不高,常有很多皱褶,与视盘相连。脉络膜脱离光带较厚,十分光滑,无皱褶,无论脉络膜脱离的范围和隆起的高度如何,均不与视盘相连。

3.视网膜母细胞瘤

视网膜母细胞瘤多发生在三岁以下婴幼儿,双眼患病占 25%~30%。发病早期易被忽视,初诊时多已出现黑性猫眼。

1)B 型超声扫描:几乎可提供具有诊断意义的图像。

(1)自球壁向玻璃体腔隆起的一个或多个大小不等的肿块,小肿物呈结节状或半球形,大的肿物多为不规则形,甚至充满整个玻璃体腔。

(2)肿瘤内部回声混乱,内回声多且强弱不等。

(3)80%~95%的肿瘤内可见多个点状、斑块状不规则的强回声,为钙斑反射,其后可见声影。降低增益正常结构回声消失后,钙斑回声仍可见。这是视网膜母细胞瘤特征性改变。

(4)当肿瘤组织成片坏死时,病变内出现囊性暗区。

(5)病变呈实体性,缺乏后运动。

(6)肿瘤沿视神经蔓延可见视神经暗区扩大,但不能发现早期病变,若眶内软组织中出现实体肿物回声,表明肿瘤向眶内扩展。

2)A 型超声扫描:视网膜母细胞瘤因具有特征性回声图,大多数病例 A 型超声扫描也可明确诊断。

(1)玻璃体平段出现高低不等的病变波峰,与后壁波相连,肿瘤内钙斑呈宽高波,波峰高度可达 100%,缺乏后运动。

(2)眼轴正常或略长。

3)CDFI:肿瘤内发现动、静脉血流信号,与视网膜中央动、静脉相延续。脉冲多普勒显示高速、高阻血流频谱。

超声探查对儿童白瞳症鉴别有十分重要的价值。有多种良性眼内疾病可以出现白瞳症,国外文献报道,PHPV、Coats 病和弓蛔虫病分别为前三位。国内有关眼部弓蛔虫病报道甚少。视网膜母细胞瘤主要与 PHPV、Coats 病、早产儿视网膜病变、内源性眼内炎等相鉴别。

PHPV 在声像图上为视盘前至晶状体后或眼底周边部的带状强回声,有时仅一细条形回声与晶状体后囊相连,或为视盘前伸向中玻璃体腔的蒂样条索;Coats 病显示病变部位视网膜不规则增厚,常伴有广泛缺乏可动性的视网膜脱离,在脱离的视网膜光带下可见细弱或粗大的回声光点,有自发运动;早产儿视网膜病变,多数病例在晶状体后甚至大部分玻璃体被广泛的增殖膜和斑块样回声所占据,仅有一细条形弱光带与视盘或球后壁相连,实为闭漏斗性视网膜脱离,容易被忽略;内源性眼内炎,因有全身感染及发热病史,为诊断提供帮助,在声像图上玻璃体暗区出现分散或密集的回声光点,有明显的后运动,常伴 Tenon 囊积液,严重病例可出现视网膜水肿、渗出性视网膜脱离等。

4.脉络膜黑色素瘤

脉络膜黑色素瘤多发生在中年人,几乎为单眼发病,超声扫描是最重要的检查方法之一,可以提供具有定性诊断意义的依据。

1)B型超声扫描:早期自巩膜内面局部隆起2～2.5 mm即可显示为实性肿物。脉络膜黑色素瘤声像图上有特征性改变。

(1)肿物呈半圆形或蘑菇形回声光团,自球壁向玻璃体腔隆起,其边缘清楚、光滑、锐利。

(2)肿瘤内回声均匀或肿瘤前部回声光点密集,回声强,因声能衰减,以及肿瘤积血、坏死,肿瘤后部回声减弱变暗,甚至无回声,称所谓挖空征。

(3)肿瘤基底部脉络膜因被肿瘤细胞占据,亦为弱回声,与周围球壁强回声对比呈挖掘状,称脉络膜凹陷。

(4)肿物声衰较显著,其后可见声影。

(5)常伴渗出性视网膜脱离。

2)A型超声扫描:标准化A型超声显示脉络膜黑色素瘤有四个基本特征。

(1)肿瘤表面为高反射,肿瘤内波峰高度相近或波峰高度由左至右规则梯状下降,大的脉络膜黑色素瘤,成45°～60°Kappa角(病变波峰峰顶连线与基线的夹角)。此点可与眼内其他肿瘤鉴别。

(2)肿瘤呈现低-中度内反射,肿瘤波峰平均高度为巩膜波峰高度的5％～60％。

(3)呈实体反射无后运动。

(4)肿瘤内多血管状态:90％的大脉络膜黑色素瘤显示肿瘤的多血管的血流效应,回声图上见肿瘤波峰自发的、细小的、持续的快速垂直闪烁。

3)CDFI:肿瘤内可以获得多普勒血流信号,脉冲多普勒显示肿瘤呈中高收缩期、较高舒张期、低速低阻型血流频谱。

5.脉络膜血管瘤

脉络膜血管瘤为典型的规则结构高反射的实性肿物。分局限性和弥漫性两种类型。前者孤立存在,常位于视盘和黄斑附近。弥漫性脉络膜血管瘤经常是Sturge-Weber综合征的一部分。B型超声扫描:孤立的脉络膜血管瘤为扁平或圆顶状,轻到中度隆起,肿物内部回声光点多,回声强,呈均匀分布,无显著声衰减,肿瘤表面和周围常伴视网膜脱离光带;弥漫性脉络膜血管瘤通常在后极部呈弥漫的扁平隆起,肿物内显示颗粒状强回声,可伴Tenon囊积液。Sturge-Weber综合征的患儿中,轻微病例只显示视网膜、脉络膜增厚,反射增强。因此,对可疑病例要与健眼对比,仔细进行检查以免误诊。严重者常见于未经治疗的年长儿或治疗后复发病例,肿瘤侵犯大部分脉络膜,在视盘周围隆起最高,向周围延伸,逐渐变薄,可达锯齿缘。常伴广泛的视网膜脱离,甚至全视网膜脱离。A型超声扫描:玻璃体后段出现多个连续的高波峰,与后壁波相连,波峰高度接近,排列均匀,无后运动,Kappa角小于45°,有别于脉络膜黑色素瘤。

6.脉络膜转移癌

脉络膜转移癌为广泛的实体病变。B型超声扫描:常呈宽基底扁平隆起,表面可崎岖不平,呈分叶状,边界不清楚,也有肿物隆起较高,呈半球形外观。多数病例肿瘤内部结构不均质,内回声较强或强弱不等,分布均匀或不均匀。转移癌常伴广泛的视网膜脱离。一般玻璃体不受累,玻璃体积血极少见。脉络膜转移癌在回声图上和 CDFI 检测均无特征性改变。

7.玻璃体积血

新鲜播散性积血在声学上是不可见的,有凝集的血与周围玻璃体间形成反射界面时,超声探查方能显示。B 型超声扫描:轻度积血为小的点状、短线状回声,可局限在玻璃体的某一部位或呈播散分布,致密的积血可呈团块状回声。积血较多时,回声光点、光团可弥漫于整个玻璃体腔。积血有机化形成时,可见带状或膜样回声。玻璃体积血后运动活跃,积血机化程度、膜形成以及与球壁的附着点,都可以在观察后运动中作出判断。降低增益,玻璃体积血及膜样回声提前消失。A 型超声扫描:玻璃体平段出现疏密不等的小波和中波,积血越致密,反射性越高。

8.玻璃体增殖

由玻璃体积血、眼内炎、眼外伤等使玻璃体内形成纤维膜或条索,称玻璃体增殖。声像图上玻璃体内见各种各样条状或膜片状回声,排列杂乱无序,当发生增殖性玻璃体视网膜病变后,玻璃体内的增殖膜或条索与视网膜紧密粘连,后运动消失。以糖尿病性视网膜病变最具代表性。在回声图上玻璃体平段显示多发病变波峰,膜较厚或有红细胞附着在膜上,玻璃体平段则出现中高波峰,此时需与视网膜脱离相鉴别。标准化 A 型超声定量分析,可对视网膜脱离与膜样组织鉴别。$\Delta dB \leqslant 15$ 是视网膜脱离,ΔdB 在 $17 \sim 25$ 范围为膜样组织。

9.星状玻璃体病变

星状玻璃体病变常发生在老年人,糖尿病患者发生率高。晶状体混浊后,根据超声图像特征可与玻璃体积血鉴别。

(1)玻璃体暗区见无数小而强的回声光点,可散在分布,但大多数很密集,呈多重圆心的团状回声。

(2)病变位于中玻璃体腔,混浊后缘与视网膜回声间为无回声暗区。

(3)有明显后运动。

(4)星状玻璃体病变较玻璃体积血回声强,较巩膜回声弱,降低增益较后壁回声提前消失。

10.玻璃体猪囊尾蚴病

玻璃体猪囊尾蚴病有相当特征性超声图像。玻璃体腔可见圆形光环为囊壁回声,紧贴囊内壁可见强回声光斑为虫体头节,利用实时扫描可见虫体自发蠕动。可伴玻璃体混浊及视网膜脱离。

11.球内异物的超声诊断

无论是金属或非金属异物声学性质与眼组织截然不同,超声扫描时均可构成强的回声界面,金属异物大于 0.5 mm 就可产生强回声。碎石、塑料及木质等能透 X 线的异物也可以清楚显示。超声探查还可以同时提示眼外伤的程度,有玻璃体积血或视网膜脱离可一目了然。因此,对预先已做 CT 扫描或经 X 线定位者,超声探查仍是必要的。眼内异物声像图所见如下。

(1)玻璃体暗区出现强回声光斑。降低增益,眼部正常结构回声消失,异物仍为强回声。对紧贴球壁回声的异物,最好 A 型与 B 型超声扫描联合应用,采用调节增益的方法,可以准确显示异物在眼球内、眼球外或在球壁内。

（2）回声强的异物因声能衰减，异物后可见声影，即在异物后球壁及球后脂肪均不能显示，形成带状暗区。若为较大的金属异物，异物后面的眼球壁可向前隆起，这是因超声波在金属内传播速度较玻璃体快，造成的影像失真。

（3）球形或形状规则、界面整齐的异物，在异物强回声光斑后可见形状相同、距离相等、逐渐减弱的回声，这种重复反射现象又称尾随回声。这些瞬时出现的重复反射，使这类特殊异物容易被发现和定位。

球内玻璃异物多为细长形外观，超声声束较难与细长而光滑的表面垂直，因声能大部分被反射，只产生弱的回声信号，易漏诊或将一个较大异物诊为小异物。当声束方向与玻璃碎片的长、平的表面完全垂直时，可产生强的反射信号，能准确地显示异物大小，异物后可见重复反射现象。随着穿通伤口进入球内的气泡，也会产生高反射，与真实的异物相似，可以通过改变体位办法加以鉴别。

（六）眼眶疾病

B 型超声扫描眶脂肪呈均匀而弥漫分布的强回声，中央暗区为视神经，两侧低回声带是眼外肌。当声像图上显示正常结构扭曲变形以及声学性质的改变，都预示其本身病变或眶内肿瘤的存在。但是，眼眶病变的诊断一定要两侧进行比较来鉴别正常与病态，最好与标准化 A 型超声同时应用，有利于对眶内病变，尤其是眶内肿瘤的组织学判断。

1.眶内肿瘤

根据肿瘤的部位、形态、边界、内反射及声能传导等超声扫描所见，粗略将眶内肿瘤分为以下几类。

（1）囊性肿物：为边界清楚、光滑、锐利的圆形、类圆形肿物，声传导好，可见后壁回声，肿物内多为无回声暗区。如黏液囊肿、单纯性囊肿、皮样囊肿。后者可因囊肿内容物不同产生多样回声，液体占主要成分时，囊肿内为无回声暗区，而囊肿内有脱落物凝集者，可出现较强的回声。

（2）实性肿物：呈圆形或略不规则形。肿物前界清楚、光滑，呈低到中度的内回声，声衰减显著，肿物后界显示不够清楚或不能显示。超声扫描显示肿瘤所在位置及与正常结构的关系，并可进一步提示肿物的组织类型。如：位于肌肉圆锥内累及视神经的肿物，最大可能为视神经胶质瘤、视神经鞘脑膜瘤和神经纤维瘤，视神经暗区扩大为其诊断要点。视神经胶质瘤为视神经本身梭形膨大，边界规整，内回声一般低暗。脑膜瘤内回声少，声衰显著，后界不能显示。

（3）眼眶血管性病变：常见的海绵状血管瘤，为圆形、类圆形边界清楚的肿物，多位于肌锥内，肿物的回声光点多而强，分布均匀，呈颗粒状外观，可见肿瘤晕，病变呈中等度声衰减，后界能清楚显示。而眶静脉性血管瘤则病变边界不清楚，在眶脂肪的强回声中显示圆形、管状或大小不等、形状不同的无回声或低回声腔。

（4）眶内恶性肿瘤：多为不规则的实体病变，兼有实性及血管性肿瘤的部分声学特征。肿瘤边界不清或边界不整齐，传声差，声衰著，后界不能显示，一般肿物内回声少，但肿瘤组织结构不同，内回声也有区别。常见恶性淋巴瘤、转移癌等。眶内弥漫型炎性假瘤也有类似的超声影像特征。恶性肿瘤为浸润性生长，可发生在眼眶任何部位，若颅内或鼻窦肿物眶内侵犯者经常沿眶壁生长，早期呈扁平形，这类病变及眶尖部肿瘤超声扫描难以发现，眶顶肿物超声声束不易达到，需进行 CT 扫描或 MRI 明确诊断。

2.特发性眼眶炎症

又称炎性假瘤,包括形形色色的眶软组织病变,由于组织类型不同,超声信号亦不一致。按超声扫描所见,将其归为两类,其一为炎性肿瘤,表现为圆形、扁平状或不规则形实性肿物,边界清楚或不清楚,病变呈低回声。另一类为眶内组织炎性水肿,眼外肌和泪腺肿大,也可以有巩膜炎和视神经周围炎。当眼球筋膜囊有积液时,球壁外的弧形无回声间隙与视神经无回声暗区相连,构成 T 形暗区。尽管上述超声所见为非特异性的,但这些发现有助于炎性假瘤的诊断。

3.眼外肌肿大

眼外肌肿大最常见于 Graves 病和眼外肌炎。

(1)Graves 病多发生在中年女性,无论甲状腺功能亢进、功能低下或功能正常者均可发生眼眶病变。声像图上见单侧或双侧多条眼外肌梭形肿大,单侧眼球突出者,也可以显示双侧眼外肌肿大。肿大的眼外肌内部结构不均质,反射增强。因增厚的肌肉内含液体增多,破坏其正常紧密的内部结构所致。

(2)眼外肌炎:眼外肌炎是特发性眼眶炎性综合征最常见的一个亚型。经常单眼发病,双眼同时或先后发病者少见。往往只单一眼外肌受累,眼外肌的肌腹、肌腱均肿大,肌肉附着点病变重,增厚显著。肿大的眼外肌边界清楚,内回声少。B 型超声对各种原因所致眼外肌肿大均可显示,但确切的定量诊断主要靠标准化 A 型超声扫描显示眼外肌各段并加以准确测量。

(七)眼部生物测量

1.超声生物测量

超声波可以对眼部组织结构及眼球、眼眶病变进行准确测量,超声生物测量是超声扫描仪在眼科另一重要用途。主要包括以下两个方面。

(1)眼部活体结构测量:视轴及眼屈光成分的轴径测定。

(2)眼部病变的探测:如眼内病变的隆起高度、病变范围;眼内肿瘤的高度、基底径、肿瘤的体积;眶内占位病变或肿瘤大小的定量测量;视神经以及眼外肌的测量等。

超声生物测量为白内障人工晶状体植入术及角膜手术提供准确的数据资料。近年,白内障、准分子激光手术的飞速发展也促进了超声生物测量技术的广泛普及;超声生物测量对青光眼、屈光不正等解剖学、生理学相关性的研究也有重要价值;眼内、眶内肿瘤的超声测量更必不可少,是其他检查方法无法替代的。如:脉络膜黑色素瘤主要根据超声探测所获得的量化信息拟定治疗方案,依据超声测量结果计算放射治疗量,对肿瘤的监测及疗效的评估同样是非常重要的。

2.测量方法

眼活体结构的测量,依据 A 型超声轴向回声图,测量不同组织界面间距离。

(1)眼球轴长和角膜厚度测量:现代 A 型超声扫描仪和角膜厚度测量仪均由电脑控制。A 型超声扫描仪测量精确度为±0.01 mm。回声图上清楚显示角膜厚度、前房深度、晶状体厚度及眼轴长度,同时进行人工晶状体度数的计算并打印出结果;角膜厚度测量仪,由电脑控制角膜测绘图,使用十分方便,选用 20~30 MHz 探头,测量精确度可达±0.001 mm。为角膜手术提供可靠依据。

（2）对眼内或眶部病变的测量：采用标准化 A 型和 B 型超声。应首先选用标准化 A 型超声扫描，使用定量检查程序，可准确获得病变隆起高度、基底宽度等多种参数；B 型超声扫描，因病变隆起高度、范围等清晰可见，直观容易测量，经常被采用。但检测结果不及标准化 A 型超声精确。近年，新一代 A、B 型超声系统提供的三维超声图像，可以比较精确地测出肿瘤的不同断面的肿瘤基底、高度以及肿瘤面积、体积等。

二、CT 扫描

CT 是 Hounsfield 等人创建的一门新的影像技术，Forbes 等首先报道了应用 CT 技术进行眼眶检查。CT 可清楚地显示眼内、眶内及眶周结构，不仅能了解病变的形态，还能客观地测定病变的组织密度，为诊断提供可靠的信息资料。随着螺旋 CT 和三维成像软件应用，CT 技术的发展和诊断水平的提高，CT 在眼部的应用不断拓宽，其重要的临床价值得到一致公认，现已成为眼内异物、肿瘤、眼眶病理学诊断及神经眼科疾病十分重要的检测手段。

（一）CT 成像原理

CT 是以高能量、高穿透力的 X 线为能源的，当能量恒定的 X 线束穿过人体受检层面后，X 线能量强度因人体吸收而相应衰减，检测器探头获得所剩余的 X 线量，将其转为不同亮度的荧光，经光电倍增管进行光电换能，然后由数模转换器将大小不等的电信息转换为数字形式，输入电子计算机进行处理及图像重建，显示在荧屏上即为 CT 图。

CT 是密度图像，以杭斯非尔德单位（Hounsfield nuit，简称 HU 或 H）测算。CT 值是以水为标准，其他组织结构或病变均是与水相比得出的相对值。密度标度规定水为 0 HU，空气 −1000 HU，骨皮质 +1000 HU。眼眶组织的 CT 值差异较大，眶脂肪 −100 HU，眼球壁、眼外肌、视神经为 +30～+35 HU，玻璃体 <+10 HU。

（二）CT 扫描方法

CT 探查以横断面及冠状面扫描为常规检查。横断面扫描以听眶线（RBL）为基线；冠状面扫描基线是 RBL 垂直线。根据检查的部位拟显示 CT 值的范围和范围的中心点，即窗宽和窗位。窗位为荧屏灰度中心，大于此值图像逐渐变白，低于此值图像逐渐变黑。眼科检查一般骨窗窗宽 3000～4000 HU，窗位 400 HU；软组织窗，窗宽 400 HU，窗位 40 HU。扫描层厚 2 mm，层间距 2～5 mm。眼球病变采用薄层、无间隔扫描。视神经管扫描，则用厚度 1 mm，层间距 1 mm。为提高正常结构和病变的对比度，显示眼球和眼眶病变，尤其是探测眼内、眶内肿瘤及血管性病变，常静脉注射造影剂做增强 CT。

（三）CT 扫描适应证

（1）可疑眼内肿瘤。

（2）眼眶病变：包括肿瘤，急、慢性炎症，甲状腺相关眼眶病变及血管畸形等。

（3）眼外伤：眶骨骨折，尤其是可疑多发性骨折；眼球及眼眶异物，无论金属和非金属高密度异物均可显示和定位。

（4）不明原因的视力障碍、视野缺损等。

（四）正常眼球、眼眶 CT 图像

眼眶呈三角形，周围高密度带为眶骨层面像，由颧骨及蝶骨大翼构成，内侧线状骨影为泪骨和筛骨纸板，眶腔前方圆形高密度影称眼环，是眼球层面投影。眼环内前端双面凸的高密度

影为晶状体,中心低密度区是玻璃体。眶脂肪呈低密度,其中可见与眼环相连的高密度带状影,中间为视神经,两侧是眼外肌。注射造影剂后,眼环可增强显示更清楚,其余结构无变化。

(五)眼内肿瘤CT图像

1.视网膜母细胞瘤

视网膜母细胞瘤是儿童最常见的眼内恶性肿瘤,双眼患者可伴发颅内松果体或蝶鞍旁的原发性神经母细胞瘤,称三侧性视网膜母细胞瘤,CT扫描可明确诊断。在显示肿瘤向眶内、颅内蔓延CT扫描(或MRI)中是必不可少的。视网膜母细胞瘤CT扫描具有特征性。

(1)眼环内局限性或弥漫性高密度软组织肿块,小肿瘤为局限性高密度区,大的肿瘤呈不规则块影,边界锐利,眼环可扩大。注射造影剂可见肿瘤的非钙化部分轻-中度强化。

(2)瘤体内钙化:95%的肿块内存在颗粒状、斑片状或团块状钙化,可为单个或多个,甚至占据整个肿块。瘤体钙化是视网膜母细胞瘤的典型特征。

(3)肿瘤眼外蔓延:视网膜母细胞瘤容易向眶内扩展及颅内转移。患侧眶内肿块影、视神经增粗、颅内转移灶CT扫描均可发现,增强CT显示更清楚。

2.脉络膜黑色素瘤

早期眼环局限性增厚,病变向玻璃体腔隆起后,可见半圆形或息肉状的均质高密度块影,大的肿瘤可占满整个眼球。注射造影剂可见肿物中或高度强化。CT揭示肿瘤的位置较超声准确,并可显示肿瘤的眶内蔓延。脉络膜黑色素瘤的正确诊断至关重要,应利用一切有价值的检查方法,互相补充和印证。CT扫描是影像检测手段之一。

3.脉络膜骨瘤

CT显示眼环内视神经一侧或两侧盘状骨密度影,轻度隆起,其边界清楚,可单眼或双眼发病,除病变处呈骨密度影外,其余眼球结构正常。CT扫描可将脉络膜骨瘤与无色素性黑色素瘤和脉络膜转移癌等相鉴别。

(六)眶内肿瘤CT图

眶内肿瘤一般为高密度,在低密度眶脂肪的对比下,肿物的位置、形状、边界及与周围结构的关系均可显示。对眶后部肿瘤和小的神经鞘瘤也能发现。

1.良性肿瘤

CT图像上良性肿瘤为边界清楚、平滑的圆形、类圆形肿物。如海绵状血管瘤,80%以上位于肌锥内,单发或一眶多发,大的使整个眼眶扩大,视神经和眼外肌移位。神经鞘瘤在CT图像上与血管瘤相类似,但密度较低。皮样囊肿是眶内常见的囊性肿物,CT图像上有特征性改变,皮样囊肿位于颞侧或上侧眶内,多贴近骨壁,引起骨壁压陷吸收,囊肿边界清楚、光滑,囊肿中心几乎总有低密度区,呈负CT值,周围囊壁略呈高密度,注射造影剂显示环行强化。在泪腺上皮性肿瘤中,良性多形性腺瘤最常见,位于眶前部外上方泪腺窝内,多呈类圆形,边界清楚,均质实性肿物,呈中度强化。但在CT图上不易与早期泪腺恶性肿瘤鉴别。

2.恶性肿瘤

原发眶内的恶性肿瘤有多种,全身恶性肿瘤也可眶内转移。恶性肿瘤在CT图像上为形状不规则、边界不整齐、密度不均的肿物,骨质破坏和向邻近组织蔓延也是恶性肿瘤共同特点。如横纹肌肉瘤,为儿童最常见眶内原发肿瘤,多位于眶上部,肿瘤呈不规则形、边界尚清的软组织块影,常破坏眶骨并向眶外生长,CT可探测肿物的范围、眶尖侵犯和眶外转移。泪腺上皮癌中,泪腺腺样囊性癌是最常见恶性肿瘤,位于眶外上方,扁平形或梭形高密度块状影,沿眶外壁向眶尖生长,邻近骨壁可受侵蚀,出现骨破坏。

3.炎性假瘤

炎性假瘤CT图像颇不一致,可为眶内孤立的高密度肿块,有时伴眼环增厚、眼外肌和泪腺肿大;眶内弥漫性炎症者,高密度影可占眶的大部分,甚至全部,使眶内结构无法辨认,与恶性肿瘤难以鉴别,只有活检方能明确诊断。

4.视神经肿大

视神经肿大见于视神经胶质瘤、视神经鞘脑膜瘤、神经纤维瘤、眶尖部其他肿瘤、视网膜母细胞瘤的视神经侵犯、全身恶性肿瘤的眶尖转移等。视神经胶质瘤CT扫描,视神经呈纺锤形或结节状膨大,有时整个视神经增粗,其边界光滑锐利,内部均质呈软组织密度影,注射造影剂肿瘤显示轻度均匀强化。本病有90%病例病变累及视神经管,但视神经孔扩大CT发现率低,X线检查,拍视神经孔片比CT扫描更清楚。脑膜瘤CT图像上视神经部分或整个管状扩张,边界清楚,多数密度均匀与眼外肌相似,增强扫描,肿瘤明显强化,而中间视神经仍为条形低密度影,形成“索道”征象。肿瘤内发现钙化灶更有利于脑膜瘤的诊断。神经纤维瘤在CT图上往往难与视神经胶质瘤、脑膜瘤鉴别。其他非肿瘤性疾病如视神经炎、视神经外伤水肿或血肿、视盘水肿以及眼眶炎性假瘤等在CT图像上也可显示视神经增粗肿大。

(七)眼外肌肿大

眼外肌肿大常见于Graves病、眼外肌炎、眶静脉血管畸形和颈动脉－海绵窦瘘、恶性肿瘤、眶蜂窝织炎等。Graves病眼外肌肥大,为单眼或双眼多条眼外肌呈梭形肿大,双眼对称性肿大占70%。下直肌、内直肌最常受累,且肿大显著。肥大的下直肌斜断层表现为圆形或梭形高密度块影,颇似肌锥肿物,要参照冠状或矢状位扫描予以鉴别。眼外肌炎经常为单眼,单个眼外肌孤立肿大更常见;颈动脉－海绵窦瘘则为受累眼眶所有眼外肌不一致的肥厚肿大。

(八)眼眶外伤

CT扫描是提示眶骨骨折及显示球内、眶内异物十分敏感且相当可靠的方法。

1.眶骨骨折

严重的面部和眶部直接外伤,往往发生多发性眶骨骨折。外力使眶压突然增高,眶壁薄弱处发生骨折,称爆裂性骨折。CT可显示骨折部位、骨碎片的移位,观察软组织损伤程度,同时可以显示异物的影像。CT在显示眶多发性骨折、爆裂性骨折以及揭示骨折与副鼻窦及颅脑损伤的关系方面优于其他影像检查。爆裂性骨折多发生在眶内壁,CT显示眶内壁筛骨骨片移位,筛窦变形及塌陷,内直肌肿胀移位等。

2.眼球及眼眶异物

金属、砂粒、塑料等异物均呈高密度,无论在眼内、眶内CT均能满意显示。甚至微小的铜、铁等金属物CT扫描也能显露无遗。木质及植物性异物密度低,周围被积血、炎性渗出包绕时,表现为软组织块影,CT扫描难以明确诊断。金属异物呈高密度影与软组织差异大,伴有放射状伪影时,影响定位的准确性,横断面扫描配合冠状位扫描有助于准确定位诊断。

三、磁共振成像术

磁共振成像(MRI)20世纪80年代初用于临床,近年随着检测技术的迅速发展,在眼科应用日益广泛。MRI较CT有更高软组织对比度,成像参数多,信息量大,可以显示眼内细微结构,对一些眼球、眼眶疾病可提供具有特征性的影像依据。不仅可验证超声、CT的检测结果,在多种眼病的诊断上更胜一筹。

(一)成像原理

磁共振(MR)本身是一种物理现象,它的产生需具备三个基本条件,即特定的奇数原子核(自旋质子)、外磁场及适当频率的射频脉冲。奇数的原子核(^{1}H、^{13}C、^{19}F、^{31}P)具有自旋和磁矩等物理性。目前MRI主要利用人体组织中大量存在的氢原子核,氢核含有一个自旋质子,能产生较强的MR信号。当人体置入强磁场中(0.02～1.5 T),机体内自旋质子顺应或反逆磁场方向取向,这个过程称磁化。数秒钟后达到高峰也即达到平衡,选择相应的射频脉冲,氢核被激励,自旋质子吸收能量发生共振,射频脉冲终止后,所吸收能量以电磁波形式释放出来,名为MR信号。MR信号被人体表面线圈所接收,转为数字,由电子计算机处理形成MRI。MRI主要参数有质子密度,纵向弛豫时间(T_1)及横向弛豫时间(T_2)。弛豫时间是射频脉冲终止后,共振质子回到激励前平衡状态所需时间。T_1是回复到纵轴时间,T_2是回复到横轴时间。人体组织器官及其病变含自旋质子密度差别不足10%,因此借此参数成像其对比分辨率较低。而磁共振过程中,人体组织器官和病变过程T_1和T_2有明显差异,采用T_1和T_2为成像参数可获得很高的软组织对比度。T_1时间短,T_2时间长发出强信号,在荧屏上为明亮灰度;而长T_1和短T_2为弱信号呈暗淡灰度。

调整成像脉冲序列的脉冲重复时间(TR)和回波时间(TE)可获得不同成像参数(质子密度、T_1和T_2)的加权像,提高MRI敏感性和特异性。当前临床常规用自旋回波(SE)脉冲序列,诊断主要依据T_1加权像(T_1WI)和T_2加权像(T_2WI)。

(二)适应证和禁忌证

1.适应证

MRI为非损伤性影像检查,凡需借助影像显示的各种眼球、眼眶病变(异物除外)均为MRI的适应证。主要用于以下几点。

(1)眼内肿瘤的诊断和鉴别诊断。

(2)眶内肿瘤,尤其是眶尖小肿瘤、视神经肿瘤,显示视神经管内、颅内段肿瘤侵犯MRI优于CT。

(3)眶内急性、慢性炎症。

(4)眶内血管畸形。

(5)慢性眶外伤。

(6)眶内肿物颅内蔓延及眶周肿物眶内侵犯者。

(7)某些神经眼科疾病。

2.禁忌证

凡球内、眶内及体内存留磁性金属异物及治疗性磁性异体者禁用,戴心脏起搏器者绝对禁忌。

(三)MRI检查方法

通常使用标准表面线圈或头颅线圈。一般检查眼球疾病用具有更好地组织分辨率表面线圈;眼眶病变采用头颅线圈,才能清楚显示球后、眶尖、视神经管内段及视交叉病变。常规采用横断面、冠状面及斜矢状面扫描。SE扫描序列采用横断面 T_1WI 和 T_2WI 扫描;冠状面及斜矢状面 T_1WI 扫描。眼球疾病层厚1~3 mm,眼眶病3~5 mm。为使眶内病变尤其是眼眶肿瘤显示得更清楚,常用脂肪抑制技术联合Gd-DTPA增强扫描。

(四)正常眼球、眼眶MRI

正常眼球、眼眶 MRI。眼球位于眶锥前部呈轮廓清楚的圆球形影。 T_1WI 眼睑呈白色高信号,角膜、巩膜为相对低或无信号呈灰黑色,房水、玻璃体亦为低信号,晶状体显示中等信号。眶脂肪呈强信号为白亮区,视神经和眼外肌属中信号。在 T_2WI 房水、玻璃体转为强信号呈白亮区。晶状体为低信号,眶脂肪信号强度较 T_1WI 低,仍呈高信号。视神经和眼外肌在其衬托下清晰可辨。眶骨皮质含氢核甚少,在两种加权像上均无信号。视神经颅内段、视交叉和部分视束 MRI 均可显示。

(五)眼球疾患MRI

1.脉络膜黑色素瘤

脉络膜黑色素瘤有特征性 MRI。因此,MRI 几乎成为脉络膜黑色素瘤诊断和鉴别诊断不可缺少的影像检查。在 MRI 图像上为自球壁向球内隆起的肿块,呈特征性短 T_1 和短 T_2 信号,即在 T_1WI 肿瘤呈现中高或高信号, T_2WI 为低信号影。脉络膜黑色素瘤与其他肿瘤不同的 MR 特性,是因肿瘤细胞内的黑色素顺磁效应所致,也有人提出是因肿瘤内自由基造成局部磁场梯度,使 T_1 和 T_2 缩短。增强扫描肿瘤呈轻—中度强化。脉络膜黑色素瘤特征性 MRI 可与脉络膜血管瘤及眼内转移癌相鉴别。脉络膜血管瘤 T_1WI 与玻璃体信号相比为等信号或略高信号, T_2WI 为高信号,增强扫描明显强化;乳腺癌脉络膜转移一般在 T_1WI 和 T_2WI 均为高信号,增强扫描肿瘤呈轻—中度强化,因原发癌不同,转移癌在 MRI 的表现不一致。由于 MRI 可以准确显示肿瘤的位置,容易发现巩膜受肿瘤侵犯及肿瘤眼外蔓延。

2.视网膜母细胞瘤

在 MRI 图像上视网膜母细胞瘤为眼球内软组织肿块, T_1WI 肿块为低或中等信号,略高于玻璃体信号强度,在 T_2WI 肿块呈低信号,增强扫描肿瘤呈轻—中度强化,肿瘤内部信号强弱不等,主要取决于钙质沉着,钙质在 T_1WI 和 T_2WI 均为低或无信号。肿瘤伴发视网膜脱离时, T_2WI 视网膜下液呈均质高信号,容易与肿瘤分开。MRI 对视网膜母细胞瘤的诊断不如 CT 敏感。对肿瘤内钙化显示不佳,而肿瘤的眼外蔓延、颅内转移及颅内异位的显示 MRI 优于 CT。

3.视网膜脱离

在 T_1WI 脱离的视网膜呈弧形的中信号影,视网膜下液呈低信号, T_2WI 视网膜下液呈高信号。视网膜脱离时间长,视网膜下液蛋白含量增加, T_1WI 信号亦增强。超声扫描是显示视网膜脱离首选方法,只有怀疑眼内肿物继发者才行 MRI 检查。

（六）眼眶疾患的 MRI

1.眶内肿瘤

MRI 可以确切显示眼眶肿瘤位置及形态学特征，在提示肿瘤与周围结构的关系上较 CT 更具优越性。对颅眶沟通的肿瘤 MRI 也容易发现。一般眶内肿瘤较正常组织弛豫时间延长，恶性肿瘤 T_1、T_2 延长更为明显。大多数肿瘤 T_1WI 为低或中信号影，在 T_2WI 肿瘤呈高信号，甚至高于脂肪信号强度。如：神经鞘瘤，位于肌锥内或发生在肌锥外间隙，肿物边界光整，呈椭圆形、梭形，较大肿物内部常有囊性变。T_1WI 肿瘤为中低信号，在 T_2WI 呈高信号，增强扫描显示不均匀的显著强化。而含有脂肪成分的肿瘤则不同。如皮样囊肿，囊肿内含脂肪成分显示短 T_1 特性，T_1WI 为高信号，囊肿内液性成分在 T_2WI 亦为高信号。但有些肿瘤信号无明显的特异性，因此不能单纯凭借 MR 信号的强弱来鉴别肿瘤的良恶及其程度。对视神经行路上常见的视神经胶质瘤和视神经鞘脑膜瘤 MRI 也有重要价值。前者显示视神经梭形膨大或呈结节状肿物，T_1WI 为低或中信号，T_2WI 肿瘤为高信号，增强扫描肿瘤呈轻－中度强化，视神经管内段、颅内段及视交叉胶质瘤用脂肪抑制技术和 Gd-DTPA 增强扫描显示更清楚。MRI 图像上视神经鞘脑膜瘤表现为视神经管状增粗或呈纺锤形，T_1WI 和 T_2WI 大多与脑灰质等信号或呈略低信号，增强扫描脑膜瘤明显强化，在冠状面上显示不强化的视神经被高信号的肿瘤包绕。脂肪抑制技术的应用，对小的薄层钙化的

2.眶内血管性病变

眶内血管性病变是最常见的眼眶病之一，包括眶血管源性肿瘤及眶内血管畸形。

1）海绵状血管瘤 是成人最常见的眶内良性肿瘤，肿瘤形态与 CT 图像上相似，MRI 对其定位更为准确，肿瘤信号有一定特征性改变，更有利于定性诊断。在 T_1WI 为低信号，在 T_2WI 为高信号。由于肿瘤内血流缓慢，增强扫描可见肿瘤"渐进性强化"。

2）颈动脉－海绵窦瘘 由于颈内动脉或颈外动脉分支与海绵窦相交通，使动脉血逆流至眼上静脉。按血流动力学分高流瘘和低流瘘。高流瘘通常因头部外伤所致，引起急性而严重的眶静脉系统扩张；低流瘘为自发性，症状轻。MRI 显示如下改变。

（1）眼上、下静脉扩张。

（2）海绵窦扩大。

（3）在外伤性颈动脉－海绵窦瘘的病例，由于快速血流引起的流动效应，眼上静脉和海绵窦在 T_1WI 和 T_2WI 呈特征性无信号征象。

（4）受累眼眶：所有眼外肌可弥漫性不一致肿大，显示明显的长 T_1 长 T_2 图像，T_1WI 为低信号，T_2WI 高于眶脂肪信号强度。但颅内血管畸形最好的检测方法是数字减影技术（DSA），可准确揭示瘘口形态和大小，不仅明确诊断，一些病例在显示异常血管的同时对其进行治疗。

3.炎性病变

炎性假瘤是原发于眼眶组织的慢性非特异性炎症，甲状腺相关眼眶病变是一种自身免疫性疾病，基本组织学改变也属此类。

（1）炎性假瘤：因炎症侵犯部位和病变组织类型不同，表现各异，以眶内肿块最常见，以淋巴细胞浸润为主在 T_1WI 为中信号，T_2WI 呈中等偏高信号。若以胶原纤维成分为主，T_1WI 和 T_2WI 均为低信号。弥漫性炎性假瘤可以侵犯眶内所有软组织与恶性肿瘤难以鉴别。病变

可累及泪腺,通常双侧泪腺肿大。眼外肌肿大也较常见,单条或多条眼外肌不规则肿大,累及肌止端,在 T_1WI 和 T_2WI 均为中信号强度。发生于眶尖的炎症可扩展至海绵窦区,MRI 可以清楚显示。

(2)Graves 眼眶病变:表现为眼外肌肿大,肌腹和后部肿大明显呈梭形外观,多条受累眼外肌形态一致。通常下直肌最先受累,其次为内直肌、上直肌,外直肌较少见。急性和亚急性期,肿大的眼外肌呈长 T_1 长 T_2 信号,轻度至中度强化,若受累眼外肌发生纤维化,T_1WI 和 T_2WI 均为低信号。

第二章　视神经疾病

第一节　视神经萎缩

一、概述

视神经萎缩是指任何疾病引起视神经发生退行性变性,导致视盘颜色变淡,视力下降。视神经萎缩不是一种单独的疾病,它是多种眼部病变的一种结局,可严重影响以至丧失视功能。

（一）病因

原因很多,但有时临床上很难查出病因。常见病因有。①视盘水肿。②蝶鞍、额叶等颅内占位性病变、脑膜炎、脑炎等。③视神经炎症、视神经缺血、视神经肿瘤、多发性硬化等。④药物中毒、重金属中毒及外伤等。⑤遗传性 Leber 视神经病变等。⑥脉络膜炎症、视网膜炎症、变性。⑦营养障碍,如恶性贫血,严重营养不良等。

（二）病理

①视神经纤维变性、坏死、髓鞘脱失而导致视神经传导功能丧失。②视盘苍白系视盘部位胶质细胞增生、毛细血管减少或消失所致。

原发性视神经萎缩由筛板后的视神经交叉,视束及外侧膝状体以前的视路损害,继发性视神经萎缩由于长期视盘水肿或视神经盘炎而引起,其萎缩过程是上行性。

二、诊断思路

（一）病史要点

临床表现:严重视力减退,甚至失明。视野明显改变,色觉障碍。可有一些特殊病史如中毒外伤史、家族遗传性病变史。

（二）查体要点

1.瞳孔

瞳孔不同程度散大,直接对光反应迟钝或消失,间接对光发射存在。患眼视力严重下降但未失明者 Marcus Gunn 征阳性。

2.眼底检查

视盘变苍白为主要特征。原发性者视盘苍白,边界清晰,筛板可见,视网膜血管变细。继发性者视盘灰白污秽,边界模糊,因炎症导致大量神经胶质细胞覆盖,筛板不可见,视盘附近网膜血管变细有白鞘。可查出颅内病变、视神经视网膜原发性疾病等。

（三）辅助检查

1.必做检查

(1)视野检查:不同类型、不同程度的缺损,如中心暗点,偏盲,向心性缩窄。

（2）头颅眼眶 CT：排除颅内病变。

（3）电生理检查：了解视神经功能。VEP 可表现为不同程度的振幅降低,潜伏期延长。

2.选做检查

FFA：视盘一直呈弱荧光,晚期轻着染（图 2-1）。

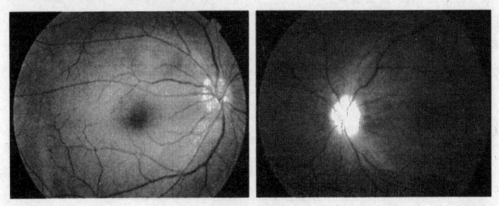

图 2-1　视神经萎缩 FFA

表现视盘早期呈弱荧光,晚期轻着染

(四)诊断步骤

诊断步骤（图 2-2）。

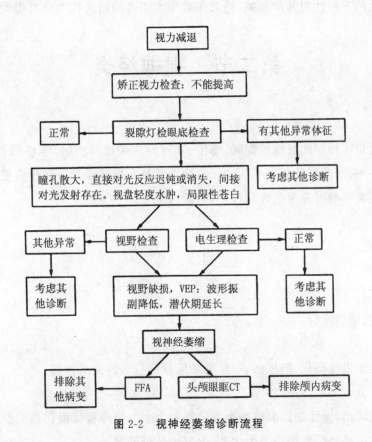

图 2-2　视神经萎缩诊断流程

三、治疗措施

(一)经典治疗

积极病因治疗,试用药物。①糖皮质激素。②神经营养药:B族维生素、ATP、辅酶A、肌苷、烟酸。③活血化瘀,扩张血管。

(二)新型治疗

预后较差,无特殊治疗。

(三)治疗流程(图2-3)

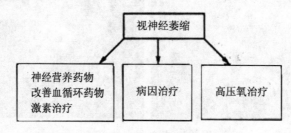

图2-3 视神经萎缩治疗流程

四、预后评价

视神经萎缩为视神经严重损害的最终结局,一般视力预后很差。患者最后多失明。但垂体肿瘤压迫导致的下行性视神经萎缩,绝大多数手术切除肿瘤后视力可有很大恢复。

第二节 视神经炎

一、概述

视神经炎泛指视神经的炎性脱髓鞘、感染、非特异性炎症等疾病,能够阻碍视神经传导功能,引起视功能一系列改变的视神经病变。临床上常分为视神经盘炎和球后视神经炎。

球后视神经炎一般可分为急性和慢性,后者为多见。

(一)病因

(1)局部炎症。

(2)病毒感染。

(3)全身感染。

(4)营养和代谢性疾病。

(5)中毒。

(6)特发性:多发性硬化、糖尿病、甲状腺功能障碍与本病关系密切。

(二)病理

早期白细胞渗出,慢性期以淋巴细胞和浆细胞为主。中等程度损伤形成少量瘢痕,而严重损伤则神经纤维被神经胶质细胞增生代替,引起视神经萎缩。

二、诊断思路

(一)病史要点

视神经盘炎症常突然发病,视力障碍严重,多累及双眼,多见儿童或青壮年,经治疗一般预后较好,我国 40 岁以下者约占 80%。临床表现:视力急剧下降,<0.1。眼痛:早期前额部疼痛,眼球转动痛。

球后视神经炎突然发病,视力突然减退,甚至无光感。多单眼发病,眶深部痛或眼球转动痛。因球后视神经受累部位不同有以下几种类型。①轴性球后视神经炎,病变主要侵犯乳头黄斑束纤维,表现为视力下降严重,视野改变为中心暗点。②球后视神经周围炎,病变主要侵犯球后视神经鞘膜。梅毒多见,表现为视野向心性缩小。③横断性视神经炎,病变累及整个视神经横断面,表现为无光感(黑矇)。

(二)查体要点

1.视神经盘炎

瞳孔不同程度散大,直接对光反射迟钝或消失,间接对光反射存在,单眼患者出现相对性传入性瞳孔障碍,称 Marcus-Gunn 瞳孔。眼底:视盘潮红,乳头表面毛细血管扩张,边缘不清,轻度隆起,筛板模糊,生理凹陷消失,可出现少量积血点。视盘周围视网膜水肿呈放射状条纹,乳头表面或边缘有小积血,静脉怒张弯曲或有白鞘。

2.球后视神经炎

瞳孔中等大或极度散大。直接对光反应消失,间接对光反应存在。眼底:早期无变化,3～4 周时视神经色泽改变,颜色变淡。"两不见"症状:患者看不见,医生早期检查无异常。

(三)辅助检查

1.必做检查

(1)视野检查:视神经盘炎表现为巨大而浓密的中心暗点、重者有周边视野缩小,色觉改变(红绿色觉异常)。球后视神经炎表现为中心、旁中心暗点或哑铃状暗点。

(2)头颅眼眶 CT:排除颅内病变。

(3)FFA:动脉期见视盘表层辐射状毛细血管扩张,同时见很多微动脉瘤,早期荧光素渗漏,视盘成强荧光染色。

2.选做检查

视觉电生理检查,了解视神经功能。VEP 可表现为不同程度的振幅降低,潜伏期延长。病变侵犯视盘黄斑束纤维,主要表现为振幅降低;病变侵犯球后视神经鞘膜,主要表现为潜伏期延长。

(四)诊断步骤

诊断步骤(图 2-4)。

(五)鉴别诊断

视神经盘炎需与以下疾病鉴别。

1.视盘水肿

常双眼,视盘肿胀明显,隆起高达 6～9 D,但视功能多正常,或有阵发性黑矇史。视野早期生理盲点扩大而周边视野正常。常伴有其他全身症状,如头痛呕吐等。

2.缺血性视神经病变

发病年龄多在 50 岁以上,突然发生无痛性、非进行性视力减退,早期视盘轻度肿胀,后期局限性苍白。视野检查:弓形暗点或扇形暗点与生理盲点相连。FFA 示视盘早期低荧光或充盈缺损,晚期视盘强荧光。

3.视盘血管炎

视盘血管炎多见于年轻女性,视力轻度减退,视盘充血潮红,轻度隆起,乳头表面或边缘有小积血。视野可为生理盲点扩大。FFA 显示乳头表面毛细血管扩张渗漏明显。激素治疗效果好。

4.假性视盘炎

假性视盘炎常双侧,乳头边界不清,色稍红,隆起轻,多不超过 1~2 D,无积血渗出,终身不变。视力正常,视野正常。FFA 正常。

球后视神经炎需与头颅或邻近组织肿瘤鉴别,其症状与体征均与球后视神经炎相似,头颅 CT 或 MRI 提示颅内占位。

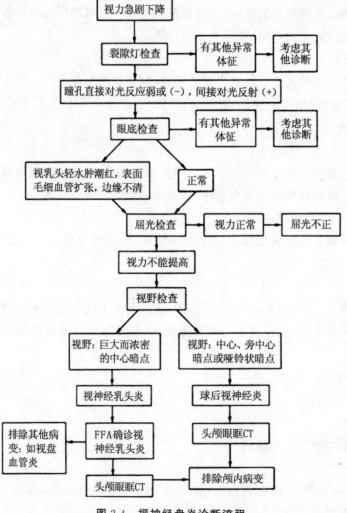

图 2-4　视神经盘炎诊断流程

三、治疗措施

(一)经典治疗

(1)积极寻找病因,针对病因治疗。

(2)大剂量糖皮质激素冲击治疗:视神经炎本身是一种自限性疾病,糖皮质激素治疗在短期内能促进视力的恢复,并延缓多发性硬化的发生,采用静脉大剂量、短期疗程。但在长期效果上没有明显的疗效,对最终的视力没有帮助。因此适用于重型病例。

(3)配合抗生素。

(4)血管扩张药:局部及全身应用。

(5)改善微循环及神经营养药:B族维生素、ATP、辅酶A、肌苷等。

(6)中医中药。

(二)新型治疗

球后视神经炎,由于视神经肿胀,长时间可导致神经变性坏死,考虑开放视神经管治疗。如为蝶窦、筛窦炎症导致球后视神经炎,视力下降严重可考虑蝶窦筛窦手术。神经内科治疗,如多发性硬化,脱髓鞘性疾病等。

(三)治疗流程

治疗流程(图2-5)。

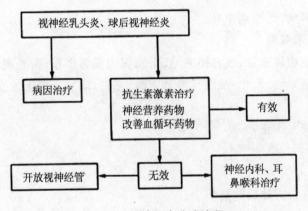

图2-5 视神经炎治疗流程

四、预后评价

大多数视神经盘炎病例经过积极治疗都可恢复正常,而且病程较短,预后良好,视盘颜色变淡或苍白。少数重症患者治疗效果缓慢或无效,病程较久,炎症消退后视盘苍白萎缩,视力障碍,预后欠佳。

家族性球后视神经炎病例预后较差,家族性者,多发生于青春期后男性,女性则多为遗传基因携带者。

五、最新进展和展望

视神经炎的基础研究取得了很大的成绩,如研究表明 HLA-DRB1＊15 基因可能是部分视神经炎患者的遗传易感基因。

很多家族性视神经炎都有特异性基因位点改变,因此基因治疗是目前研究的热点,基因治疗技术已开始应用到视神经炎的动物实验模型中。基因治疗可能会为那些严重的进行性视神经脱髓鞘的患者带来益处。

随着脂肪抑制和DTI等磁共振成像新技术的应用，以及钆喷替酸葡甲胺（Gd-DTPA）增强检查等，能更好地显示活体组织内的细微结构，是显示视神经炎的较好检查技术。功能性成像已开始用于评价视神经炎累及的视神经功能及追踪视神经恢复的情况。

第三节　视盘血管炎

一、概述
视盘血管炎是一种局限于视盘之内的血管的炎症。

二、病因
细菌、病毒感染、变态反应。

三、分型
Ⅰ型：视盘内的睫状血管小分支发生的睫状动脉炎引起，临床表现为视盘水肿者，称为Ⅰ型。

Ⅱ型：视盘内的视网膜中央静脉炎症引起，临床表现为视网膜中央静脉阻塞者，称为Ⅱ型。

四、临床表现
（1）健康青壮年多见，无性别差异。

（2）单眼多见，偶尔双眼。

（3）患眼视力一般均较正常，或轻微减退，个别视力损害严重，常表现为视物模糊。

（4）患眼视盘明显充血、水肿；视网膜静脉弯曲、怒张，动脉一般无改变；视盘或其邻近区域可有积血、渗出。

（5）眼部其他表现大多正常。

五、诊断
（一）病史
有否感染病史，有否眼球后钝痛病史。

（二）眼部检查
双眼视盘对比，散瞳查眼底。

（三）视野
生理盲点扩大，周围视野多正常。

六、鉴别诊断
主要应与颅内压增高所引起的视神经盘水肿仔细鉴别。

七、治疗
本病可自愈，病程可长达一年半或更长些。大剂量使用皮质类固醇类药物治疗，效果显著，可大大缩短病程，1～2个月可痊愈。对于长时间视盘水肿不缓解，伴有缺血改变征象时，应特殊注意。

八、预后
本病少有复发，预后良好。

第四节　缺血性视神经病变

一、概述

缺血性视神经病变系视神经的营养血管发生急性循环障碍所致。一般以视网膜中央动脉在球后约9～11 mm进入视神经处为界限,临床上分为前部和后部缺血性视神经病变。①前部缺血性视神经病变(AION)由于后睫状动脉循环障碍造成视神经盘供血不足,使视神经盘急性缺氧水肿;②后部缺血性视神经病变(PION)筛板后至视交叉间的视神经血管发生急性循环障碍,因缺血导致视神经功能损害的疾病。

病因:全身疾病为主要原因。①老年动脉硬化、高血压糖尿病等。②红细胞增多症、颞动脉炎、贫血等。③低血压、休克、青光眼等。

病理:营养视神经的睫状血管发生阻塞引起神经纤维缺血、缺氧。前部缺血性视神经病变发生于视盘筛板区小血管,也称缺血性视盘病变。本病较常见。一般说来,每人两眼的解剖结构和血管排列都比较一致,因此,两眼常先后发病,病变位置极为相似。

二、诊断思路

(一)病史要点

(1)发病年龄多在 50 岁以上,国内平均 49 岁。

(2)突然发生无痛性、非进行性视力减退。

(3)常累及双眼,先后发病间隔不一,可数周、数月或数年。

(4)伴有高血压、糖尿病、动脉硬化、颞动脉炎等。

(二)查体要点

(1)缺血性视神经病变多见于小视盘无视杯者。

(2)早期视盘轻度肿胀,边界模糊,视盘可有局限性颜色变淡区域,少数人可表现为视盘轻度充血,视盘周围有一些细小的积血,视网膜血管改变不明显。

(3)后期视盘局限性苍白。

(三)辅助检查

1.必做检查

(1)视野检查:弓形暗点或扇形暗点与生理盲点相连,也可出现水平偏盲或垂直偏盲(图 2-6)。

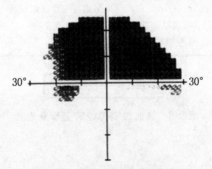

30°　　　　　　　　　30°

图 2-6　缺血性视神经病变

视野表现为水平偏盲

（2）FFA:示视盘早期低荧光或充盈缺损,后期视盘荧光素渗漏着染呈强荧光(图 2-7)。

（3）头颅眼眶 CT:排除颅内病变。

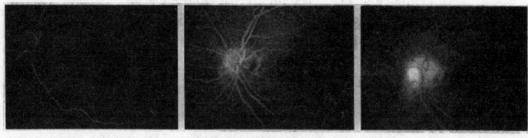

图 2-7　缺血性视神经病变 FFA

早期视盘鼻侧低荧光,后期渗漏成高荧光

2.选做检查

视觉电生理检查,了解视神经功能。VEP 特点一般认为是以振幅减低为主,潜伏期没有明显改变,1/3 的患者可出现 VEP 潜伏期的延长,但很少超过 122 ms。

（四）诊断步骤

诊断步骤见图 2-8。

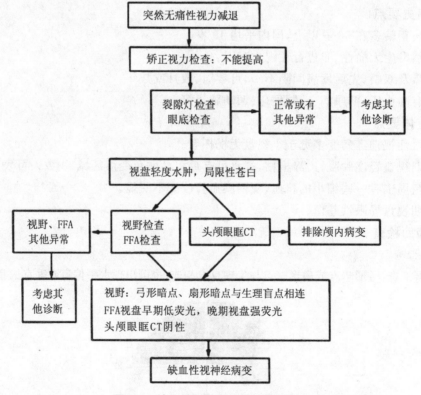

图 2-8　缺血性视神经病变诊断流程

（五）鉴别诊断

1.视神经盘炎

突然发病,视力障碍严重,多累及双眼,多见儿童或青壮年,经激素治疗预后较好。可伴眼球转动痛。眼底:视盘充血潮红,边缘不清,轻度隆起,表面或边缘有小积血,静脉怒张迂曲或有白鞘。视野检查为中心暗点,色觉改变(红绿色觉异常)。

2.视盘水肿

常双眼,视盘肿胀明显,隆起高达 6~9 D,但视功能多正常,或有阵发性黑矇史。视野早期生理盲点扩大而周边视野正常。常伴有其他全身症状,如头痛呕吐等。

3.视盘血管炎

视盘血管炎多见于年轻女性,视力轻度减退,视盘充血潮红,轻度隆起,视盘表面或边缘有小积血。视野可为生理盲点扩大。FFA 显示乳头表面毛细血管扩张渗漏明显。激素治疗效果好。

4.假性视盘炎

常双侧,视盘边界不清,色稍红,隆起轻,多不超过 1~2 D,无积血渗出,终身不变。视力正常,视野正常。FFA 正常。

三、治疗措施

(一)经典治疗

(1)病因治疗:如高血压、糖尿病等。

(2)激素治疗:减轻水肿和渗出。

(3)扩血管药物和营养神经药物。

(4)高压氧。

(5)降低眼压药物:如口服乙酰唑胺,改善后睫状短动脉的灌注压。

(6)活血化瘀的中药治疗。

(二)治疗流程

治疗流程见图 2-9。

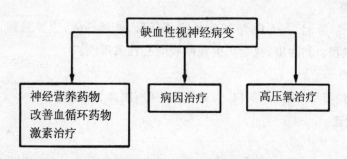

图 2-9　缺血性视神经病变治疗流程

四、预后评价

缺血性视神经病变常在半月至两月内,其视神经盘的水肿即可自行消退,留下局限性的苍白区。如及时治疗,视功能预后较好,如治疗不及时,可导致视神经萎缩。

第五节　视盘水肿

一、概述

视盘水肿指视盘被动水肿,无原发性炎症,早期无视功能障碍。多是其他全身病的眼部表现。

(一)病因

引起视盘水肿的疾病很多。①颅内原因有颅内肿瘤、炎症、外伤、先天畸形等。②全身原因有恶性高血压、肾炎、肺心病等。③眶内原因有眼眶占位、眶内肿瘤、血肿、眶蜂窝织炎等。④眼球疾病有眼球外伤或手术使眼压急剧下降等。

(二)发病机制

视神经的轴质流的运输受到阻滞。

二、诊断思路

(一)病史要点

1.症状

(1)常双眼,视力多无影响,视功能可长期保持正常的特点是视盘水肿的一个最大特征。少数患者有阵发性黑矇,晚期视神经继发性萎缩引起视力下降。

(2)可伴有头痛、复视、恶心、呕吐等颅内高压症状,或其他全身症状。

2.病史

可有高血压、肾炎、肺心病等其他全身病病史。

(二)查体要点

1.早期型

视盘充血,上、下方边界不清,生理凹陷消失,视网膜中央静脉变粗,视网膜中央静脉搏动消失,视盘周围视网膜成青灰色,视盘旁线状小积血。

2.中期进展型

视盘肿胀明显,隆起 3~4 D,呈绒毛状或蘑菇形,外观松散,边界模糊,视网膜静脉怒张、迂曲,盘周火焰状积血和渗出,视盘周围视网膜同心性弧形线。

3.晚期萎缩型

继发性视神经萎缩,视盘色灰白,边界模糊,视网膜血管变细。

(三)辅助检查

1.必做检查

(1)视野。①早期生理盲点扩大(图 2-10)。②视神经萎缩时中心视力丧失,周边视野缩窄。

(2)头颅眼眶 CT,排除颅内病变。

2.选做检查

(1)视觉电生理:了解视神经功能。VEP 表现为大致正常。

(2)FFA:动脉期见视盘表层辐射状毛细血管扩张,很快荧光素渗漏,视盘成强荧光染色。

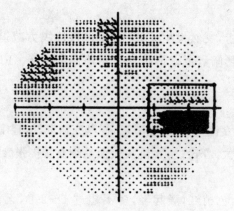

图 2-10　视盘水肿视野表现为生理盲点扩大

（四）诊断步骤

诊断步骤（图 2-11）。

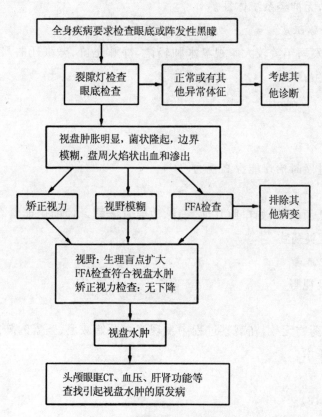

图 2-11　视盘水肿诊断流程

（五）鉴别诊断

1.视神经盘炎

突然发病,视力障碍严重,多累及双眼,多见儿童或青壮年,经激素治疗预后较好。伴眼痛。眼底:视盘充血潮红,边缘不清,轻度隆起,表面或边缘有小积血,静脉怒张迂曲或有白鞘。视野检查为中心暗点,色觉改变(红绿色觉异常)。

2.缺血性视神经病变

发病年龄多在 50 岁以上,突然发生无痛性、非进行性视力减退,早期视盘轻度肿胀,后期局限性苍白。视野检查:弓形暗点或扇形暗点与生理盲点相连。FFA 示视盘早期低荧光或充盈缺损,晚期视盘强荧光。

3.视盘血管炎

视盘血管炎多见于年轻女性,视力轻度减退,视盘充血潮红,轻度隆起,乳头表面或边缘有小积血。视野可为生理盲点扩大。FFA 显示乳头表面毛细血管扩张渗漏明显。激素治疗效果好。

4.假性视盘炎

常双侧,视盘边界不清,色稍红,隆起轻,多不超过 1~2 D,无积血渗出,终身不变。视力正常,视野正常。FFA 正常。

5.高血压性视网膜病变

视力下降,视盘水肿稍轻,隆起度不太高,眼底积血及棉绒斑较多,遍布眼底各处,有动脉硬化征象,血压较高,无神经系统体征。

6.视网膜中央静脉阻塞

视力下降严重,发病年龄较大。视盘水肿轻微,静脉充盈、怒张迂曲严重,积血多,散布视网膜各处,多单侧发生。

三、治疗措施

(一)经典治疗

1.寻找病因及时治疗

在早期和中期进展时治疗能提高视力。

2.药物治疗

高渗脱水剂降低颅内压,如口服甘油、静脉注射甘露醇。辅助用能量合剂(ATP、辅酶 A、肌苷等)、B 族维生素类药物。

3.长期视盘水肿患者

经常检查视力及视野。

(二)新型治疗

不能去除病因,药物无效,在观察过程中发现视力开始减退、频繁的阵发性黑矇发生,必须及时行视神经鞘减压术。

(三)治疗流程

治疗流程(图 2-12)。

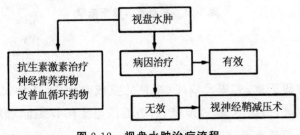

图 2-12　视盘水肿治疗流程

四、预后评价

视盘水肿可逐渐加重,视力障碍发生较晚。病因及早去除,视盘水肿可于 1～2 个月内消失,预后良好。然而,长期严重的视盘水肿的预后很差。视盘水肿长期高于 5 D 以上对视功能威胁很大;视网膜静脉明显怒张、迂曲,视网膜上广泛大片积血以及棉绒斑的早期出现常表示视功能濒临危险关头,视网膜动脉明显狭窄变细表示视神经已经发生严重变化;视盘颜色变白表示视神经已经发生萎缩。

第三章　视网膜疾病

第一节　视网膜动脉阻塞

视网膜动脉阻塞可导致受累血管供应区视网膜视功能严重损害。虽然视网膜动脉阻塞发生率低，但视功能损害严重，同时提示患者可能患有危及生命的全身性疾病，需进一步治疗。视网膜中央动脉阻塞的平均发病年龄为 60 岁，但动脉阻塞可发生于任何年龄。男性稍多于女性，无种族差异。视网膜动脉阻塞的发病机制复杂，最常见的病因为栓子、血栓形成、血管炎和血管痉挛。

一、视网膜中央动脉阻塞

视网膜中央动脉阻塞（CRAO）是眼科急诊疾病之一，临床表现为无痛性单眼视力严重下降。发病起始，90％的患眼视力低于 0.05。该病视力下降严重，预后差，临床上需尽早抢救治疗，并注意患者的全身状况。

（一）病因与发病机制

发病率约为万分之一，多见于中老年人，也可见于儿童。平均发病年龄为 60 岁，男性比女性多见。双眼发病率占 1％～2％。当双眼同时发病时，要考虑到其他疾病，如心血管疾病、巨细胞动脉炎和其他血管炎性疾病。

CRAO 的主要病因有栓子、腔内血栓、动脉粥样硬化斑下的出血、血管炎、血管痉挛、动脉瘤、循环障碍和高血压动脉病变。CRAO 的病因与相关全身病变密切相关。CRAO 患者中，2/3 有高血压病史，1/4 的患者有糖尿病病史。

1.血栓形成

高血压（动脉粥样硬化斑形成）、颈动脉粥样硬化、心血管疾病（风湿、二尖瓣脱垂等）、左心室肥大、心脏黏液病、心肌梗死后血栓形成、静脉内药物滥用、脂质栓子（胰腺炎）、医学检查与治疗（头颈部皮质类固醇注射、球后注射、血管照相术、淋巴造影术、子宫输卵管 X 线摄影术）、肿瘤等。眼动脉的分支通过泪腺动脉、额动脉、滑车上动脉和鼻背动脉广泛分布额面部，并与同侧和对侧额面部动脉有着丰富吻合支，在面部注射药物压力过高，导致逆行栓塞机制，可引起 CRAO 和脑部动脉血管栓塞表现。

心源性视网膜栓子的多中心研究发现，心脏疾病与急性视网膜动脉阻塞密切相关。CRAO 患者中，约 50％存在器质性心脏疾病，但这些患者中只有 10％的病情严重到需要抗凝治疗或手术。

CRAO 患者中，45％会存在同侧颈动脉粥样硬化斑或狭窄。很多多中心研究已表明，颈动脉内膜切除术对治疗明显的颈动脉狭窄具有较好的效果。

2.创伤(挤压、痉挛或直接的血管损害)

眶骨折修复手术、麻醉、穿通伤、鼻部手术、眼睑毛细血管瘤注射、药物或酒精性昏迷等。

3.凝血性疾病

镰状细胞贫血、高胱氨酸尿症、口服避孕药、血小板异常、妊娠、抗血栓形成素缺乏等。

4.眼部相关疾病

视盘玻璃疣、眼压升高、弓形体病、耳神经炎等。

5.胶质—血管性疾病

红斑狼疮、多发性动脉炎性结节、巨细胞动脉炎、韦格纳肉芽肿等。

6.血管炎

毛霉菌病、放射性视网膜病变、贝赫切特综合征(白塞病)。

7.其他相关疾病

心室造影术、偏头痛、低血压、舞蹈病等。

(二)临床表现

1.症状

发病前,部分患者会出现有短暂黑矇(即无光感)发作的先兆症状或无任何先兆,突然发生无痛性视力急剧下降(几秒钟内),完全性表现无光感,不完全性阻塞可残留部分视力,而有先天性睫状视网膜动脉患者,中心视力可保持正常。

2.体征

急性CRAO患者的眼前段正常。如果同时伴有眼前段虹膜新生血管,则要考虑是否同时存在颈动脉阻塞。颈动脉阻塞可导致虹膜新生血管,从而引起眼压升高。如果眼压超过视网膜中央动脉的灌注压,则很容易发生视网膜动脉阻塞。

CRAO发生后的几秒钟,就可出现患眼瞳孔中度散大和相对性瞳孔传入阻滞的体征(直接光反射迟钝或消失,间接光反射灵敏)。在阻塞的早期阶段(2h内),眼底看起来是正常的,但相对性瞳孔传入阻滞检查表现为阳性,如果阻塞是一过性或阻塞已自发消除,也可表现阴性。

全视网膜灰白水肿,但以后极部明显,呈弥漫性乳白色,黄斑呈现樱桃红点,是诊断CRAO的重要临床体征。视网膜内层的缺血坏死使视网膜呈现乳白色水肿混浊,黄斑区的视网膜菲薄,很容易透视到视网膜的色素上皮层和脉络膜,因此显示樱桃红点(紫红色)。最初视盘可正常或边界不清,最终表现为视盘苍白。视网膜的混浊水肿需要4~6周才能消失,视网膜血管狭窄和视盘受损区的神经纤维层萎缩缺失。

视网膜动脉血管变细,血管颜色发暗。不完全阻塞的病例可见到节段性红细胞血柱缓慢移动。有睫状视网膜动脉的患者,由于该动脉起自睫状后短动脉,在发生CRAO时,该动脉供应血流正常。在大片灰白色视网膜水肿衬托下,视盘颞侧保留一舌状正常视网膜颜色区域。

CRAO中20%~40%的患眼可在视网膜动脉中看到栓子。最常见的是黄色闪光的胆固醇栓子。这种栓子主要来自颈动脉的动脉粥样硬化斑块。除此之外,还可能来自于主动脉弓、眼动脉,甚至是视网膜中央动脉。胆固醇栓子通常很小,常不会完全阻塞视网膜动脉,因此常表现无临床表现。还有一种少见的栓子是来自额部皮下注射泼尼松,引起 CRAO。

在有些患眼中,会观察到视盘上的视网膜中央动脉中有不闪光的大栓子,周围视网膜动脉中有很多小的胆固醇栓子。虽然大小栓子在检眼镜下看起来有差异,但其实它们来源一致,只是大栓子周围聚集了大量的纤维蛋白-血小板组织。钙化栓子较胆固醇栓子少见,通常体积较大,阻塞程度更严重,一般来源于心脏瓣膜。视网膜动脉可见栓子的出现率与死亡率相关。可见栓子的病例死亡率为 56%,而无栓子的病例死亡率为 27%。与眼缺血综合征相似,其主要死亡病因为心脏疾病。但急性视网膜动脉阻塞中,发现栓子,并不提示颈动脉具有病理性狭窄或心脏病需要抗凝治疗或手术,需看心血管专科。

约 20% 的急性视网膜动脉阻塞会发展出现虹膜红变。视网膜中央静脉阻塞时,虹膜新生血管平均出现于阻塞后的 5 个月;而 CRAO 时,虹膜新生血管平均出现于阻塞后的 4~5 周,最早为 1 周,最晚为15 周。阻塞严重且阻塞时间长的患眼更容易发生虹膜红变。如果阻塞在发病的最初几天得到解决,则很少发生虹膜红变。虹膜红变患眼 65% 可通过全视网膜光凝进行治疗。2%~3% 的 CRAO 患眼可发展出现视盘新生血管。与出现虹膜新生血管相似,假如在急性阻塞时同时出现视盘新生血管,要高度怀疑是否存在潜在的颈动脉阻塞。

3.辅助检查

(1)荧光素眼底血管造影(FFA):可表现为视网膜动脉充盈迟缓或可见动脉充盈的前锋(最具特异性的表现)。但最常见的特征为视网膜动静脉期延长(从视网膜动脉出现荧光素到相应静脉完全充盈的这段时间)。有时会出现视盘晚期染色,但很少看到视网膜血管壁染色。视网膜动脉完全无充盈极少出现(小于 2%)。

正常眼的脉络膜在视网膜动脉充盈前 1~2s 开始充盈,5s 钟即可完成全部充盈。CRAO 患眼的脉络血管床通常可正常充盈,只有 10% 的病例会出现 5s 以上的充盈延迟。CRAO 患眼检查时,如脉络膜充盈明显延迟,应考虑眼动脉阻塞或颈动脉阻塞的可能性。

视网膜循环在发生急性 CRAO 后,有明显的重建循环倾向。因此,虽然动脉狭窄和视力损害将持续存在,但 FFA 检查可在一定的时间恢复正常。

(2)相干光断层成像仪(OCT):在 CRAO 的急性期,后极部视网膜神经上皮层水肿增厚,内核层以内各层结构不清,外丛状层以内反射增强,内核层反射性减弱,呈一低反射带;光感受器外节不完整,RPE 层正常。在 CRAO 的萎缩期,后极部视网膜神经上皮层均明显变薄且反射性减弱,外界膜以外各层可表现正常。

(3)眼电生理检查:CRAO 发生时,因内层视网膜缺血,视网膜电图(ERG)表现为 b 波波幅下降(b 波对应 Müller 和(或)双极细胞的功能)。对应光感受器功能的波通常不受影响。但也有某些患眼视力下降而 ERG 检查正常,可能与视网膜血流重建有关。

(4)视野检查:CRAO 患眼视野,通常残留颞侧视岛,可能因为脉络膜营养其相应的鼻侧视网膜。在拥有睫状视网膜动脉的患眼,可会保留小范围的中心视力。根据阻塞的程度和范围不同,周边视野也会有不同程度的保留。

(三)诊断

突然发生或多次短暂发作黑矇后单侧无痛性视力急剧下降,患眼相对性瞳孔传入阻滞阳性。视网膜动脉变细或有节段性血柱缓慢移动、视网膜苍白水肿和黄斑樱桃红点外观,可确诊CRAO。辅助检查有助于早期确诊。还应积极寻找发生 CRAO 的原因,做出病因诊断。

(四)治疗

动物实验表明,CRAO 90～100min 后,视网膜就会造成不可逆的损害。但事实上,在临床上视网膜中央动脉很少发生完全性阻塞。另外,动物模型制作时,是在视网膜中央动脉进入视神经处造成阻塞,而临床上患者发生 CRAO 时不一定都在该部位发生阻塞。临床上,视网膜动脉阻塞发生后的 3d 内一般都会有视力的恢复。因此,推荐 CRAO 视力损害后的 24 小时内都要给予积极的眼部治疗。

1.按摩眼球

可以应用 Goldmann 接触镜或通过手指按摩完成,持续压迫眼球 10～15s,然后突然放松,这样不断重复。虽然眼球按摩很难冲走阻塞的栓子,但眼球按摩可扩张视网膜动脉,提高视网膜血流灌注量。眼内压突然升高后又突然下降可以增加 86% 的血流量。

2.吸氧

持续低流量吸入 95% 氧和 5% 二氧化碳混合气体。虽然高浓度氧可使视网膜动脉收缩,但 CRAO 患者吸入 95% 氧后,氧可通过脉络膜扩散在视网膜表面维持正常的氧压力。另外,二氧化碳可使血管舒张,也可提高视网膜的血流量。

3.前房穿刺放液术

也曾在临床应用,原理与眼球按摩相似。但因为有创伤性,且临床效果有限,现在很少应用。

4.溶栓治疗

但疗效有争议,且要注意该治疗的全身并发症,以防脑血管意外。眶上动脉注射溶纤维蛋白剂治疗 CRAO 也有报道,但未见更多的临床应用报告。

5.其他治疗

球后注射或全身应用血管扩张剂,但球后注射存在球后出血的风险,球后血肿可使视网膜动脉的血流进一步减少。舌下应用硝酸甘油(强效血管扩张剂)有时可使视网膜血流恢复正常。全身抗凝剂一般不应用于 CRAO 的治疗。

(五)治疗效果

发病初期,患眼的视力 90% 为指数和光感。如眼底可见栓子,则患眼视力普遍较差。CRAO 患眼中,约 25% 患眼会存在睫状视网膜动脉供应黄斑区,其中 80% 患眼在两周后视力可提高至 0.4 以上;即使发病时只有中心视岛的可见视野,但治疗后其周边视野可以明显恢复。

CRAO 患眼的最终视力通常为指数。但是对于存在睫状视网膜血管供应黄斑的患眼,视力可提高至 1.0。受累视网膜对应的视野永久性缺损。CRAO 发生后期,眼底改变包括视神经萎缩、视网膜动静脉变细和视网膜变薄。

二、视网膜分支动脉阻塞

视网膜分支动脉阻塞(BRAO)发生于视网膜的分支动脉,表现为阻塞血管供应区视野的无痛性缺损。与 CRAO 相比,范围较小,但同样对视网膜功能损害严重,也需急诊尽早治疗。

(一)病因与发病机制

在急性视网膜动脉阻塞病例中,CRAO 约占 57%,BRAO 约占 38%,睫状视网膜动脉阻塞约占 5%。BRAO 中,90% 以上为颞侧视网膜动脉阻塞。目前尚不清楚原因。

BRAO 的病因与 CRAO 相似。如果阻塞发生在动脉分叉点,一般都是栓子阻塞。

(二)临床表现

1.症状

不累及黄斑患者,可感觉不到视力改变,或仅感到视力模糊或有固定黑影,累及黄斑者,可感到视力急性下降。

2.体征

BRAO 表现为阻塞血管支配区域的视网膜变白(后极部最明显),而缺血区边缘处视网膜的白色更明显。推测与视神经纤维到达缺血区视网膜时轴浆流动受阻有关。30% 的患者可发现动脉栓子。

BRAO 后,病变区有时会出现新生血管,多见于糖尿病患者。也有极少数病例会出现虹膜新生血管。检查时,可见到视网膜动脉侧支循环的形成,这也是 BRAO 后的特征性改变。BRAO 后的数周或数月后眼底外观可恢复正常。

(三)诊断

临床上表现为单眼无痛性视力急剧下降。后极部阻塞血管分布区视网膜明显苍白。FFA 可见受累血管充盈延迟,后期有时可见逆向充盈。

(四)治疗

BRAO 的治疗与 CRAO 相同。因为 BRAO 的视力预后明显好于 CRAO,因此,一般不采用具有创伤性的治疗手段,如前房穿刺,球后注射。

(五)治疗效果

BRAO 发生时,因黄斑区仍有部分正常血供,因此视力通常相对较好。80% 以上患眼的最终视力可达到 0.5 以上,但视野缺损会一直存在。视力预后与黄斑受累程度相关,波动于 0.05～1.0 之间,如果黄斑中心凹周围的视网膜全部变白,则视力预后差。

三、睫状视网膜动脉阻塞

睫状视网膜动脉阻塞是指睫状视网膜动脉阻塞引起的眼部损害。大约 35% 的眼和 50% 的人存在睫状视网膜动脉。

(一)病因与发病机制

睫状视网膜动脉来自睫状后短动脉,一般是与视网膜中央动脉分开,从视盘的颞侧进入视网膜。荧光造影检查中,约 32% 的眼底可见到睫状视网膜动脉,它与脉络膜循环同时充盈,比视网膜动脉充盈时间提前 1～2s。

(二)临床表现

1.症状

典型的临床表现为睫状视网膜血管分布对应区的旁中心暗点,经常不被患者察觉。

2.体征

睫状视网膜动脉阻塞时,表现为其血管支配区域的视网膜变白。一般为以下 3 种情况:①单纯睫状动脉阻塞;②睫状视网膜动脉阻塞合并视网膜中央静脉阻塞(CRVO);③睫状视网膜动脉阻塞合并前段缺血性视神经病变。

(1)单纯睫状动脉阻塞:一般视力预后良好。90%可恢复到 0.5 以上,其中 60%可达到 1.0。

(2)睫状视网膜动脉阻塞合并 CRVO:约 70%的患眼视力预后好于 0.5,视力下降的主要原因可能与 CRVO 有关。CRVO 的患者中约 5%合并睫状视网膜动脉阻塞。目前病因尚不明确,推测可能因为睫状视网膜动脉的流体静力学压力与视网膜中央动脉相比,相对较低,当静脉血管系统压力升高时,睫状视网膜动脉容易发生血流郁积和血栓形成。睫状视网膜动脉阻塞合并 CRVO 时,静脉阻塞一般为非缺血型,因此很少发生虹膜红变和新生血管性青光眼。但是,如果此时 CRVO 为缺血型时,则很难发现同时存在的睫状视网膜动脉阻塞。

(3)睫状视网膜动脉阻塞合并前段缺血性视神经病变:睫状视网膜动脉阻塞合并前段缺血性视神经病变约占睫状视网膜动脉阻塞的 15%。因视神经受损,视力预后很差,一般在无光感到 0.05 之间。检查时,可见睫状视网膜动脉支配区视网膜变白,同时视盘充血水肿或苍白水肿。视盘苍白水肿提示病因为巨细胞动脉炎,视力预后比视盘充血水肿更差。

睫状视网膜动脉阻塞的病因与 CRAO 的病因相似。如合并前段缺血性视神经病变,则需注意是否存在巨细胞动脉炎。

(三)诊断

旁中心暗点,眼底检查可见睫状视网膜动脉供应区的视网膜变白。因阻塞后视网膜受累面积较小,相对性瞳孔传入障碍通常为阴性。

(四)治疗

同 BRVO。

(五)治疗效果

睫状视网膜动脉单独发生时,预后等同甚至好于 BRAO,90%患者视力可恢复到 0.5 以上。睫状视网膜动脉阻塞合并视网膜中央静脉阻塞时,其预后与视网膜中央静脉阻塞的并发症相关,如黄斑水肿、视网膜缺血和出血。

四、毛细血管前小动脉阻塞

视网膜毛细血管前小动脉阻塞表现为棉绒斑,临床中常见的棉绒斑为毛细血管前小动脉阻塞,不单独出现,常合并高血压视网膜病变、糖尿病视网膜病变、白血病等出现。

(一)病因与发病机制

视网膜前毛细血管小动脉急性阻塞可能与血管内皮受损,血栓形成,血管炎症或红细胞阻塞等有关。可见于高血压、糖尿病或放射性视网膜病变或红斑狼疮、白血病、妊娠高血压综合征等全身疾病。

(二)临床表现

1.症状

多无症状,常为其他眼底病变的一个表现,如高血压视网膜病变,糖尿病视网膜病变等。

2.体征

视网膜前小动脉阻塞,导致视网膜局部缺血,视网膜棉绒斑。FFA 表现为斑片状无灌注区,邻近毛细血管扩张,有的呈瘤样扩张,晚期荧光渗漏。前小动脉阻塞的部位和大小不同,视力表现也不同。数天或数周后,小动脉重新灌注,重建的毛细血管床迂曲。晚期受累的视网膜局部变薄,透明度增加,形成局限凹面反光区,表示此处视网膜曾有缺血改变。

(三)诊断和鉴别诊断

1.诊断

眼底可见局部水肿的棉绒斑,走行与视网膜神经纤维走行一致,边界不清。

2.鉴别诊断

需要与有髓神经纤维,硬性渗出等鉴别。有髓神经纤维多位于视盘旁,走行同神经纤维一致,但多数范围较棉绒斑大,有特征性的彗星尾样形态。硬性渗出为视网膜血浆成分,细胞间的水肿,边界清楚,与棉绒斑细胞内水肿不同。

(四)治疗

原则同 CRAO,要注意原发病的治疗。

五、眼动脉阻塞

眼动脉阻塞时,因视网膜循环和脉络膜循环同时被阻断,因此视功能损害非常严重。

(一)病因与发病机制

在颈内动脉阻塞的患者中发病率约为 5%,其发病机制主要为血管闭塞、血管栓塞、眼内压升高或全身低血压、动脉痉挛几方面的原因导致视网膜动脉灌注不足而造成视功能的损害。

另外,由于眼动脉大多来自颈内动脉,少数来自颈外动脉的脑膜中动脉,鼻部有连接颈外和颈内动脉的筛前动脉、筛后动脉、滑车动脉、鼻背动脉,故鼻、眶部注药时,栓子都有逆行进入眼动脉的可能。

(二)临床表现

1.症状

眼动脉阻塞患者主要表现为单侧视力骤然无痛性丧失,视力波动于指数与无光感,无光感多见。部分患者感到眼球和眼眶疼痛以及同侧偏头痛,这种疼痛多是因为缺血,而非高眼压所致。其他少见症状还有结膜血管扩张,突眼等。

2.体征

由于眼内供血减少可以产生类似感染、毒素、免疫反应、外伤等炎症反应,角膜后沉着物和房水闪辉阳性,玻璃体轻度混浊。视盘水肿,视网膜动脉纤细如线,血管管腔内无血柱而呈银丝状,视网膜苍白水肿。由于脉络膜循环障碍,黄斑部呈黄色或樱桃红斑。眼压常比健眼低约4mmHg。患眼相对性瞳孔传入阻滞明显。

但对于不完全阻塞的可疑患者,则需要作特殊检查以资鉴别诊断,这些检查方法有:①FFA表现为脉络膜弱荧光,臂—脉络膜循环时间和臂—视网膜循环时间明显延长,动脉充盈延迟并可见动脉前锋,静脉回流迟缓与弱荧光;②ERG见 a 波和 b 波平坦或消失;③经颅彩色多普勒可以测定颈、眼动脉狭窄处管腔的血流频谱低平、血流速度降低;④眼和眶部 MRI 扫描显示眼动脉供血的视神经鞘、眶脂肪、眼外肌的信号增强。

因视网膜内外层均无血液供应，故视网膜乳白色水肿比 CRAO 更严重。因此，视力损害也比 CRAO 严重，常为无光感。40%患者眼底无"樱桃红点"表现，原因为脉络膜与视网膜中央动脉血供同时受阻，脉络膜和视网膜色素上皮层也因缺血而混浊水肿。晚期可见后极部特别是黄斑区色素紊乱严重。

(三)诊断和鉴别诊断

患者出现单侧视力骤然无痛性丧失，降至指数或无光感。典型的眼底改变为视盘苍白水肿，视网膜血流可呈节段性流动，视网膜广泛变白，呈急性梗死状，无樱桃红点表现。FFA 显示无脉络膜背景充盈或脉络膜背景充盈明显延迟，视网膜血管充盈不足或明显延迟。

主要同 CRAO 相鉴别，眼动脉阻塞时，无黄斑樱桃红表现，ERG 的 a 波和 b 波同时消失，FFA 脉络膜背景荧光异常。而 CRAO 时，因脉络膜循环正常，因此可见黄斑樱桃红改变，a 波存在，FFA 背景荧光正常。

(四)治疗

对于眼动脉阻塞及 CRAO 的患者，要早期发现、早期检查、早期治疗，尽早恢复血循环，抢救患者的视功能。目前采取多种措施进行综合治疗，包括眼球按摩、扩张血管药物等，但收效甚微。

值得注意的是，近年来，随着头面部整形手术、注射胶原蛋白或曲安奈德等治疗的增多，眼动脉阻塞病例偶有发生。因此，眼部、鼻、眶部注药前，首先需排空注射器内空气，其次是注药时必须回抽无血才能注入，以保证患者安全。

(五)治疗效果

治疗后，视力仍然很少提高。眼动脉阻塞的后期眼底表现为视盘苍白，视网膜动静脉变细。因发病时，视网膜色素上皮和脉络膜毛细血管层明显缺血，因此，后期也可表现出视网膜色素上皮异常。

六、视网膜大动脉瘤

视网膜大动脉瘤(RAMA)是视网膜动脉管壁局限性纺锤状或梭形膨胀，产生不同程度的视网膜出血、渗出或玻璃体积血，常引起视力下降。

(一)病因与发病机制

RAMA 是特发性获得性视网膜大动脉扩张，主要发生在视网膜动脉第 2 及第 3 分支、分岔点或动静脉交叉处。最常见颞上动脉分支，较少见睫状视网膜动脉或视盘动脉。RAMA 的病理生理还没有完全被了解。假设之一是动脉硬化导致血管壁纤维化，结果减少了管壁的弹性，管内压力升高导致管壁局限扩张。另一假设是栓子栓塞(原已经存在血管巨大动脉瘤)或动脉内血栓形成导致机械损伤内皮细胞或外膜血管壁，使血管壁容易形成血管瘤。高血压是最常见的相关危险因素，慢性静脉血液淤滞和动脉硬化起一定作用，其他危险因素包括高血脂和全身血管性疾病(如:结节性多动脉炎、结节病、糖尿病、类风湿关节炎和雷诺病)。

(二)临床表现

RAMA 最常见 60 岁以上的老年人(平均 57~71 岁)，也有报告发生在 16 岁的年轻人。女性多见，占约 71%~80%，多是单眼，但有 10%是双眼发病，20%患者是沿着同一条血管或多条血管的多个动脉瘤。

1.症状

典型表现为突然无痛性视力下降,玻璃体腔内积血可引起黑影。很多患者也可无症状,只是在常规检查才发现,尤其是在 RAMA 没有累及黄斑的渗出、水肿或视网膜下出血时。

2.体征

眼球前段检查一般正常。RAMA 多数位于颞侧视网膜动脉的第 2 和第 3 级处,没有并发症的动脉瘤呈橘红色囊样或梭形。有眼底出血表现为多层:视网膜前、内界膜下、视网膜内和视网膜下。玻璃体内见条状或团块状暗红色积血,位于大动脉瘤附近;内界膜下和视网膜内出血呈暗红色圆形,视网膜下出血形态不规则,视网膜血管走行其表面。大量黄白色脂质渗出物环绕动脉瘤周围,在 10% 的患者可见到动脉瘤搏动。不伴渗出的黄斑水肿很少见,在单纯黄斑区神经上皮脱离可不伴有渗出。

3.辅助检查

(1)FFA 显示瘤样扩张的动脉立即充盈和渗漏荧光,如果有内界膜下和视网膜内出血遮挡,可在出血周围见到环形强荧光。受累及的动脉可显示变细和不规则,周围的毛细血管渗漏荧光。

(2)ICGA 检查:因 ICGA 的激发光谱为红外光,能穿透致密出血,比 FFA 显示大动脉瘤更加清楚。造影早期动脉瘤就显示强荧光,晚期动脉瘤完全充盈呈圆形或椭圆形。

(3)OCT 检查:最初病灶处的视网膜结构正常,后来黄斑发生变性,尤其是黄斑区视网膜外层;渗出引起广泛的视网膜水肿,以视网膜外层水肿最显著,还能显示黄斑区神经上皮脱离。

(三)诊断和鉴别诊断

1.诊断

老年患者,突然无痛性视力下降和眼前黑影,眼底见到多层出血,视网膜动脉一处和多处局限扩张伴动脉瘤周围大量黄白色渗漏,FFA 和 ICGA 显示病变血管梭形扩张和渗漏,可确诊。

2.鉴别诊断

(1)外伤性多层出血:患者有外伤后视力下降病史不难和 RAMA 鉴别。

(2)分支静脉阻塞:眼底的渗出和出血是以静脉阻塞处为顶端呈扇形,FFA 显示是静脉异常阻塞可与发生在动脉的大动脉瘤相鉴别。

(3)视网膜血管瘤病:大多发生在视网膜周边部,有较粗大的输入和输出滋养血管,容易区别。

(4)海绵状血管瘤:在眼底呈蔓状暗红色隆起,FFA 早期充盈不良,中晚期充盈不均匀,呈雪片状,无荧光渗漏。

(5)动静脉畸形:可形成瘤样红色扩张,但 FFA 无荧光渗漏。

(6)糖尿病视网膜病变:双眼发病,严重程度相似,视网膜散在出血点、微动脉瘤;FFA 显示广泛微动脉瘤、毛细血管闭塞和新生血管形成。容易和 RAMA 相鉴别。

(7)渗出性年龄相关性黄斑病变:出血常发生黄斑区,扩张和渗漏的新生血管位于黄斑区内,与视网膜动脉无联系,OCT 常显示玻璃膜疣,可与 RAMA 相鉴别。

(8)黄斑毛细血管扩张症:是双眼中心凹旁毛细血管扩张和渗漏。

(9)成人 Coats 病:是中心凹旁毛细血管粟粒样扩张伴大量黄白色渗出,与 RAMA 发生在视网膜动脉第二及第三级分支处不同。

(四)治疗

1.观察

因大多数动脉瘤能自行退化,能恢复良好视力,所以对该病能很安全地进行观察。

2.治疗全身疾病

应适当地治疗高血压和其他全身性危险因素。

3.激光治疗

激光适应证是慢性黄斑渗漏或水肿引起视力下降。用激光直接照射大动脉瘤可改善一些患者的视力,但也有研究认为直接光凝血管瘤并不能提高视力,还可引起 BRAO。用激光治疗动脉瘤周围的区域也可改善某些黄斑水肿患者的视力。位于黄斑区视网膜前出血,如果出血尚未凝固,可用 Nd:YAG 激光在出血灶的下端切穿表面透明玻璃体膜或内界膜,让出血进入玻璃体腔,改善视力,但有冒损伤黄斑的风险。

4.玻璃体腔内注射抗血管内皮生长因子

玻璃体腔内注射贝伐珠单抗组与没注射组对比,平均观察>10 个月,注射后早期黄斑区视网膜水肿明显减轻,但最终随访,注射组和对照组在最佳矫正视力和黄斑区视网膜厚度没有显著的不同。

5.玻璃体手术

严重的玻璃体腔积血观察一个月不吸收,做玻璃体切除手术清除。

第二节　视网膜静脉阻塞

视网膜静脉阻塞(RVO)是多种原因引起的视网膜静脉血流受阻的眼底病变,发病率仅次于糖尿病视网膜病变。因视网膜静脉回流受阻,眼底主要表现为视网膜静脉迂曲扩张,视网膜内出血、视网膜水肿和黄斑区水肿。根据阻塞部位的不同分为视网膜中央静脉阻塞和分支静脉阻塞。

一、视网膜中央静脉阻塞

视网膜中央静脉阻塞(CRVO)是发生在视盘处视网膜静脉总干的阻塞。常为单眼发病,男女发病率相等。尽管也可发生在较年轻的年龄组,但90%患者发病年龄大于50 岁。引起本病的病因,老年人与青壮年有很大差异,前者绝大多数继发于视网膜动脉硬化,后者则多为静脉本身的炎症。全身疾病如糖尿病、高血压、冠心病是 CRVO 发生的危险因素,但是 CRVO 与这些全身疾病的直接关系并未得到证实。研究表明积极治疗全身相关疾病能够减少眼部并发症的发生以及对侧眼中央静脉阻塞的发生率。

(一)病因与发病机制

关于 CRVO 的确切的发病机制还不是很清楚,多数的观点认为是筛板处或筛板后的视网膜中央静脉的血栓形成。由于血栓的形成,继而发生血管内皮细胞的增生以及炎性细胞浸润。造成血栓形成的原因可能有以下几个方面。

1.血流动力学改变

由于视网膜静脉系统是一个高阻力、低灌注的系统,所以对于血流动力学的变化十分敏感。血液循环动力障碍引起视网膜血流速度的改变容易形成血栓。例如,高血压患者长期小动脉痉挛,心脏功能代偿不全、心动过缓、严重心率不齐,血压突然降低、血压黏滞度改变等原因都会导致血流速度减慢而造成血栓形成。

2.血管壁的改变

巩膜的筛板处,视网膜中央动脉和中央静脉在同一个血管鞘中,当动脉硬化时,静脉受压导致管腔变窄,且管壁内皮细胞受刺激增生,管腔变得更窄,血流变慢,导致血栓的形成。另外一些全身以及局部炎症侵犯视网膜静脉时,毒素导致静脉管壁的内面粗糙,继发血栓形成,管腔闭合。

3.血液流变学改变

大多数静脉阻塞的患者都患有高脂血症,血浆黏度以及全血黏度高于正常人群。有研究表明视网膜静脉阻塞患者血液里血细胞比容、纤维蛋白酶原和免疫球蛋白增高。当这些脂类和纤维蛋白原增多后,可包裹于红细胞表面使其失去表面的负电荷,因而容易聚集并与血管壁黏附。而且纤维蛋白原含量增加以及脂蛋白等成分增加使血液黏稠度增高,增加血流阻力而导致了血栓的形成。

4.邻近组织疾病

对视神经的压迫、视神经的炎症、眼眶疾病、筛板结构的改变也会造成视网膜静脉血栓的形成。另外一些眼病,如青光眼与CRVO有关。有研究者认为青光眼导致眼压升高压迫筛板,导致血管的功能异常,血流阻力增高最终导致血栓的形成,发生CRVO。

5.其他

研究表明CRVO的患者除了红细胞沉降率和部分凝血酶的升高外,还有血细胞比容、同型半胱氨酸和纤维蛋白原的升高,血液中出现狼疮抗凝血因子和抗磷脂抗体,另外还有激活的蛋白C和蛋白S的缺乏。这些因素是否与CRVO相关还并不确定。

(二)临床表现

1.症状

患眼视力突然无痛性下降。少量出血或黄斑受累较轻的患者,视力下降不严重;大量出血者,视力可能降至数指或者手动。发病前,患者可能有持续数秒至数分钟的短暂视物模糊病史,然后恢复到完全正常。这些症状可能在数天或数个星期后重复出现,直到发病。

2.体征

(1)眼前节检查:单纯CRVO,眼前节检查一般正常,视力下降明显的患者同侧瞳孔中等程度散大,直接光反射迟钝,间接光反射灵敏。少数患者初次发作可发生玻璃体积血,少量积血造成玻璃体腔内有漂浮的血细胞;大量积血则出现玻璃体红色混浊,眼底窥不清。

(2)眼底检查:典型眼底改变是以视盘为中心的点状和片状出血。中央静脉阻塞不完全的病例,视网膜出血量少,可见到围绕视盘的放射状片状和火焰状出血,靠周边部是散在的点状和片状边界清楚的出血;还可见到视盘无水肿,边界尚清;视网膜动脉形态正常或硬化变细,视网膜静脉扩张和迂曲;黄斑和视网膜水肿不明显。如果未治疗或治疗无效,不完全阻塞可转变成完全阻塞。

也可一开始就是完全型阻塞,眼底出现大量以视盘为中心的放射状大片状和火焰状的视网膜出血,在黄斑周围,与视神经纤维走行一致呈弧形,往周边,视网膜出血程度逐渐减少和减轻。视盘水肿,边界不清,生理凹陷消失和视盘表面大量出血。中央静脉迂曲怒张,呈腊肠或者结节状,部分节段掩埋在出血下见不到。动脉也相应增粗,但有原发硬化者,可见到视网膜动脉铜丝状或银丝状并不增粗,可见到动静脉交叉压迫征。视网膜和黄斑水肿,缺血病例可见到棉绒斑。随着病程进展,出血逐步减少甚至完全吸收,出血吸收的时间取决于静脉阻塞的严重程度。出血吸收后,部分患者睫状视网膜侧支循环形成,黄斑水肿可持续存在很久,部分患者黄斑前膜形成。如出现新生血管,病程中还可能突然发生玻璃体积血。少数情况还可能合并视网膜动脉阻塞,尤其在缺血型 CRVO 比较常见。

3.半侧视网膜中央静脉阻塞

约 20% 的人在视网膜中央静脉进入视神经的时候分为上下两支,在筛板后合并为一支。约 80% 的人上下两支没有合并,如果其中的一支阻塞则会发生半侧 CRVO。半侧阻塞所引起的病变范围大于分支阻塞,占整个眼底的 1/2～2/3。视盘出现与阻塞部位一致的区域性水肿混浊。尽管只有半侧的视网膜被侵及,但是半侧 CRVO 在发病机制以及临床特点上都更接近 CRVO,而并非视网膜分支静脉阻塞。

4.辅助检查

(1)眼底荧光血管造影(FFA):①非缺血性 CRVO 可见视盘毛细血管扩张、沿着视网膜静脉分布的荧光渗漏和微血管瘤;黄斑正常或者有轻度点状荧光素渗漏。阻塞恢复后,FFA 可能表现正常;少数黄斑呈暗红色囊样水肿者,FFA 显示花瓣状荧光素渗漏,最终可能形成囊样瘢痕,导致视力下降。②缺血性 CRVO 显示视网膜循环时间延长,视盘毛细血管扩张,荧光素渗漏。毛细血管高度扩张迂曲,微血管瘤形成。黄斑区能够见到点状或者弥漫的荧光渗漏,囊样水肿呈花瓣状荧光素渗漏。毛细血管闭塞形成大片无灌注区,无灌注区附近可见动静脉短路,微血管瘤和新生血管。疾病晚期可见视盘的粗大侧支循环以及新生血管的荧光渗漏。黄斑正常或者残留点状渗漏、花瓣状渗漏,或者色素上皮损害的点状或者片状透见荧光。

研究认为 FFA 检查发现有 10 个视盘直径(DD)以上毛细血管无灌注区的患者产生前部新生血管的危险性提高,因此应该被划分为缺血型。无灌注区为 30 个 DD 以上的患者是发生新生血管的高危人群。所以 FFA 对于判断新生血管的形成很有帮助,对于判断预后和决定正确的随访有重大的意义。

(2)相干光断层成像仪(OCT):黄斑囊样水肿表现为黄斑中心凹明显隆起,外丛状层和内核层之间出现囊腔。神经上皮层浆液性脱离可见脱离区呈低或者无反射暗区,其下方为高反射视网膜色素上皮(RPE)层。视网膜浅层出血在视网膜内表层呈高反射光带或散在点状高反射;深层出血表现为视网膜内高反射带,同时遮挡深层组织的反射。当发生黄斑区前膜时可见黄斑区视网膜前高反射带。

(3)全身检查:对每个患者应详细询问病史和做包括血压在内的全身体格检查。实验室检查包括血常规、糖耐量试验、血脂、血清蛋白电泳、血液生化和梅毒血清学检查。如果有凝血异常的病史,那么还要做进一步的血液检查,例如狼疮抗凝血因子、抗心磷脂抗体以及血清中蛋白 S 和蛋白 C 的量。

(三)分类

根据病变程度和 FFA 的特征,可将 CRVO 分为缺血型和非缺血型两种类型,这种分型对治疗和预后具有指导意义。

1.非缺血性 CRVO

又称作部分或不完全性 CRVO,也称作静脉淤血性视网膜病变。CRVO 患者中有 75%～80%属于这种症状较轻的类型,患者视力轻度到中度下降。

视网膜静脉充血和迂曲是特征性表现。偶尔可能出现棉绒斑,位置靠近后极部。如果出现黄斑水肿或者黄斑出血,视力会受到显著影响。黄斑水肿可能是囊样水肿,也可能是弥漫性黄斑增厚,或者两者都存在。大部分非缺血型 CRVO 的眼底改变在疾病诊断后的 6～12 个月消失。视网膜出血可以完全消退,视神经看起来正常,但是视盘可出现静脉侧支血管。黄斑水肿消退后黄斑表现正常,但是持续的黄斑囊样水肿会导致永久的视力损伤,眼底可以观察到黄斑区色素沉着、视网膜前膜形成或网膜下纤维血管增生。

在非缺血性 CRVO 病例中,发生视网膜新生血管很少见(低于 2%的发病率)。但是非缺血型 CRVO 亦可以发展为缺血型,研究发现 15%的非缺血型患者在疾病发生四个月内就进展为缺血型,在 3 年内则有 34%的非缺血型 CRVO 的患者发展为缺血型。

2.缺血型 CRVO

缺血型 CRVO 是完全的静脉阻塞并伴有视网膜大量出血。这种类型占了 CRVO 的 20%～25%。患者视力突然明显下降,传入性瞳孔功能障碍很明显,中晚期出现新生血管性青光眼时患者会感觉剧烈疼痛。

典型的临床表现如图 4-1,如果大量出血有可能突破内界膜而形成玻璃体积血。6～12 个月后进入疾病晚期,视盘水肿消退,颜色变淡,可出现视盘血管侧支循环。黄斑水肿消退,可出现黄斑区色素紊乱,严重者出现视网膜前膜或色素瘢痕形成,严重影响视力。

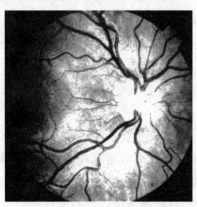

图 4-1　缺血型视网膜中央静脉阻塞

缺血型 CRVO 的容易发生视盘或视网膜新生血管,导致增生性玻璃体视网膜病变。发生虹膜或者房角新生血管的概率为 60% 或者更高,最早可在 9 周内出现。新生血管性青光眼往往在起病后 3 个月内出现,导致顽固性的高眼压。

以视盘为中心的大量放射状的视网膜出血,呈边界不清的火焰状和不规则点片状;视盘水肿,边界不清;中央静脉迂曲扩张,呈腊肠或者结节状,部分节段掩埋在出血下见不到;视网膜和黄斑水肿,视盘周可见大量棉绒斑。

(四)诊断和鉴别诊断

1.诊断

视力突然下降,以视盘为中心的放射状和火焰状出血,静脉血管迂曲扩张呈腊肠状,可诊断 CRVO。仅凭眼底表现很难准确区分缺血性和非缺血性,FFA 可帮助区别两者,同时还可帮助确诊黄斑水肿。有部分患者在疾病发生数月后来就诊,症状和体征往往不典型,仅发现轻度静脉充血和迂曲以及少量视网膜出血,需加以注意。

2.鉴别诊断

(1)眼部缺血综合征:急性 CRVO 容易和眼缺部血综合征相鉴别,但病程较长的非缺血型 CRVO 的临床表现与眼部缺血综合征相似。两种疾病都有视物模糊的症状,也都可有出现短暂失明。CRVO 患者常常可以看到黄斑水肿,但是在眼部缺血综合征中少见。两种疾病都有静脉充血,但是眼部缺血综合征一般没有静脉迂曲。眼部缺血综合征视网膜出血一般位于中周部,CRVO 的视网膜出血位于后极部。

(2)血液高黏度综合征:双眼发生类似 CRVO 的症状,可能是血栓形成导致的 CRVO。CRVO 很少两侧同时发病,它经常发生于全身高凝疾病和血液高黏滞疾病的情况下。当双侧 CRVO,同时在身体其他部位发生静脉阻塞,应高度怀疑血液高黏度综合征,做相应的实验室检查。

(3)高血压视网膜病变:当高血压视网膜病变引起视盘水肿时,临床表现与 CRVO 相似。但 CRVO 很少两侧同时发病,而高血压视网膜病变常常双眼发病,眼底静脉有扩张,但并不发暗,无明显迂曲;常常可以见到棉絮斑和黄斑区星芒状渗出;眼底有动脉硬化的表现,动脉呈铜丝或者银丝样改变,动静脉压迹明显。

(4)视网膜血管炎:可伴发视盘血管炎症,可引起非缺血性 CRVO,与 CRVO 非缺血型的临床表现相似。血管炎性 CRVO 患者多为年轻男性,病程呈自限性,视力预后较好。视网膜出血在视盘及邻近视网膜,如果疾病控制不佳,静脉阻塞发展,视网膜出血渗出加重,黄斑水肿明显,演变为缺血型 CRVO。在治疗上,采用肾上腺糖皮质激素抗炎,如果反应好,可确诊为视盘血管炎。

(五)治疗

针对其发病机制和病理改变,在临床上出现了多种多样治疗方法,但仍没有公认的安全有效的治疗方法。

1.药物治疗

(1)活血化瘀:目前,一些药物对 CRVO 的治疗,包括应用抗凝剂和抗血小板凝聚药物(阿司匹林、肝素等),以及溶栓疗法和血液稀释疗法等,临床报道疗效不一,且不能对因治疗,并发症较多,很难为广大临床医生所接受。中医药经多年的临床应用证明有一定的疗效,所以,在我国临床广泛地应用各种活血化瘀的中药方剂或中成药用于本病的治疗。在临床多用复方血栓通、复方丹参或云南白药等,但因疗效标准不一致,多数结果未有大量随机双盲对照研究,使推广应用缺乏足够临床证据。

(2)肾上腺糖皮质激素:主要用于减轻黄斑水肿,玻璃体腔内或后 Tenon 囊下注射曲安奈德(TA)均可减轻 CRVO 引起的黄斑水肿,使视力有所提高或者稳定,但作用时间短,有多种的不良反应包括加速白内障进展、眼压升高以及眼内炎风险。

(3)玻璃体腔注射抗血管内皮生长因子(VEGF):近年已有多个报告证实玻璃体腔注射贝伐珠单抗、雷珠单抗,治疗 CRVO 引起的黄斑水肿,在早期对视力的提高是明显的,但需重复注射。这些报告病例较少,且缺乏随机和对照。

(4)其他药物:维脑路通(曲克芦丁)可以改善视力,促进视网膜循环和减轻黄斑水肿;但是小样本、追踪期短及视力提高没有统计学意义。噻氯匹定是抗血小板聚集药,可以稳定和提高视力,但结果没有统计学意义,而且治疗组腹泻发生率增加。己酮可可碱(巡能泰)是血流改善剂,可以减低血液黏滞度,改善局部血流,减轻黄斑的水肿,但视力并没有得到显著改善。这些药物的疗效有待进一步临床研究。

2.激光治疗

(1)治疗原则:①CRVO 发生后 6 个月内是虹膜新生血管出现的高危期,故最少每月随访 1次,检查包括视力、裂隙灯、眼压和散瞳眼底检查,由于部分虹膜新生血管先出现在前房角,因此推荐作常规房角检查,如出现虹膜新生血管应立即进行全视网膜光凝术(PRP);②对缺血型 CRVO,缺血范围>30DD、视力低于 0.1 的患眼可作为预防性 PRP 的指征;从长期来看,较一旦发现虹膜新生血管后即作 PRP 者无突出的优点,但要坚持常做(每月)随访检查,对不可能做密切随访的患者,则应该进行预防性 PRP;③PRP 后患眼须每月随访,仔细观察虹膜新生血管,以决定是否再做 PRP 补充治疗或其他治疗,如证实虹膜新生血管已退缩,随访密度可渐渐减低。

(2)治疗方法:光斑 200～500μm,时间 0.1～0.5s,功率 0.3～1.0W,以产生Ⅱ级反应斑,两光斑间隔一个光斑直径的密度,激光光凝斑覆盖全部无灌注区,分别在激光光凝术后 12 周和 24 周行FFA 复查,如有新的或光凝不全的无灌注区则进行补充光凝。适时治疗、定期随诊以及行 FFA是提高治愈率的关键。早期预防性全视网膜光凝治疗缺血型视网膜静脉阻塞,一般需 1000～2000 个光凝点,分 3～5 次完成,并随访观察光凝前后眼部新生血管的消退和视力变化以及远期并发症的发生情况。

对非缺血性中央或分支静脉阻塞的黄斑水肿眼,可使用氪红激光诱导脉络膜视网膜静脉吻合,可防止其发展至缺血状态。在非缺血型黄斑水肿未发展至囊样变性之前,应用氩激光或 Nd-YAG 激光直接针对分支静脉光凝,激光能量的释放使静脉后壁和 Bruch 膜破裂,诱导建立脉络膜视网膜静脉吻合,可使非缺血型视网膜静脉阻塞所致黄斑水肿消退或减轻,从而改善视功能。由于激光脉络膜视网膜静脉吻合会加重缺血型 CRVO 纤维血管增生性并发症的危险,所以对于缺血型 CRVO 不推荐该项治疗。

3.手术治疗

(1)玻璃体积血:适应 CRVO 出现玻璃体积血,治疗观察 1 个月不能自行吸收。术中清除视网膜前膜并行全视网膜光凝。

(2)视神经巩膜环切开术:是玻璃体切除联合视神经鼻侧巩膜环切开以解除对该处视网膜中央静脉压迫,有利于静脉的回流。适应于单纯 CRVO。这种手术有一定的并发症,要确定手术效果仍需要大量的临床随机对照研究及长期的临床观察。

(六)治疗效果

目前,药物治疗效果仍不确切,需要更多的研究。激光光凝治疗 CRVO 可以封闭视网膜无灌注区,抑制新生血管的发生和发展,减少新生血管性青光眼的发生;还可制止视网膜出血,减少玻璃体积血,促进出血和黄斑水肿吸收,有利于恢复中心视力。玻璃体腔内注射抗 VEGF 药物和 TA 能使黄斑水肿很快消退,但药物吸收后黄斑水肿可能复发。视神经巩膜环切开术患者的视力预后与自然病程比较没有统计学的差异,而且手术风险较大,该手术还存在较大的争议。对非缺血型 CRVO 应用激光造成脉络膜血管与视网膜静脉吻合,以改善阻塞静脉血循环,减少非缺血型 CRVO 转变成缺血型 CRVO 发生率,减轻黄斑水肿,增进视力。在临床研究中,获得一些成功,但该方法成功率不高,而且存在形成吻合部位纤维增生的问题,甚至可以使相应血管产生闭塞。

二、视网膜分支静脉阻塞

视网膜分支静脉阻塞(BRVO)是发生在视网膜的分支静脉的血液回流受阻,其发病率高于 CRVO,男女发病比率相当,发病年龄在 60～70 岁之间。流行病学和组织病理学研究提示动脉疾病是发病的根本原因。该病常常是单眼发病,只有 9% 的患者双眼受累。

(一)病因与发病机制

BRVO 的部位主要出现在动静脉交叉的位置,在这个位置上动静脉有共同的血管鞘,动脉一般位于静脉前方,硬化的动脉压迫静脉而导致血流动力学紊乱和血管内皮的损伤,最终导致血栓形成和静脉阻塞。多数的 BRVO 出现在颞侧分支,可能是因为这里是动静脉交叉最为集中的地方。血管性疾病还包括巨大血管瘤、Coats 病、视网膜毛细血管瘤等往往会引起 BRVO。

高血压是 BRVO 最常见的全身相关疾病,研究证明了静脉阻塞和高血压之间的重要关系。该研究还发现了分支静脉阻塞和糖尿病、高脂血症、青光眼、吸烟以及动脉硬化有关。而视网膜分支静脉的阻塞与饮酒和高密度脂蛋白的水平呈负相关。

组织病理学研究表明阻塞的血管都有新鲜或者陈旧的血栓形成。部分的病例能看到阻塞区域的视网膜缺血萎缩。所有的病例都有不同程度的动脉粥样硬化,但未发现同时有动脉血栓形成。

(二)临床表现

1.症状

一般患者主诉为突然开始的视物模糊或者视野缺损,视力在 1.0 到指数不等。黄斑外区域的阻塞,视力较好,当黄斑分支受累时,视力明显下降。

2.体征

眼球前段检查一般正常。分支静脉阻塞位于眼底一个或偶尔的两个象限,阻塞部位一般靠近视盘,视网膜出血仅限于阻塞的分支静脉分布区域,以阻塞部位为顶点,呈扇形或三角形排列,以火焰状出血为主。也可少见地远离视盘的后极部,如黄斑分支静脉阻塞。阻塞引起的血管异常,也可引起大量渗漏,呈黄白色,类似 Coats 病。

3.分类

按临床表现和FFA,分支静脉阻塞分为非缺血型和缺血型两类。

(1)非缺血型:轻微阻塞出血量较小,静脉血管迂曲扩张也不明显,如果黄斑区未受损害,患者可能表现出无症状,只有在眼底常规检查时才发现。如果黄斑区受累,出现黄斑水肿和黄斑出血,视力也随之下降。偶尔的情况下有少量出血的 BRVO 会进展为完全静脉阻塞,眼底出血和水肿也相应增多,同时视力下降。

(2)缺血型:完全阻塞就会出现网膜大范围出血,形成棉绒斑以及广泛的毛细血管无灌注区。20%的缺血型分支静脉阻塞患者发生视网膜新生血管,视网膜新生血管的出现与毛细血管无灌注区的大小呈正相关,视网膜新生血管一般出现在疾病发生后 6～12 个月,也可能几年后出现。接着可能会玻璃体积血,则需要做玻璃体切割。分支静脉阻塞的患者很少出现虹膜新生血管。急性 BRVO 的患者症状在一段时间后会明显减轻,出血吸收后眼底看起来几乎正常。侧支血管的形成和一系列微血管的改变有助于出血的吸收。晚期出血吸收后可以看到毛细血管无灌注区,以及由于慢性黄斑囊样水肿引起的视网膜前膜和黄斑色素沉着。牵拉性或渗出性视网膜脱离少见。当有严重缺血情况存在的时候,阻塞的分支血管分布的区域可见视网膜脱离。

4.辅助检查

(1)FFA:对于分支静脉阻塞的诊断和治疗有重要的指导意义。动脉充盈一般正常,但是阻塞的静脉充盈延迟,由于大量出血和毛细血管无灌注造成片状弱荧光,可见扩张迂曲的毛细血管,阻塞部位的视网膜静脉出现静脉壁荧光染色。病情较长患者,可出现动静脉异常吻合和新生血管大量的渗漏荧光,但是侧支循环血管无荧光渗漏。分支静脉阻塞累及黄斑则会出现黄斑水肿,黄斑花瓣样水肿可能包括整个黄斑区,也可能是部分,这取决于阻塞血管的分布。

(2)OCT:用于观察分支静脉阻塞后有无黄斑囊样水肿或视网膜弥漫水肿、神经上皮层脱离、视网膜出血、视网膜前膜、视盘水肿等。在治疗过程中,可准确观察黄斑水肿消退情况。

(三)诊断和鉴别诊断

1.诊断

主要依据典型的临床表现和FFA 特征,确诊并不难,但应区分缺血型还是非缺血型,并应努力寻找引起分支静脉阻塞的原因。

2.鉴别诊断

(1)糖尿病视网膜病变:该病为血糖升高引起,一般为双眼发病,出血可位于眼底任何部位,散在点状和片状。在缺血区常可见散在微血管瘤和硬性渗出。静脉迂曲扩张没有 BRVO 明显。但是静脉阻塞患者有时也可能合并有糖尿病,容易与单眼发病的糖尿病视网膜病变相混淆。

(2)高血压视网膜病变:有明显动静脉交叉改变和视网膜出血的高血压视网膜病变容易与BRVO 相混淆。高血压视网膜病变常常是双眼发病,眼底有动脉硬化,动脉呈铜丝或者银丝样改变,有动静脉交叉压迫征。静脉有扩张,但并不发暗,无明显迂曲。眼底出血表浅而稀疏,常常可以见到棉絮斑和黄斑区星芒状渗出。而 BRVO 患者多为单眼发病,静脉高度迂曲扩张,血液淤滞于静脉血管呈暗红色。

（3）黄斑毛细血管扩张症：该病患者多为男性，近黄斑中心凹或者黄斑区的毛细血管扩张。临床表现为视物模糊、变形以及中心暗点，容易与伴有毛细血管扩张的慢性视网膜黄斑分支静脉阻塞相混淆。但该疾病眼底没有明显的静脉迂曲以及出血。

（四）治疗

1.全身药物治疗

参阅视网膜中央静脉阻塞。

2.激光治疗

BRVO 研究组的研究结果对于黄斑水肿和新生血管这两个 BRVO 最主要的特征性病变的治疗有着很大的指导意义。

（1）黄斑水肿：由于部分 BRVO 患者有一定自愈倾向，视力有时都能自行恢复，所以患者在发病后的 3 个月内一般不建议采用激光光凝治疗。光凝范围在黄斑无血管区的边缘与大血管弓之间，光斑大小为 $100\mu m$，视网膜产生灰白色（Ⅰ级）反应斑。4～6 周后复查 FFA。黄斑持续水肿的患者需要在残留的渗漏区补充光凝。

（2）视网膜新生血管：FFA 发现有视网膜缺血区，就要及时进行缺血区视网膜光凝，预防发生新生血管，从而降低玻璃体积血发生率。已经发生视网膜新生血管者，仍要在视网膜缺血区及周围补打激光。激光光斑大小为 $500\mu m$，视网膜出现白色（Ⅱ级）反应斑。

3.视网膜动静脉鞘膜切开术

动静脉鞘切开术适用于动静脉交叉压迫引起的 BRVO。因视网膜动脉和静脉被包裹在一个鞘膜内，动脉硬化对相对缺乏弹性的静脉产生压迫，通过切除该鞘膜可解除压迫。该手术对恢复视网膜的血液灌注，使视网膜内出血和黄斑水肿减轻有较好的效果，但不能改善已出现的视网膜无灌注状态，所以该手术适宜在 BRVO 早期进行。

4.玻璃体腔注药

肾上腺糖皮质激素以及贝伐单抗、雷珠单抗等玻璃体腔注药术。

（五）治疗效果

分支静脉阻塞研究小组发现对于视力在≤0.5、FFA 显示黄斑水肿的患者，做黄斑区格子样光凝，可以减轻黄斑水肿和提高视力，平均视力提高 1～2 行。激光治疗黄斑囊样水肿有一定疗效，但玻璃体腔注射曲安奈德疗效尤为显著，两者可以结合使用，治疗后黄斑水肿以及视力有明显改善。动静脉鞘切开术有一定疗效，在 15 例患者中有 10 例手术后视力提高，平均 4 行以上（Snellen 视力表），有 3 例视力下降，平均下降 2 行，所有的患者的网膜下出血以及黄斑水肿均有减轻。关于玻璃体手术联合或不联合内界膜剥离术治疗黄斑水肿，其临床治疗效果和经济性，安全性尚待进一步考证。

第三节　低灌注视网膜病变

低灌注视网膜病变是指供应眼部血管病变引起的眼球血流量不足而产生视网膜病理改变，包括眼部缺血综合征和大动脉炎等疾病。

一、眼部缺血综合征

眼部缺血综合征指血液供应不足而引起眼部病变。眼缺血性改变可以由不同的病因引起，眼科医生比较熟悉的是医源性或外伤性眼缺血，比如视网膜脱离的巩膜外环扎手术，如果环扎带过紧，就可能导致眼缺血。又比如眼外伤或者眼肌手术同时切断两条以上的眼外肌也可能引起眼部缺血，出现视力下降，角膜，结膜水肿，前房细胞增多，出现房水闪辉、白内障、眼部疼痛、视网膜水肿等一系列改变，这些内容将在外科卷给予讨论。本节主要集中在内科疾病引起的眼部缺血性改变并且以眼底改变为讨论重点。

(一)病因与发病机制

≥90％的眼部缺血综合征是同侧颈动脉狭窄或闭塞引起，可以是颈总动脉或颈内动脉，动脉粥样硬化是主要原因。极少的报道还包括颈动脉瘤剥除、巨细胞动脉炎、脑基底异常血管网、纤维肌性发育异常、白塞病、外伤、炎症和放射性疾病，在中国比较常见的是鼻咽癌患者接受放射治疗之后。颈动脉疾病可以表现为眼部或者非眼部的症状。眼科表现的重要性不仅在于其发生率较高，而且常常是颈动脉疾病的首先表现，其表现形式可以多种多样。一些人表现为短暂性脑缺血发作(transient ischemic attach,TIA)，如果这种缺血由颈动脉系统引起，可能出现半侧偏瘫，半侧感觉丧失，一过性黑矇。也有一些人只有眼部表现，比如动脉阻塞引起部分或者完全性的视力丧失，或者仅仅是视力下降，或者由于眼缺血而出现的眼部疼痛。眼科医生需要熟悉一过性黑矇的临床表现，因为它常常是由于身体同侧颈动脉溃疡性动脉粥样硬化栓子脱落引起。大约全部短暂性脑缺血发作的患者中约1/3可能发生中风。这一比例大概是同龄人群的4倍。并不是所有一过性黑矇都是颈动脉疾病引起，其他可能引起一过性黑矇疾病还包括偏头痛、心脏结构缺陷、眼动脉狭窄、眼动脉血管瘤、血液系统疾病以及高眼压、动脉低压以及一些不明原因的疾病。

(二)临床表现

多见于年纪大患者，平均年龄约65岁(50～80岁)，没有种族差异，男性多于女性，约2∶1。两眼均可发病，有20％的患者是双眼发病。每年发病率不详，但Mueller估计是7.5例/百万。

1.症状

颈动脉狭窄缓慢发展患者，开始时可没有症状。仅仅在偶然发生视网膜动脉微小栓塞和严重动脉狭窄时，才出现眼部症状。

(1)一过性黑矇：是视力短时间丧失几秒或几分钟。大约10％的患者有此发作史。可以是颈动脉缺血引起短暂性脑缺血发作的表现，也可是栓子引起的视网膜中央动脉栓塞，血管痉挛也可是原因之一，最少见的是眼动脉狭窄引起。

(2)闪辉性暗点：又称暂时性不完全黑矇，是在视野中央或附近的一个闪烁光点(暗点)，暗点区不是全黑，但妨碍视觉，暗点以外视觉正常。一般是偏头痛先兆，在脑动脉痉挛和视网膜小动脉痉挛也可出现。

(3)延长光照恢复：是暴露强光后恢复视力时间延长，见于严重颈动脉阻塞患者，同时伴有视觉诱发电位(VEP)降低，与黄斑区视网膜缺血有关。在双侧严重颈动脉阻塞患者，暴露强光后，可发生双眼视力丧失。

(4)视力下降：突然的无痛性的单眼视力消失，患者通常描述为视觉突然变暗或变黑，之后视觉从一个象限开始恢复，然后扩展到全部视野或者表现为由暗变亮的过程，偶尔还有描述像拉开窗帘一样。一般持续 2～10min,视力都可以恢复到以前的水平。发作频率变化没有太多规律,可以是每周 1～2 次,也可多到每天 10～20 次。多数下降比较快速甚至在几周内视力丧失,除非发生新生血管性青光眼,无光感少见。个别患者表现为突然的视力丧失,出现典型的黄斑樱桃红斑的视网膜中央动脉阻塞表现。

(5)眼部疼痛:是眼缺血的常见表现,多数患者表现为眼眶疼痛,胀痛或者钝痛。部分患者可能是由于继发性新生血管性青光眼导致的眼部疼痛,或者缺血导致角膜水肿进而引起疼痛。

2.体征

(1)眼外表现:偶尔在额部见到显著的侧支循环血管,在额头的一边与颈外动脉系统相沟通。这种侧支血管无触痛,可与扩张有触痛的巨细胞动脉炎相区别。

(2)眼前节改变:房水闪辉和浮游细胞,是缺血性葡萄膜炎的一种表现。大部分患者(2/3)首次就诊时有虹膜新生血管,即使前房角由纤维血管组织全部关闭,也仅约一半人有和发展到眼压轻度增高。眼部缺血对睫状体的血供减少,同时减少了房水生成,可解释高眼压少的这种现象。在虹膜红变患者,角膜后细沉着物、房水闪辉和浮游细胞阳性,瞳孔反应迟钝。在单侧眼部缺血患者,可发现患侧晶状体较健眼混浊,晚期可发展成完全混浊。

(3)眼后节改变:早期玻璃体透明,在继发新生血管出血患者,玻璃体积血。视网膜动脉常变细,而视网膜静脉则扩张,伴有出血,但不如糖尿病视网膜病变明显,可能是对血流减少的一种非特异性反应。在某些缺血眼,视网膜动静脉可以都变细。由于缺血损伤视网膜血管内皮细胞,在80% 的患者可见到视网膜出血。出血通常位于中周部眼底,但也可扩展到后极部。出血形态以点和片状多见,偶尔见到视网膜表层的神经纤维层内出血。常见到微动脉瘤和毛细血管扩,部分患者可出现棉绒斑、自发性视网膜动脉搏动或视网膜动脉胆固醇栓子;也可出现前段缺血性视神经病变和极少数出现视网膜动静脉吻合。疾病发展,可在视盘和视网膜表面形成新生血管,玻璃体的收缩牵拉可引起玻璃体积血,严重病例发展成纤维血管增生。

黄斑樱桃红斑视网膜水肿仅发生在视网膜中央动脉急性阻塞患者,可以是栓子栓塞视网膜中央动脉,或是眼内压大于灌注压,后者多见于新生血管性青光眼。

(4)全身情况:眼部缺血综合征常常在一个或几个方面与动脉粥样硬化相关,常有动脉高血压病(73%)和同时存在糖尿病(56%)。还有一些患者同时有周边血管性疾病和做过旁路吻合手术病史。少见但非常严重的全身疾病是巨细胞动脉炎,可引起双眼缺血综合征。眼部缺血综合征患者的 5 年死亡率是 40%,排在心血管疾病死亡的首要原因,占疾病的 2/3,中风是第二个主要原因。因此,对眼部缺血综合征患者应该请心血管医生会诊,确立治疗方案。

3.辅助检查

(1)荧光素眼底血管造影(FFA):眼部缺血综合征患者臂一脉络膜循环时间和臂一视网膜循环时间延长。注射造影剂后到脉络膜出现充盈是 5s,在眼部缺血患者,出现斑片状和(或)延迟脉络膜充盈。延迟充盈脉络膜血管的时间可达一分钟或更长时间,脉络膜充盈时间延迟是眼部缺血综合征最特异的 FFA 表现。视网膜动静脉过渡时间延长也是最常见的表现(尽管也能在视网膜中央动脉阻塞和中央静脉阻塞见到),视网膜动脉见到荧光素充盈的前锋和视网膜静脉在动脉充盈后长时间不充盈,都是典型的眼部缺血综合征表现。在晚期,出现视网膜血管染色,动脉比静脉更明显,慢性缺氧损伤血管内皮细胞是血管壁染色的原因。而在单纯视网膜中央动脉阻塞,视网膜血管壁不染色。缺氧和继发血管内皮损伤以及微动脉瘤渗漏可引起黄斑渗漏和水肿荧光染色,而视盘是弱荧光染色。FFA还可发现毛细血管无灌注,微血管瘤,一般在疾病发展一段时间才出现。

(2)视网膜电图(ERG):因为眼部缺血征患者脉络膜和视网膜同时缺血,所以ERG同时出现a波和b波峰值降低,单纯视网膜中央动脉阻塞仅出现明显的b波降低。

(3)颈动脉成像:颈部血管造影常用于可能有手术指征者或诊断不明患者,有≥90%的眼部缺血综合征患者造影发现单侧颈内动脉或颈总动脉阻塞。即使用非侵入式检查,如双超声波检查、视网膜血压测量、眼体积描记法和眼充气体积描记法,也能在大多数患者发现颈动脉狭窄。

(三)诊断和鉴别诊断

1.诊断

(1)视力下降:有一过性黑矇或闪辉性暗点病史,突然无痛性的单眼或双眼视力下降。

(2)眼部疼痛:可表现为眼眶疼痛,胀痛或者钝痛。

(3)眼底改变:视网膜动脉变细,静脉扩张或变细,中周部视网膜内点状和片状出血。FFA表现脉络膜和视网膜血管充盈时间延长,有动脉血管充盈前锋。

(4)全身疾病:引起颈外血管狭窄的各种疾病病史,比如鼻咽癌放射治疗之后,动脉粥样硬化等。对颈动脉狭窄患者,可以用手触摸双侧颈动脉的搏动力量,在颈动脉完全或者几乎完全闭塞的情况下,颈动脉的搏动会明显减弱甚至消失。听诊检查有时也有帮助,颈动脉狭窄时可能出现异常的血管杂音,杂音出现可以帮助诊断,但没有杂音并不能肯定排除颈动脉狭窄。而且如果颈动脉完全性闭塞时也不再会有杂音出现。

2.鉴别诊断

眼部缺血综合征最容易和视网膜中央静脉阻塞和糖尿病性视网膜病变相混淆,鉴别要点列在表3-1。

表3-1 眼部缺血综合征与视网膜中央静脉阻塞和糖尿病性视网膜病变鉴别

临床表现	眼部缺血综合征	视网膜中央静脉阻塞	糖尿病性视网膜病变
眼别	80%单眼	通常单眼	双眼
年龄	50～80 岁	50～80 岁	不定
静脉状态	扩张但不扭曲,串珠状	扩张和扭曲	扩张和串珠状
出血	周边,点状和片状	后极部,神经纤维层	后极部,点状和片状
微动脉瘤	中周部	不定	后极部
渗出	缺乏	少见	常见
视盘	正常	肿胀	在视盘病变时有改变
视网膜动脉灌注压	降低	正常	正常
脉络膜充盈	延迟和斑块状充盈	正常	正常
动静脉过渡时间	延长	延长	可以延长
视网膜血管染色	动脉	静脉	常缺乏

(四)治疗

1.内科治疗

因为动脉粥样硬化是眼部缺血综合征最常见的原因,应介绍患者见内科医生,控制引起动脉粥样硬化疾病的危险因素,如高血压、抽烟、糖尿病和高脂血症等。

2.病因治疗

详细的治疗方案需请内科或外科医生会诊后作出,这里只是简单介绍其基本的方法。①颈动脉内膜切除:适应患有溃疡性或者明显影响到血流动力学改变,但又没有完全阻塞的颅外颈动脉病变患者。单纯颈动脉明显狭窄,但没有出现短暂性脑缺血发作(TIA),不是外科手术的指针。②表浅颞侧动脉与中脑动脉搭桥术:适应颈动脉完全闭塞患者。

对于不适合手术的患者,可以考虑使用抗血小板凝集药物,应首选阿司匹林,但阿司匹林的最佳剂量还不能肯定。

3.眼科治疗

主要是针对眼部缺血综合征引起的并发症。当发生虹膜红变和(或)视网膜新生血管时,要做全视网膜激光光凝,光凝后大约仅有 36％的患者虹膜新生血管会消退。如果发生新生血管性青光眼,可首先使用局部和全身抗青光眼药物。局部点多种抗青光眼滴眼剂仍不能控制眼压,就要做青光眼滤过手术或引流阀植入。如果玻璃体混浊和眼压难以控制,可做玻璃体和晶状体切除术联合眼内睫状突光凝。在视力恢复无望和难以控制的新生血管性青光眼伴眼部疼痛,可选择经巩膜睫状突光凝或经巩膜冷冻睫状体。同时颈动脉内膜切除手术和外科搭桥手术都有减轻前段缺血,缓解眼疼痛的作用。

(五)治疗效果

眼部缺血综合征患者视力的自然过程尚不清楚,但在完全发展成眼部缺血的患者,视力将长期下降。当发生虹膜红变时,在一年内,超过 90％的眼成为法律意义上的盲。

二、大动脉炎

大动脉炎又称非特异性主动脉炎和无脉病,是一种大血管的肉芽肿性炎症,出现血管内膜大量纤维化和血管狭窄。主动脉弓分支阻塞导致低灌注性视网膜病变,而累及肾动脉或肾下动脉,导致难以控制的高血压,则引起高血压性视网膜病变,两种情况可同时在一个患者身上出现。

(一)病因与发病机制

病因仍然不明确,准确地致病机制也还尚未弄清楚。相关的研究认为与风湿病、类风湿病、动脉粥样硬化、结核、巨细胞动脉炎、结缔组织病、梅毒、内分泌异常、代谢异常和自身免疫等疾病有关。发病机制有以下几种学说。

1.自身免疫因素

该学说认为本病可能与病原体感染后体内发生的免疫过程有关。其特点:①血沉快;②血清蛋白电泳常见有 7 种球蛋白、α_1 及 α_2 球蛋白增高;③C 反应蛋白、抗链"O"及抗黏多糖酶异常;④主动脉弓综合征与风湿性和类风湿性主动脉炎相类似;⑤肾上腺糖皮质激素治疗有明显疗效。

2.内分泌异常

本病多见于年轻女性,故认为可能与内分泌因素有关。有研究发现女性大动脉炎患者在卵泡及黄体期 24h 尿标本检查中发现雌性激素的排泄量较健康妇女明显增高。临床上,大剂量应用雌性激素易损害血管壁,如前列腺癌患者服用此药可使血管疾病及脑卒中的发生率增高。长期服用避孕药可发生血栓形成的并发症。故认为雌性激素分泌过多与营养不良因素(结核)相结合可能为本病发病率高的原因。累及肾动脉,可引起严重的高血压,导致高血压视网膜病变。

3.遗传因素

近几年来,关于大动脉炎与遗传的关系受到重视。有比较典型的家族病例被发现,HLA分析也发现某些 HLA 抗原出现频率高,有统计学意义,如 B5、B27、B51、Bw60、DR7、DRw10。

(二)临床表现

大动脉炎患者的年龄可是 9~61 岁,但以青年女性(15~30 岁)较为多见,并不是每个大动脉炎患者都出现眼部表现。

1.症状

(1)全身症状:分为急性期(又称炎症期)和慢性期。急性期主要有不适、头痛、发热、盗汗、疲劳、厌食、体重减轻、呼吸困难、心悸、心绞痛、晕厥、偏瘫关节痛、肢体跛行和局部压痛。慢性期的突出表现则是全身各部位血管狭窄或闭塞所造成的一系列相应部位缺血性改变。由于病变部位和血管狭窄程度不同,临床表现非常广泛而不同,其主要的类型有头臂动脉型、胸、腹主动脉型;广泛型和肺动脉型。由于波及的器官和部位不同,因此产生的临床症状也千变万化。

(2)眼部症状:无论是慢性眼部缺血引起的眼部缺血综合征还是高血压引起的视网膜病变,视觉异常占大动脉炎患者的 30%。可表视力缓慢下降或急性下降,可有一过性黑矇,部分患者在转动头部时出现一过性视力丧失。前段缺血性视盘病变可出现视野缺损。发病时,可有眼部痛或无。

2.体征

(1)全身表现:血压升高或各肢体血压不同和下降,常有贫血。由于大动脉炎症部位不同,从升主动脉到腹主动脉和肾动脉及其分支受累及的表现各不相同,出现血管狭窄或阻塞后相应器官的病变体征,病变同侧桡动脉搏动可能消失,出现所谓"无脉症"表现。

(2)眼部表现:一般眼部无充血,前房闪辉和浮游细胞可是阳性,长期病变可发生白内障、虹膜红变和新生血管性青光眼。低灌注视网膜病变的体征主要是眼部缺血综合征表现,视网膜动脉变细,静脉充盈,可见棉绒斑和视网膜血管栓塞;中周部视网膜点片状多灶性出血,出血点大小不等。前段缺血性视神经病变可以是大动脉炎患者的首发症状,应注意检查是否由大动脉炎引起。晚期可能出现视盘萎缩,以及视网膜新生血管等表现。高血压性视网膜病变可出现长期视盘水肿、黄斑色素改变和渗出性视网膜脱离。

3.分型

Uyama 对大动脉炎视网膜病变分为 4 型(表 3-2)。

表 3-2　大动脉炎视网膜病变分型

分型	临床特征
Ⅰ型	视网膜静脉扩张
Ⅱ型	微动脉瘤形成
Ⅲ型	动静脉吻合
Ⅳ型	眼部并发症(白内障、虹膜红变、视网膜缺血、新生血管化和玻璃体积血)

(三)辅助检查

1.实验室检查

疾病活动时血沉增快,病情稳定血沉恢复正常。C反应蛋白(一种非特异性炎症标志)增加,其临床意义与血沉相同。抗链球菌溶血素"O"抗体增加,但本病仅少数患者出现阳性反应。结核菌素试验,少数患者在疾病活动期白细胞增高或血小板增高,也为炎症活动的一种反应。

2.影像学检查

(1)数字减影血管造影(DSA):也就是数字图像处理系统,目前检查费用在不断下降,是一种较好的筛选方法。反差分辨率高,对低反差区域病变也可显示,检查时间短。对头颅部动脉,颈动脉,胸腹主动脉,肾动脉,四肢动脉,肺动脉及心腔等均可进行造影,一般可代替肾动脉造影,但是对器官内小动脉,如肾内小动脉分支显示不清,必要时仍需进行选择性动脉造影。

(2)动脉造影:可直接显示受累血管管腔变化,管径的大小,管壁是否光滑,影响血管的范围和受累血管的长度。

(3)电子计算扫描(CT):特别是增强CT可显示部分受累血管的病变。其表现包括血管腔管径不一,甚至官腔完全闭塞,管壁密度不均。

3.FFA

在晚期患者,臂—视网膜循环时间延长。造影表现有视盘缺血或水肿、视网膜动脉变细、静脉充盈、动静脉充盈时间延长、血管壁染色、毛细血管闭塞、微动脉瘤和动静脉吻合。

4.视网膜中央动脉压测量

部分患者可低于 35mmHg,即使有高血压,也可出现视网膜中央动脉压降低。

(四)诊断和鉴别诊断

1.诊断主要依据

40 岁以下,特别是女性,出现典型症状和体征一个月以上;明确的缺血症状伴肢体和脑部颈动脉搏动减弱或消失或者血管杂音,桡动脉脉搏消失。血压降低或测不出。

2.鉴别诊断

(1)视网膜中央静脉阻塞:多是以视盘为中心的出血,主要表现为火焰状,其出血走行分布是与视网膜 Helen 纤维走行一致。呈放射性分布,视网膜静脉血管迂曲和扩张。而大动脉炎视盘可以正常,充血或者呈现出前段缺血性视神经病变类似的改变。

(2)前段缺血性视神经病变:本病可以是大动脉炎的眼部表现形式之一,因此在追查前段缺血性视神经病变的病因时,需要注意大动脉炎的可能。通过询问全身症状及测量各肢体血压,做心血管系统检查和相关的实验室检查以排除大动脉炎。

(3)眼部缺血综合征:可以是大动脉炎的眼部表现之一,因此重要的是在病因排查时要进行相关的检查,包括血压,动脉血管造影,血沉和 C 反应蛋白。通过相关检查明确眼部缺血综合征。

(五)治疗

1.内科治疗

包括控制大动脉炎引起的各种并发症,使用肾上腺糖皮质激素药物改善症状,控制病情,必要时可以使用免疫抑制剂。长期使用肾上腺糖皮质激素应注意激素的并发症,如肾上腺糖皮质激素性白内障和青光眼。对高血压引起的视网膜病变,应及时使用降血压药物控制血压。扩血管抗凝改善血循环药物能部分改善因血管狭窄较明显患者的临床症状。

2.外科治疗

包括使用球囊扩张介入治疗,但它与动脉硬化闭塞症不同,有的因全动脉壁炎症纤维增厚而扩张困难甚至数月后弹性回缩,再出现狭窄,这种情况可考虑放置内支架。由于创伤小,方法简单,目前技术比较成熟也可首选。如果仍然不成功或复发可试行手术治疗,手术治疗目的是重建狭窄或阻塞血管的血液循环,从而达到保护重要脏器的功能。

3.眼科治疗

若发生视网膜缺血性改变,做全视网膜光凝,预防新生血管形成和新生血管性青光眼。对眼部的缺血综合征的治疗,请参考相关章节。

第四节　视网膜血管炎

视网膜血管炎是一种包括动脉和静脉的眼内血管炎症,可由多种原因引起,由于病因与发病机制的复杂性,至今没有明确的定义。视网膜血管炎可由全身或眼局部的病变引起,包括:①感染性:如病毒、细菌、真菌、弓形体感染或免疫复合物侵犯血管壁,如视网膜静脉周围炎、颞动脉炎、急性视网膜坏死等;②全身性疾患:如系统性红斑狼疮、全身病毒感染、结核、梅毒、免疫缺陷性疾病、白塞病等;③眼局部的炎症:中间葡萄膜炎、鸟枪弹样脉络膜视网膜病变、霜样树枝样视网膜血管炎、节段状视网膜动脉周围炎等。以上这些病因均可产生异常的视网膜血管反应,使血管壁的屏障功能被破坏,导致视网膜血管渗漏和组织水肿、出血、血管闭塞、新生血管膜形成等。由于视网膜血管炎病种较多,现仅分述以下几种视网膜血管炎。

一、视网膜静脉周围炎

视网膜静脉周围炎是由 Eales 首先报道,该病常发生于健康青年男性,以视网膜静脉炎症改变为特征,并有反复玻璃体积血,故又称为 Eales 病。后来研究者发现,这种炎症不但累及视网膜静脉,视网膜动脉也可累及。该病严重影响视力,是青年致盲的原因之一。

(一)病因与发病机制

视网膜静脉周围炎的病因与发病机制至今不明,许多学者提出与结核感染有关,但结核杆菌直接引起该病的可能性较小。Das 提出 Eales 病的发病机制是对视网膜自身抗原的免疫反应。在 Eales 病患者的玻璃体中发现血管内皮生长因子(VEGF)含量明显升高,提示它们可能参与了眼内新生血管增生反应,视网膜缺血缺氧可能是 VEGF 释放增多的直接原因。还有一些报道认为与神经系统疾病、多发性硬化等因素有关。

(二)临床表现

双眼可同时发病或先后发病,大多在 1 年之内,双眼严重程度可不一致。

1.症状

早期病变只是在周边部,患者常无自觉症状。当周边部的小血管有病变但出血量不多者,患者仅有飞蚊症现象,视力正常或轻度下降,常不被患者注意。当病变侵及较大静脉,出血量增多而突破内界膜进入玻璃体时,患者感觉视力突然下降至眼前指数、手动,甚至仅有光感。如黄斑未受损害,玻璃体积血吸收后,视力可恢复正常。临床上经常看到大多数患者直到视力出现突然下降时才来就诊。

2.体征

(1)眼球前段:大多无异常,在有些患者会出现虹膜红变和房角新生血管,引起青光眼。

(2)视网膜血管改变:早期视网膜静脉的改变常见于周边部眼底的小静脉扩张,扭曲呈螺旋状,最初仅见某一支或几支周边部小静脉受累。受累的静脉周围视网膜水肿,附近有火焰状或片状出血。病情继续发展可逐渐累及整个周边部小静脉,并波及后极部及大静脉。一些静脉可变狭窄,周边部或一个象限小血管可逐渐闭塞,可见到血管呈白线状,荧光素眼底血管造影(FFA)显示大片无灌注区。也有一开始就有大静脉受累。静脉周围可有白色渗出鞘,大静脉局部扩张扭曲和小静脉扭曲、异常吻合。

(3)视网膜渗出:当视盘附近静脉被波及时,可引起视盘水肿。静脉血管渗漏可形成血管白鞘。严重病例可有黄斑水肿甚至囊样水肿,黄斑区有时可见星芒状渗出。渗出明显的病例,在视网膜下形成大量黄白色渗出物,类似外层渗出性视网膜病变。

(4)玻璃体积血:较严重病例病变波及后极部,可在视盘上方形成新生血管膜,新生血管容易破裂出血,进入玻璃体。如有大量出血进入玻璃体内,眼底将无法窥见。裂隙灯显微镜检查,看到前部玻璃体内暗红色血性混浊,可看到大量血细胞漂浮。开始1~2次的玻璃体积血较容易吸收,一般经过4~8周可大部分吸收或沉积于玻璃体下方,后极部眼底可见。本病的特点是易复发,反复性玻璃体积血,积血越来越不易吸收。

(5)并发症:反复的玻璃体积血可使视网膜机化膜形成,在与视网膜的粘连处收缩牵拉视网膜,导致视网膜裂孔和视网膜脱离。黄斑受累的表现多为黄斑水肿、渗出、黄斑前膜形成。晚期病例可产生虹膜红变,继发性青光眼和并发性白内障等。

3.辅助检查

(1)FFA:在视网膜静脉周围炎的诊断中,FFA起到至关重要的作用。当患者视力还是1.5的时候,后极部视网膜血管及黄斑区可看不到任何异常,但在周边部或周边部的某一个象限可能已出现了小静脉的扭曲,荧光素渗漏,甚至已出现大片血管闭塞区。如果波及大静脉可在后极部或中周部发现某支静脉或某个象限静脉扩张,荧光素渗漏,甚至大片血管闭塞区和出现新生血管膜,说明病情已久。新生血管膜荧光素渗漏可表现棉花团样高荧光,较晚期病例新生血管膜可演变为纤维增生膜。出血不太多的病例,在FFA中可看到玻璃体内片状飘浮物呈低荧光,可遮蔽不同的视网膜部位但很快飘过。玻璃体积血由于重力的原因往往沉积在下方,呈遮蔽荧光,在造影过程中可始终遮蔽局部的视网膜结构,所以下方玻璃体积血吸收后要再次进行FFA检查,若发现血管闭塞应及时视网膜光凝治疗。造影要求进行双眼检查,并注意周边部,尽早发现另一只眼的早期病变,以免延误治疗。

(2)B型超声波检查:适用于玻璃体大量积血的患者。因很多眼底疾病可以引起玻璃体积血,为排除裂孔性因素引起的玻璃体积血,应每周做一次B型超声波检查,发现有视网膜脱离图形,要立即手术治疗。

(3)OCT检查:大量的血管渗漏可引起黄斑水肿,增生膜的形成,OCT可协助了解黄斑区的病变。

(三)诊断和鉴别诊断

1.诊断

青壮年反复的玻璃体积血,主诉眼前黑影飘动或仅有飞蚊症。眼底检查,周边部无论是见到

1 支或数支静脉小分支血管扭曲,部分血管有白鞘,附近有小片状出血或渗出,即可做为本病的诊断依据。FFA 可明确诊断。

2.鉴别诊断

因静脉周围炎是一种以视网膜血管病变为主的临床疾病,容易和其他视网膜血管疾病相混淆,需要进行鉴别诊断。

(1)外层渗出性视网膜病变(又名 Coats 病):本病是以毛细血管异常扩张,视网膜内、下大量黄白色渗出,血管异常,小动脉可呈球形瘤样扩张、呈梭形或串珠状,动静脉均可受累。可有血管闭塞及继发性视网膜脱离,早期病变多见于周边部。静脉周围炎的早期病变也发生在周边部,病程晚期视网膜也可出现大量渗出,视网膜血管闭塞和微血管瘤形成。但静脉周围炎没有像 Coats 病那样的异常毛细血管扩张,发病年龄没有 Coats 病早,病程较短,玻璃体可反复出血。Coats 病多单眼发病,静脉周围炎多双眼先后发病。根据病史及眼底表现不难鉴别。

(2)急性视网膜坏死:初发视网膜坏死病灶也多见于视网膜周边部,动静脉均有闭塞。但视网膜坏死较早出现黄白色点团状渗出病灶,如未及时治疗很快发展到中后大动脉闭塞和出血,伴玻璃体炎症和视网膜坏死穿孔。FFA 检查,血管闭塞区更加清晰,周边部动静脉血管均有闭塞,并可看到血管闭塞的影子。但患者没有反复玻璃体积血的病史,抗病毒治疗效果较好。

(3)视网膜中央静脉阻塞:以视盘为中心至视网膜周边部可见广泛性火焰状、放射状出血,中央静脉迂曲、扩张,FFA 检查与视网膜静脉周围炎明显不同。

(4)视网膜分支静脉阻塞:也应与本病相鉴别。视网膜静脉阻塞患者可有高血压病史,发病年龄较大,FFA 除阻塞的静脉所属血管有闭塞区或血管变形、通透性增加外,余象限血管大致正常。

(5)糖尿病视网膜病变:部分病例视网膜也可出现大量渗出,血管扩张,微血管瘤及血管异常,血管闭塞,但多双眼发病,实验室检查可明确诊断。

还要排除各种类型的葡萄膜炎及其他全身性疾病引起的眼底血管病变等。

(四)治疗

对于病变发展的不同阶段采用不同的治疗方法,主要治疗措施为药物、激光、玻璃体视网膜手术。

1.药物治疗

在刚出现玻璃体积血的病例,要注意休息,半卧位,让积血沉到下方,不会遮住黄斑而影响视力。

(1)止血及活血化瘀药物:中西药物结合治疗,少量玻璃体积血,可完全吸收。

(2)肾上腺糖皮质激素:可抑制炎症反应和减轻黄斑水肿,激素的用量要根据患者的临床反应、病情的变化适当调整。泼尼松 30~60mg,每日 1 次,病情好转后渐减量,维持数月,以防复发。

(3)抗结核药物:如发现全身有活动性结核病灶,应抗结核治疗。未发现身体其他部位结核病变者,其在 Eales 病治疗中所起的作用仍存在争议。

2.激光治疗

适应视网膜血管无灌注及新生血管形成,其原理是减少视网膜耗氧量,从而减少新生血管生长因子的形成,并封闭视网膜微血管异常渗漏。视网膜光凝可以阻止玻璃体积血等并发症的出现,并能加速视网膜出血及黄斑水肿的吸收。激光治疗后仍应定期复查,一些患者病情仍会发展,血管闭塞区可继续扩大,新生血管可继续产生。激光治疗后1个月应复查FFA,不但是判断病情是否发展,而且是检验光凝治疗效果的重要手段,如发现新的血管闭塞区或新生血管可再次行激光治疗。

3.玻璃体手术

大量玻璃体积血观察1个月不吸收,就要及时做玻璃体手术,清除玻璃体积血,同时也清除玻璃体内炎性因子、分解产物和渗出物,减轻对视网膜的刺激,从而阻止病情的发展。术中对增生膜要尽量剥除,解除对视网膜的牵拉,防止发生视网膜脱离;对血管闭塞区要进行眼内视网膜光凝,以防再增生和出血。

(五)治疗效果

Eales病的自然病程3~5年,有的甚至更长。70%~80%的患者发展成双眼受累,但双眼同时失明较少。视力预后与病情严重程度和是否治疗及时有关,及时做眼底激光光凝封闭视网膜缺血区和做玻璃体手术清除玻璃体积血和增生膜,可保持或恢复到患者原有的视力。出现并发症的患者预后不好。常见的并发症为继发性新生血管性青光眼,增生性视网膜病变、继发性视网膜脱离等。在每次复诊患者时,一定要详细检查虹膜是否出现新生血管,以防止新生血管性青光眼的发生。

二、节段性视网膜动脉周围炎

节段状视网膜动脉周围炎是一种比较少见的视网膜血管性疾病,炎症性病变主要发生于视网膜动脉管壁外层及其周围组织。好发于青壮年,多单眼发病。

(一)病因与发病机制

病因与发病机制至今仍不明确。一些学者认为,本病是多种原因致机体免疫功能异常引起的自身免疫性血管炎。可能是视网膜动脉对不同抗原的一种免疫反应。很多病例报道与一些全身病如结核、梅毒、红斑狼疮、弓形体、鼻窦炎及疱疹病毒感染等疾病有关,并根据以上病因处理后病情及眼底炎症明显好转。

(二)临床表现

1.症状

患者视力轻度或中度减退,眼前有黑点飘动,有时视物变形或有闪光感。

2.体征

本病常合并葡萄膜炎,如全葡萄膜炎,眼前节可有睫状充血,角膜后灰白色点状沉着物,房水混浊,玻璃体有点状或絮状混浊,屈光间质不清晰,眼底无法看清。当炎症好转,玻璃体混浊减轻后,可发现视网膜动脉壁上呈节段排列、如指环状或袖套样的黄白色渗出斑,此种表现在邻近视盘的一二级分支和动静脉交叉处更明显。动脉管径可狭窄,炎症处动脉管壁不透明,一些小分支动脉可呈白线状。视网膜静脉大多数正常,少数静脉可有扩张。在病变的动脉附近,视网膜有水肿和出血,在后极部也可出现脉络膜炎的病灶。当动脉周围的炎症消退时,动脉管壁的指环状渗出可逐渐变淡变小,常为黄白色亮点,最后逐渐消失,不留痕迹。

3.荧光素眼底血管造影

视网膜动脉充盈和静脉回流时间较迟缓,动脉管径不规则,但血流通畅,甚至呈白线状的血管仍有血流通过。造影晚期动脉管壁可有荧光染色。如有静脉受累,静脉可迂曲、扩张,管壁染色。

(三)诊断和鉴别诊断

此病较少见,但根据眼底的特殊表现,视网膜动脉呈现节段状指环状白鞘,动脉管径狭窄,一些动脉小分支白线化,视网膜静脉大多正常,可确定诊断。早期易误诊为全葡萄膜炎,但只要看清眼底的典型表现不难鉴别,还应于不全动脉阻塞等疾病相鉴别。这些疾病可结合病史、眼底表现、眼底血管造影,实验室检查明确诊断。

(四)治疗

因病因不明,只能采取对症治疗。在病变活动期间可全身或局部应用肾上腺糖皮质激素、血管扩张剂、维生素类和中医中药等治疗。如合并前葡萄膜炎除局部应于肾用腺糖皮质激素外,应加入散瞳和局部热敷等治疗。一些学者报道,诊断性抗结核治疗取得明显疗效。但一些患者可能是其他疾病引起,国外 Crouch 报告一例合并梅毒性全葡萄膜炎患者,抗梅毒治疗病情好转。但有些患者找不到病因,被认为是一种不明原因的变态反应,用肾上腺糖皮质激素治疗效果较好。

(五)治疗效果

本病发病较急但病程较缓慢,可持续数月或更久。预后较好,只要炎症不累及黄斑,大多数视力可恢复正常或接近正常。治愈后一般不再复发。

三、霜样树枝状视网膜血管炎

霜样树枝状视网膜血管炎由 Ito 等首次报道,其后其他国家及国内也相继有报道。本病因广泛性视网膜血管壁呈霜样白色渗出,像挂满冰霜的树枝而得名。是一种非常少见的双眼急性视网膜血管周围炎症。

(一)病因与发病机制

病因不十分明了,大多病例报道可能与病毒感染有关。但一些患者发病前无任何诱因,全身检查无特殊表现,多见于健康青少年,对短期肾上腺糖皮质激素治疗敏感,患者预后良好。一些学者把此类患者称之为特发型。而另一些患者有一定病因,如 HIV(人类免疫缺陷病毒)和巨细胞病毒感染,除有本病典型的眼底表现外多合并全身疾病,此种患者年龄较大,并发症较多,较难治愈,这种类型有学者称为全身型。

(二)临床表现

1.症状

多无任何诱因发病。常为双眼,可突发眼红,视力不同程度下降,视力最差可致光感。

2.体征

眼前段可正常或睫状充血,角膜后可见沉着物,房水、玻璃体可有尘状或雾状混浊。眼底检查,视盘多正常,或有轻度充血水肿。视网膜血管无明显迂曲、扩张,特征性的眼底表现为视网膜血管周围白色渗出,像挂满冰霜的树枝,从后极部直达周边部视网膜均可见,多以中周部显著,少数以后极部为主。动静脉均可受累,但多以静脉受累更为明显。有些病例视网膜可有点状或片状出血,黄斑部可出现水肿,严重病例视网膜水肿、渗出,可出现渗出性视网膜脱离。病情好转后,静脉管壁白色渗出吸收或留下白鞘,黄斑水肿消退后局部可有色素紊乱或陈旧渗出。根据黄斑水肿的时间和程度,视力可有不同程度的恢复。较严重病例视网膜血管可闭塞,新生血管膜形成等并发症。

3.荧光素眼底血管造影

FFA 早期视网膜可无异常表现,静脉期视网膜血管出现渗漏,随造影时间延长,视网膜可出现广泛性血管通透性增加,静脉更为明显。如有视盘水肿,造影晚期视盘荧光染色,边界不清,黄斑区毛细血管的渗漏,造影晚期可见黄斑囊样水肿。

(三)诊断和鉴别诊断

1.诊断

根据典型的眼底改变及 FFA 大多可确诊。对于可疑病例可做全身检查,实验室检查,血清 HIV 抗体检查,以排除全身并发症。

2.鉴别诊断

该病应与急性视网膜坏死、Eales 病、中间葡萄膜炎相鉴别。

(1)急性视网膜坏死综合征:是以动脉为主的视网膜血管炎,病灶多从周边部开始,可有黄白色大量渗出及出血,根据 FFA 和临床表现可鉴别。

(2)Eales 病:累及的血管也多为静脉,管壁可伴有白鞘,但多为周边部静脉受累(见视网膜静脉周围炎章节),玻璃体可反复出血。

(3)中间葡萄膜炎:睫状体平坦部呈雪堤样改变,而霜样树枝状视网膜血管炎不会有这些改变。

(四)治疗

特发型患者对肾上腺糖皮质激素反应良好。如有或病毒感染的患者,可在抗病毒同时使用肾上腺糖皮质激素治疗。

(五)治疗效果

肾上腺糖皮质激素治疗后血管霜样改变可完全消失,如不出现并发症视力预后较好。如出现视网膜血管闭塞新生血管膜形成、玻璃体积血、黄斑区长期水肿、黄斑区发生纤维瘢痕等并发症,视力预后较差。

四、双侧视网膜动脉炎伴多发性瘤样动脉扩张

双侧视网膜动脉炎伴多发性瘤样动脉扩张(BRAMAD)又称特发性视网膜血管炎、动脉瘤和视神经视网膜炎(IRVAN)。Kincaid 和 Schatz 首次报告,是一种少见眼底病,原因不明,多发生于中青年患者(7~49 岁),女性较男性多见,没有全身相关疾病。通常双眼发病。

(一)病因与发病机制

IRVAN 的病因和发病机制尚不明了。

(二)临床表现

1.症状

多数患者无症状,于体检时发现,或因玻璃体混浊引起的眼前黑影飘动而就诊,就诊时通常视力较好。当发生黄斑区渗出或缺血、玻璃体积血和新生血管性青光眼时,患者视力明显下降。

2.体征

在发病前,可先有前段葡萄膜炎和(或)玻璃体炎。但多数患者眼前节正常和玻璃体无炎症改变。该病的眼底特点是在视盘附近的动脉和动脉分叉处出现瘤样动脉扩张,也可分布整个视网膜。视盘充血和边界不清,视盘动脉也可出现瘤样扩张,常引起视盘周围视网膜内硬性渗出。视盘周可有放射状出血和(或)散在视网膜内出血。静脉不规则扩张和有血管鞘膜,周边部小血管广泛闭塞,交界处毛细血管扩张和异常吻合。在严重的病例可发生从周边到黄斑的血管闭塞和缺血、玻璃体积血和新生血管性青光眼。最终,视神经萎缩和无光感。长期追踪发现眼底的动脉瘤可增加或自发消退,表现是一种血管炎性的游走性改变,受影响的动脉节段性炎症使得血管壁强度减弱,在流体静压力的作用下可变成囊状或典型的纺锤形扩张,当血管炎症消失时,血管壁的强度恢复,动脉瘤减小,甚至恢复到正常血管轮廓。

3.分期

Samuel 根据对大量患者的观察,将 IRVAN 的临床经过细分为 5 个不同时期,这个分期系统概括了 IRVAN 的自然病程,为评价视网膜缺血的严重程度和治疗提供了依据(表 3-3)。

表 3-3　IRVAN 分期

分期	特征
Ⅰ期	大动脉瘤,渗出,视神经视网膜炎,视网膜血管炎
Ⅱ期	血管造影显示毛细血管无灌注
Ⅲ期	后段视盘或其他地方有新生血管,合并或者玻璃体积血
Ⅳ期	前段新生血管
Ⅴ期	新生血管性青光眼

4.辅助检查

(1)FFA:能清楚显示视盘和周边视网膜成串的大动脉瘤,一般位于动脉的分叉处,并有荧光素渗漏,周边部视网膜可见广泛毛细血管无灌注区。

(2)ICGA:能显示在眼底检查和 FFA 都不能发现的脉络膜血管异常,造影早期显示脉络膜大血管扩张和渗漏荧光。中期,进一步显示脉络膜血管有炎症性改变,有异常的血管灌注和血管壁损伤,在周边有斑片状低荧光区,证实有脉络膜小血管的阻塞。可是全层或者部分的脉络膜炎症损伤,或者是脉络膜基质层萎缩,使脉络膜显示异常。ICGA 也能显示扩张的视网膜动脉瘤,在整个 ICGA 造影过程中能保持因 FFA 渗漏荧光而模糊的血管壁的轮廓。

(3)OCT:可显示视网膜水肿和黄斑下局限性视网膜脱离。

(4)实验室检查:中性粒细胞胞质抗体(ANCA)是各种血管炎症活动期的标志,用患者血清做间接免疫荧光法检测该抗体,已发现核周亚型(P-ANCA)为阳性,而胞质质亚型(C-ANCA)为阴性。P-ANCA 与微小结节状多动脉炎和其他全身血管炎相关,对 IRVAN 的诊断有帮助。

(三)诊断和鉴别诊断

1.诊断

双眼发病,视网膜血管炎,视网膜动脉分叉处瘤样扩张和视神经视网膜炎,具备这 3 个主要体征可确诊 IRVAN,3 个次要体征是周边毛细血管无灌注、视网膜新生血管和黄斑水肿。FFA

可清楚地显示这些病变,有着确诊意义。ICGA 和血清学检查可协助诊断。

2.鉴别诊断

主要和视网膜动脉扩张和血管炎症性疾病相鉴别。

(1)视网膜大动脉瘤:常见于老年人,多伴有高血压、糖尿病者病史。多为单眼发病。后极部视网膜大动脉处动脉瘤样扩张,一般只有一个,呈圆形,多有出血,周边部没有无灌注区。

(2)视网膜静脉周围炎:周边部眼底病变与视网膜静脉周围炎相似,但后者多为中青年男性,病变以静脉受累为主,不伴有视网膜中央动脉主干分支的瘤样动脉扩张。此外有反复发作病史。

(3)成人 Coats 病:可有粟粒样扩张的血管瘤,一般位于周边部视网膜,伴有较多的硬性渗出,广泛的毛细血管扩张呈梭形、囊样或串珠样。

(4)其他:一些和视网膜血管炎相关疾病也要鉴别排除,如白塞病、韦格纳肉芽肿、结节性多动脉炎、系统性红斑狼疮、结核和梅毒等。

(四)治疗

包括肾上腺糖皮质激素、激光治疗和玻璃体切除术。

1.药物治疗

该病是一种视网膜血管炎症性的改变,可使用肾上腺糖皮质激素治疗,但口服泼尼松 30mg/d 无效,静脉滴注甲泼尼龙 500mg/d 效果较好,但只是单个病例的报告,效果并不肯定,需要进一步证实。

2.激光治疗

(1)治疗的目的是促使视网膜新生血管消退或预防新生血管的发生,消除黄斑水肿。

(2)适应证:视网膜毛细血管无灌注区和渗漏,黄斑水肿。

(3)治疗方法:直接光凝视网膜无血管区和渗漏的毛细血管,黄斑水肿采用栅格样光凝渗漏点。

(4)注意事项:避免直接光凝瘤样扩张的动脉,以免引起动脉的阻塞,但黄斑颞侧的动脉瘤可以直接光凝,因为它是末端血管。

3.玻璃体腔内注药

对有视网膜新生血管和黄斑水肿患者,可玻璃体腔内注射抗 VEGF 药物(雷珠单抗或贝伐珠单抗),能显著地抑制视网膜新生血管。抗 VEGF 很少单独使用,一般是作为其他治疗的辅助治疗,必要时可补充多次注射。也有单个病例报告玻璃体腔内注射曲安奈德或植入地塞米松缓释剂能有效减轻黄斑水肿和提高视力。

4.玻璃体手术

发生大量玻璃体积血和增生前膜影响视力,需玻璃体手术治疗。

(五)治疗效果

部分动脉瘤可自行消退,多数患者保持较好视力。少数患者视力预后差,视力下降与周边部视网膜缺血和新生血管性并发症有关。在 IRVAN 第Ⅱ期及时进行治疗的眼效果较好,所有治疗眼的视力保持在 1.0,没有一只眼加重。在Ⅲ期才开始治疗的大多数眼也能保持≥0.5 视力,约有 25% 的眼继续恶化,视力下降到≤0.01,另有 21% 继续发展到虹膜红变或新生血管性青光眼。在第Ⅲ期才开始做全视网膜光凝有可能不能阻止新生血管的后遗症,导致视力严重丧失的发生率很高。在第Ⅳ期或第Ⅴ期才开始做全视网膜光凝治疗眼约 50% 发生严重的视力下降(≤0.01)。因此,当 FFA 一发现有视网膜缺血表现就做缺血区广泛视网膜激光治疗,能维持长期视力稳定,预防发生增生性玻璃体视网膜病变。

抗感染治疗的效果还不肯定。IRVAN 表现前房细胞和玻璃体炎症提示可能是炎症病因引起,但使用皮质类固醇药物并没显示出减少血管炎症或停止视网膜或虹膜新生血管的发展。仅有几只眼使用了抗代谢药物环孢霉素或氨甲喋呤治疗,但疗效尚不肯定。

第五节　黄斑疾病

黄斑疾病是特指黄斑区的病变引起临床病症,包括中心性浆液性脉络膜视网膜病变、特发性脉络膜新生血管、遗传性黄斑变性和急性特发性黄斑病变等。年龄相关性黄斑病变属于黄斑疾病范畴,但习惯上放在单独一章论述。而黄斑水肿不是一个独立的疾病,常是其他疾病的一个体征,但对视力影响很大,特安排在本章内讨论。

一、中心性浆液性脉络膜视网膜病变

中心性浆液性脉络膜视网膜病变(CSC)是主要累及黄斑区的局限性视网膜神经上皮脱离为主要特征的眼底病变,通常简称"中浆"。以往曾用名"中心性视网膜炎,中心性浆液性脉络膜视网膜炎"。它的发病机制虽然不是非常明确,但随着荧光素眼底血管造影(FFA)及吲哚菁绿脉络膜血管造影(ICGA)的出现,人们对中浆的发病机制有了进一步的了解。

(一)病因与发病机制

中浆的流行病学特征是好发于中青年男性,男女比例约(5~10)∶1,常单眼发病,较容易复发。中浆患者通常是 A 型性格的人,并常有紧张、劳累以及睡眠不足的因素,并且在一些库欣综合征,长期应用肾上腺糖皮质激素的患者,或者妊娠期妇女也可见到。推测其可能与体内皮质激素的失衡,以及交感神经的兴奋有关,已在相关研究中得到证实。

20 世纪 60 年代随着 FFA 的出现,人们对中浆的发病机制有了进一步认识。在 FFA 检查中,荧光素从视网膜色素上皮(RPE)层点状渗漏,聚集在神经上皮下,说明视网膜的外屏障RPE 连接复合体功能的失代偿。随着病情的恢复,荧光造影中 RPE 的功能可以完全恢复,不留任何渗漏荧光的痕迹,说明中浆的异常荧光渗漏是 RPE 细胞连续性中断,而非 RPE 细胞死亡。若患者病情迁延不愈,部分患者同样可出现不同程度的 RPE 的色素脱失,以及不同程度色素上皮和神经上皮的损害。因此部分学者提出了 RPE 功能异常学说,他们认为中浆的发病机制是 RPE 个别细胞功能异常,或者广泛 RPE 细胞功能异常导致的液体渗漏到神经上皮下。

近年来随着 ICGA 的出现,对中浆的病理机制有了更新的认识。ICGA 中发现部分中浆患者的不仅仅有 RPE 的渗漏,相应位置的脉络膜,甚至是非病灶区的脉络膜出现早期局部脉络膜毛细血管的充盈迟缓,大中静脉的扩张,和局部脉络膜毛细血管扩张渗漏;而且往往在对侧未发病的眼也常常见到多灶性的脉络膜毛细血管通透性增加。这也提示中浆其实是双眼的疾病。ICGA 中表现为中晚期多个弥散的高荧光斑,提示了某种因素引起的脉络膜局部血管的痉挛,灌注不良,以及周围脉络膜血管代偿性的扩张,通透性增加。因此,一些学者提出了脉络膜血管异常学说,他们认为病变根本在脉络膜血管,往往脉络膜血管通透性增加的范围远大于 RPE 的损害的范围,RPE 下液体压力过高,RPE 是继发的功能失代偿。然而,在中山大学中山眼科中心所做 ICGA 中,并非所有的中浆患者都会出现脉络膜血管通透性增加的改变。

其他因素包括感染、妊娠等等,其致病的准确机制尚不清楚。

(二)临床表现

中浆有着多种临床表现,又随着病情的轻重缓急不同,展现出很多复杂的变化。视力的变化与黄斑是否受累及密切相关。

1.症状

急性期的患者,仅仅感到患眼视力稍模糊,检查视力可以正常或轻度远视,但常有视物变暗和(或)变色,逐步视力下降。大多患者是突然出现单眼视力下降,中心暗影和视物变小。慢性患者,因病程迁延不愈,通常会有不同程度的视力下降,严重的患者也可导致失明。慢性患者多数是双眼先后出现视力下降,程度不同,或单眼反复发作,或症状持续性超过半年。

2.体征

初次起病或急性期的患者视力一般不低于 0.5,可矫正。眼部无炎症表现。多数患者眼底可见黄斑区或旁黄斑区圆形或类圆形的神经上皮脱离区。部分患者可以见到局灶性的 RPE 脱离区,表现为边界清晰的圆形病灶,前置镜下呈边界清晰的浆液性泡状隆起。慢性的患者视力可下降到 0.1 甚至更低,其原因主要是长期黄斑区脱离导致感光细胞的损害,以及 RPE 的萎缩。眼底表现可出现局灶的色素脱失和增生,少数严重的患者可出现下方大泡状视网膜脱离。严重的患者甚至出现继发性视网膜色素变性样改变。

3.分类

一般根据发病的时间分为急性(病程小于 6 个月)和慢性(病程大于 6 个月)或称为迁延性。这里要注意时间并非是分类的绝对指标,还要结合患者的临床特点进行分类,并非小于 6 个月就一定是急性。另外一种特殊的类型是弥散性视网膜色素上皮病变(DRPE),国内常常称其为大泡性视网膜脱离(概念不准确,大泡性视网膜脱离指凡是渗出性视网膜脱离成泡状都称为大泡性视网膜脱离),其病理机制与中浆相同,有些学者把其归为慢性中浆,有些学者也有把它另列出来为一个单独的病。本节还是把这一类型归入到慢性中浆。临床工作中常常与葡萄膜大脑炎相混淆,因两种病的治疗方法相悖,所以应特别加以注意鉴别。

(1)急性中浆:病程时间一般小于 6 个月,FFA 显示单个或者少数几个荧光素渗漏点,眼底色素上皮没有脱色素,萎缩等改变。

(2)慢性中浆:病程时间一般大于 6 个月,或反复发作,相干光断层成像仪(OCT)或眼底观察证实持续的黄斑区神经上皮脱离;或者 FFA 显示多个不规则的荧光素渗漏,通常伴有大片的 RPE 的脱色素、色素增生或萎缩。RPE 萎缩区多位于黄斑区的下方,或者渗漏点的下方,呈轨迹样改变,这是由于长期渗出的液体不吸收,在重力的作用下,往渗漏点下方走行,时间久了引起 RPE 的损害。若伴有渗出性视网膜脱离,脱离区的视网膜毛细血管通透性会增加,远端的毛细血管甚至会闭塞。慢性中浆很多都为双眼患病,尤其合并全身疾病的时候,如长期肾上腺糖皮质激素服用史,妊娠,以及库欣综合征的患者。

4. 辅助检查

(1) FFA：典型的 FFA 表现为静脉期出现色素上皮损害的点状高荧光，荧光素可呈炊烟样渗漏或墨迹样渗漏；晚期可见神经上皮脱离的弱荧光晕环荧光积存，部分病例出现浆液性 RPE 脱离，表现为边界清晰、范围大小不变的随造影时间逐渐增强的高荧光斑，部分病例渗漏点位于 RPE 脱离区。

不典型的 FFA 表现多为迁延性的或反复发作的病例，新旧病灶混杂，表现为多灶性的色素上皮损害，呈现出局灶性的斑片状高荧光，渗漏点可不明确。RPE 色素脱失表现为透见荧光、增生表现遮蔽荧光。因长期神经上皮脱离，液体受重力作用往下方走，所以，RPE 可呈沙漏样改变。

若出现视网膜脱离，浅脱离一般在下方中周部，脱离时间久了脱离区视网膜血管通透性会增加，毛细血管可从下方周边部开始闭塞，而上方非脱离区视网膜血管不会有改变；严重的病例，下方可出现泡状的视网膜脱离。部分患者可出现 RPE 撕裂，多出现在 DRPE 的患者，因常伴有多个 RPE 浆液性脱离。

(2) ICGA：造影早期脉络膜毛细血管局部小叶充盈迟缓，呈相应的低荧光，相应的区域脉络膜大中静脉毛细血管扩张以及毛细血管通透性增加，在造影中期可见扩张的血管以及斑片状的弥散的高荧光斑。迁延的病例局部脉络膜毛细血管闭塞，在晚期可见清晰的低荧光灶。RPE 脱离在 ICGA 表现为早期相应的低荧光，中晚期可见高荧光，边界清晰。神经上皮脱离表现为晚期可见一个弱荧光晕环。很多患者对侧正常眼也会有局灶性脉络膜血管扩张，通透性增加的改变，说明的中浆是双眼的疾病。

(3) OCT：神经上皮脱离表现为神经上皮层隆起，其下为液体积聚的低反射或无反射区，底部见一高反射光为 RPE 与脉络膜毛细血管层。RPE 脱离显示为视网膜神经上皮层与一高反射的 RPE 层一起隆起，脱离区下方为清亮的液体，低反射。脉络膜层反射光带要比非脱离区脉络膜反射低。Imamura 等研究显示了中浆脉络膜厚度较正常人明显增厚。

(4) 眼底自发荧光 (FAF)：可用来观察中浆不同时期的改变。在急性期，RPE 脱离和渗漏点为低 FAF，在有视网膜下黄色点的地方可表现高 FAF。当浆液性脱离持续一段时间，脱离区 FAF 增加，在弥漫自发荧光相中有分散的点状高荧光。当视网膜下液吸收后，视网膜复位，自发高荧光相消失。在慢性中浆有着各种程度不同的萎缩，呈一种混合性 FAF，既可有低荧光也可有高荧光，脂质沉淀和视网膜下纤维不产生自发荧光。

(三) 诊断和鉴别诊断

1. 诊断

突然出现视物变形或变色，眼底后极部见到边界清楚的盘状或小泡状隆起，OCT 证实黄斑区神经上皮脱离或色素上皮脱离，以及 FFA 显示"炊烟状"或"墨迹状"荧光渗漏，可以确诊中浆。部分患者有中浆反复发作病史，病程迁延不愈，超过半年；视力矫正不佳，中心固定暗点；OCT 提示黄斑区神经上皮脱离，FFA 显示多灶性 RPE 损害，或弥漫性 RPE 脱色素透见荧光；以及一些长期神经上皮脱离继发的改变可诊断为慢性中浆。

2. 鉴别诊断

中浆容易和一些黄斑区水肿和渗出的疾病相混淆，需要与以下一些疾病相鉴别。

（1）黄斑囊样水肿：一般伴有原发病变如糖尿病性视网膜病变，视网膜中央静脉阻塞，或葡萄膜炎引起的黄斑囊样水肿。很少伴有神经上皮的脱离，是神经视网膜的增厚。OCT 检查显示视网膜内有多个囊腔形成，FFA 显示晚期黄斑区荧光渗漏呈花瓣状，可以与中浆相区别。

（2）特发性息肉状脉络膜血管病变（PCV）：部分 PCV 可以以中浆样的改变发病，伴有神经上皮的脱离；或者以 RPE 脱色素脉络膜萎缩改变的 PCV 较容易与慢性中浆混淆。PCV 患者年龄较中浆发病年龄大，从眼底上，PCV 患者常伴有视网膜下出血，以及橘红色的结节病灶。ICGA 是主要的鉴别要点，PCV 做 ICGA 可见异常的脉络膜血管网，末端扩张呈囊袋样，晚期囊袋可见冲刷现象，血管网部分晚期可见地图样高荧光染色。这些现象在中浆的 ICGA 检查中都没有。

（3）特发性脉络膜新生血管（ICNV）：患者视力较差，多伴有视物变形，一般在黄斑区可看到一个灰白色的病灶，周围多伴有水肿，仔细观察有些可见到视网膜层或视网膜下的出血点，或环状的出血。FFA 检查，在动脉期一般可见到边界清晰的脉络膜新生血管网，随时间荧光素渗漏，晚期高荧光染色。中浆的渗漏点一般出现在静脉期后，可作为两者的鉴别点。

（4）葡萄膜大脑炎：又称为 Vogt－小柳原田综合征（VKH）和中浆两者都为双眼的渗出性视网膜脱离，严重时都可引起大泡性视网膜脱离，临床上较难鉴别。①眼底改变特征：VKH 患者的视力下降比较快，而且常伴有全身症状。初发的 VKH 常常出现视盘充血，轻微水肿，且严重的患者有炎症的表现，包括前段炎症的表现，如果早期炎症不明显，一般看到的视网膜 RPE 层的色素比较均匀。而 DRPE 的患者，多数病程较长，反复出现，有些有长期应用肾上腺糖皮质激素病史，应用激素过程中症状加重，若病灶不累及黄斑区视力可比较好。从眼底表现来看，多数视盘没有水肿充血，RPE 层的色素比较紊乱，而且经常可见到局灶性的病灶，有些呈视网膜神经上皮下的黄白色纤维素渗出灶，有些患者伴有多个 RPE 脱离。②FFA：在造影早期，VKH 常会出现脉络膜充盈的斑驳状荧光（脉络膜炎症以及水肿的原因）；静脉期 RPE 色素上皮的活动性损害多是弥散的针尖点的高荧光（自身免疫攻击 RPE 细胞，所以病变很弥散，分布较均匀），渗漏较均匀，后期融合成片，可见到多个神经上皮脱离的湖样积存的荧光；视盘晚期多数会有强荧光染色（视神经炎症）。而 DRPE 的渗漏点多数在眼底的黄白色病灶处，渗漏点外的 RPE 较正常，渗漏点分布不均，呈局灶性。渗漏点多数较明显，墨迹样的扩大。视盘多数荧光像正常，但有些患者时间久，下方视网膜脱离区的视网膜血管通透性会增加（容易与血管炎混淆）。且时间长了之后会出现脱离区远端视网膜毛细血管闭塞，但在上方非脱离区，视网膜血管一般正常。

（5）其他：在裂孔性视网膜脱离、肿瘤、视盘小凹等疾病引起的黄斑区神经上皮浅脱离，小瞳孔下看到黄斑区反光消失和水肿样改变，容易误诊为中浆。只要散瞳仔细检查眼底，很容易鉴别。在这里强调考虑眼底病变时，散瞳检查的必要性。

（四）治疗

1.患者教育

如果患者是明显的 A 型性格，并且有诱因：睡眠不足，精神紧张，劳累，以及在使用肾上腺糖皮质激素，应告知患者纠正不良生活习惯，尽可能从根本上消除诱因。

2.观察

中浆有着良好的自愈特性,最适合的一线治疗是观察。已知高水平的内源性或外源性皮质类固醇是发生中浆的病因,应询问患者是否正在使用含有该类药物的鼻腔喷雾剂、关节内注射或其他隐含皮质类固醇药物,应停止使用,将内源性和外源性皮质类固醇调整到正常后,90%患者可自愈。研究证实,中浆患者在有明显症状近4个月的时候,中心凹感光细胞发生萎缩。因此,如果3个月症状不消失,考虑给予积极的治疗。如果对侧眼因同样的病已经造成了视力下降,先发眼应马上考虑给予治疗。

3.药物治疗

可服用一些活血的中成药和营养神经类药物,如复方血栓通和多种维生素,但这些药物没有特异性。最近有用抗皮质类固醇疗法治疗急性和慢性中浆取得较好效果的报道,用利福平600mg/d。不良反应有头痛和恶心,具体疗效尚需大量病例观察。大量临床资料表明,肾上腺糖皮质激素使用后可加重病情,可能诱发大泡性视网膜脱离,应避免使用。肾上腺糖皮质激素导致病变加重的机制尚不明确,烟酸也可加重本病,应避免使用。

4.激光治疗

视网膜光凝治疗是目前较有效、安全且并发症少的方法。虽然中浆部分是自限性疾病,视力恢复良好,但一部分患者的视功能如对比敏感度可下降。目前认为早期光凝可以缩短病程,减少长期黄斑区视网膜脱离引起的视功能的损害,但激光治疗不能预防复发。

光凝的方法:可选用绿色、黄色或红色激光作为治疗光源,但是黄斑部无血管区及黄斑乳头束的光凝应选用氪红激光。治疗光斑应比渗漏点稍大,一般为200μm,能量100~200mW,时间0.2~0.3s,致RPE变为灰白色,Ⅰ级光斑。一个激光斑仅能封闭一个非常小的渗漏点,因此通常使用3~5个点来完成治疗。

5.光动力疗法(PDT)

一些慢性的中浆,或渗漏点不明确的中浆,可考虑行光动力疗法。PDT要根据ICGA的中期脉络膜高荧光斑的范围作为指导。具体方法详见激光治疗章。

6.大泡性中浆的治疗

大泡性中浆容易复发,预后不好。传统的治疗是观察或激光封闭渗漏点,但光凝治疗的益处尚不能肯定。采用半量的维替泊芬做PDT治疗,封闭渗漏点,取得了较好的效果。

(五)治疗效果

治疗中浆仍然面临着挑战,90%急性中浆病例不治疗在几个月内有自行愈合的特性,可先观察。用激光直接光凝渗漏点,有治疗后诱导脉络膜新生血管(CNV)的风险。复发或持续性脱离常常与更弥漫的RPE萎缩或增生相关,大约50%的患者可能复发,复发间隔时间不定,约50%是在初发后1年内再发,有精神疾病史与较高复发率相关。少部分患者视力不可逆丧失与RPE萎缩、继发视网膜下新生血管和转变成PCV有关。即使患者视力完全恢复到正常,仍可有残余症状,如视物变形、暗点和对比敏感度减少,这些症状可能与中浆减少了黄斑锥细胞的密度有关。PDT是最适合治疗慢性中浆的长期渗出性视网膜脱离,解剖和功能上都恢复良好。最近使用抗血管内皮生长因子(VEGF)药物来治疗中浆合并有CNV情况,是一种新的疗法,但需要进一步研究观察。

二、特发性脉络膜新生血管

特发性脉络膜新生血管(ICNV)是一种发生于黄斑部孤立的渗出性脉络膜视网膜病变,伴有脉络膜新生血管(CNV)和出血。以前也被称为中心性渗出性脉络膜视网膜病变(CEC)。

(一)病因与发病机制

本病病因与发病机制尚不清楚,患者多为中青年,单眼发病居多,病程持久,呈间歇性发作,最后形成机化瘢痕,常常导致视力严重损害。

(二)临床表现

1.症状

主要症状为中心视力下降,视物变形。

2.体征

黄斑部灰色浸润病灶伴视网膜下出血,呈类圆形,大小约 1/4 视盘直径(DD),很少超过 1 个 DD。在急性阶段,病灶周围可有盘状视网膜脱离。病程较长的患者,病灶周围可见亮白色的硬性渗出。FFA 早期可见脉络膜新生血管显影,呈花边状、轮辐状、树枝状或者不规则形,荧光素很快渗漏形成强荧光病灶,后期强荧光病灶范围扩大,边界模糊。

3.辅助检查

相干光断层成像仪(OCT)表现为 RPE 和脉络膜毛细血管层的反射光带局限增强。较小的 CNV 通常表现为梭形的强反光团,大的 CNV 则是较大范围的不规则增厚,同时伴有 RPE 和脉络膜毛细血管层的变形,如果 CNV 突破 RPE 层进入视网膜神经上皮层下,则表现为神经上皮内的锥形隆起高反射,锥体内为低反射。

(三)诊断和鉴别诊断

1.诊断

(1)发生于中青年,中心视力下降,视物变形。

(2)眼底黄斑区灰色病灶伴视网膜下出血。

(3)眼底无高度近视及其他眼底改变。

(4)FFA 呈典型 CNV。

2.鉴别诊断

本病需要与产生 CNV 的其他疾病相鉴别,如年龄相关性黄斑变性(渗出型)、多灶性脉络膜炎、弓形体脉络膜视网膜炎、点状内层脉络膜病变、高度近视性脉络膜新生血管及息肉状脉络膜血管病变等。

(1)年龄相关性黄斑变性(渗出型):发病年龄较大,多数在 50 岁以上。病变范围较大(常常超过 1DD),常累及双眼(可先后发病)。有玻璃膜疣及色素的改变等。而 ICNV 多发生于中青年,多单眼发病,眼底病灶很少超过 1DD 直径,无其他眼底改变。

(2)多灶性脉络膜炎:多灶性脉络膜炎(MFC)可并发 CNV,与 ICNV 相比两者临床症状类似,均好发于中青年,预后较差,不同之处如下:①眼别:多灶性脉络膜炎常双眼发病。而 ICNV 常单眼发病。②眼前节改变:MFC 早期有前葡萄膜炎临床表现,而 ICNV 无前葡萄膜炎临床表现。③眼底表现:ICNV 患者黄斑区灰色病灶伴视网膜下出血,无高度近视及其他眼底改变。MFC 患者视盘周围、后极部及中周部散在多发性(3 个~数百个)圆形或椭圆形灰黄色病灶（>300μm）。④FFA:ICNV 呈典型 CNV,无须再行 ICGA,黄斑区及周围无或见少于 2个的病灶染色。MFC 伴发 CNV 在活动性病灶造影早期呈弱荧光,后期染色。在非活动性病灶造影呈挖凿样改变(圆形或类圆形萎缩凹陷灶,边界清楚),透见荧光和色素遮蔽。1/3 病例伴发典型 CNV 表现,ICGA 检查病灶呈弱荧光,有助于发现早期病灶。

(3)弓形体脉络膜视网膜炎:患者有猫狗接触史,常伴有前房及玻璃体炎症反应,黄斑区及周围和中周部挖凿样病灶。如为陈旧性则表现为 2～3DD 大小的类圆形瘢痕病灶,中央灰白色纤维组织,周围色素圈。如为再发性则表现为新鲜的坏死灶,卵圆形轻隆起的白色绒毛病灶,周围伴色素性瘢痕。FFA 检查病灶染色,0.3%～19% 的患者并发 CNV。血清弓形体抗体检查 IgG 和 IgM 阳性,与 ICNV 容易鉴别。

(4)点状内层脉络膜病变(PIC):是一种主要累及内层脉络膜和 RPE 的炎症性疾病,目前病因与发病机制未明。PIC 好发于中青年女性,多数伴中高度近视,黄斑区 CNV 病灶伴后极部深层视网膜下黄白色奶油状小病灶及陈旧性色素性萎缩灶。FFA 显示活动性病灶早期呈强荧光,后期染色或轻渗漏。ICNV 好发于中青年,男女发病无明显差异,黄斑区单个 CNV 病灶,无高度近视及其他眼底改变。

(5)高度近视性脉络膜新生血管:CNV 是病理性近视的严重并发症,常导致黄斑出血和瘢痕形成,造成严重视力丧失。患者有高度近视病史及高度近视眼底改变(脉络膜视网膜萎缩灶、漆裂纹、视网膜劈裂、黄斑裂孔等)可与 ICNV 相鉴别。

(6)息肉状脉络膜血管病变(PCV):是源于内层脉络膜的异常分支状脉络膜血管网及其末梢息肉状扩张为特征,常导致反复发生的浆液性或出血性 RPE 脱离,与 ICNV 相比:①PCV发病年龄更大,多为 50 岁以上的老年人。ICNV 多发生于中青年;②PCV 眼底常见橘红色病灶,ICNV 呈黄斑区灰色病灶;③FFA 检查 PCV 常表现为隐匿性 CNV(可为多处),ICNV 呈典型 CNV;④PCV 患者 ICGA 检查有特征性改变,显示内层脉络膜异常分支血管网,末端呈息肉状或呈动脉瘤样簇状扩张的强荧光,随造影时间延长局部荧光素渗漏,晚期管壁着染,出现"冲刷现象"。

(四)治疗

治疗目的是封闭 CNV,使现有的视功能得以保存。目前的主要方法是激光光凝治疗、PDT、玻璃体腔内注射抗血管内皮生长因子(VEGF)药物治疗以及联合治疗。

1.激光光凝

激光光凝是利用激光的光凝固原理,眼内色素性物质吸收激光光能转化为热能,使眼内组织发生凝固。激光光凝曾被广泛应用于 CNV 的治疗,但是仅适用于位于黄斑中心凹 500μm 以外的边界清楚的 CNV。而且激光光凝不能阻止新的 CNV 形成,光凝后 CNV 的复发率也较高。所以目前已逐渐被 PDT 及抗 VEGF 治疗所取代。

2.PDT

PDT 是通过静脉注射一种光活性物质——维替泊芬,联合低能量激光照射引起光化学反应,造成细胞的直接损伤,包括血管内皮细胞损伤和血管内血栓形成,达到破坏 CNV 组织的作用。它的优势在于能够选择性破坏 CNV 组织,而不损伤 CNV 周围组织的正常功能。适用于所有 CNV 患者(包括黄斑中心凹下 CNV),是 ICNV 的有效治疗之一。根据患者的体表面积计算维替泊芬的用量,使用电子输液泵在固定的时间内进行注射。照射激光光斑大小取决于 FFA 记录的 CNV 病灶大小,设置为 CNV 最大直径再加上 $1000\mu m$,激光能量通常设置为 $50J/cm^2$,照射 83s。嘱咐患者术后 48h 内避免阳光照射,建议户外活动时穿长袖衣服,戴防护眼镜。目前,抗 VEGF 药物的应用使 PDT 的应用有所减少。

3.玻璃体腔内抗 VEGF 药物治疗

经睫状体平坦部,穿刺玻璃体腔内注入抗 VEGF 溶液 0.1mL。由于当前使用的抗 VEGF 药物作用持续时间较短,通常需要重复注射以控制病情。

4.联合治疗

研究表明,PDT 联合玻璃体腔内抗 VEGF 药物治疗较单一治疗能更好地促使 CNV 的消退,视力恢复更快及减少再治疗次数。还有学者研究 PDT 联合玻璃体腔注射曲安奈德治疗 CNV 疗效良好。支持联合治疗的理论是光动力治疗可能增加了 VEGF 和色素上皮衍生因子(PEDF)的表达,从而促进新生血管膜的生成,而抗 VEGF 药物及长效皮质类固醇激素具有抑制新生血管膜形成、生长和复发的优势,故联合治疗能够发挥协同作用。

5.其他治疗

本病多考虑炎症为其主要病因,其发病与结核、弓形体病等感染相关,如果全身有或曾有结核感染、结核菌素纯蛋白衍生物试验(PPD)阳性的患者可试用抗结核治疗。

(1)手术治疗(黄斑下 CNV 摘除、黄斑转位手术等):因手术难度高,术中、术后并发症多,术后视力恢复不理想,现已较少使用。

(2)经瞳孔温热疗法(TTT):因是非特异性治疗,目前也较少单独使用,有报道称 TTT 联合曲安奈德球后注射治疗 ICNV 取得较好疗效,激光能量小,参数较易掌握,治疗后 73% 患者视力提高。

(3)吲哚青绿介导的光栓疗法:研究报道吲哚青绿(ICG)介导的光栓疗法治疗特发性脉络膜新生血管,根据 ICG 的吸收峰(805nm)与 810nm 半导体激光波长相近,使其可成为治疗 IC-NV 的光敏剂,该方法被称为吲哚青绿介导的光栓疗法(IMP),研究结果显示,IMP 对 ICNV 有一定治疗效果,该方法安全、经济。但 IMP 的治疗参数、远期疗效及并发症需更大样本的长期临床观察。此外,对 IMP 确切的作用机制也需进一步探讨。

(4)其他:国外学者研究认为曲安奈德仍是一种辅助和联合治疗 CNV 的有效方法。有病例报告利用玻璃体腔注射氨甲喋呤治疗 CNV,特别是对抗 VEGF 治疗耐受的难治病例。放射治疗能够破坏快速增长的新生血管组织,关于这一方法是否有效的研究结果缺乏一致性。

三、黄斑水肿

黄斑水肿是一种严重威胁视功能的常见眼底表现,而非一种独立的眼病。它是液体在黄斑区视网膜内异常聚集,即黄斑区的视网膜水肿。当液体积聚在外丛状层和内核层之间的蜂房样空隙时,呈放射状排列的黄斑区外丛状层 Henle 纤维将积液分隔成多个特征性的囊样小腔,称为黄斑囊样水肿(cystoid macular edema,CME)。黄斑水肿主要表现为中心视力下降、黄斑区视网膜神经上皮层增厚,长期不愈可以造成光感受器的凋亡、视力不可逆的丧失。

(一)病因与发病机制

多种原因可以导致黄斑水肿,如视网膜血管病变、眼内炎症、眼内手术、视网膜变性、外伤、药物、黄斑前膜等。不同病因所致的黄斑水肿的发病机制各有不同,目前尚无定论。黄斑水肿的病因与发病机制如下。

1.血视网膜屏障破坏

视网膜和血液循环系统之间有两种屏障:外屏障(视网膜与脉络膜之间,由 RPE 细胞间的紧密连接构成)和内屏障(由视网膜毛细血管壁内皮细胞间的闭锁小带构成)。正常时内、外屏障可以通过主动转运和被动转运过程阻止血浆成分自由进入视网膜。当缺血、缺氧、炎症、变性、外伤、手术等原因损伤血视网膜屏障时,VEGF 和炎症相关因子生成增多,致使血管通透性改变,大分子物质及大量水分子从血管内渗出到管外,最终导致黄斑水肿,如糖尿病性视网膜病变黄斑水肿、视网膜静脉阻塞引起黄斑水肿等。

2.Starling 组织水肿理论

Starling 理论是指静水压和渗透压共同作用下液体流动方向发生改变而导致组织水肿形成的理论。血管阻塞引起血管内压力增高,加上视网膜组织处于缺血状态,血管发生自身调节性扩张。根据 Poiseuille 理论,动脉扩张,动脉压下降使静脉和毛细血管内静水压增加,从而导致血液成分渗漏到血管外。

3.Müller 细胞活性改变

Müller 细胞是视网膜的主要胶质细胞,其突起包绕毛细血管周围,可以将血液中的营养物质传递到神经元,排出代谢废物,维持包括离子渗透压、pH 等细胞外微环境的稳定。在缺氧、炎症、高血糖等病理情况下 Müller 细胞活性改变,VEGF、基质金属蛋白酶合成增加,使紧密连接蛋白降解,血视网膜屏障通透性增加,视网膜内液体清除减少,导致黄斑水肿。

4.机械牵拉作用

黄斑前膜或玻璃体对黄斑及其周围视网膜血管的牵拉可导致视网膜毛细血管扭曲、血视网膜屏障受损,从而引起黄斑水肿。

5.内界膜增厚

内界膜(ILM)是 Müller 细胞的基底膜,是视网膜与玻璃体之间的屏障。而内界膜的增厚之所以能参与黄斑水肿的形成,是因为多种原因引起的内界膜增厚可以阻止视网膜内的大分子物质从视网膜进入到玻璃体腔,造成视网膜内高渗透压,从而减缓黄斑水肿的消退。

(二)临床表现

1.症状

视物变形、变暗及视力下降,部分患者可能出现中心暗点。

2.体征

黄斑区视网膜增厚,中心凹反光不规则且模糊,大部分反光消失。当中心凹区视网膜内囊腔形成,中心凹颜色可加深或有蜂窝状外观。严重者出现视盘水肿和点状出血,甚至发生黄斑板层裂孔。黄斑水肿常由眼部其他疾病引起,因此,应注意检查眼部的原发疾病表现,进行相应的描述和诊断。

(三)辅助检查

1.FFA

可以很好的评估难治性黄斑水肿的渗漏程度,作为诊断的金标准广泛运用于临床。不同病因导致的黄斑水肿,除各自相应体征外,还可见黄斑部弥漫性的深层荧光渗漏或呈花瓣样强荧光。如糖尿病黄斑水肿(DME)中可见由微血管瘤、小血管及毛细血管异常导致与病变部位及疾病进展有关的弥漫性深层荧光渗漏;视网膜静脉阻塞(RVO)引起的黄斑水肿则为静脉扩张迂曲,晚期静脉管壁着染;葡萄膜炎表现为后极部静脉广泛渗漏如圣诞树状,伴有视盘渗漏。

2.ICGA

单纯黄斑水肿只影响视网膜层,除了黄斑水肿增厚的遮蔽荧光斑外,一般脉络膜血管造影为正常表现。在葡萄膜炎患者,可出现脉络膜低荧光和高荧光等改变。

3.OCT

黄斑水肿表现中心凹消失,严重可隆起,神经上皮层较正常明显增厚,节细胞层、内外丛状层以及光感受细胞层的光反射下降。CME可见有数个反射均匀的囊样暗区。

4.视野检查

中心相对或绝对暗点,Amsler表中心暗点和变形更明显。

5.多焦 ERG(mfERG)

在黄斑水肿时可以发现波幅下降及变宽,显示潜伏期延长的电生理反应刺激。

(四)诊断和鉴别诊断

1.诊断

有视力下降和(或)视物变形,眼底检查中心凹反光消失或有蜂窝状改变,可诊断疑似黄斑水肿。OCT 检查有典型黄斑区视网膜增厚或出现液性囊腔、FFA 检查显示晚期黄斑区荧光染色或出现花瓣状荧光素沉积,可确诊黄斑水肿或黄斑囊样水肿。

2.病因诊断

黄斑水肿不是一个独立的疾病,它是多种疾病引起的一种相同的临床表现,因此,在诊断黄斑水肿时,一定要找出原发疾病,也就是病因诊断。一定要进行仔细的眼底检查和辅助检查,鉴别出引起黄斑水肿的病因诊断,为针对病因治疗提供确实的依据。

3.鉴别诊断

(1)先天性视网膜劈裂:一种 X 连锁遗传疾病,由于视网膜劈裂基因(RS1 基因)发生突变而导致的一种遗传性眼底疾病,是引起男性青少年黄斑变性的主要原因。常为年幼时起病,眼底彩照可发现黄斑区存在囊样微隙(蜂窝状),纤细的微褶皱,黄斑色素紊乱;周边型则多在颞下出现光滑视网膜扁平或球形隆起,部分患者可见到萎缩形内层卵圆形裂孔或大的视网膜裂孔,因劈裂的内层含有视网膜血管而呈血管幕帘状。大多数患者黄斑和周边部病变同时存在。OCT 显示黄斑区外丛状层出现许多纵形空腔,空腔之间被纵隔分开,劈裂的范围可超过黄斑旁达周边黄斑区。mfERG 可发现 b 波降低、a 波正常。而黄斑水肿多由其他眼部疾病引起,患者发病年纪较大。

(2)特发性黄斑裂孔:中心视力下降,视物变形、变色、变暗。临床特征为黄斑中心凹全层裂孔,孔周有积液环。多由玻璃体对视网膜的切线牵拉致。OCT 显示特发性黄斑裂孔呈黄斑区视网膜神经上皮全层缺损。

(五)治疗

黄斑水肿分为病因治疗和对症治疗两个方面,后者是通过药物、激光和手术来减轻黄斑水肿或促进黄斑水肿消失。病因治疗请参照各个疾病章节,这里主要介绍治疗黄斑水肿新进展。

1.曲安奈德

曲安奈德(TA)能显著减低细胞间的通透性,同时下调细胞间黏附分子－1的表达,还可以抑制花生四烯酸和前列腺素的生成,减少血管内皮生长因子基因的表达,并且通过稳定细胞膜和增强紧密连接,从而加强血视网膜屏障功能。

(1)适应证:用于治疗糖尿病性视网膜病变(DR)、RVO、葡萄膜炎或内眼手术引起的黄斑水肿。

(2)方法:在无菌条件下表面麻醉后进行,向玻璃体腔中央注入TA 2～4mg,必要时3～6个月之后重复一次。

2.地塞米松缓释植入物

近年研制的一种可降解的地塞米松缓释植入物(Ozurdex,0.7mg)植入玻璃体腔内,可长时间保持玻璃体腔内地塞米松的有效浓度,有效提高了继发于DR、RVO、非感染性葡萄膜炎和放射性黄斑水肿的治疗水平,改善视力。Ahmad研究表明,对继发于RVO的黄斑水肿患者,地塞米松缓释剂的剂量对视力提高无明显差异,最好矫正视力(BCVA)提高大于15个字母。植入后随访6个月发现,植入缓释剂的BCVA提高速度在30d到90d时明显快于对照组,但无论是0.35mg还是0.7mg,BCVA很难维持到180d。而且反复植入地塞米松缓释物是否对水肿的消退更加有效,还有赖于进一步长期随访。在国内目前还处于Ⅲ期临床试验阶段。

(1)适应证:用于治疗DR、RVO、葡萄膜炎、放射性治疗后或内眼手术引起的黄斑水肿。

(2)注入方法:结膜表面麻醉后,注入物通过一个特制的仪器连接22G注射管将其注入玻璃体中。

(3)并发症:与TA类似,详细叙述请参看第十四章,但青光眼、白内障的发生率较TA低。有极少数的病例报道称注入植入物后眼压降低。

(4)禁忌证:眼部或邻近部位有感染灶(如疱疹病毒、水痘、牛痘或真菌),进展性青光眼,对类固醇或植入物上的载体过敏的患者禁用。

3.碳酸酐酶抑制剂

碳酸酐酶Ⅱ在睫状体和视网膜分布较多,调控水电平衡。各种病因导致血视网膜屏障破坏,水电平衡紊乱,内皮细胞受损,VEGF表达增加,视网膜血管通透性改变,最终引起黄斑水肿。通过抑制碳酸酐酶活性除改善细胞内外的离子分布以外,还可以减低激肽系统活性,导致细胞外基质的pH恢复,改变视网膜血管通透性,促使液体从视网膜主动转运到脉络膜血管。

(1)适应证:可用于DR、RVO、视网膜色素变性、内眼手术等引起的非难治性黄斑水肿。

(2)方法:可口服用药醋甲唑胺,50mg/次,2次/天,通常连续使用不超过3天。也有眼部局部滴用多佐胺滴眼液,一次1～2滴,每日2次,持续用药1月,后根据病情需要调整用药时间。

(3)并发症:长期口服使用可引起水、电解质紊乱,对肝肾功能有所损害。

(4)不良反应:滴眼剂最常见的报道为雾视和味觉异常,少部分患者称使用后可出现视物模糊、异物感、眼干燥等不适。

4.VEGF抑制剂

VEGF能通过促进细胞紧密连接中角蛋白磷酸化,破坏毛细血管内皮细胞的转运功能,从而增加视网膜血管的通透性,引起黄斑水肿。基于此机制,VEGF抑制剂越来越广泛的应用于临床。VEGF抑制剂与VEGF分子结合后能够阻断VEGF与受体结合,使VEGF的作用下降,从而降低视网膜血管通透性,改善血视网膜屏障功能。

(1)适应证:临床上多用于治疗由DR和视网膜静脉阻塞引起的黄斑水肿及其他眼部疾病引起的黄斑水肿。

(2)方法:玻璃体腔内注射方法同TA注入法,所用注射剂量根据具体药物不同而异,如贝伐单珠抗为1.5mg,雷珠单抗为0.5mg。

5.激光治疗

通过激光直接封闭渗漏的视网膜血管和脉络膜毛细血管,封闭渗漏点。在血管闭塞和新生血管性疾病,通过光凝这些部位,减少视网膜的耗氧量和促进组织修复,从而减轻渗漏。常用氩绿激光(514.5nm),近年也有提倡采用黄色激光。目前主要用于治疗DR及RVO引起的黄斑水肿。

6.手术治疗

手术治疗是通过手术解除玻璃体对黄斑的机械性牵拉,还有去除了原玻璃体腔内积聚的一些促进视网膜微血管渗漏的相关因子(如VEGF等)及术中使用的富含氧的灌注液提高了眼内视网膜面的氧含量,促进微血管收缩,缓解了渗漏的发生,并且增加了黄斑旁毛细血管的血流量。玻璃体切除联合视网膜内界膜剥除,不但消除了内界膜对黄斑部的机械性牵引,还去除了作为Müller细胞基底膜的内界膜,理论上可导致视网膜原生质构架改变,进而加快弥漫性黄斑水肿的吸收。最近有文献提出,弥漫性DME的内界膜增厚并与大量炎性细胞黏附,如VEGF,剥除内界膜可以缓解血视网膜屏障的炎症反应。有研究证明玻璃体切割联合内界膜剥除术后,黄斑水肿明显减退,视力提高,但长期随访发现,进行内界膜剥除的疗效与单纯玻璃体切除的疗效相似。

(1)适应证:由玻璃体或前膜牵拉引起的黄斑水肿和一些药物治疗经久不愈或对激光光凝等非手术治疗无反应的黄斑水肿。

(2)手术时机:对于手术时机的选择,目前尚无定论,但需符合以下特点。①美国糖尿病视网膜病变早期治疗研究组(ETDRS)定义的有临床意义的黄斑水肿(CSME);②对光凝治疗没有反应的弥漫性黄斑水肿;③OCT检查无玻璃体后脱离,有后部玻璃体皮质增厚并对黄斑区产生牵拉。

(3)手术方式的选择:①静脉分叉处鞘膜切开术适应分支静脉阻塞引起的黄斑水肿;②视盘放射状切开术适应视网膜中央静脉阻塞引起的黄斑水肿,其实际效果需要进一步证实;③玻璃体切除联合眼内光凝和TA玻璃体腔注入适应血管性疾病和视网膜血管炎性疾病;④联合内界膜剥除适应弥漫性DME患者对光凝没有反应的黄斑水肿;⑤单纯玻璃体切除适应黄斑前膜、玻璃体黄斑牵拉综合征和格栅样光凝治疗无效的DME。

四、遗传性黄斑变性

遗传性黄斑变性又称为黄斑营养不良,是一组由遗传因素引起的主要累及黄斑部的视网膜脉络膜退行性病变。此类病变的共同特点为:发病时间较早,一般双眼对称性受累,并呈慢性进行性发展,同时中心视力逐渐下降。大部分该类疾病已找到致病基因。包括卵黄状黄斑营养不良、Stargardt 病、视锥细胞营养不良等 20 余种。

(一)卵黄状黄斑营养不良

卵黄状黄斑营养不良又称 Best 病,是一种常染色体显性遗传黄斑变性,常在幼年及青年时期发病。患者双眼黄斑区常有对称性鸡蛋黄样特征性的损害,位于 RPE 水平,其黄斑病变呈进行性的动态发展过程,晚期可形成瘢痕或萎缩。

1.病因与发病机制

此病为不规则的常染色体显性遗传性疾病,但亦有散发病例。致病基因位于 11 号染色体的 q13 上,此基因表达 RPE 上的一种功能未定的跨膜蛋白。男女发病概率相等,患者或基因携带者的后代有 50% 的发病概率。

有报道认为 Best 病是由于遗传导致的部分酶代谢障碍引起的,原发病变在 RPE 层,是由于异常物质(如脂褐质)等堆积于 RPE 和视网膜下吞噬细胞中,但目前对于脂褐质在该病中出现并造成卵黄样损伤的机制尚不清楚。

2.临床表现

(1)症状:发病人群常为幼年及青年,早期视力正常,可稳定于 0.4~0.6 多年,直至卵黄病灶内出血或破碎,可导致突发性视力显著下降。

(2)体征:常为双眼对称性发病,部分先后发病。根据病情进展分 4 个阶段,各阶段特点如下。①卵黄病变前期:中心凹处可见黄色小点,似微小蜂窝状结构。②卵黄病变期:此期为典型表现,黄斑中央有橘黄色类圆形或椭圆形轻微隆起,0.5~3DD 大小,边界清楚,呈半透明状,周围一圈黑色镶边,视网膜血管横跨其上。形态类似煎鸡蛋时中央的蛋黄。病灶常单个出现,但部分患者在后极部会看到多个大小不一呈卵黄样损伤的病灶。此期因病变位于 RPE 下,感光细胞尚未受损,视力多正常或轻度异常。③卵黄破碎期:似蛋黄打碎的形状,由于黄色损害突破 RPE 进入视网膜下腔,部分形成假性蓄脓外观(病灶内物质脱水沉降在囊下部,上方为液体,并可见液平面)。另外部分患者可伴有视网膜下新生血管形成,出现渗出、出血。此期视力可突然下降。④萎缩期:后期病变吸收,在黄斑区形成脉络膜视网膜萎缩灶,可见新生血管的纤维瘢痕及色素增生形成。视力中度到重度减退。

3.辅助检查

(1)FFA:早期卵黄完整时,呈遮蔽荧光。卵黄破裂时,可见不规则的透见荧光和遮蔽荧光相混杂的状态,假性蓄脓液平下方呈遮蔽荧光,上方呈透见荧光。若已有视网膜下新生血管形成,则呈现新生血管造影表现。萎缩期为透见荧光,其中可夹杂斑点、斑片状遮蔽荧光,如有瘢痕形成,晚期纤维团块染色呈强荧光,甚至萎缩致脉络膜中大血管清晰可见。

(2)OCT:表现为黄斑区光感受器层和 RPE 之间中度密度反射区域,大小与眼底检查所示淡黄色隆起病灶相近。随病情进展,该中度密度反射区域变厚,使其上的神经视网膜层抬高,中心凹结构消失。卵黄破碎期可见感受器层和 RPE 之间形成空腔,内可见散在高反射物质。萎缩期可见 RPE 与脉络膜复合体萎缩变薄,神经视网膜层变薄,若并发 CNV 时可见高反射的新生血管膜,RPE 连续性中断。

(3)眼电图(EOG):特征性改变常早于临床症状出现,所有本病患者及携带者的 EOG 均异常,光峰/暗谷比(Arden 比)常低于 1.5。

（4）ERG 和暗适应：一般完全正常。

（5）视野：视敏度不同程度下降，病变严重者视野可出现绝对中心暗点。

（6）色觉：轻微的红绿色觉障碍。

4.诊断

根据本病的临床表现：①有明显的家族史；②黄斑区典型的卵黄样损伤，但视功能良好；③典型的 FFA 改变；④ERG 正常而 EOG 异常。本病的诊断并不困难。

5.鉴别诊断

主要与成年型 Best 病鉴别。

（1）年龄相关性黄斑变性：当年龄较大的卵黄状黄斑营养不良患者眼底出现 RPE 萎缩或脉络膜新生血管膜及脉络膜视网膜萎缩斑时，眼底病变易与老年性黄斑变性相混淆，结合患者是否有家族史及电生理检查异常可以鉴别。

（2）黄斑区炎症性病变：如由弓形虫引起的视网膜脉络膜炎。当卵黄样物质破碎后，黄色物质分布在黄斑区呈大小不等的片块，与黄斑区炎症非常相似，但炎症病变在前房及玻璃体中有细胞，无家族史，EOG 正常。

（3）眼底陈旧性出血：眼外伤或脉络膜新生血管膜可引起黄斑中心凹下出血，血红蛋白分解后表现为黄色，类似于卵黄状黄斑营养不良的卵黄样病变，但根据后者有家族史、病变累及双眼、ERG 正常但 EOG 异常，而前者有外伤史或其他易并发脉络膜新生血管病变史等可资鉴别。

（4）玻璃膜疣：多发的小卵黄样病变与玻璃膜疣相似，但后者一般较小，FFA 呈透见荧光，EOG 正常。而卵黄样病变较大，荧光造影呈弱荧光，EOG 异常。

6.治疗

Best 病的视力预后一般较好，本病无特殊治疗。当并发 CNV 时，可考虑行 PDT 或抗 VEGF 治疗。

（二）Stargardt 病

Stargardt 病是一种遗传性黄斑萎缩性变性类疾病，常双眼对称发病，为常染色体隐性遗传，少数为常染色体显性遗传，但临床常见散发病例。具有 2 种特殊表现：黄斑椭圆形萎缩区和其周围视网膜的黄色斑点。根据眼底改变可将 Stargardt 病分为 4 型：①无黄色斑点的黄斑变性；②中心凹周围有黄色斑点的黄斑变性；③后极部有弥散性黄色斑点的黄斑变性；④无黄斑变性的后极部弥散性黄色斑点。

1.病因与发病机制

主要为常染色体隐性遗传，常发生于近亲结婚的后代，也有显性遗传的报道。受累基因是 ATP 结合转运基因（ABCA4 基因）。Stargardt 病的发病过程可归纳如下：首先由于 ABCR4 基因的突变导致其编码产物 Rim 蛋白的缺陷，而视杆细胞外节膜盘上 Rim 蛋白的缺陷又可导致外节中 N-亚视黄基磷脂酰乙醇胺（N-RPE）的积聚，含 N-RPE 的膜盘被 RPE 细胞吞噬后，N-RPE 的副产物 A2E 在 RPE 细胞中积聚引起 RPE 细胞的功能障碍或死亡，该产物为一种酸性黏多糖堆积在 RPE 细胞内侧面，可诱发黄斑区光感受器细胞（视锥和视杆细胞）的变性及萎缩。

2.临床表现

Stargardt 病占所有视网膜变性疾病的 7%，在人群中的发病率是 1/万。常在儿童或青少期发病，也有晚期发病报告。男女发病相同，没有种族特异性。

(1)症状：可没有症状，但最常见的是双眼视力对称性进行性下降，大部分视力逐渐下降至0.1，无法矫正，部分下降至指数。伴有畏光、色觉异常、中心暗点和暗适应缓慢。视觉预后与发病年龄相关，发病越早预后越差。

(2)体征。①早期：眼底完全正常，易被误诊为癔症性弱视、球后视神经炎或伪盲。②进展期：最早出现中心凹反光消失，继而黄斑区出现颗粒状色素及黄色斑点，中心凹似乎蒙上一层透明漆或蜗牛黏液。斑点是 RPE 细胞内脂褐质的聚积，也可是局部脱色素和萎缩区域。分布的区域随着时间而变化，与视力下降无关。斑点呈颗粒状或融合状，分布于中心位置，可表现中央深棕色，外面是环形灰黄色颗粒，状如牛眼样。逐渐形成双眼对称横椭圆形境界清楚的萎缩区，横径约为 2DD，纵径为 1.5DD 豌豆状，如同被锤击过的青铜片样外观，眼底检查时呈灰黄色或金箔样反光。③晚期：后极部 RPE、视网膜神经上皮及脉络膜毛细血管层进一步萎缩，裸露脉络膜大中血管及白色巩膜。

3.眼底黄色斑点

眼底黄色斑点是从后极部到周边部视网膜深层的灰黄色斑点，形态可呈圈点状、鱼尾状等，大小在 100~200μm。在病情发展过程中，常不断吸收又不断出现。曾经被描绘成一种与Stargardt 病完全不同的疾病，现在一致认为眼底黄色斑点和 Stargardt 病在基因上相连，前者代表了 Stargardt 病临床上的一个亚型。然而，眼底黄色斑点与 Stargardt 病有着很多不同，眼底黄色斑点患者发病较晚和视力下降较慢，病情较轻；眼底表现为广泛视网膜受累及，斑点密集散布在后极部并一直达中周部眼底，但很少累及黄斑，所以患者的视力较好。

4.辅助检查

(1)FFA：FFA 在诊断 Stargardt 病的作用有限，不作为常规检查。然而，当眼底改变不明显时，FFA 可提供有意义的线索。①早期：当眼底表现正常时，FFA 可显示斑点状透见荧光，由中央区 RPE 早期萎缩引起。因此，此阶段 FFA 敏感性较高，对早期病例的诊断起较大作用。②进展期：双眼黄斑部对称性椭圆形斑驳状透见荧光，病程较久者双眼黄斑区可见典型的对称性"牛眼"(靶心)状色素上皮萎缩区，呈斑点状透见荧光杂以斑点状遮蔽荧光。脉络膜背景荧光减弱或消失，这是由于 RPE 细胞内脂褐质沉积，使得脉络膜荧光受阻，导致背景荧光普遍减弱，此时可见视网膜毛细血管更为清晰，称为脉络膜湮灭，大约 62% 的患者有这个表现。周围视网膜黄色斑点呈透见荧光。③晚期：原有的椭圆形透见荧光边界更清楚，在其内出现类圆形或不规则的 RPE 合并脉络膜毛细血管萎缩，其下脉络膜中大血管清晰可见。

(2)FAF：FAF 异常增加代表了 RPE 内脂褐质的过度聚积，相反，FAF 减少与 RPE 代谢活性降低相关，常有局部萎缩伴继发光感受器丧失。异常的 FAF 强度是 ABCA4 相关疾病的早期表现，并与严重性相关。

(3)OCT：可早期发现 RPE 内的脂褐质沉积和光感受器缺损，比 FAF 能更精确地发现局部病变的严重性，当 FFA 尚未显示黄斑有病变时，OCT 能发现光感受器缺损的程度。这些发现提示光感受器丧失发生在 RPE 死亡之前，为探讨 Stargardt 病的病理生理提供了新的理论基础。晚期,视网膜外层完全萎缩,视网膜和脉络膜均变薄。

(4)视野:早期视野正常,病情发展,出现相对性中心暗点,晚期有绝对性中心暗点。周边视野一般正常,在广泛视网膜萎缩的严重病例,可出现视野缩小。另外,当发生绝对中心暗点时,患者出现旁中心固视,多位于在黄斑上方。

(5)色觉:在病变的早期色觉损害较轻,主要是轻微的红绿色觉障碍,在较晚期阶段则以后天获得性色觉障碍为主,法-孟二氏100色度试验检查主要表现为蓝色盲。

(6)ERG:早期患者眼底仅表现为黄斑变性,但已有广泛的视锥、视杆细胞受损,ERG 表现为明视 ERG 的 b 波振幅下降,但峰时正常,因此 ERG 检测比检眼镜检查能较早且更好反映视网膜功能的变化。

(7)EOG:多数患者 EOG 略低于正常。因本病的损害主要位于 RPE,故大部分患者的 EOG 检查有异常,主要表现为 P-T 曲线平坦、基值电位严重下降。

(8)基因筛查:为了克服筛查 ABCA4 基因的困难,已发展了一种 ABCE400 扩大排列,包含了当今所有与已知疾病相关基因变异和许多常见的 ABCA4 多态性。阳性筛查率在 65%～75%。

5.诊断和鉴别诊断

根据本病的视功能检查,以及特征性的眼底表现及 FFA 所见不难做出诊断。本病应与下列遗传性疾病相鉴别。

(1)视锥细胞营养不良:多为常染色体显性遗传,起病年龄分布较广。中心视力下降,伴有明显的畏光、昼盲及眼球震颤。电生理检查可见明视 ERG 异常或不能记录,暗视 ERG 正常,EOG 正常或轻度异常。暗适应视锥部分异常,视杆细胞大部分正常。色觉表现为严重的红蓝色觉损害或全色盲。

(2)视网膜色素变性:常染色体显性、常染色体隐性及性连锁隐性遗传方式均有报道。以夜盲、视野缩小、眼底骨细胞样色素沉着和光感受器功能不良为特征。FFA 表现为斑驳状强荧光,病变发展明显时有大面积强烈的透见荧光,色素沉着处为遮蔽。视野检查有中周部暗点或环形暗点,ERG 表现为 a、b 波波峰重度降低或熄灭。EOG 光峰/暗谷明显降低或熄灭。

(3)卵黄状黄斑营养不良:常染色体显性遗传,有明显家族史。多发生于 5～15 岁的幼儿及少年。黄斑区有对称的圆形或卵圆形黄色或橘黄色囊性隆起,边界较清,大小 0.2～2 DD。ERG 正常,EOG 光峰/暗谷降低。

(4)先天性视网膜劈裂:X 性连锁隐性遗传,患者几乎全为男性儿童。劈裂多见于黄斑区及颞下方中周部及周边部视网膜上,可见银灰色闪光的斑状区域,还可见灰白色树枝或网状结构。FFA 可见黄斑区放射状皱褶,周围绕以许多小囊肿,形成花瓣样外观。ERG 表现 b 波下降。EOG 无异常。OCT 黄斑区呈囊性改变,神经纤维层分离。

6.治疗

目前尚无有效治疗方法。病变呈进行性发展,出现黄斑变性者视力预后较差。嘱患者避免长时间的户外日光直射,可通过戴防蓝光眼镜来避免强光对黄斑的损伤。

因为维生素 A 促进 RPE 沉积脂褐质,长期补充维生素 A 有增加维生素二聚体形成,有利于脂褐质合成和沉淀。因此,Stargardt 病患者应避免补充维生素 A。可给予叶黄素、玉米黄质、血管扩张剂,维生素 B、C 等支持药物。基因治疗是一个方向,但还没有在人类应用的报告。

(三)视锥细胞营养不良

先天性视锥细胞营养不良是一组累及视锥细胞功能的遗传性视网膜变性类疾病,表现为视力进行性减退、色觉、光觉异常及视网膜电图异常降低等。按病程的发展和疾病特点可分为静止型和进展型两类,晚期可出现黄斑区萎缩表现。视锥细胞营养不良的遗传方式不尽相同,可见常染色体显性、隐性或 X 性连锁隐性遗传。

1.病因与发病机制

本病选择性地损害视锥细胞,伴不同程度视杆细胞损害,现认为与视锥细胞自身结构或酶异常有关,发现与鸟苷酸环化酶激活剂 1A(GUCA1A)基因的突变密切相关。临床和病理检查均证实病变主要累及视网膜黄斑部,表现为视锥细胞萎缩、黄斑部 RPE 萎缩、色素脱失和细胞内积聚大量的脂褐质颗粒,部分病例可有视网膜血管变细或脉络膜毛细血管萎缩。

2.临床表现

(1)症状:20 岁前发生视力下降或色觉障碍、白天畏光、视物模糊,而夜间好转的现象等。视力进行性下降,也可迅速降至 0.1,甚至指数或手动,视力低下时可出现眼球震颤。

视锥细胞营养不良分为静止型和进展型两类。前者主要表现为色觉障碍,视力下降不明显,偶有弱视和眼球震颤;后者常在 20 岁前发生进行性色觉和视力下降,伴有昼盲或畏光,极少发生夜盲。

(2)体征。①静止型视锥营养不良:黄斑区多表现正常。②进展型视锥营养不良:眼底病变双眼对称,早期眼底基本正常或双眼黄斑区对称性的靶心样脱色素改变,中心凹反光消失。随着病情进展,黄斑部可见青灰色或金箔样反光,RPE 萎缩,呈牛眼状或圆形变性灶。部分为弥漫性色素脱失,边界不清。晚期可见脉络膜毛细血管萎缩。周边部偶可见局灶性色素沉着。

3.辅助检查

(1)FFA:常可有 4 种眼底表现,造影过程中均无荧光素渗漏。①牛眼征:最典型且常见,横椭圆形强荧光区域,环绕着呈弱荧光的靶心。②后极部大片状强荧光区,与无荧光区分界清楚。③黄斑区弱荧光灶,并可透见其下萎缩的脉络膜中大血管。④类似于 Stargardt 病及眼底黄色斑点表现。

(2)OCT:可早期发现 RPE 内的脂褐质沉积和光感受器缺损,主要表现为黄斑区光感受器层消失,RPE 萎缩变薄,其上可见散在高反射颗粒样沉积物,中心凹的外层视网膜变薄。

(3)视野检查:进展型可见中心暗点。

(4)色觉:一般于视力下降到 0.3 的时候才出现色觉异常,早期为红绿色盲,晚期为全色盲,呈全色盲是本病的重要特征之一。

(5)电生理检查:EOG 正常或轻微改变。ERG 明适应和闪光反应无波形或波形很低,暗适应基本正常。

4.诊断和鉴别诊断

根据本病的临床表现和各项检查所出现的特征性现象很容易诊断。但本病应与下列疾病相鉴别。

（1）Stargardt 病：除黄斑区有对称的靶心状色素上皮萎缩区外，萎缩区边界不清，周围还有散在的眼底黄色斑点，萎缩区边界不清，ERG 明适应不会出现无波形或波形很低。

（2）中心性晕轮状脉络膜营养不良：视盘周围常有环状萎缩，黄斑部见对称性界限清楚的脉络膜萎缩。

5.治疗

暂无特殊治疗。但在疾病早期给予改善血液循环药物、脑源性神经营养因子或维生素 E，或可延缓疾病的进展。随着基因诊断和治疗水平的不断提高，从基因水平治疗本病的前景较乐观。

（四）其他遗传性黄斑变性

1.Haab 病

Haab 病又称为老年性遗传性黄斑营养不良症，病理可见病灶区色素上皮、感光细胞及外核层完全消失，仅见内核层和神经节细胞，视网膜和脉络膜非炎性融合一起。

（1）症状：此病患者在 50 岁开始出现中心视力下降，但眼底无明显改变，常在 70 岁及以后才出现明显眼底改变。

（2）体征：早期黄斑区色素点状沉着，其后色素呈团块状，散在分布，后期形成瘢痕与老年黄斑变性相似，但无出血、脉络膜血管硬化等表现。

（3）治疗：暂无特殊治疗。

2.中心凹蝶形样色素上皮营养不良

中心凹蝶形样色素上皮营养不良是一种常染色体显性遗传病。原发功能损害主要位于 RPE 层。人类外周蛋白/RDS 基因上的几种基因突变已被发现与该病有关。属于图案状色素上皮营养不良，两侧呈对称性改变。

（1）症状：大部分视力无明显下降，部分患者可伴有视力下降，也可有视物变形。但是，几乎所有的病例，都只是体检发现病变。

（2）体征：双眼后极部对称性 RPE 色素沉着，中心呈斑块状，由此向外延伸出色素条纹，呈蝴蝶形或其他形状。色素堆积基本上不累及 RPE 层以内或以外的层。其旁有脱色素区镶边。视网膜血管保持原有形态走形其上，视盘、视网膜和脉络膜组织均正常。

（3）辅助检查。①FFA：中心凹处蝴蝶状色素遮蔽荧光，周围常有强荧光环绕（脱色素区），眼底未见荧光素渗漏和着色。②EOG：异常，说明色素上皮弥漫性损害。③ERG：正常。④视野：除了有轻度的中心敏感度降低外，视野基本正常。⑤暗适应及色觉：正常。

（4）诊断和鉴别诊断：由于本病特殊的蝶形眼底变化，诊断与鉴别诊断不难。

（5）治疗：暂无特殊治疗。

3.视网膜色素上皮网状营养不良

视网膜色素上皮网状营养不良由 Sjögren 首次报道，是一种常染色体隐性或显性遗传病。眼底特点是黄斑中心凹见色素堆积，周围可见细小的多边形网眼状结构包绕。网状结构可能在婴儿时期就出现。

（1）症状：视力早期无影响，进展期轻度受损。一般为常规眼底检查才发现眼底异常。

（2）体征。①初期：黄斑中心凹处可见色素颗粒聚集，逐渐形成网状结构，并且向外延伸，网状结构可延伸约 4～5DD。②进展期：网状结构呈不规则形，颜色稍变淡。③晚期：病灶色素逐渐脱失，网状结构的网眼存在于色素沉着周围，一般小于 1DD，形状不规则。

（3）FFA：造影期间在黄斑网状结构网眼区可见强荧光，色素沉着区呈遮蔽荧光，视网膜血管正常，造影期间未见明显渗漏灶。

（4）视功能检查：视野、色觉、暗适应、ERG 正常，EOG 一般在正常值的低限。

（5）诊断和鉴别诊断：根据特殊的眼底特点——黄斑中心凹色素堆积及周围细小的多边形网眼结构包绕可诊断。鉴别诊断不难，偶尔眼底黄色斑点征、眼底血管样条纹的患者也可见这样的网状结构，需注意鉴别。

（6）治疗：暂无特殊治疗。

4.北卡罗来纳黄斑营养不良

北卡罗来纳黄斑营养不良（NCMD）是一种极少见的常染色体显性遗传病，病情严重且表现多样，位于 6q14－q16.2，但具体致病基因尚不清楚。有时患者会出现严重的眼底表现而视力仍较好，部分出现视网膜下新生血管、纤维瘢痕化而导致视力严重下降。

（1）症状：常发生在 20 多岁，无明显症状时已出现眼底改变。

（2）体征：根据 Small 观察对其进行的分级。①1 级（Grade 1）：黄斑区和周边部视网膜可见散在黄白色、玻璃膜疣样沉着物，偶尔排成线状，此时患者往往无症状。②2 级（Grade 2）：黄斑区沉着病灶渐融合，部分患者伴有渗出及视网膜下新生血管形成，患者视力稍有下降。③3 级（Grade 3）：双眼黄斑区对称性、边界清楚的缺损样病灶，可见下方的脉络膜中大血管，病灶周围可见色素沉着，此时视力有中到重度的损害。

（3）辅助检查：周边视野、ERG 和 EOG 往往正常。而多焦 ERG 则会出现中心反应峰值下降。

（4）诊断和鉴别诊断：本病最特征性的眼底表现为双眼对称性玻璃膜疣样沉着物，渐融合成片，甚至出现萎缩或瘢痕，部分出现新生血管。

由于出现中心视力的损害、玻璃膜疣样沉着物、RPE 萎缩及 CNV，这些临床表现与年龄相关性黄斑变性（AMD）及其相似，因此两者需要鉴别。鉴别要点主要有：NCMD 为常染色体显性遗传，常发生于年轻人，有很强的遗传倾向和家族聚集性，而 AMD 则发生于老年人，且无明显的家族聚集性。

（5）治疗：暂无特殊治疗。若出现脉络膜新生血管，则可使用 PDT 联合玻璃体腔注射抗VEGF 治疗。

5.Sorsby 眼底营养不良

Sorsby 眼底营养不良（SFD）是一种少见的常染色体显性遗传病，又有人曾称为"假性炎症性黄斑营养不良"。由 Sorsby 等人首次报道，主要特征为 40～50 岁以后由于黄斑部 CNV 及周边部视网膜脉络膜萎缩而出现严重的视力下降，部分患者在视力下降之前出现夜盲和黄蓝色觉异常。现已发现数个不同的 TIMP－3 基因与 SFD 相关。SFD 最显著的病理学特点为与视网膜上黄白色沉积对应的是 Bruch 膜上大量的嗜酸性聚集体。

（1）症状：患者大约在 40～50 岁时，出现明显中心视力下降，往往在数月内降低至极低水平。

（2）体征。①早期：后极部视网膜可见黄白色玻璃膜疣样沉积，为本病特征性改变。②进展期：玻璃膜疣样沉积逐渐向周边部扩展，并可见黄斑水肿、出血、渗出和由于 CNV 形成的大片蝶形斑。病变将进行性向周边部发展。③晚期：出现瘢痕及大片状视网膜脉络膜萎缩，部分透见脉络膜中大血管。

（3）辅助检查。①FFA：早期黄白色沉积为遮蔽荧光，或表现为斑驳状强弱不等荧光。进展期可见典型的 CNV 形成伴荧光素渗漏。而周边萎缩的视网膜脉络膜则出现弱荧光表现，部分透见脉络膜中大血管。②ICGA：于脉络膜萎缩区相邻处可见斑片状强荧光区。眼底黄白色沉积表现为染色。③视野：中心暗点很快出现，暗点的大小和程度进行性加重，最后大部分中心视野受累。④色觉：同其他多数黄斑疾病一样，色觉受到影响。⑤暗适应：有明确黄白色沉积的部位暗适应时间延长。⑥ERG：最初正常，但在晚期，大片视网膜受累时，低于正常。⑦EOG：尚未见 EOG 变化的报道，推测在初期，EOG 应为正常，晚期将低于正常。

（4）诊断与鉴别诊断：此病表现为中年以后的中心视力进行性下降，病情进展使得周边视力也下降，部分患者伴有色盲和色觉异常。为单基因遗传病，公认致病基因为 TIMP-3，而在临床诊断缺乏统一标准，因此基因诊断尤为重要。主要鉴别诊断为渗出性 AMD；而 SFD 发病年龄比渗出性 AMD 要早约 20 年，且病程进展期周边视力持续下降，并且有很强的遗传倾向，致病基因为 TIMP-3，而渗出性 AMD 少有累及周边视力，且无如此明显的家族聚集性。

（5）治疗。①抗新生血管治疗：若出现脉络膜新生血管，则可使用 PDT 治疗联合玻璃体腔注射抗 VEGF 治疗。②肾上腺糖皮质激素治疗：部分学者提出早期使用类固醇激素干预有一定效果。眼内较高水平的地塞米松可减弱基质金属蛋白酶的表达，从而刺激 TIMP-3 的表达，以干预细胞外基质的分解及新生血管生成。③维生素 A 治疗：部分学者报道了使用维生素 A 成功治疗 SFD 早期的夜盲。④基因治疗：重组 TIMP-3 基因或合成基质金属蛋白酶抑制剂为治疗该病提供了新的思路。

五、急性特发性黄斑病变

急性特发性黄斑病变（AIM）是一种原因不明以黄斑区损害为特征的急性自限性视网膜疾病，由 Yannuzzi 等最早报道，患者在出现流感样症状后突然发生一侧眼视力减退和渗出性黄斑病变。最初把这种疾病命名为单眼急性特发性黄斑病变，后来临床上发现可表现为双眼病变，因此，这种病现在被称为急性特发性黄斑病变。

（一）病因与发病机制

AIM 准确发病机制不明，是一种 RPE 的炎症过程和较小的程度的视神经炎症。OCT 显示是一种黄斑感光细胞外层缺损和 RPE 细胞损伤和增生的表现。有报告发现疾病经过 RPE 层增厚和恢复后增厚消失，故认为 RPE 层增厚是水肿而不是 RPE 增生。患者发病前多有上呼吸道感染症状，因此 AIM 的发病可能与柯萨奇病毒感染有关。急性期视力下降与黄斑区视网膜外层损伤有关，随着视网膜外层恢复，患者视力也逐渐提高。

（二）临床表现

急性特发性黄斑病变多发生于 15～45 岁，平均年龄为 32 岁，无性别差异。报告的病例当中，以白种人多见。

1.症状

发病前有流感样或高烧等前驱症状,在发热同时或高烧退却后突然发生单眼严重的视力下降至0.1或更低的水平,伴中央暗点及视物变形。视力下降与病灶的位置有关,位于黄斑中心凹者视力下降明显,位于偏中心凹者可以没有或视力下降在0.2~0.3之间。不会出现眼红痛、闪光和黑影飘动。

2.体征

单眼或双眼发病,患眼无充血,眼球前段检查正常。玻璃体多正常或通过接触镜才能见到的少量玻璃体细胞。典型表现是黄斑区约1DD大小圆形浅黄色区,边界清楚,病变内可见到金黄色细点或环形带。有浆液性视网膜神经上皮层脱离者,可见到病变不规则隆起,在色素上皮层可见小的灰色斑。病变一般位于黄斑的中心位置,也可是偏中心,偏中心患者的视力相对好些,在0.2~0.3。某些病例可有视网膜下渗出,呈绒毛状,白色的外观显示为炎性细胞或碎屑。还可能出现其他的炎症表现,如视盘炎、静脉炎、视网膜内出血等。

大多数AIM患者的自然病程是在几周内渗出性改变完全吸收和视力几乎完全恢复正常(视力到0.8或更好),遗留下病变区色素上皮萎缩性改变和中央不规则的多色素沉着,表现为"牛眼样外观"。如果并发有视盘炎,随着黄斑病变恢复正常而视盘炎也消失。

3.辅助检查

(1)FFA:在AIM急性期,FFA早期阶段,RPE病变部位出现不规则高荧光;在晚期,黄斑区湖泊状高荧光,中央可有不规则斑状低荧光。有神经上皮层脱离者,视网膜下染料聚积和达到神经上皮脱离区RPE以外的区域,也会发生强荧光,类似于浆液性色素上皮脱离的表现。在恢复期,中央低荧光(遮蔽荧光)和环形高荧光(窗样缺损)的牛眼外观,与典型的RPE损伤愈合后改变相一致。在合并视盘炎的病例,视盘荧光染色,极少出现轻微静脉周荧光染色。

(2)ICGA:除了与渗出性脱离相一致的轻微低荧光和色素增生的遮蔽脉络膜荧光外,没有其他明显表现,低荧光表现在造影的晚期才最明显。在无渗出性黄斑脱离和色素上皮增生患者,造影早期病灶呈环形低荧光,中央色素细胞遮蔽荧光。造影中期,中央遮蔽荧光不变,病灶呈环形点状高荧光。造影晚期,脉络膜荧光消退,黄斑环形高荧光也完全消退,仅留下圆形阴影。整个造影过程没有早期血管强荧光和后期渗漏的CNV表现。

(3)OCT:急性期黄斑区神经上皮外核层和外丛状层增厚,组织水肿和结构不清,外界膜可见但高低不平,光感受器内外节段均缺失。病变恢复期,RPE增生而增厚,视网膜外层增厚可消失,光感受器内外节段层可恢复。长期随访,高清晰OCT仍可见到光感受器外节不完整,增厚的RPE层可逐步回退到接近正常厚度,可遗留局部隆起。

(三)诊断和鉴别诊断

1.诊断

有感冒发热病史,突然出现单眼或双眼视力模糊伴中心黑影,黄斑区出现盘状色素紊乱和恢复后表现牛眼样外观。OCT显示早期黄斑区外层视网膜水肿增厚,感光细胞内外节段缺失,恢复期色素上皮层增生增厚。FFA显示早期病变区低荧光,晚期呈"湖泊状"染色。

2.鉴别诊断

(1)中浆:AIM在黄斑区形成圆形病灶和浆液性神经上皮脱离,容易和中浆相混淆。OCT

和 FFA 可用于区别两者。①OCT 检查：AIM 表现黄斑区视网膜光感受器内外节段缺失和色素上皮增厚，中浆表现是神经上皮和（或）色素上皮脱离。②FFA 检查：AIM 表现是早期低荧光和晚期湖泊状高荧光，中浆是墨迹样或炊烟样荧光渗漏。

（2）特发性脉络膜新生血管：AIM 患者的 ICGA 不会出现与 CNV 相一致的早期新生血管高荧光和晚期的荧光渗漏表现；OCT 表现早期光感受器内外节段缺失和恢复期色素上皮增生可与特发性脉络膜新生血管相区别。

（3）葡萄膜大脑炎：单个眼底病灶类似 AIM，但葡萄膜大脑炎伴有全身表现，如头痛、听力下降和白癜风；FFA 表现多个点状高荧光渗漏呈"葫芦形"视网膜脱离，可与 AIM 相鉴别。

（4）急性后极部多灶性鳞状色素上皮病变（APMPPE）：AIM 和 APMPPE 临床表现上有很多相似之处，都是 RPE 改变。APMPPE 病灶位于后极部，多个灰白色病灶，边界欠清晰，产生色素上皮斑驳状改变、萎缩和色素增生；大多数患者视力恢复到 0.6～0.8 以上；病灶 FFA 表现早期低荧光，晚期边界不清的高荧光。AIM 病灶位于黄斑，边界清楚，呈黄色或浅棕色，急性期 FFA 表现早期不规则高荧光，晚期呈湖泊状边界清楚的高荧光，这些特点不出现在 APMPPE 病例中。

（5）梅毒性后极部鳞状脉络膜视网膜炎：该病在视网膜后极部形成黄白色片状病灶，中央颜色稍浅，病灶内有点状色素沉着；FFA 显示早期病灶低荧光，晚期高荧光，很容易和 AIM 相混淆。但梅毒性鳞状脉络膜视网膜炎一般玻璃体炎症较重，梅毒反应素抗体滴度明显增高，用青霉素治疗效果良好，可与 AIM 相鉴别。

（6）其他疾病：鉴别诊断还应包括匐行性脉络膜病变、后巩膜炎和急性弓形体性视网膜炎。

（四）治疗

1.观察

国外学者认为这种疾病的是自限性的，并且多数患者最终视力恢复良好，没有必要治疗急性期病变。

2.肾上腺糖皮质激素治疗

因 AIM 是一种炎症过程，早期全身使用肾上腺糖皮质激素，可抑制视网膜炎症反应，加快黄斑功能恢复。

（五）治疗效果

文献报告 AIM 是一种自限性疾病，大多数患者在 3 周至 6 个月内视力几乎完全恢复正常（视力到 0.8 或更好）。到目前为止，仅报告 1 例复发。发病后会留下色素上皮萎缩性改变痕迹，表现为不规则的色素沉着。有个别报告 AIM 会并发脉络膜新生血管和继发于 RPE 紊乱的盘状瘢痕，视力长期受到影响。

第四章 角膜疾病

角膜和巩膜一起构成眼球最外层的纤维膜,同时角膜也是重要的屈光间质,外界光线进入眼内在视网膜成像的必经通路。从前到后角膜可分为上皮层、前弹力层、基质层,后弹力层和内皮层等五层结构。上皮层表面还覆盖有一层稀薄的泪膜。上皮层厚度为 0.05 mm,占整个角膜厚度的 5%,由 4~6 层非角化鳞状上皮细胞组成。角膜缘部上皮基底层含有角膜缘干细胞,可逐渐分化为瞬间扩充细胞及终末分化上皮细胞,是角膜上皮增殖和修复的来源,角膜上皮细胞的生命周期大约 7~14 天。浅表上皮细胞之间的紧密连接可阻止泪液中的水分进入基质层,角膜上皮大范围缺损时.角膜的厚度比正常增加 200%,基底上皮细胞的持续分泌,在其下形成了由 IV 型胶原纤维层粘连蛋白和其他蛋白组成的 50 nm 厚的基底膜。

角膜基质层约占角膜厚度的 9/10,由 200~250 层平行排列的纤维小板构成,前部基质层的纤维小板短且窄并且有广泛的层间交织,而后部基质层的纤维小板宽且厚,从角膜缘的一端延展到对侧,在正常眼压的情况下纤维束仅可在原长度基础上延展 0.25%。这些纤维小板主要为 I 型胶原也有 III、V 型胶原,胶原直径一致,排列规则,胶原纤维束间有稀疏的角膜基质细胞。

后弹力层是角膜内皮细胞的基底膜,由内皮细胞分泌形成,主要为 IV 型胶原,其厚度出生时约为 3 μm,成年后增加至 10~12 μm。内皮层由六角形细胞构成,这些细胞以镶嵌的形式相互交错紧密地排列在一起。角膜内皮细胞层的机械屏障,以及特有的离子泵功能是维持角膜相对脱水状态的关键。人类角膜内皮细胞出生后在体内不能再生。靠邻近内皮细胞的扩大及移行来填充衰老与受损死亡的细胞留下的位置。损伤超过一定限度时,则导致角膜内皮细胞密度小于临界功能密度(500~800 个/mm^2),从而引起角膜内皮失代偿,导致角膜持续水肿失去透明性。

完整的角膜上皮细胞和泪膜、基质层胶原纤维的规则排列、角膜无血管以及"脱水状态"共同维持角膜透明性。

角膜病是我国的主要致盲眼病之一,角膜疾病主要有炎症、外伤、先天性异常、变性、营养不良和肿瘤等。其中感染性角膜炎症占有重要地位,肺炎球菌较易直接感染角膜,其他病原菌则需要大量局部侵袭或机体抵抗力下降时才易致病。角膜缘血供丰富,角膜周边部和中央部之间在免疫相关的细胞和活性因子的分布上存在显著差异,角膜周边部或角膜缘的淋巴细胞以及补体成分含量高于角膜中央部。此外角膜的周边和角巩膜含有抗原提呈细胞——树突状细胞(表达 MHC-II 和共刺激分子,能有效的活化 T 细胞)。周边上皮层和角膜前基质层,存在少量的淋巴细胞。血管黏附分子和细胞因子也可以把血管内不同类别的白细胞吸引到角膜缘。因此,临床上角膜周边部或角膜缘易发生免疫性角膜病(如蚕食性角膜溃疡、泡性角结膜炎和边缘性角膜溃疡等),而一些感染性角膜病则易发生于角膜中央区。

第一节 细菌性角膜炎

细菌性角膜炎是 20 世纪 60 年代最主要的感染性角膜疾病,70 年代以后病毒性角膜炎、真菌性角膜炎、棘阿米巴性角膜炎迅速增多,但细菌性角膜炎仍是当前发病率和致盲率最高的感染性角膜病。细菌性角膜炎的发展趋势是机会感染、混合感染及耐药菌感染不断增多,给该病的诊断和治疗带来一定困难,眼科医生必须给予高度警惕和重视。

随着时代的变迁,细菌性角膜炎的致病菌也发生了很大变化,文献统计当前最常见(约占 70% 左右)的致病细菌有四种,即革兰阳性球菌中的肺炎链球菌(S)和葡萄球菌(S)革兰阴性杆菌中的绿脓杆菌(P)和莫拉菌(M)简称 SSPM 感染。此外,比较常见的致病菌还有链球菌、分枝杆菌、变形杆菌、黏质沙雷菌等,有增多倾向的致病细菌有厌氧性细菌、不发酵革兰阴性杆菌、放线菌等。

一、肺炎链球菌性角膜炎

肺炎链球菌性角膜炎是最常见的革兰阳性球菌所引起的急性化脓性角膜炎。具有典型革兰阳性球菌所特有的角膜体征,局限性椭圆形溃疡和前房积脓,故亦称匐行性角膜溃疡或前房积脓性角膜溃疡。

(一)病因

1.致病菌

肺炎链球菌,是革兰阳性双球菌,大小约 $0.5\sim1.2\ \mu m$。

2.危险因素

(1)有角膜上皮外伤史,如树枝、谷穗、指甲、睫毛等擦伤,或有灰尘、泥土等异物病史。

(2)长期应用糖皮质激素。

(3)慢性泪囊炎和配戴角膜接触镜也是引起本病的主要因素。

发病以夏、秋农忙季节为多见,农村患者多于城市。多发生于老年人,婴幼儿或儿童少见。

(二)临床表现

1.症状

起病急,表现为突然发生眼痛及刺激症状。角膜缘混合充血,球结膜水肿。

2.体征

(1)角膜损伤处(多位于中央)出现粟粒大小灰白色微隆起浸润灶,周围角膜混浊水肿。1～2 天后,病灶扩大至数毫米,表面溃烂形成溃疡,向周围及深部发展。其进行缘(溃疡的浸润越过溃疡边缘)多潜行于基质中,呈穿凿状,向中央匐行性进展,另一侧比较整齐,炎症浸润较静止。

(2)有时浸润灶表面不发生溃疡,而向基质内形成致密的黄白色脓疡病灶。伴有放射状后弹力膜皱褶形成。

(3)当溃疡继续向深部发展,坏死组织不断脱落,可导致后弹力膜膨出或穿孔。一经穿孔,前房将失去原先的无菌性,造成眼内感染,最终导致眼球萎缩。

117

(4)严重的虹膜睫状体炎反应也是本病特征之一,由于细菌毒素不断渗入前房,刺激虹膜睫状体,可出现瞳孔缩小,角膜后沉着物、房水混浊及前房积脓。

(三)诊断

(1)发病前有角膜外伤、慢性泪囊炎或局部长期应用糖皮质激素病史。

(2)起病急,大多从角膜中央部出现浸润病灶。

(3)灰白色局限性溃疡呈椭圆形匐行性进展,很快向基质层发展,形成深部脓疡,甚至穿孔。

(4)常伴有前房积脓,病灶区后弹力层皱褶。

(5)病灶刮片发现有革兰染色阳性双球菌。结合角膜溃疡的典型体征,大体作出初步诊断。确诊仍需细菌培养证实有肺炎球菌感染。

(四)治疗

(1)首选青霉素类抗生素(1％磺苄青霉素)、头孢菌素类(0.5％头孢氨噻肟)等滴眼液频繁滴眼。氨基糖苷类抗生素(0.3％庆大霉素)容易产生耐药性,治疗中必须加以注意。重症病例可加上结膜下注射或全身给药。

(2)如存在慢性泪囊炎,应及时给予清洁处置或摘除。

(3)药物治疗不能控制病情发展或角膜穿孔者,应施行治疗性角膜移植术。

二、葡萄球菌性角膜炎

葡萄球菌性角膜炎是最常见的革兰阳性细菌感染性角膜病,临床表现多样,分为金黄色葡萄球菌性角膜炎、表皮葡萄球菌性角膜炎、耐药金黄色葡萄球菌性角膜炎、耐药表皮葡萄球菌性角膜炎及葡萄球菌性边缘性角膜炎等。

(一)病因

1.致病菌

葡萄球菌广泛分布于自然界、空气、水、土壤以及人和动物的皮肤与外界相通的腔道中,菌体呈球形,直径约为 $0.8\sim1~\mu m$,细菌排列呈葡萄串状,革兰染色阳性。细菌无鞭毛,缺乏运动能力,不形成芽胞。根据色素、生化反应等不同,分为金黄色葡萄球菌和以表皮葡萄球菌为代表的凝固酶阴性葡萄球菌。前者可产生毒素及血浆凝固酶,故其毒力最强;后者毒性较小、不产生血浆凝固酶,一般不致病,但近年来已成为眼科感染的重要条件致病菌之一。

2.危险因素

同肺炎链球菌性角膜炎,一般有外伤或其他眼表病病史(如干眼症、单疱病毒性角膜炎等)。

(二)临床特征

1.金黄色葡萄球菌性角膜炎

(1)是一种急性化脓性角膜溃疡,临床上与肺炎链球菌所引起的匐行性角膜溃疡非常相似。

(2)具有革兰阳性球菌典型的局限性圆形灰白色溃疡,边缘清楚,偶尔周围有小的卫星灶形成,一般溃疡比较表浅,很少波及全角膜及伴有前房积脓。进展较肺炎球菌性角膜炎缓慢。

2.表皮葡萄球菌性角膜炎又称凝固酶阴性葡萄球菌性角膜炎

(1)是一种医源性角膜感染病,多发生于眼局部免疫功能障碍的个体,如糖尿病、变应性皮肤炎、长期滴用糖皮质激素及眼科手术后的患者。

(2)发病缓慢,临床表现轻微,病变一般较局限,溃疡范围小而表浅,与金黄色葡萄球菌性角膜炎相比,前房反应较轻。很少引起严重角膜溃疡及穿孔。

3.耐甲氧西林金黄色葡萄球菌性角膜炎(MRSAK)和耐甲氧西林表皮葡萄球菌(MRSEK)

(1)近来由于广泛使用抗生素,耐甲氧西林金黄色葡萄球菌逐年增多,80%~90%的金黄色葡萄球菌可产生青霉素酶,使青霉素 G 水解失活。几乎对每一种抗生素均可产生耐药性,对磺胺类及氨苄青霉素耐药者占 95%~100%;对氯霉素占 64%~71.4%;对四环素占 36%~40%。

(2)MRSA 或 MRSE 角膜炎其临床表现与金黄色葡萄球菌所致的角膜炎相同,多为机会感染,常发生于免疫功能低下的患者,如早产儿或全身应用化疗后发生;眼部免疫功能低下者,如眼内手术(角膜移植术、白内障等)后、眼外伤、干眼症、配戴角膜接触镜等。

4.葡萄球菌边缘性角膜炎又叫葡萄球菌边缘性角膜浸润

(1)多发生于葡萄球菌性眼睑结膜炎患者,是葡萄球菌外毒素引起的一种Ⅲ型变态反应(免疫复合物型)。

(2)中年女性较多见,时重时轻,反复发作,常伴有结膜充血及异物感。

(3)浸润病灶多位于边缘部 2、4、8、10 点处(即眼睑与角膜交叉处,该处免疫复合体容易沉积),呈灰白色孤立的圆形、串珠形或弧形浸润,位于上皮下及浅基质层。病灶与角膜缘之间有一透明区。反复发作后,周边部可有浅层血管翳长入浸润灶。很少引起角膜溃疡发生。

(三)治疗

1.葡萄球菌性角膜炎

一般采用头孢菌素类 0.5%头孢氨噻肟、青霉素类(1%磺苄青霉素),或氟喹诺酮类(0.3%氧氟沙星)眼液频繁滴眼。特别注意表皮葡萄球菌性角膜炎对于氨基糖苷类药物治疗效果较差。

2.MRSAK 或 MRSEK

可采用米诺环素和头孢美唑进行治疗。近来文献推荐的方法采用 5%万古霉素溶于以磷酸盐作缓冲液的人工泪液中频繁滴眼,或万古霉素 25 mg 结膜下注射,每日一次,同时每日两次口服,每次 1 g,对早期病例有较好疗效。

3.葡萄球菌边缘性角膜炎

主要采用糖皮质激素 0.1%氟米龙和 1%磺苄青霉素或 0.3%氧氟沙星眼液交替滴眼,一般 1 周左右即可明显好转。重度患者除清洁眼睑缘外,还应联合结膜下注射或口服糖皮质激素。

4.其他

药物治疗不能控制病情发展或病变迁延不愈、有穿孔倾向者,应早期施行治疗性角膜移植术。

三、绿脓杆菌性角膜炎

绿脓杆菌性角膜炎是一种极为严重的急性化脓性角膜炎,具有典型革兰阴性杆菌所引起的环形脓疡的体征,常在极短时间内累及整个角膜而导致毁灭性的破坏,后果极其严重。一经发生,必须立即抢救。

(一)病因

1.致病菌

(1)绿脓杆菌属假单胞菌属,革兰阴性杆菌,大小为$(0.5\sim1.0)\mu m\times(1.5\sim3.0)\mu m$ 的直或微弯杆菌,有产生色素的性能,引起蓝绿色脓性分泌物,故又称为铜绿色假单胞菌。该菌广泛存在于自然界的土壤和水中,亦可寄生于正常人皮肤和结膜囊,有时还可存在于污染的滴眼液中,如荧光素、地卡因、阿托品、匹罗卡品滴眼液等。有时甚至可在一般抗生素滴眼液(如磺胺)中存活。

(2)绿脓杆菌具有很强的致病性,主要致病物质是内毒素(菌细胞壁脂多糖)和外毒素(弹力性蛋白酶、碱性蛋白酶及外毒素 A)。实验证明,动物实验接种后,迅速在角膜繁殖,放出毒素和酶,并同时引起以中性粒细胞为主的浸润,导致角膜组织溶解及坏死。

2.危险因素

绿脓杆菌毒性很强,但侵袭力很弱,只有在角膜上皮损伤时才能侵犯角膜组织引起感染,最常见的发病危险因素如下。

(1)角膜异物剔除术后,或各种原因引起的角膜损伤(如角膜炎、角膜软化、角膜化学烧伤及热烧伤、暴露性角膜炎等)。

(2)配戴角膜接触镜时间过长,或使用被绿脓杆菌污染的清洁液或消毒液。

(3)使用被污染的眼药水和手术器械。

(二)临床表现

(1)症状:发病急,病情发展快,潜伏期短(6~24 小时)。患者感觉眼部剧烈疼痛、畏光流泪,视力急剧减退,检查可见眼睑红肿,球结膜混合性充血、水肿。

(2)起病急、来势猛,溃疡发生快。

(3)典型的环形浸润或环形溃疡形态及前房积脓。

(4)大量的黄绿色黏脓性分泌物。

(5)涂片检查发现有革兰阴性杆菌,培养证实为绿脓杆菌。

(三)治疗

(1)局部首选氨基糖苷类抗生素(如庆大霉素、妥布霉素、丁胺卡那霉素)或氟喹诺酮类抗菌药(氧氟沙星、环丙沙星)频繁滴眼,也可采用第三代头孢菌类抗生素(头孢氨噻肟、头孢磺吡苄、头孢氧哌唑)频滴或交替滴眼。白天每 30~60 分钟 1 次滴眼,晚上改用氧氟沙星眼膏或磺苄青霉素眼膏每 3~4 小时 1 次涂眼。

(2)重症患者可采用结膜下注射或全身用药。待获得药敏试验的结果后,应及时修正使用敏感的抗生素或抗菌药进行治疗。

(3)糖皮质激素的应用在大量有效抗生素控制炎症的情况下,适当应用糖皮质激素可以减轻炎症反应和瘢痕形成。口服泼尼松 10 mg,每日 3 次或地塞米松 15 mg 加入抗生素及葡萄糖中静脉点滴。但溃疡未愈合,荧光素染色阳性时局部忌用糖皮质激素治疗。

(4)其他治疗用1%阿托品散瞳,用胶原酶抑制剂和大量维生素对症治疗。病情重者在药物治疗24～48小时后,有条件则彻底清除病灶进行板层角膜移植。术后每天结膜下注射敏感抗生素可缩短疗程,挽救眼球。后遗角膜白斑者,则作穿透性角膜移植。

第二节　真菌性角膜炎

真菌性角膜炎是严重的致盲眼病,由于发病率高又多与植物外伤有关,所以在我国这个农业大国里,农民患病率占首位。统计资料表明,真菌性角膜炎行穿透性角膜移植治疗者中,农民占85.2%。由于临床上缺乏有效的抗真菌药物,因此,患者的病程长,角膜感染严重,有的甚至合并穿孔。近年来,角膜真菌感染有增加趋势,在北方进行的穿透性角膜移植术中,HSK占首位,为40.5%,真菌性角膜炎占33.2%;而真菌性角膜炎行穿透性角膜移植术占45%,HSK占15%。

一、致病菌

真菌性角膜炎的主要致病真菌,国外报告主要是白色念珠菌、曲霉菌和其他丝状菌,而国内对真菌性角膜炎培养和菌种鉴定结果,主要是镰刀菌占70%,曲霉菌占10%,白色念珠菌占5%,其他占15%。真菌感染角膜有三种途径:①外源性:常有植物、泥土外伤史;②眼附属器的感染蔓延;③内源性:身体其他部位深部真菌感染,血行扩散。大多数学者认为真菌是一种条件致病菌,因为正常结膜囊内培养出真菌,检查阳性率高达27%,但不发病,只有长期使用抗生素,致结膜囊内菌群失调或长期应用糖皮质激素,使局部免疫力低下,角膜的外伤等情况下,才引起真菌性角膜炎。根据真菌性角膜炎的临床表现结合相应的病理学改变,目前可以把真菌性角膜炎大体上分为两种形式:①水平生长型,真菌为表层地毯式生长,对抗真菌药物效果好,刮片阳性率高,是板层角膜移植的适应证。②垂直和斜行生长型,为临床较严重的真菌感染,有特异的真菌感染伪足、卫星灶等,抗真菌药物往往无效,板层移植为禁忌,PKP时要尽可能切除病灶外0.5 mm范围以上,才能有把握控制炎症。

二、发病机制

目前对真菌在角膜内感染的发病机制缺乏系统深入的研究,零星的研究表明真菌本身的毒力即侵袭力和机体防御异常是真菌感染发生的两大因素。目前认为真菌的黏附,特别与宿主上皮的黏附是真菌感染角膜的第一步,最近的研究结果表明,不同感染中真菌对角膜上皮有不同的黏附力。一些研究还发现真菌在感染宿主的过程中,通过分泌一些特异性酶降解破坏宿主细胞膜,达到侵袭和扩散的目的。病原性真菌分泌的酶类目前研究较多的有磷酸酯酶和降解肽类的金属蛋白酶。对几种常见致病真菌的蛋白酶进行研究,发现不同真菌在感染的不同时期分泌蛋白酶的量是不一样的。

三、临床表现

相对细菌感染性角膜炎,真菌性角膜炎发病和进展缓慢。早期描述其临床性时,多表现为角膜上相对静止的病灶,但目前临床上滥用抗生素、抗病毒及糖皮质激素类药物后,典型病程的真菌性角膜炎已少见,而临床常见到的真菌性角膜炎的浸润、溃疡发展已较快,有的1周内可感染到全角膜,所以不能以病程作为一个主要临床指标来判断是否为真菌感染。

真菌性角膜炎典型的角膜病变有:①菌丝苔被:表现为角膜感染病灶呈灰白色轻度隆起,外观干燥,无光泽,有的为羊脂状,与下方炎症组织粘连紧密。②伪足:在感染角膜病灶周围有伪足,像树枝状浸润。③卫星灶:为角膜大感染灶周围,出现与病灶之间没有联系的小的圆形感染灶。④免疫环,常表现为感染灶周围的环形浸润,此环与感染灶之间有一模糊的透明带。⑤内皮斑,约有50%患者可见到角膜内皮面有圆形块状斑,常见于病灶下方或周围。⑥前房积脓,是判断角膜感染深度的一个重要指标,有前房积脓时说明感染已达角膜基质层,有的甚至是部分菌丝已穿透后弹力层。前房的脓液在角膜穿孔前,只有15%~30%脓中有菌丝,大部分为反应性积脓,当出现角膜穿孔,前房脓液中高达90%有真菌菌丝存在。

根据对不同感染真菌性动物模型的研究,不同感染真菌在角膜的感染方式不同,也存在不同的临床表现,如白色念珠菌性角膜炎早期显示浅层角膜病变,轻度隆起,病情发展缓慢,病变区灰白色,可见伪足和卫星灶,病变周围有明显的细胞浸润。茄病镰刀菌性角膜炎显示毛玻璃样增厚,呈现表面隆起的干燥的灰白色病灶,病灶周围浸润不明显。曲霉菌性角膜炎,角膜病灶显示徽章样改变,周边病变浓密而中央稍淡,病情发展迅速,3天时即出现前房积脓。

四、诊断

(一)病史

角膜常伴有植物、泥土等外伤史,眼及全身长期应用糖皮质激素及广谱抗生素史。

(二)典型的临床表现

主要是眼部的典型体征。

(三)实验室检查

1.刮片染色法

(1)10%~20%氢氧化钾湿片法。

(2)Gram 染色:①刮片方法同上;②染液和染色方法同细菌学检查。

2.组织病理检查

(1)角膜活检组织或行角膜移植取下的组织片。

(2)过碘酸雪夫(PAS)染色,光学显微镜下见丝状菌,类酵母菌染为红色。

3.真菌培养和鉴定

(1)常用培养基:沙氏培养基、土豆葡萄糖培养基、巧克力琼脂平板培养基。

(2)培养温度:22~28 ℃,湿度40%~50%。

(3)pH 值:p H4.0~6.0。

(4)时间:20 天~1 个月。

结果分析:依据真菌生长速度,菌落外观丝、孢子或菌细胞形态特征等进行鉴别。

4.共焦显微镜检查

共焦显微镜是一种新型、无创伤性检查设备,它可以在活体上对角膜行三维水平扫描,并提供高清晰和放大倍率的角膜各层面图像。从细胞水平上对活体角膜的病理生理进行直接观察。对真菌性角膜炎的诊断研究结果显示,可达到96%的阳性率,并能对真菌性角膜炎抗真菌药物治疗的效果进行监控,对真菌性角膜炎的诊断和研究的很有帮助。

五、治疗

(一)药物治疗

1.两性霉素B

两性霉素B是从链丝菌培养液中分离得到的多烯类抗真菌药物,体外实验证实多烯类是目前抗真菌(丝状菌、酵母菌)活性最高的药物。多烯类药物与真菌细胞膜中的麦角固醇结合,使细胞膜通透性和电解质平衡改变,导致真菌停止生长。由于哺乳动物细胞(如红细胞、肾小管上皮细胞等)的细胞膜含固醇,故全身应用时可导致溶血和肾脏等器官的毒性反应。

两性霉素B在临床上应用已久,静脉注射后血中的二性霉素约90%以上与血浆蛋白结合,因此不能透过血-房水屏障,且全身应用毒副作用大,眼用制剂在角膜内穿透性差,对深部角膜感染合并前房积脓者效果不佳。常用两性霉素B滴眼,感染严重时,每小时1次,晚上用两性霉素B眼膏。

2.新型三唑类

三唑类药物通过与细胞内的细胞色素P_{450}结合,抑制真菌细胞膜上麦角固醇的生物合成,从而损害真菌细胞膜的结构和功能,同时使细胞内过氧化物大量堆积,造成真菌死亡。

氟康唑是一种临床上广泛应用的广谱、高效、安全的三唑类药物,动物和临床实验证实口服氟康唑对眼部念珠菌、隐球菌、曲霉菌及球孢子菌感染有效。常用氟康唑眼水,眼部应用刺激小,连续滴眼2月,未见明显毒副作用。

伊曲康唑为粉蓝色胶囊,内含100 mg伊曲康唑。真菌性角膜炎的应用为200 mg,每日一次,总疗程不超过3周。最常见不良反应有肝功能损害及胃肠道反应。

3.那他霉素

那他霉素是从链丝菌培养液中分离的四烯类抗真菌药物,为广谱抗真菌抗生素,对曲霉菌、念珠菌、镰刀菌等均有效,抗真菌的原理与两性霉素B相同。由于那他霉素难溶于水。临床常用混悬液,但此液对角膜结膜通透性极差,因此,滴眼液仅用于治疗浅表的角膜感染灶。目前临床上常用的为5%混悬液或10%眼膏。

4.免疫抑制剂

研究发现许多真菌的天然代谢产物具有对其他真菌的毒性作用,从而抑制共生真菌的竞争生长。环孢霉素A(CsA),FK506和西罗莫司(雷帕霉素),可作为免疫抑制剂抑制T细胞激活的信号传导途径,还能作为毒素抑制与其竞争的真菌的生长。

5.其他

洗必泰葡萄糖酸盐已广泛应用于临床近40年,对许多革兰阳性、阴性细菌、阿米巴原虫、沙眼衣原体具有抑制作用。Martin通过体外、体内实验证实0.2%洗必泰溶液具有良好的抗真菌作用。随后临床随机对照观察显示0.2%洗必泰溶液治疗轻中度真菌性角膜炎效果优于0.25%和0.5%那特真眼水,尤其对镰刀菌感染有效,对曲霉菌感染效果较差,眼局部耐受性良好,未见组织毒副作用,而且价格低廉易得。尤其对于病原菌尚不明确或可疑混合感染的患者,可将洗必泰溶液作为一线药物选择。

6.联合用药

细菌感染时药物的选择及联合用药方案已研究得较为深入。对抗真菌药物联合应用的研究多限于体外实验和动物实验,人体试验观察极少。目前较为确定的是 5-氟胞嘧啶与两性霉素 B 或氟康唑联合应用有协同作用,能减少药物用量,降低毒副作用,并延缓 5-氟胞嘧啶耐药性的产生。分析为后两者破坏真菌细胞膜,从而利于前者穿透,进入真菌细胞发挥作用。利福平和两性霉素 B 合用亦有协同作用。伊曲康唑与两性霉素 B 或 5-氟胞嘧啶合用治疗念珠菌、曲霉菌和隐球菌感染有协同作用,伊曲康唑与氟康唑合用与单用伊曲康唑效果相同。

(二)手术治疗

1.板层角膜移植术

所有真菌性角膜炎,除非合并穿孔或有穿孔趋势者,都应先联合多种抗真菌药物进行治疗,并可辅以 1~2 次局部清创处理,然后根据治疗的转归、病灶的大小、部位、深度及视力等因素决定是否需行角膜移植手术及选择手术的方式。选择部分板层角膜移植手术的适应证如下。

(1)药物治疗一周以上无效,同时不合并前房积脓的中浅层溃疡。

(2)对药物治疗有效,其中选择经治疗后前房积脓消失,病灶位于角膜基质的中浅层,视力严重下降至 0.1 以下者,尤其适宜于溃疡直径较大或偏心的中浅层角膜溃疡。

2.穿透性角膜移植

真菌性角膜炎的穿透性角膜移植手术时机尚没有一个统一而明确的标准,术者多是根据当时的病情和结合自己的经验做出的。行穿透性角膜移植术基本掌握以下原则:①局部和全身联合应用抗真菌药物治疗 48~72 小时无明显疗效。②角膜溃疡直径＞6 mm,病变深度到达深基质层,视力低于 0.1,局部药物治疗疗效不明显或前房积脓不断增加者,或溃疡面有扩大趋势者。③角膜溃疡到达后弹力层或穿孔者。

第三节　病毒性角膜炎

一、单纯疱疹病毒性角膜炎

单纯疱疹病毒(HSV)感染引起的角膜炎症称为单纯疱疹病毒性角膜炎(HSK)。它是由病毒感染、免疫与炎症反应参与、损伤角膜及眼表组织结构的复杂性眼病,也是当今世界上危害严重的感染性眼病之一,发病率占角膜病的首位,美国约有 50 万患者。此病的特点是多类型、易复发、发病与被感染的 HSV 株以及机体的免疫状态有关。由于抗生素和皮质类固醇的广泛应用,其发病率有上升趋势。往往因反复发作而严重危害视功能,临床尚无有效控制复发的药物,因而成为一种世界性的重要致盲原因。

(一)病原学

HSV 分为两个血清型——Ⅰ型和Ⅱ型。Ⅰ型的感染部位是头颈部,大多数眼部疱疹感染是由此型病毒引起;Ⅱ型的感染部位是生殖器,偶或也引起眼部感染。近年的研究发现 HSV-1 型也可感染腰部以下部位,而 HSV-Ⅱ型也可感染腰部以上部位。人是 HSV 唯一的自然宿主。单疱病毒对人的传染性很强,人群中的绝大多数均被它感染过,血清抗体阳性率约为 90%,用分子生物学方法在 75%～94% 的人三叉神经节可发现病毒的潜伏。Ⅰ型的常见传途径是带毒成人亲吻子女或与子女密切接触,青少年或成人间的接吻,偶可因性交而致生殖器感染。Ⅱ型则以性接触为主,同样也可因性交而致眼部感染,新生儿可经产道感染。新生儿的Ⅱ型感染除累及眼部,也可波及皮肤、血液、内脏和中枢神经系统,并可致命。两型病毒感染的潜伏期相似,为 2～12 日,通常为 3～9 日。

(二)发病机制

原发感染是指病毒第一次侵犯人体,仅见于对本病无免疫力的儿童,多为 6 个月至 5 岁的小儿。在此之后,病毒终生潜伏在三叉神经节的感觉神经元内,在一些非特异刺激(感冒、发热、疟疾、感情刺激、月经、日晒、应用皮质类固醇、退翳治疗及外伤等)下诱发。

近年的研究发现,当角膜病变静止后,单纯疱疹病毒既可潜伏在三叉神经节的感觉神经元内,也可潜伏在角膜内,角膜是 HSV 的另一潜伏地。HSK 复发的详细机制尚不清楚,复发时,HSV 可能来源于潜伏在神经节细胞内的病毒再活化,通过轴浆运输到达角膜,或潜伏在角膜内的病毒再活化。

HSK 的发生复发以及疾病在临床的表现类型主要与感染机体的 HSV 株有关,同时与机体的免疫状态也有一定的关系,因而 HSK 的复发常与机体的免疫功能状态发生变化有关。

浅层型的发病是 HSV 直接感染角膜上皮细胞,在细胞内增殖导致细胞变性坏死,脱落形成上皮缺损,形成典型的树枝状角膜炎,如进一步扩大加深,则可形成地图状角膜炎。

深层型的发病并非病毒的持续增殖,而主要是一种宿主对单疱病毒抗原的免疫反应,以细胞免疫为主的迟发性超敏反应。HSV 由上皮或内皮进入角膜实质后,炎症细胞、抗原抗体复合物或角膜实质内不断复制的病毒,致胶原板层溶解,产生不同类型的深层炎症,主要有免疫型和基质坏死性角膜炎。

(三)分类

单纯疱疹病毒性角膜炎目前仍无统一的分类方法,在不同的专著及文献其分类的方法不同,而且对同一病变的名称也不同。根据角膜的解剖及发病的病理生理分类对疾病的诊断及治疗均有较大的帮助,这种分类方法将 HSK 分为:①感染上皮性角膜炎,此型包括点状泡状角膜病变、树枝状角膜炎、地图状角膜炎及边缘性角膜炎。②神经营养性角膜炎,此型包括点状上皮糜烂及神经营养性溃疡。③角膜基质炎,此型包括坏死性或免疫性角膜基质炎。④角膜内皮炎,此型包括盘状、弥散或线状角膜内皮炎。根据机体的免疫状态及病毒的毒力,我们将 HSK 可分为:角膜上皮型、溃疡型、免疫反应型及变应型。

(四)临床表现

1.原发感染

HSK 的原发感染主要表现为角膜上皮型,常有全身发热和耳前淋巴结肿痛,眼部主要表现为滤泡性或假膜性结膜炎,眼睑皮肤的水疱或脓疱,点状或树枝状角膜炎,其特点为树枝短、出现晚、存在时间短(1～3 日),偶也可导致盘状角膜炎。

2.复发感染

根据炎症的部位可分为浅层型和深层型。浅层型包括点状、树枝状、地图状及边缘性角膜炎;深层型包括角膜基质炎及角膜内皮炎。复发感染的特点是不侵犯全身,无全身症状。

(1)点状、树枝状和地图状角膜炎:在诱因之后的数日内,眼部出现刺激症状,根据病变的部位可影响视力或对视力影响较少。角膜上皮层出现灰白色、近乎透明、稍隆起的针尖样小疱,可表现为点状或排列成行或聚集成簇,是为角膜疱疹。此期为时甚短,一般仅数小时至十数小时,因此常被忽略,有些患者在就诊时已改变。有时误诊为"结膜炎"。如及时发现和处理,痊愈后几乎不留痕迹。排列成行的疱疹,不久即扩大融合,中央上皮脱落,形成条状溃疡,并向长度伸展,伸出分枝,末端有分叉,形成典型的树枝状溃疡。在溃疡的边缘,水肿的角膜上皮细胞有活的病毒存在。炎症继续发展,亦可形成边缘蜿蜒迂曲的地图样或星芒状溃疡。有时溃疡可有多个,排列成岛屿状。但不论形态如何,一般只作面的扩展,位于浅层。荧光素染色下,可清楚看到角膜溃疡上皮缺损处染成深绿色,而周围则被淡绿色渗透边缘所包围,说明这部分的上皮存在水肿、疏松现象,是为本病的特征。角膜感觉减退是疱疹性角膜炎的一个典型体征。感觉减退的分布取决于角膜病损的范围、病程和严重程度。病变部的角膜感觉常减低或消失,但其周围角膜的敏感性却相对增加,故主觉上有显著疼痛、摩擦感和流泪等刺激症状。多数浅层溃疡病例经积极治疗后,可在1~2周内愈合,但浅层实质的浸润需历时数周至数月才能吸收,留下极薄的云翳,一般影响视力较小。

树枝状或地图状溃疡愈合后,有时可见不透明的上皮细胞呈线条样或分枝嵴状堆积,这种假树枝是在愈合过程中,更多的上皮愈合被先后从不同方向向病损区伸延并最终汇合的结果,此处的角膜上皮轻度隆起,但荧光素染色一般为阴性。随着时间推移,假树枝可变光滑并消失。不要误认为感染而继续应用抗病毒药物,因为药物的毒性可使之加重。事实上,长期抗病毒药物的应用本身就可产生假树枝和角膜炎。

少数未经控制的病例,病变可继续向深部发展,导致角膜实质层发生混浊。混浊主要是角膜实质的水肿和浸润,一般从溃疡底部开始,逐渐向深部蔓延,直至后弹力层。其色灰白,半透明,有时略带灰黄色调。由于水肿和细胞浸润,角膜可明显增厚。后弹力层及内皮层亦出现肿胀粗糙或条状皱纹。常伴有虹膜炎反应,由于角膜混浊、房水混浊和 KP,常不能得到满意的观察,少数病例尚伴有前房积脓,此时瞳孔必须充分散大,防止后粘连。溃疡波及深部的病例,经积极治疗,溃疡愈合约需2~4周时间,实质水肿及浸润的吸收,可长达数月。角膜长期处于炎症状态,可逐渐变薄,甚至溃疡穿孔。在溃疡阶段,极少数病例尚可继发细菌或真菌感染,应该引起注意。

由 HSV 感染引起的边缘上皮性角膜炎的溃疡灶与树枝状角膜溃疡相似,只是病灶位于角膜边缘,表现为相应处角膜缘充血,角膜基质浸润,并可有新生血管形成。患者的症状较重且对治疗的反应不理想。

(2)神经营养性角膜炎:神经营养性角膜炎可能由感染病毒或免疫反应引起,此种类型患者常伴有角膜的神经功能障碍或泪膜不正常,一般不是病毒感染的活动期,有些患者表现为无菌性溃疡。病灶可局限于角膜上皮表面及基质浅层,也可向基质深层发展,溃疡一般呈圆形、光滑的卷边,长时间变化不大。处理不正确可能会引起角膜穿孔。它的形成是多因素的,包括基底膜损伤,基质内活动性炎症,泪液功能紊乱及神经营养的影响。抗病毒药物的毒性作用常是此种溃疡持续存在的原因。无菌性溃疡难以愈合,它的治疗首先是保护角膜上皮,最简单的方法是包扎患眼(或用治疗性软镜),停用所有药物,包括含有毒性防腐剂的各种人工泪液。必要时需要手术治疗。

(3)角膜基质炎:角膜基质炎虽然只占 HSK 初发病例的 2%,但占复发病例的 20%～48%。角膜基质可被多种因素影响,角膜上皮及内皮的病毒感染均会影响到角膜基质,引起角膜基质的水肿,对角膜上皮及内皮引起的角膜基质改变,其治疗主要是针对角膜上皮及内皮。角膜基质炎在临床的表现主要有两种类型,一种是由于病毒的直接感染引起的基质坏死性角膜炎,另一种主要为基质内的免疫反应(有些患者可能合并病毒的作用)引起的免疫性角膜基质炎。

基质坏死性角膜炎常见于那些多次复发的树枝状角膜炎,正在局部应用皮质类固醇治疗的盘状角膜炎,角膜表现为严重的基质炎症,伴有炎性细胞浸润、坏死、新生血管、瘢痕、偶尔变薄和穿孔。同时发生虹睫炎,偶尔有继发性青光眼。它的自然病程是 2～12 个月,病情重,目前尚无有效治疗方案,预后极差。

免疫性角膜基质炎的临床表现多种多样,主要表现为角膜基质的浸润及水肿,一般角膜上皮完整,可伴有免疫环,免疫环是抗原抗体复合物的沉积,对于反复复发病例会出现新生血管,由于一些病例的角膜基质病变表现为圆盘形,所以许多学者将此型称为盘状角膜炎。根据其病理生理机制,盘状角膜炎主要是由于角膜内皮的病变导致的角膜基质水肿,因此我们现将其放在角膜内皮炎中叙述。

(4)角膜内皮炎:角膜内皮炎主要表现为视力下降、畏光、疼痛,检查可见结膜充血、角膜后 KP、角膜基质及上皮水肿及虹膜炎,角膜内皮炎患者一般不伴有角膜基质的浸润,这是与角膜基质炎相鉴别的重要体征,同时此类患者也很少有角膜新生血管形成,只有病程长,反复发作的患者才会出现角膜的新生血管。根据角膜后 KP 的分布及角膜基质、上皮水肿的形态可将角膜内皮炎分为盘状、弥散形及线形三种类型。

盘状角膜炎:盘状角膜炎绝大多数是由 HSV 的直接侵犯和局部的免疫反应所引起,也可见于带状疱疹、水痘、牛痘、流行性腮腺炎或化学损伤性角膜炎。患者大多以往有过复发的病史,初次发作者较少。充血及刺激一般较溃疡型轻,甚至可以毫无症状。患者就诊时常主诉视力模糊,眼部略有发胀感。

盘状角膜炎是位于角膜中央或近中央处的圆形水肿,直径约为 5～8 mm,通常以 6～7 mm 者居多。灰白色,略带半透明,中央部位较淡,而边缘处较浓密,犹如"钱币"状。偶尔也可见到免疫环,是由中性粒细胞环绕盘状水肿的边缘形成。裂隙灯下检查,水肿在角膜实质深层为主,角膜增厚可达角膜厚度的 1/4 乃至一倍以上,伴有后弹力层皱纹及内皮粗糙增厚现象。大小不等的 KP 黏附于角膜内皮,少数病例尚有房水混浊或前房积脓。角膜上皮一般正常,荧光素不着色。但有些炎症严重的病例,角膜上皮呈现毛玻璃样水肿,滴荧光素后,在裂隙灯下检查,呈现细点状着色。除盘状混浊外,也可表面为地图形、弥漫性、局限性、环形、马蹄形等。形状虽有不同,但病理改变基本一致。

盘状角膜炎病程较长,通常为 2～6 个月。在炎症阶段,视力高度减退,但通过合理的使用抗病毒类药物与激素类药物,水肿大部分可以吸收,留下较淡的瘢痕,多数病例仍能保持有效视力。另一种情况是,在盘状角膜混浊的基础上,角膜表面可以出现树枝状或地图状溃疡,与深部炎症同时存在。有时,尚可并发单疱性葡萄膜炎,出现继发性青光眼,长期炎症的存在,又可促使新生血管长入。

弥散形及线形角膜炎的临床表现与盘状角膜炎基本相同,只是角膜后 KP 呈弥散分布或呈线形分布。

总之,HSK 的危害性在于炎症的反复发作和长期不愈。造成角膜细胞的严重破坏,最后为瘢痕组织所替代。大量的新生血管也是影响视力的主要因素。不恰当的使用激素,亦是促使病情恶化的另一原因。至于葡萄膜炎、继发性青光眼,和继发细菌或真菌感染等情况,它们的严重性更是不言而喻的。

(五)诊断

目前 HSK 的诊断多依靠病史和角膜病变的形态做临床诊断,反复发作史是重要的诊断依据。实验室诊断不是必需的临床诊断条件,常用的实验室诊断技术如下。

1.血清学检查

常用中和试验、补体结合试验。对原发感染可作肯定诊断,但不适用于复发感染。

2.免疫组织化学检查

使用 HSV-1 的单克隆抗体诊断药盒,进行包括免疫荧光染色和酶免疫测定,能在少于 4 小时内对上皮刮片作病原学快速诊断,结果极为可靠。

3.病毒分离

病毒分离是本病最可靠的病因诊断,常用方法有泪液拭子或角膜病变组织刮片,进行兔肾细胞(RK)培养,进行病毒分离。

4.电镜技术

寻找病毒颗粒。

5.核酸杂交技术

如 PCR 技术,敏感度较高,但有假阳性结果。

6.其他

尚有免疫功能状态和荧光素通透系数等检查。

(六)治疗

不同的病变阶段,采用不同的治疗方法。在角膜疱疹或浅层炎症早期阶段,应迅速控制炎症。

1.药物

(1)抗病毒药物:目前对 HSK 的治疗主要还是以抗病毒药物为主。

碘苷:又名疱疹净(IDU)。仅抑制 DNA 病毒,对 RNA 病毒无作用,只对浅层病变有效。该药毒性大、渗透性差,易产生耐药性,主要适用于初次发作病例。近年来新的抗病毒药物出现,使此药的应用减小。对多次复发病例,选用效果更好的药物为宜。

氟苷:又名三氟胸腺嘧啶核苷(F3T),抗病毒作用比阿糖胞苷及碘苷强,可用于治疗浅层及深层 HSK,眼内通透性好,全身应用毒性较大,仅局部应用,1‰氟苷局部应用可引起角膜上皮病变。

阿糖胞苷:主要抑制 DNA 病毒,对 RNA 病毒作用不大。治疗 HSK 有一定效果,但对正常细胞毒性大,故常用它的衍生物环胞苷(CC),眼水为 0.1‰及 0.05‰,眼膏 0.1‰。

无环鸟苷:又名阿昔洛韦(ACV),为比较有效的选择性抗病毒药物,特别是对于疱疹病毒,有明显的抑制作用。应用于临床后,国内外文献报道,不但疗效好,且不良反应小。常用剂型为 3% 眼膏和 0.1% 无环鸟苷眼水。口服 ACV 是近年来研究较多的一种治疗方法,此方法不仅具有治疗 HSK 的作用,同时具有预防 HSK 复发的作用,一些作者在 HSK 患者行角膜移植手术后采用口服 ACV 一年以预防 HSK 的复发。此外对于基质型 HSK,长时间口服 ACV 也能预防其复发。

丙氧鸟苷:又名更昔洛韦(GCV),对 HSV 的抑制作用与 ACV 相当,对于 HSK 具有较好的疗效,且对多种抗 HSV 药物产生耐药性病例也有治疗效果。眼药水的浓度是 0.1%～3%。

三氮唑核苷:又名病毒唑,为广谱抗病毒药,疗效较好,且对正常细胞毒性颇低。眼水为 0.1% 及 0.5%,眼膏 0.5%。

其他抗病毒药物:如阿糖腺苷(Ara-A)等,对治疗 HSK 也有一定效果,但临床尚需要观察。至于吗啉胍(ABOB),多数眼科医生认为疗效不佳。

(2)肾上腺皮质激素:因它有抑制角膜免疫反应和抗炎作用,常用于 HSK 的治疗,但应掌握如下原则。

感染上皮性角膜炎:此型包括点状泡状角膜病变、树枝状角膜炎、地图状角膜炎、边缘性角膜炎及神经营养性角膜炎禁用皮质激素,因其能激活病毒和胶原酶活性,促进病毒繁殖,使病变向深层发展。它还能抑制上皮再生,甚至造成溃疡穿孔。

坏死性或免疫性角膜基质炎:对于坏死性角膜基质炎应根据情况选择是否应用激素,如伴有免疫反应患者可应用激素,但以病毒感染引起者不应使用激素,如对此类患者使用激素可能会引起病情恶化。对于因免疫反应而导致的免疫性角膜基质炎患者,局部应用激素有治疗的意义。角膜内皮炎包括盘状、弥散或线状角膜内皮炎,此种类型 HSK 与免疫功能异常明确相关,可应用激素。但应用激素时应同时应用抗病毒药物。应用激素次数应根据病情的严重程度而确定,在发病的早期,抗病毒药及激素局部应用为每天 4～5 次,当病情控制后,通常 7～10 天,将抗病毒药及激素用药的次数改为每天 3 次,用一周后改为 2 次,再一周后改为 1～2 次维持约 3 个月。应用皮质激素期间,最好 1～2 日用荧光素着色一次,如有溃疡出现,立即停用,按溃疡处理。当炎症完全消退后,抗病毒药物和皮质激素的次数需逐步减少,最后完全停用。

过量的使用抗病毒药,不但无助于预防炎症的复发,而且会产生耐药性,影响复发时用药的疗效,同时抗病毒药物还会对眼表产生毒性;过量的使用激素也会导致眼表上皮细胞的毒性,有时会出现浅层 HSK。局部应用的皮质激素有:1% 地塞米松眼水、眼膏,均可每日 2～4 次。

(3)免疫调节剂:利用它试图调节机体的免疫功能或增强抵抗力,可用于治疗 HSK。常用药物有左旋咪唑、干扰素、转移因子等。

2.手术

对于 HSK 的手术治疗主要分为两种情况,一是药物治疗效果不明显、长时间不愈合或患者出现角膜明显变薄或穿孔,要进行治疗性角膜移植手术或用相应的手术方法促进愈合;二是角膜炎症已完全愈合,遗留角膜斑痕影响视力,应进行光学性角膜移植手术恢复视力。

在第一种情况下,可根据患者的病情及当地的医疗条件选择:①病灶清创术:其原理是通过物理或化学的方法来清除感染细胞和病毒。目前常采用的是机械清创,但注意尽量不要损伤 Bowman 膜,以减少瘢痕形成。化学清创目前已不提倡应用,因为它会损伤角膜基质,增加瘢痕组织,以及延缓上皮愈合和导致内皮变性。清创后,一般对患眼行加压包扎,这有利促进上皮愈合和减轻症状;此外,包扎升高了眼球表面温度,还能抑制病毒繁殖。②结膜瓣遮盖术:主要适用于患者长时间不愈合且溃疡灶位于光学区以外的患者,可很快使病情稳定。③羊膜覆盖手术:适用于病灶位于角膜中央及旁中央的长时间不愈合患者,羊膜覆盖手术能促进此类患者尽快愈合,但对于伴有细菌或真菌感染者不能用此方法。④治疗性角膜移植手术:当角膜已穿孔或将要穿孔时,应选用治疗性角膜移植手术,一般采用穿透性角膜移植,板层角膜移植只适合于周边极小穿孔患者。

对于第二种情况,采用光学性角膜移植手术恢复患者的视力,一般采用穿透性角膜移植,因为板层角膜移植不能完全清除角膜中的病毒。手术的时机一般在 HSK 病情稳定后进行,以炎症消退后 3 个月或以上较为稳妥。

无论是第一种情况还是第二种情况下进行手术,在手术前后均应全身应用抗病毒药物,如口服无环鸟苷,以减小炎症及预防 HSK 复发。

二、带状疱疹性角膜炎

眼部带状疱疹可合并眼睑炎、结膜炎、角膜炎、巩膜炎、葡萄膜炎、视网膜病变(急性视网膜坏死)、视神经炎、眼肌麻痹等。其中 60% 可发生带状疱疹性角膜炎。

(一)病因

(1)本病是由水痘带状疱疹病毒(VZV)复发感染所致、病毒潜伏于三叉神经节中。当机体细胞免疫功能下降或在其他外界刺激诱导下,病毒即被激活、繁殖而发病。

(2)发病机制是下列某一种因素或共同作用的结果。①病毒对角膜的直接侵犯;②宿主对完整病毒或病毒抗原在角膜内发生炎性反应;③机体对改变了的自身组织发生自体免疫反应;④由于角膜知觉减退,眼睑异常及角膜表面泪液膜改变,发生继发性改变。和 HSV 性角膜病变不同的是,VZV 性角膜炎未能做出满意的动物模型、妨碍了对其进行进一步的深入研究。

(二)临床表现

1.全身表现

带状疱疹之前驱症状包括全身不适、发热、寒战、及沿神经皮肤分布区疼痛,皮肤发生线状排列的小水泡;伴发神经痛,丛麻、刺感到极度持续疼痛。皮疹延续数月,神经痛可延续数年。带状疱疹与 HSV 不同,侵犯真皮,水泡治愈后残留永久性瘢痕。

2.角膜表现

眼带状疱疹中,大约有 60% 可引起角膜病变,VZV 对三叉神经第一支极易侵犯,角膜炎的发生多在皮疹出现以后发生,尤其是鼻尖或鼻翼出现带状疱疹,为鼻睫状支神经受侵犯的征兆,随后必发生角膜炎与虹膜炎。其角膜炎的表现多种多样,主要有以下几种类型。

(1)表层粗点状角膜炎:是带状疱疹性角膜炎的最早期表现,皮疹出现后数日内发生。角膜表面呈现粗大的、略高出角膜表面的混浊点,多发生于角膜周边部,表面常附有黏性分泌物,对荧光素呈现不规则着色,虎红染色更为明显,脱落后不形成溃疡。这些不规则的混浊点是混浊的上皮细胞聚集而成,可能是病毒侵犯的结果,也可能是病毒在上皮细胞内繁殖的结果。有的病例可在其细胞核内查到病毒包涵体。

(2)上皮下浸润及钱币状角膜炎:表层点状角膜炎可在几天之内自行消退,有的很快互相结合形成上皮下浸润,并进一步形成钱状角膜炎。后者被认为是带状疱疹性角膜炎的典型病变。

(3)假树枝状角膜炎:伴随于眼带状疱疹出现的树枝状角膜炎,因其形态和 HSV 性树枝状角膜炎极为相似,其主要区别是:角膜病变轻微,略高起于角膜表面,轻、中度荧光素染色,而不像 HSK 呈沟状凹陷,染色明显;其树枝状病变的末端不像 HSK 那样有球形膨大。故称为假树枝状角膜炎而加以区别。

(4)黏斑性角膜炎:是一种慢性角膜炎的特殊类型,大约 5% 的带状疱疹患者会出现此种角膜病变。发病时间差异很大,从出疹后 7 天至 3 年均可出现,但多数在 2～7 个月之间出现。其典型改变的角膜表面由微隆起的黏液物质构成的斑点状病灶,有时可出现线状或树枝状病变,边缘清楚,通常是多发性的,可出现于角膜表面的任何部位,其大小和形状每天都可改变。乙酰半胱氨酸可将其溶解。荧光素呈中等着色,虎红染色鲜艳。发病机制不很清楚,可能与泪液膜异常、角膜感觉神经麻痹及眼睑闭合不全等因素有关。

(5)神经麻痹性角膜炎:在剧烈的三叉神经痛的同时,角膜感觉全部消失,病愈后可延续数月至一年之久,甚至长期不恢复。长期感觉障碍大约有 9% 的患者可引起神经营养性角膜炎的发生。严重者可导致角膜溃疡、继发细菌感染,出现角膜脓疡或前房积脓。

(6)盘状角膜基质炎:数月后上皮下浸润可向基质深部发展,形成富于新生血管的角膜基质炎或盘状角膜基质炎。裂隙灯显微镜检查角膜后弹力膜皱褶,光切面浸润水肿增厚,混浊区角膜后壁常留有类脂质沉积物,经久不吸收,可能是角膜基质细胞的异常代谢产物,此点可与 HSK 及牛痘病毒所引起的盘状角膜基质炎相鉴别。有时还可出现角膜葡萄膜炎或角膜内皮炎(用镜面反射法检查,可以发现角膜内皮有滴状的改变)。

(三)诊断

1.临床诊断

出现皮肤、眼部和角膜的特有体征时,一般不难诊断。体征不典型、皮疹较少的病例,常误诊为 HSK。作者认为当出现角膜炎或其他眼部体征,同时具备下列各特征时,应怀疑 VZV 所致。

(1)既往有单侧颜面部皮疹病史。

(2)该区皮肤残留瘢痕或茶褐色沉淀物。

(3)虹膜萎缩。

(4)前房角色素沉着(较其他葡萄膜炎色素浓厚)。

2.实验室诊断

(1)急性期取结膜及角膜上皮刮片查巨噬细胞及核内嗜酸性包涵体,但不能和 HSV 相区别。

(2)必要时从结膜囊内和取水泡内液体作病毒分离。兔角膜接种不致病,此点可与 HSV 相鉴别。

(3)血清中和抗体的测定:病后 4 天可测出,2 周达高峰,一年后降至不能检测的水平。

(4)荧光抗体染色技术:取病变角膜上皮刮片,直接用荧光抗体染色检查,可证明被感染的细胞内有病毒感染。由于标记荧光抗体有特异性,故可与 HSV 相区别。

(四)治疗

1.表层点状角膜炎和树枝状角膜炎

抗病毒药物无环鸟苷(阿昔洛韦、ACV、0.1%眼水和3%眼膏)、丙氧鸟苷(更昔洛韦、GCV、0.1%~3%眼水)频繁滴眼,但疗效尚不能肯定。对伴有较重结膜炎的患者,可并用糖皮质激素滴眼。此外,还应滴抗菌药眼膏,以防混合感染。

2.盘状角膜基质炎

主要应用糖皮质激素(0.1%地塞米松、0.1%氟米龙)滴眼或结膜下注射。滴眼以能控制症状的最低浓度、最少滴眼次数为原则。

3.角膜葡萄膜炎或虹膜睫状体炎

除阿托品散瞳及糖皮质激素外,还应口服吲哚美辛等非甾体激素消炎剂,长期局部和全身应用糖皮质激素,可抑制免疫反应,促使病情恶化或病毒扩散,故必须慎用。

4.神经麻痹性角膜溃疡

停止使用抗病毒药物和糖皮质激素眼液,各种抗菌药眼液中因含有防腐剂也应禁止使用。局部滴用不含防腐剂的人工泪液或上皮生长因子(EGF、bFGF)等,纱布绷带包扎、配戴软性角膜接触镜或暂时睑缘缝合均有一定效果。

5.黏斑性角膜炎

局部应用糖皮质激素药物可控制其进一步引起虹膜炎及角膜基质炎,同时应用胶原酶抑制剂滴眼(10%乙酰半胱氨酸)可融解黏斑,必要时局部滴用人工泪液或行睑缘临时缝合术。

第四节　角膜基质炎

角膜基质炎是指在角膜基质层的非溃疡性和非化脓性炎症,主要表现为角膜基质炎性细胞渗出、浸润,并常有深层血管化形成,角膜上皮和浅基质层一般不受影响。虽然本病远不如角膜溃疡性炎症多见,但也是损害视力的常见原因。

一、病因与发病机制

角膜基质炎可能与细菌、病毒、寄生虫感染有关。梅毒螺旋体、麻风杆菌、结核杆菌和单纯疱疹病毒感染是常见的病因,虽然致病微生物可以直接侵犯角膜基质,但大多数角膜病变是由于感染所致的免疫反应性炎症。

二、临床表现

(一)一般临床征象

眼部有疼痛、流泪及畏光,伴有水样分泌物和眼睑痉挛。视力轻度到重度下降,睫状充血。

(二)角膜的病变取决于疾病所处的阶段及持续时间。

一般说来,上皮完整,但上皮常常处于水肿状态。早期,可有弥漫性的或扇形的、周边程度较低的基质浸润,内皮层伴有或不伴有KP。随着基质层炎症反应的加重,基质层和上皮层变得水肿加剧,常呈毛玻璃样外观。前房反应也可加重,患者的症状也加剧。新生血管常侵入基质层内。

根据严重程度,整个病变可能局限于角膜周边部,也可能向中央发展波及整个角膜。如果在几周甚至数月之后不进行治疗,基质炎的炎症和血管化将达到高峰,然后消退,逐渐地血管闭塞,角膜永久性瘢痕形成。

(三)特异性征象

1.梅毒性角膜基质炎

可分为三期:①浸润期;②血管新生期;③退行期。活动性梅毒性基质炎第一个显著的征象是轻微的基质层水肿,少量的内皮层 KP。严重的疼痛,清亮透明的分泌物以及畏光等,预示着炎症浸润的开始。

典型的间质性基质层炎症常常从周边开始,在上方呈扇形分布。稀疏的、灰白色的基质层浸润扩大并融合。在此期,上皮层水肿及小水泡形成。这个过程可能局限在角膜的某一部分或整个角膜变混浊,呈典型的毛玻璃样外观。在新生血管期,浸润变得更加浓密,血管从周边部侵入深基质层。血管内生和炎症可能局限在周边部呈扇形,或在几周甚至几个月后向中央发展侵犯整个角膜,使呈红色色调,称为 Hutchinson 橙红斑。一旦整个角膜血管化,病程可能已达到顶峰,预示进入吸收期。1~2 年后,如果不治疗,炎症开始消退,周边部开始变透明。角膜内血管闭塞、角膜瘢痕持续存在。内皮细胞层和后弹力层可能有持续性的皱折、疣状赘生物、角膜后玻璃状的嵴状物以及可延续进入前房的纤维束。通常这种现象只在病变静止期能看到。

先天性梅毒性角膜基质炎通常累及双侧角膜,75% 以上患者在 1 年之内第 2 只眼开始发病。大约 9% 的患者有炎症复发。后天性角膜基质炎通常发病较轻,病灶较局限。

此外,先天梅毒性角膜基质炎,常同时伴有先天性梅毒其他典型的特征,即 Hutchinson 齿及重听(或耳聋)连同角膜基质炎,称为 Hutchinson 三联征。

2.细菌感染

结核杆菌很少并发角膜基质炎,然而,应该排除这种细菌感染的可能性。这种基质角膜炎趋向于周边部,并且常呈扇形分布及伴有扇形角巩膜炎。不像梅毒性角膜炎,这种角膜炎的炎症影响前中基质层,浓密的浸润占主导地位,有时呈现结节状、脓肿样浸润。血管化通常限于前基质层;然而,通常血管管径较大,且呈弯曲状。病程迁延,残余的角膜瘢痕较厚,原因是严重的炎症反应导致了比较重的角膜细胞坏死。

3.麻风以多种方式累及角膜

因颅神经功能失调或眼睑结构的变化导致了角膜暴露。表层无血管性的角膜炎是麻风具有特征性的损害,通常从颞上象限开始。开始小而分散的上皮下混浊或前基质层混浊,以后融合变成弥散性的前基质层混浊。最后,血管侵入,向角膜混浊区延伸,形成特征性的麻风血管翳。

三、诊断

角膜基质炎的病因诊断主要取决于病史、眼部及全身检查。

(1)急性梅毒性角膜基质炎是先天性梅毒的晚期表现之一。大多数发生于 5~20 岁之间,但也可以早自出生时,晚至 50 岁。梅毒血清学检查阳性。眼部征象包括"胡椒盐"状的脉络膜视网膜炎或视神经萎缩,或其他先天性梅毒晚期症状的出现,均提示本病的存在。一些其他的晚期梅毒表现,包括 Hutchinson 牙齿和骨骼的畸形、第Ⅷ对脑神经受累导致耳聋、精神发育迟缓及行为异常等。性病史、中枢神经系统症状加上梅毒血清学检查阳性,即可确诊后天性梅毒。

梅毒血清学检查常用的有补体结合试验(如 Wasser man 试验)和沉淀试验(如 Kahn 试验)等。这些试验对于各期梅毒的诊断,治疗效果的判断以及发现隐性梅毒均有重要意义。

(2)结核性角膜基质炎的病因诊断取决于眼部所见、梅毒血清学检查结果阴性、结核菌素试验阳性以及全身性结核感染的病史。

(3)麻风性角膜基质炎的病因学诊断,眼科医师难以做出初诊,要依据皮肤科医师的协助。面部有典型的"狮样面容",眼睑皮肤增厚,秃睫,面神经麻痹是常见的晚期征象,可形成兔眼和睑外翻。角膜神经可发生节段性的增粗,形成"串珠"状。虹膜表面可以出现小砂石状的乳白色结节,在睑裂处角巩膜缘的巩膜侧有黄色胶样结节以及角膜颞侧浅层血管翳等可确定诊断。

四、治疗

(1)梅毒性角膜基质炎是全身梅毒病症的局部表现,应从全身进行驱梅治疗。WHO 已提出了全身驱梅治疗的原则。

局部使用 0.1%地塞米松眼药水滴眼,2 小时 1 次,炎症消退后减量,但应继续维持滴眼数周后逐渐减量停药,以防复发,还可用 1%环孢素 A 眼水,每日 4 次。为预防葡萄膜炎及其并发症的发生,应使用 1%阿托品溶液滴眼散瞳。通过早期适当的治疗,85%以上的患者视力恢复或提高。对于角膜炎症消退后遗留的瘢痕,视力低于 0.1 者,可考虑行穿透性角膜移植术,这种手术的成功率较高,约 90%以上的患者术后有明显的视力改善。

(2)结核性角膜基质炎,首先应用全身抗结核治疗。同时,眼部治疗基本同梅毒性角膜基质炎。

(3)麻风性角膜基质炎,WHO 已制定了治疗麻风的标准。因为这种病原生长极其缓慢,患者可能需要长时间甚至终生的治疗。角膜病变的治疗基本同梅毒性角膜基质炎,但穿透性角膜移植术并非总是治疗该病的适应征,特别是对于严重的眼睑畸形,面神经麻痹或干眼症的患者应慎重考虑。

第五节　角膜变性与营养不良

角膜变性是一种较常见的角膜病,以往常将其与角膜营养不良混为一起,其实它们是临床上两种性质不同的角膜病。前者是继发于炎症、外伤、代谢或老年性退化等一系列复杂变化,而病因又不十分清楚的角膜病变。多为后天获得性疾病,无家族遗传性。其发病时间较晚,多数为成人罹病。单眼或双眼均可发病,有时可伴有角膜新生血管。因此,角膜变性是继发性角膜组织退化变质并使其功能减退的角膜病变。而角膜营养不良是一系列与家族遗传有关的原发性、具有病理组织学特征的角膜病变,一般不伴有其他眼部或全身病。目前认为是正常角膜组织中的某种细胞受到某种异常基因决定而使其结构和功能受到进行性损害的过程。发病年龄较早,大多数在 20 岁以前,病情进展颇为缓慢。大多数为双眼对称性,好发于角膜中央,不伴有任何炎症现象,不发生新生血管。病理特征性改变为双眼角膜有异常物质沉积。

角膜变性的临床意义多数不甚重要,有些还是正常的老年变化过程,如角膜老年环等,因而在临床上常被疏忽。

一、角膜老年环

临床上多见于老年人,据统计,60～69 岁人群中 80％有此环,70～79 岁者占 90％,而 80 岁以上几乎皆具此环。在 30 岁以下者亦可发病,称为"青年环"。

(一)病因

过去认为高脂蛋白血症引起的脂质代谢紊乱是本病的原因,但近来的研究报告表明老年环与高脂蛋白血症并非绝对平行。可见其病因较为复杂,角膜组织结构及代谢方面的老年变化可能是其发病的基础。角膜缘毛细血管的退行性变,血清溶脂能力降低,脂质代谢紊乱等因素,均为形成老年环的条件。

(二)临床表现

为双眼对称发病,若出现单眼发病时,在未出现病变侧,可能有颈动脉阻塞性疾患。该环为角膜周边出现宽 1.5～2.0 mm 的灰白色混浊区,其形成是先下、上,而后内、外,最后联合成环形。其外界与角膜缘之间有一条狭窄透明带(0.3～1 mm)相隔,内界则较模糊。裂隙灯下见混浊位于后弹力膜前的深基质层内。

(三)病理

冰冻切片用苏丹Ⅲ染色时,可见角膜环是由油滴状脂质构成。光镜下显示前弹力膜、基质浅层有类脂颗粒沉着,但均局限于变性的区域内。对于变性时间较长者,类脂颗粒可向基质深层的纤维板层扩散,内皮层偶尔可见此类颗粒。脂质主要沉着于周边角膜,以前弹力膜为最多,其次为后弹力膜,而在基质板层间则相对较少。细胞内未见脂质。组织化学与免疫荧光法证明沉积于角膜环的脂质是低密度脂蛋白。

(四)治疗

因其无自觉症状,对视力不受影响,故无须治疗。

二、带状角膜病变

带状角膜病变或角膜带状变性又称为钙沉着性角膜病变,是一种钙质沉着性角膜变性。

(一)病因

带状角膜病变常发生于较严重慢性眼病的后期,如色素膜炎、角膜基质炎、青光眼及眼球萎缩等,尤其伴有青年性类风湿性关节炎的色素膜炎患者。有钙、磷代谢紊乱的全身病,如甲状旁腺机能亢进使血钙增高,慢性肾衰竭等可引起血清钙、磷代谢障碍使钙盐沉着于角膜,亦易引起本病。此外维生素 D 中毒、慢性与汞或甘汞等物质接触(汞可引起角膜胶原纤维变化致钙质沉着变性)、遗传性因素(如原发遗传性带状角膜病变)等也可发生此病。钙盐于碱性环境中更易沉着,对干眼症或暴露性角膜炎患者,其泪液中二氧化碳减少趋于碱性,若出现带状角膜病变,其病情进展比一般患者迅速。有报告在视网膜脱离复位及玻璃体手术注入眼内硅油后可引起本病,可能由房水循环障碍所致。亦有人认为长期局部应用泼尼松龙或磷酸地塞米松等皮质类固醇激素类药物,由于增加了泪液和角膜基质的磷酸盐浓度,也可促使本病发生。

（二）临床表现

本病可发生于各种年龄，多为单眼，亦可双眼发病。病变缓慢发展，可长达 10 年以上。初期的角膜混浊极轻微，肉眼不易发现。混浊明显时可见其位于睑裂部暴露区角膜，相当于前弹力膜水平，分别在鼻、颞侧近周边处，陆续出现钙质性灰白色或白色混浊斑，混浊区与角膜缘之间有一条约 1 mm 的狭窄透明带将其隔开。混浊区的中央侧较模糊，可向中央缓慢地扩展。经多年变化后两端混浊才能相接，融合成 3～5 mm 宽的带状病变。有时可伴新生血管生长。裂隙灯检查可见混浊钙斑内有透明小孔，是三叉神经穿过前弹力膜的通道。混浊区由上皮下、前弹力膜及基质浅层的沉着物所构成。混浊斑可逐渐致密、增厚，使其上方的上皮隆起，粗糙不平，甚至发生上皮糜烂，引起畏光、流泪及眼磨痛等刺激症状。晚期患者的视力可明显减退。

（三）病理

早期在前弹力膜周边部有局灶性嗜碱性点状钙质沉着，上皮细胞基底膜亦呈嗜碱性着色。随病情向中央发展，前弹力膜进一步钙化并出现断裂，浅基质亦可有类似改变。而代之以无血管的纤维组织，透明质样物进入。前弹力膜钙质沉着及钙化断片可伸入上皮细胞层使之变成厚度不均，且常有上皮下纤维增生的组织。电镜下前弹力膜内有大小不一的高电子密度的钙化小球及斑点。有的周边部钙化小球的电子密度较中央部为浓密，有的则中央较浓密，周边较淡。

（四）治疗

轻症患者无须治疗。当发生上皮糜烂引起刺激症状时，可配戴软性角膜接触镜。病变较严重影响视力及美容时，可应用 0.37％ 依地酸二钠（乙二胺四乙酸二钠，EDTA-Na$_2$）点眼，每日 4～6 次。点药前最好用海绵棒轻轻将钙质沉着物擦掉。有人采用金刚磨石来磨光钙沉淀物取得较好效果。亦可在表麻下先刮除角膜上皮，再在病变处敷以浸有 EDTA-Na$_2$（0.01～0.05 M）的纤维海绵片，数分钟后再刮除钙质。可重复多次直至刮净钙质为止。术后应涂消炎眼膏，局部加压包扎至上皮再生为止。此外，对较严重病例，还可考虑作光学性虹膜切除，角膜表层切除联合羊膜移植或板层角膜移植。对眼球萎缩无光感者，为解除痛苦可作眼球摘除。对继发于全身病者，还必须重视治疗原发病，以减少复发。

三、Terrien 角膜边缘性变性

Terrien 角膜边缘性变性是一种发生于角膜边缘进展较慢的非炎症性角膜变薄病变。亦称为角膜周边部沟状变性或扩张性角膜边缘营养不良。此病由 Terrien 最先报告。迄今国内外文献已有相当多的报告。

（一）病因

确切病因尚不清楚，据认为可能与内分泌紊乱、结缔组织病眼部表现、神经营养障碍或角膜缘毛细血管营养障碍等因素有关。近来有人认为是一种自身免疫性疾病。

（二）临床表现

本病约 75％ 患者为男性，多数在 20～40 岁发病。通常双眼同时受累，但病情进展和轻重常不一致。病程较长而进展缓慢，有时可达 20 年或更久。年长病例其角膜变薄的进展速度更慢。病变多开始于角膜上方，早期形似老年环，在周边出现细小点状基质层混浊，此混浊与角膜缘平行且与之存在一间隔，有血管自角膜缘通过此间隔伸入混浊区。在血管翳末端有黄白色条状脂质沉着。病变区缓慢地进行性变薄,呈弧形沟状凹陷带,病变可向中央及两侧扩展。沟的靠角膜中央侧边缘陡峭,靠周边侧呈斜坡状,沟的底部角膜甚薄,在眼压作用下向前膨隆。角膜上皮通常保持完整。早期因缺少自觉症状,常被忽略。随着病情的逐渐发展可出现轻度刺激症状,如畏光、流泪及异物感等。晚期由于角膜病变区向前膨隆,产生明显的角膜散光而有不同程度的视力下降。偶有因轻微外伤或自发性地引起角膜最薄处穿孔。随着病情发展,Francois 将其分为四期。

1.浸润期

上方角膜周边部出现与角膜缘平行的 2～3 mm 宽灰白色混浊带,伴有新生血管长入。周围的球结膜轻度充血扩张。

2.变性期

病变波及基质层,组织发生变性而变薄,渐被融解吸收,沟槽内有脂质沉着,浅层组织形成一条弧形血管性沟状凹陷带。

3.膨隆期

病变区角膜继续变薄,出现单个或多个 1.5～3.0 mm 或更宽的菲薄囊泡样膨隆区,呈小囊肿样外观。此时可有显著的逆规性散光。

4.圆锥角膜期

在眼压作用下,因病变区组织张力显著下降,使角膜膨隆呈圆锥状,病变可波及中央或旁中央,呈现圆锥角膜样外观。此时当咳嗽或轻微外伤,有时甚至自发性发生菲薄处角膜破裂,致房水外流,虹膜脱出,继之发生粘连性角膜白斑。严重者有报告角膜破裂后发生虹膜、晶状体及玻璃体脱出。若不及时处理可毁坏眼球。

（三）病理

病变处角膜明显变薄,基底膜及前弹力膜受到严重破坏,甚至消失。基质层胶原纤维发生退变及脂质浸润,有结缔组织及血管形成。后弹力膜向前膨出处仅与上皮层相隔一薄层纤维血管性结缔组织。上皮层及内皮细胞层尚保持完整。电镜下基质层被具有高度溶酶体酶活性的细胞所破坏。

（四）治疗

目前尚缺乏有效药物治疗。早期可用光学法矫正散光。反复发作的炎症病变可考虑应用皮质类固醇激素治疗。曾有人用间隔烧灼病变区方法以降低角膜散光,因烧灼的时间、温度难于掌握,现已少使用。应用板层角膜移植或表面角膜镜片术,可获较好的疗效。据作者经验,应尽早施行部分板层角膜移植,选用较厚包括少许巩膜的角膜移植片,作较病变范围稍大的移植,不但能降低角膜散光,提高视力,而且能较有效地控制病情发展,可预防角膜穿破。

四、大泡性角膜病变

角膜内皮细胞特有的液体屏障和活跃的离子泵功能对于维持角膜的半脱水状态、正常厚度及透明性起着关键作用。角膜内皮细胞大量非正常死亡和丢失,将引起不同程度的角膜水肿,当角膜内皮的损失超过了其极限扩展移行能力时,就导致角膜不可逆的水肿和混浊,即大泡性角膜病变。常见的原因为眼球前段手术尤其是白内障摘除、人工晶体植入、无晶状体眼玻璃体接触角膜内皮、绝对期青光眼、单疱病毒或带状疱疹病毒感染损伤内皮、角膜内皮营养不良等。

(一)临床表现

患者多有上述病史,患眼雾视,轻症者晨起重,午后可改善。重者刺激症状明显,疼痛流泪,难以睁眼,特别是角膜上皮水泡破裂时最为明显。裂隙灯检查见角膜基质增厚水肿,上皮雾状或有大小不等水泡,角膜后层切面不清或皱褶水肿。病程久者角膜基质新生血管形成,基质层混浊,视力明显减退。

(二)治疗

早期可局部应用高渗药物(如5%氯化钠盐水或眼膏,20%葡萄糖软膏等)辅以消炎抗感染局部用药。清晨时亦可用吹风机助其角膜前表面的水分蒸发。配戴角膜软接触镜可减轻磨痛并可增加视力,但需警惕感染。后期视力严重受损时可施行穿透性角膜移植术。对于已无视功能的疼痛性大泡性角膜病变,可采用角膜层间灼烙术,羊膜移植或结膜瓣遮盖以减轻症状。

五、角膜营养不良

正常角膜组织受某种异常基因的作用,而使其结构或(和)功能受到进行性损害的过程,称之为角膜营养不良。

角膜营养不良为遗传性眼病,大多为常染色体显性遗传,但其外显率与表现度有时不同。角膜营养不良一般不伴全身病,是原发于角膜上的病变。发病年龄一般较早,但病情进展极为缓慢。角膜营养不良为双眼对称性疾患,病变好发于角膜中央部,不伴炎症亦无新生血管,但具有某些特征性形态。一般结合病史及眼部表现可初步做出临床诊断。

角膜营养不良种类繁多,文献报告已达20多种,其中较常见者如下。

(一)上皮基底膜营养不良

Vogt首先报告本病的角膜病变呈指纹状外观,以后Cogan等又描述为点状和地图状形态,故上皮基底膜营养不良又称为地图状-点状-指纹状角膜营养不良,是前部角膜营养不良类中最常见的一种角膜病。可以引起复发性角膜糜烂,角膜受轻微损伤后不易愈合。由于表面不平,常使视力下降。本病多无遗传表现,少数病例为常染色体显性遗传。在有家族性的病例中,可于4~8岁即开始出现复发性角膜上皮糜烂的症状,但其发作频度随年龄的增加而逐渐减少。

1.病因

本病主要由于上皮细胞基底膜异常,引起上皮细胞与基底膜黏附不良并发生退变所致。

2.临床表现

本病主要见于成人,40岁至70岁多见,女性稍多。本病为双眼病(也可为单眼),但双眼出现的角膜病变形态各异且不对称。在整个病程中,病变有时消时现的多变性。其大小、形状、部位时有变化,或为点状,或为地图状,也可出现指纹状或泡状多种形态。这几种形态可单独存在,但多数患者同时存在两种以上病变形态。每种形态都可自发地时消时现,并可变换病变位置、大小与形状。本病症状轻微,如发生角膜上皮糜烂可出现磨疼、畏光与流泪症状,亦可因角膜前表面不平而使视力变模糊。患者如无家族史,可自发改善症状,预后较好。

3.病理

病变处的上皮细胞基底膜明显异常,增厚并呈多板状,且迷离至上皮细胞层之间,使上皮细胞层分成前后两部分。前部分上皮细胞近异常基底膜者,不与基底膜形成半桥粒体连合,因而易于脱落。后部分上皮细胞靠近异常基底膜者退变、液化、空泡化而形成囊肿样物。因其中含有退化变形的细胞核,细胞质与脂质等碎屑,故为"假囊肿",是临床上所见到的点状病变。异常上皮细胞基底膜内,含有微细的纤丝颗粒物质,形成多个突起。临床上见到的地图状病变即为此异常上皮基底膜与其前部分上皮细胞组成的片状结构。临床上的指纹状病变则为异常上皮基底膜的多个突起与其前部上皮细胞组成的弯曲条状排列所致。临床上的泡状病变则为在正常上皮细胞基底膜与 Bowman 层间有一块纤维颗粒蛋白样物质堆集,将其上的上皮细胞层抬高所致。

4.治疗

局部应用润滑剂或高渗药物,可减轻部分症状。复发角膜糜烂时,应予以垫盖。配戴角膜接触镜,虽可改善症状和提高视力,但有继发感染的潜在危险。

当药物治疗无效时,可行机械式或 PTK 准分子激光切削法,去除病变的角膜上皮及其异常的基底膜。

(二)颗粒状角膜营养不良

1.病因

本病为常染色体显性遗传,外显率约为 97%。经遗传连锁分析,已知本病是位于第 5 号染色体长臂 5tt31 上的转化生长因子 1L 诱导基因(TGFBl)(BIGH3)的产物,命名角膜上皮素(KE)者,发生错义突变(R555W)所致。可能因此使角膜上皮细胞不能正常合成或加工其生物细胞膜,以致上皮细胞基底膜功能缺欠,使异常形成的沉着物在基质浅层沉着。

2.临床表现

童年开始发病,但一般无症状,不引起注意,往往到中年才被发现,男女均可罹病。本病为双眼对称性角膜病变。在裂隙灯下可见中央部角膜实质浅层有多个散发的、灰白色小点组成的面包渣样混浊。病变缓慢进展。混浊逐渐加多,融合变大。混浊之间角膜透明,形成局限的雪片状、星状、圈状、链状等不同形状的边界清楚而不规则的混浊,其大小、数量、个体间有差异。随着年龄的增长,病变可向四周及深部扩展,但周边部 2～3 mm 始终保持透明。50 岁后混浊病变之间原为透明之处,亦开始轻度混浊,略呈毛玻璃状,视力开始减退。角膜表面一般较光滑,少数患者角膜表面轻微不平,偶可引起角膜上皮糜烂。

3.病理

光镜下可见角膜实质浅层或上皮下,出现一种着色深、嗜酸性杆状或梯形透明质沉着物。用 Masson 二重染色,沉着物呈亮红色;上皮细胞层、De seemet 膜与内皮细胞层未受侵犯。电镜下,可见出现在实质浅层或上皮下的沉着物,为不规则的杆状(100～150p m 宽)的高电子密度结构。其四周绕以管状微丝(8～10nm 直径)。组织化学法证明此沉着物可能是一种非胶原性纤丝蛋白,含有酪氨酸、色氨酸、精氨酸及含硫氨基酸。此外,沉着物中还有磷脂存在。免疫组织学染色证明对微丝蛋白抗体呈阳性反应。

4.治疗

早期无症状,视力好无须治疗。晚期当病灶融合出现较大面积混浊影响视力时,可行穿透或板层角膜移植,术后一般效果较好。但有报告板层移植后半年至 1 年,层间有病灶复发,且复发后预后更差。

(三)Fuchs 角膜内皮营养不良

本病的特点是在角膜内皮细胞与 Descemet 膜之间,缓慢地由中央向周边,进行性地形成滴状赘疣。当其增大并向前房突出时,角膜内皮细胞被挤长并脱落,由邻近内皮细胞扩展覆盖缺损区。由于角膜内皮细胞数目日渐减少,密度降低,六角形百分比下降,细胞形态变异,而导致原发性角膜内皮失代偿,产生大泡性角膜病变。

1.临床表现

本病发病晚,常于中年后开始发病,女性较男性多。病情进展极为缓慢。本病分为三期,先后可达20 年或更长的时间。

(1)第一期:角膜滴状赘疣又名"滴状角膜"期。本病为双眼病,但双侧常均匀对称。此期患者无自觉症状,采用裂隙灯直接照明法检查时,可见角膜中央部的后表面有多个细小的、向后突起的滴状赘疣,略带青铜色;用后照明法时,显示在内皮表面,有散在的、圆形、折光性金色小凹;用与角膜相切的宽光带照明法时,可见 Descemet 膜呈现金箔状变厚,并具一些不规则的灰色混浊斑点于其上。采用内皮镜检查时,可见在内皮细胞正常镶嵌形态下出现一些黑区。角膜滴状赘疣的出现并不意味着它具有本病的诊断体征,因为多数情况下,它并不发展成Fuchs 角膜营养不良,而只是老年性角膜内皮细胞退变所产生的产物。角膜滴状赘疣也可以是本病的早期表现,随着病情的进展,滴状赘疣的数量可逐渐加多,互相融合并向周边部扩展,侵及全角膜的后面。内皮细胞生物泵的功能一旦丢失,则进入本病的第二期。

(2)第二期:实质性与上皮性水肿期亦即原发性角膜失代偿期。此期患者视力下降,出现疼痛并进行性加剧。当角膜内皮细胞密度下降,角膜内皮生物泵功能失常后,裂隙灯下可见角膜水肿从 Descemet 膜前的实质层开始,Descemet 膜出现皱折,角膜厚度增加,实质层如毛玻璃样轻度混浊。继而角膜上皮呈微囊状水肿,角膜表面不平,患者常在清晨时视力恶化,日间由于角膜前表面的水分被蒸发,上皮水肿有所好转,视力因而改善。当眼压增高时,上皮水肿加剧。角膜上皮与上皮下水肿可融合成水泡及大泡,泡破后眼部剧疼。

(3)第三期:结疤期。角膜长期水肿可导致角膜血管新生,而在上皮下弥漫地形成结缔组织层。多次反复发作大泡破裂者,更易形成瘢痕。角膜结疤后知觉减退,上皮水肿减轻,疼痛有所缓解,但视力更趋下降。

2.治疗

第一期无须治疗。角膜内皮失代偿的治疗参考大泡性角膜病变。

第五章　结膜疾病

结膜为一层薄而透明的黏膜,覆盖在眼睑内面和巩膜前面。按其不同的解剖部位分为睑结膜、球结膜和穹隆结膜三部分。

组织学上结膜分为上皮层和固有层。睑缘部为复层鳞状上皮,表层有角化现象;睑缘后唇为非角化的鳞状上皮,睑板至穹隆部结膜由立方上皮过渡到圆柱状上皮,球结膜上皮为扁平形,无角化现象,在角膜缘部上皮变为复层鳞状上皮。结膜的固有层又分为浅层腺样层和深层纤维层。腺样层由纤细的结缔组织组成,结构疏松,富含淋巴细胞,易形成淋巴滤泡。纤维层由致密的纤维结缔组织和弹力纤维构成,睑板部结膜无此层。各部结膜均含杯状细胞,以穹隆部和半月皱襞处最多,其功能为分泌黏液以湿润结膜和角膜。此外,穹隆部结膜含有 Krause 和 Wolfring 副泪腺,分泌泪液。

结膜的血液供应来源于周围动脉弓、睑缘动脉弓和睫状前动脉。由于供血的不同,临床上充血可表现为结膜充血和睫状充血。

结膜的静脉来自睑结膜、穹隆结膜的静脉大部回流于睑静脉;相当于上睑周围动脉弓的静脉丛则回流于提上睑肌和上直肌的静脉内,然后汇入眼静脉,角膜周围的球结膜内有一 5～6 mm的静脉网,回流于肌静脉。

结膜的淋巴:结膜有 2 个淋巴系统,即位于上皮下的浅层淋巴网和位于纤维层的深层淋巴网。睑结膜来的淋巴注入睑皮内的淋巴管。角膜周围淋巴网注入睑连合的淋巴管。深浅两层淋巴管中外侧的回流于腮腺淋巴结,内侧来的淋巴回流入颌下淋巴结。

结膜的神经:上睑结膜鼻侧、半月皱襞和泪阜由滑车下神经的睑支支配;下睑结膜由眶下神经支配;球结膜由浅层的结膜神经丛和角膜缘部的角膜周围神经丛支配;穹隆结膜的神经支配来自睑结膜和球结膜的神经支配。

第一节　感染性结膜炎

一、细菌性结膜炎

(一)急性细菌性结膜炎

1.概述

本病为门诊以眼红为主诉的最常见原因之一,最常见的细菌为表皮葡萄球菌、金黄色葡萄球菌,其次为溶血性链球菌、肺炎链球菌、流感嗜血杆菌等,可自愈。

2.症状

眼红、异物感、分泌物。

3.体征

黄白色脓性分泌物、结膜乳头及水肿,通常不侵犯角膜。

4.辅助诊断

实验室诊断:结膜涂片做革兰染色,结膜囊细菌培养及药物敏感试验可帮助诊断及指导治疗。

5.鉴别诊断

急性病毒性结膜炎:分泌物为水样,结膜滤泡,多有耳前淋巴结肿大。

6.治疗

(1)症状重者,可冷敷,分泌物多者,用生理盐水或3%硼酸水冲洗结膜囊。

(2)局部抗生素滴眼液的应用:可选用0.3%～0.5%左氧氟沙星、0.3%加替沙星、0.3%妥布霉素、0.25%氯霉素等每日4次,晚上涂氧氟沙星、妥布霉素、红霉素或四环素等眼膏。

(3)严禁包扎患眼。

7.随诊

每3～7天复诊一次,并根据细菌培养结果调整药物。

8.自然病程和预后

本病预后良好,依感染细菌不同,病程为2～4周。

9.患者教育

本病为接触传染,多在春秋季节通过分泌物直接接触或通过手和洗脸用具等媒介物接触传染,患者应勤洗手,避免与家人共用毛巾等。

(二)急性超急性细菌性结膜炎

1.概述

本病起病急,通常在接触后12～24小时发病,成人为性传播感染,多为淋病奈瑟球菌感染,本病传染性极强,对组织破坏性大。

2.症状

同急性细菌性结膜炎,但分泌物更多,如角膜受累,可有视力下降。

3.体征

大量脓性分泌物,眼睑水肿,球结膜充血,局部淋巴结肿大,有时可见膜样物,可侵犯角膜,有角膜穿孔的危险。

4.辅助诊断

实验室诊断:结膜涂片做革兰染色,结膜囊细菌培养及药物敏感实验可帮助诊断及指导治疗。

5.治疗

如涂片为革兰阴性球菌或高度怀疑淋病奈瑟球菌感染,应立即进行治疗。

(1)局部治疗。大量生理盐水或1∶10000高锰酸钾溶液彻底冲洗结膜囊,每日4次,直至分泌物消退。眼局部滴用5000～10 000 U/mL青霉素眼药水,合并红霉素等抗菌眼药膏。

(2)全身治疗。小于18岁儿童,头孢曲松125 mg肌内注射,单次剂量;成人头孢曲松1 g肌内注射,单次剂量,连续5天,有青霉素过敏者可用壮观霉素(淋必治)或喹诺酮类药物。如怀疑合并衣原体感染,可用阿奇霉素1 g口服,单剂量一次应用或多西环素100 mg,每日2次,7天。性传染者,应对其性伙伴进行相应治疗。

6.随诊

早期应每天复诊,病情好转后每2～3天复诊,每次复诊都必须查视力和行裂隙灯检查。

7.自然病程及预后

本病潜伏期短,传染性极强,急性炎症可持续数周,约1/3患者角膜受累,可出现角膜穿孔。

8.患者教育

本病为性接触传染病,预防十分重要。对患者需隔离,用过的衣物要煮沸消毒,用过的敷料焚毁。

(三)慢性细菌性结膜炎

1.概述

多为毒力弱的细菌感染,或由急性结膜炎演变而来。由于局部长期使用抗菌药,致病菌检出率较低,且有耐药菌和药物毒性眼表病变出现,常伴有睑缘炎、慢性泪囊炎、泪小管炎等,金黄色葡萄球菌和莫拉杆菌是最常见的病原体。此外,环境因素,个人生活因素如空气污染、过度饮酒、吸烟、睡眠不足、屈光不正等都可引起慢性结膜炎症。

2.症状

异物感、烧灼感、视疲劳、眼痒等

3.体征

(1)睑结膜轻度充血,表面肥厚粗糙,乳头增生,分泌物少,为黏液性。

(2)莫拉杆菌所致的结膜炎可引起眦部睑结膜炎,伴外眦角皮肤结痂、溃疡形成及睑结膜乳头和滤泡增生。

(3)金黄色葡萄球菌感染引起全睑结膜炎合并溃疡性睑缘炎或角膜周边点状浸润。

4.鉴别诊断

(1)干眼。

(2)过敏性结膜炎。

5.治疗

(1)改善环境和生活习惯。

(2)局部抗菌药滴眼。

(3)润滑剂的应用。

6.随诊

可2周复诊一次。

7.自然病程及预后

本病无自限性,病程较长,如用药不当,可出现药物毒性结膜炎。

8.患者教育

本病慢性病程,应避免多种药物长期联合应用。

二、病毒性结膜炎

(一)流行性角结膜炎

1.概述

为接触性传染病,传染性强,由腺病毒8、19、29和37型腺病毒(人腺病毒D亚组)引起。

潜伏期为5～7天。

2.症状

眼红、疼痛、畏光伴水样分泌物。

3.体征

(1)三大体征:耳前淋巴结肿大,结膜大量滤泡(下睑结膜最为显著),起病2周左右角膜上皮下浸润。

(2)其他体征:结膜中重度充血,眼睑水肿,假膜形成,可伴点状结膜下出血,儿童患者常伴全身症状。

4.辅助诊断

实验室诊断:病毒培养、PCR、血清学检查可协助病原学诊断。

5.鉴别诊断

(1)急性细菌性结膜炎。

(2)流行性出血性结膜炎。

6.治疗

无特效治疗,但人工泪液、冷敷可缓解症状。急性期可用抗病毒药0.1%ACV、0.15%GCV等,每天4～6次;合并细菌感染,加抗菌药滴眼。重症者可加用局部低浓度糖皮质激素滴眼,如氟米龙或氯替泼诺,每日3次,逐渐减量,并密切观察其不良反应。

7.随诊

有角膜损害或膜性结膜炎者1周后复诊,行视力和裂隙灯检查。

8.自然病程和预后

结膜炎症最长持续3～4周,角膜混浊在数月至数年后多可消失。

9.患者教育

本病为接触传染,患者应仔细清洗自己的用具,经常洗手,避免接触,避免去公共场所,减少传播机会。

(二)流行性出血性结膜炎

1.概述

本病是一种暴发流行的自限性眼部传染病,病原为肠道病毒70、柯萨奇病毒A24变种。

2.症状

眼痛、畏光、异物感、流泪。

3.体征

眼睑水肿、水样分泌物、结膜滤泡形成、结膜下片状出血,耳前淋巴结肿大,多伴浅层点状角膜上皮炎,较少出现角膜上皮下浸润混浊。重者可有假膜形成、前葡萄膜炎、发热、肌肉痛等,个别病例出现下肢运动障碍。

4.辅助诊断

实验室诊断:结膜囊分泌物病毒分离鉴定。

5.鉴别诊断

(1)流行性角结膜炎。

(2)急性细菌性结膜炎。

6.治疗

同流行性角结膜炎。

7.随诊

同流行性角结膜炎。

8.自然病程和预后

潜伏期18~48小时,病程短,5~7天,有自限性。

9.患者教育

同流行性角结膜炎。本病为法定传染病,确诊后应立即向防疫部门报告。

(三)咽结膜热

1.概述

本病由腺病毒3、4和7型引起,经呼吸道分泌物传染,以儿童和青少年多见,常于夏、冬季节在幼儿园、学校中流行,有自限性。

2.症状

流泪、眼红、咽痛,眼部症状发生前可有乏力、发热等上呼吸道感染症状。

3.体征

单眼或双眼的急性滤泡性结膜炎,耳前淋巴结肿大;角膜炎轻,上皮下浸润发生少、多为一过性。

4.辅助诊断

实验室诊断:结膜囊分泌物病毒分离鉴定

5.鉴别诊断

(1)流行性角结膜炎。

(2)急性细菌性结膜炎。

6.治疗

同流行性角结膜炎。

7.随诊

同流行性角结膜炎。

8.自然病程和预后

病程短,约10天,有自限性。

9.患者教育

同流行性角结膜炎。

三、衣原体性结膜炎

(一)包涵体性结膜炎

1.概述

本病在热带常见,西方工业化国家性生活频繁的成年人发病率为1.7%~24%。由D~K型沙眼衣原体引起,通过性接触或产道传播,也可通过被患者分泌物污染的手或衣物等传播到结膜,被衣原体污染的游泳池水可间接传播该病。

2.症状

中度眼红,轻度黏性分泌物。

3.体征

上下睑结膜及穹隆滤泡,以下睑更明显,结膜乳头增生,耳前淋巴结肿大,伴点状角膜上皮病变。

4.辅助诊断

实验室诊断:结膜涂片或培养有助于诊断。

5.鉴别诊断

病毒性结膜炎。

6.治疗

成人全身治疗可口服阿奇霉素 1 g,单次剂量或多西环素 100 mg,每天 2 次,共 7 天。局部滴 0.1%利福平滴眼液,晚上涂红霉素或四环素眼膏 4～6 周。

7.随诊

可每 2 周复诊。

8.自然病程和预后

本病潜伏期 3～4 天,常单眼先发病,1～3 周后波及对侧眼,发病后约 7～10 天出现滤泡,3～4 周急性炎症消退,但结膜滤泡需 3～6 个月才能恢复正常。本病预后较好,需对患者性伴侣同时进行治疗。

9.患者教育

本病为性接触或手-眼接触传播,患者应加强个人卫生管理。

(二)沙眼

1.概述

沙眼是发展中国家主要的致盲性眼病之一,全世界有 3 亿～6 亿人感染,由沙眼衣原体 A～C 型引起。沙眼为双眼发病,通过直接接触或污染物间接传播,节肢昆虫也是传播媒介。易感危险因素包括不良的卫生条件、营养不良、酷热或沙尘气候。热带、亚热带区或干旱季节容易传播。

2.症状

急性期症状为畏光、流泪、异物感,较多黏液或黏液脓性分泌物。慢性期症状为眼痒、异物感、干燥和烧灼感。

3.体征

(1)急性期表现为眼睑红肿,结膜充血,乳头增生,上下穹隆部结膜大量滤泡,有耳前淋巴结肿大。

(2)慢性期结膜轻度充血,乳头及滤泡增生以上睑结膜及上穹隆显著,上睑睑板下沟处的 Arlt 线,角膜缘 Herbet 小凹,角膜血管翳。

(3)并发症,包括倒睫、睑内翻、慢性泪囊炎、角膜溃疡、睑球粘连、上睑下垂和干眼。

4.沙眼分期

1)中华医学会眼科学会将沙眼分为三期:Ⅰ期(进行活动期)上睑结膜乳头与滤泡并存,上穹隆结膜模糊不清,有角膜血管翳;Ⅱ期(退行期)上睑结膜自瘢痕开始出现至大部分变为瘢痕,仅留少许活动病变;Ⅲ期(完全瘢痕期)上睑结膜活动性病变完全消失,代之以瘢痕,无传染性。

2)MacCallan 分期:Ⅰ期(浸润初期)。上睑结膜出现未成熟滤泡,穹隆部结膜血管模糊,睑结膜表面粗糙,短小角膜血管翳;Ⅱ期:沙眼活动期;Ⅱa期:滤泡增生,角膜混浊、上皮下浸润和明显的上方浅层角膜血管翳;Ⅱb期:乳头增生,滤泡模糊,可以见到滤泡坏死、上方表浅角膜血管翳和上皮下浸润,瘢痕不明显,Ⅲ期:瘢痕形成,同我国Ⅱ期;Ⅳ期:非活动性沙眼,同我国Ⅲ期。

3)世界卫生组织(WHO)沙眼诊断标准,至少符合下述标准中的 2 条。

(1)上睑结膜 5 个以上滤泡。

(2)典型的睑结膜瘢痕。

(3)角膜缘滤泡或 Herbet 小凹。

(4)上角膜缘血管翳。

5.辅助诊断

酶联免疫测定、聚合酶链反应检测。

6.鉴别诊断

(1)包涵体性结膜炎。

(2)滤泡性结膜炎。

(3)慢性结膜炎。

7.治疗

(1)药物治疗:常用滴眼液有 0.1%利福平、0.25%氯霉素、0.3%～0.5%左氧氟沙星等点眼,每日 4 次,晚上涂 0.5%红霉素或四环素眼膏,疗程 2～3 个月。急性期或严重的沙眼应全身应用抗菌药治疗,一般疗程为 3～4 周。可口服强力霉素 100 mg,2 次/天;或红霉素 1 g/d 分四次口服;也可单剂量口服阿奇霉素 20 mg/kg。

(2)手术治疗:主要治疗相关并发症。

8.随诊

初期每 2～3 周复诊,以后依病情复诊。

9.自然病程和预后

沙眼衣原体感染的潜伏期为 5～14 天,病程较长,经治疗和改善环境后沙眼可治愈,但如果不注意卫生可再感染。

10.患者教育

沙眼为慢性传染性眼病,其传染与当地居住条件以及个人卫生习惯密切相关,应培养良好的卫生习惯。

四、新生儿性结膜炎

新生儿性结膜炎的发病率约为 10%,常见病原体为衣原体、淋病奈瑟菌,细菌和疱疹病毒性结膜炎较少见。

(一)新生儿淋球菌性结膜炎

1.概述

本病起病急,多见于新生儿,经产道感染,一般在出生后第 1~7 天发病,如果局部用了抗菌药可延迟发病。

2.症状

轻者仅表现为结膜刺激,重者迅速进展为重症化脓性结膜炎,严重者可威胁患儿生命。

3.体征

睑球结膜充血水肿,大量脓性分泌物,角膜发暗无光泽,周边部浸润,中央部溃疡。

4.辅助诊断

实验室诊断:同成人淋球菌性结膜炎。

5.治疗

(1)局部治疗:同成人淋球菌性结膜炎。

(2)全身治疗:新生儿头孢曲松 25~50 mg/kg 静脉注射或肌内注射,单次剂量,不超过 125 mg。

6.随诊

早期应每天复诊,病情好转后每 2~3 天复诊,每次复诊都必须查视力和行裂隙灯检查。

7.自然病程及预后

本病潜伏期短,传染性极强,急性炎症可持续数周,约 1/3 患者角膜受累,可出现角膜穿孔。

8.患者教育

本病是在胎儿出生时被患有淋球菌性阴道炎的母体产道分泌物直接污染,因而预防十分重要。对患者需隔离,用过的衣物要煮沸消毒,用过的敷料焚毁。

(二)新生儿包涵体性结膜炎

1.概述

本病潜伏期 5~10 天,发病率约为新生儿性眼炎的 1/5,为良性、自限性眼病。

2.症状

双眼发病,急性或亚急性表现。

3.体征

眼睑肿胀,黏液脓性分泌物,睑球结膜充血、水肿、浸润增厚,乳头增生有假膜,无滤泡。重症者可与淋球菌性结膜炎相似。角膜可有轻度上皮炎或近周边部的上皮下浸润,无角膜溃疡。耳前淋巴结肿大,可伴呼吸道感染、肺炎、中耳炎等。

4.辅助诊断

实验室诊断:结膜刮片有包涵体。

5.鉴别诊断

新生儿细菌性结膜炎。

6.治疗

(1)全身治疗:因超过 50% 的包涵体性结膜炎的婴儿可能在其他部位同时存在感染,如鼻腔、泌尿道或肺部,所以应口服红霉素 50 mg/(kg·d),分 4 次,共 10~14 天。

（2）局部治疗：0.1％利福平或0.3％妥布霉素或0.3％左氧氟沙星滴眼液，每小时1次，睡前涂抗生素眼膏。

7.随诊

依病情严重程度，每1～2周复诊。小于6周的婴儿口服红霉素有发生婴儿肥大型幽门狭窄（IHPS）的报道，建议随诊IHPS的症状和体征。

8.自然病程和预后

出生后5～19天发病，如果出生前羊膜早破，发病会更早。急性期数周后转为慢性，3～6个月后结膜恢复正常。

9.患者教育

患儿被母亲包涵体性阴道炎和宫颈炎的分泌物感染，母亲应接受相应治疗，所用物品清洁消毒。

第二节　非感染性结膜炎

一、过敏性结膜炎

全球约20％的人患过敏性结膜炎，其中急性过敏性结膜炎最常见，占80％～90％，包括季节性过敏性结膜炎、常年性过敏性结膜炎和接触性结膜炎，慢性过敏性结膜炎占10％～20％，包括春季角结膜炎，巨乳头性结膜炎和特应性角结膜炎。

（一）季节性过敏性结膜炎

1.概述

该病季节性发作，其致敏原主要为室外抗原，如植物花粉、草叶及真菌孢子等。

2.症状

眼痒、异物感、烧灼感、流泪、畏光等，高温环境下症状加重。

3.体征

双眼结膜充血、球结膜水肿，水样分泌物，少量黏性分泌物。常并发过敏性哮喘、过敏性鼻炎等。

4.辅助诊断

实验室诊断：结膜刮片可有嗜酸细胞阳性。

5.鉴别诊断

（1）常年性过敏性结膜炎。

（2）干眼。

（3）细菌性结膜炎。

6.治疗

（1）非药物治疗：包括脱离过敏原、眼睑冷敷和生理盐水冲洗结膜囊。

（2）药物治疗：轻度者，埃美丁，每日3次，联合色甘酸钠或吡嘧斯特钾，每日4次，或单独使用帕坦诺，每日2次，中度者可加用安贺拉等非甾体类抗炎药，每日4次；重症者，可加用局部低浓度糖皮质激素点眼,每日 3～4 次,共 1～2 周。所有患者均配合人工泪液滴眼。有过敏性哮喘或鼻炎者,应转相关科室治疗。

7.随诊

2 周复诊,使用激素者应逐渐减量,并监测眼压。

8.自然病程和预后

该病季节性发作,通常角膜不受累,预后较好。

9.患者教育

本病常反复发作,患者应避免接触过敏原,在发病季节前可预防性使用肥大细胞稳定剂和人工泪液,以减轻发作时的症状。

(二)常年性过敏性结膜炎

1.概述

比季节性过敏性结膜炎少见,致敏原主要为室内抗原,如动物的皮毛、粉尘、虫螨等。

2.症状

与季节性过敏性结膜炎相似,但较轻。

3.体征

结膜充血,乳头,滤泡少,眼睑水肿多为一过性等。

4.辅助诊断

实验室诊断:结膜刮片可有嗜酸细胞阳性。

5.鉴别诊断

(1)季节性过敏性结膜炎。

(2)干眼。

(3)细菌性结膜炎。

6.治疗

基本同季节性过敏性结膜炎,但需长期治疗。

7.随诊

可每月复诊,主要包括查视力、眼压及裂隙灯检查。

8.自然病程和预后

一般角膜不受累,预后良好。

9.患者教育

本病常年发作,治疗时间长,局部糖皮质激素使用期为 2～3 周。

(三)春季卡他性结膜炎(VKC)

1.概述

约占过敏性结膜炎的 0.5%,主要影响儿童和青少年,男性多见,发病年龄在 10 岁前,持续 2～10 年的时间,青春期可自愈,11% 的患者持续到 20 岁以后。常合并角膜并发症,损害视力。

2.症状

奇痒难忍,畏光、异物感、流泪和黏性分泌物增多。

3.体征

（1）睑结膜型：病变局限于上睑结膜，巨大乳头呈铺路石样排列，乳头形状不一，扁平、色粉红，分泌物为黏液性、乳白色，位于乳头之间及其表面。

（2）角膜缘型：角膜缘处结膜变宽增厚，多由上方角膜缘处开始，可逐渐扩展到整个角膜缘，呈黄褐色或污红色胶样增生。

（3）混合型：同时兼有以上两种病变。

3%～50%可有角膜受累，表现为弥漫性点状上皮角膜炎、盾形角膜溃疡、角膜黏液斑；部分患者可见角膜缘 Horner-Trantas 结节。

4.辅助诊断

实验室诊断：结膜刮片 Gimsa 染色可见嗜酸性粒细胞或嗜酸性颗粒，患者泪液 IgE 增加。

5.鉴别诊断

（1）巨乳头性角结膜炎。

（2）特应性角结膜炎。

6.治疗

（1）冷敷。

（2）0.1%帕坦洛每日 2 次，或埃美丁每日 3 次联合研力双每日 3 次。

（3）如有盾形角膜溃疡，局部加 0.5%氯替泼诺或 1%泼尼松龙或 0.1%地塞米松，每日 4～6 次，散瞳剂每日 2～3 次。

（4）如病情严重或对上述治疗效果不佳，可加局部和口服环孢素。

（5）眼睑皮肤受侵时需用妥布霉素地塞米松眼膏，每日 1 次。

（6）人工泪液每日 4 次。

7.随诊

依病情轻重确定随诊频率，如有盾形角膜溃疡，1～3 天复诊，随诊内容包括视力、眼压及裂隙灯检查。

8.自然病程和预后

发生于儿童期，慢性病程，可间断反复发作持续 2～10 年，在春季和夏季有急性加重，成年后可自愈。

9.患者教育

本病易反复发作，但有自限性，不宜长期用药。

（四）巨乳头性结膜炎（GPC）

1.概述

本病多见于戴义眼、戴角膜接触镜和手术后缝线暴露者，可能与异物的机械性刺激及对蛋白的超敏反应有关，无季节性，无年龄和性别差异。

2.症状

刺激症状、视力模糊、轻度瘙痒及接触镜不耐受。

3.体征

睑结膜充血，上睑结膜巨乳头形成伴粘丝状分泌物，角膜通常不受累。

4.鉴别诊断

春季卡他性角结膜炎

5.治疗

(1)首先除去接触镜或义眼,拆除缝线。

(2)人工泪液(均不含防腐剂)频繁点眼,可缓解瘙痒和冲刷相关抗原的积存。

(3)0.1%帕坦洛每日 2 次,或研力双每日 3 次。

(4)急性期可局部短期用糖皮质激素减轻眼睑充血和炎症。

6.随诊

可在治疗后 1~2 周随诊。

7.自然病程和预后

本病在除去相关刺激因素后症状和体征可明显减轻和消除,预后良好。

8.患者教育

如局部应用糖皮质激素应密切随诊。

(五)特应性角结膜炎(AKC)

1.概述

较少见也是较严重的过敏性结角膜炎,多发于 30~50 岁男性患者,双眼慢性发病,常伴有全身或眼部特应性疾病,如特应性皮炎、白内障、圆锥角膜、视网膜脱离等。

2.症状

眼痒、眼涩、眼睑沉重感。

3.体征

眼睑湿疹,下睑乳头增生比上睑更常见,严重时下穹隆结膜收缩、瘢痕形成,75%病例伴角膜上皮病变或角膜溃疡,严重者甚至角膜穿孔。

4.鉴别诊断

(1)春季卡他性角结膜炎。

(2)巨乳头性结膜炎

5.治疗

同春季卡他性角结膜炎

6.随诊

根据病情轻重和治疗需要确定随诊频率,随诊内容包括视力、裂隙灯检查和监测眼压。

7.自然病程和预后

儿童期发病者可有急性加重;40%的患者可逐步缓解。

8.患者教育

应注意避免环境中的过敏原和刺激物,防止病情急性加重。

二、泡性角结膜炎

(一)概述

本病是由微生物蛋白导致的 Ⅳ 型变态反应,常见致病微生物有葡萄球菌、结核杆菌、白色念珠菌、球孢子菌属,以及 L1、L2、L3 血清型沙眼衣原体等。本病多单眼发病,以女性、儿童及青少年多见,春夏多发。

(二)症状

眼红、眼痛、异物感。

(三)体征

1.泡性结膜炎

球结膜单个或多个隆起的红色结节,1～4 mm 大小,多位于角膜缘,呈三角形,尖端指向角膜,顶端易溃烂形成溃疡。

2.泡性角结膜炎

病变骑跨于角膜缘处,可单发或多发,多发者呈粟粒样结节,可形成溃疡。病变愈合可遗留瘢痕,使角膜缘呈齿状,并有浅层血管长入。

(四)鉴别诊断

(1)浅层巩膜炎。

(2)边缘性角膜炎。

(五)治疗

(1)氟米龙或氯替泼洛点眼,2～3 天即可缓解。

(2)局部抗菌药预防感染。

(3)全身补充维生素,并注意营养。

(六)随诊

3 天后复诊。

(七)自然病程和预后

本病易反复,如治疗不当可导致角膜瘢痕形成,视力下降。

(八)患者教育

睑缘炎、急性细菌性结膜炎和挑食等可导致复发。

三、自身免疫性结膜炎

(一)Sjögren 综合征

1.概述

本病是一种累及全身多系统的疾病,角结膜干燥、口腔干燥和全身结缔组织损害,表现为角结膜干燥和口腔干燥者为原发性,伴全身结缔组织损害者为继发性。多发年龄 40～50 岁,男女比例为 1∶9,患病率低于 0.6%。

2.症状

眼干涩、口干。

3.体征

睑裂区结膜充血、泪膜破裂时间缩短(<10 秒)、Schirmer 实验异常、角结膜荧光素或虎红或丽丝氨绿染色阳性,粘丝状分泌物,严重者可表现为丝状角膜炎。

4.辅助诊断

实验室诊断:唾液腺组织活检有淋巴细胞和浆细胞浸润及血清学检查类风湿因子、抗 SS-A、抗 SS-B 及抗核抗体有助于继发性 SS 的诊断。

5.治疗

(1)人工泪眼:每日 4～6 次,病情较重者最好选择不含防腐剂者,或戴湿房眼镜或行泪小管栓塞。

(2)中重度患者:可短期局部应用糖皮质激素控制炎症,或 0.05％环孢素,每日 4 次。

(3)治疗全身系统性疾病。

6.随诊

3～4 周复诊。

7.自然病程和预后

本病为慢性病程、需长期用药,绝大多数患者预后良好。

8.患者教育

本病为多系统疾病,增加湿度及增加瞬目频率可帮助缓解症状。

(二)Stevens-Johnson 综合征

1.概述

本病与免疫复合物在真皮和结膜实质中的沉积有关,多见于青年人,女性多于男性,常见诱因为药物(如磺胺,抗惊厥药,水杨酸盐,青霉素,氨苄青霉素和异烟肼)和感染(单纯疱疹病毒、金黄色葡萄球菌和腺病毒)。43％～81％的患者出现眼部病变。

2.症状

起病时突然发热、关节痛、呼吸道感染症状,数天内出现皮肤和黏膜损害。急性期眼部为严重的双侧弥漫性结膜炎,晚期因瘢痕形成导致内翻倒睫、干眼等并发症。

3.体征

(1)皮损:红斑、丘疹和水疱。皮损在四肢呈对称分布,躯干部皮损较少。

(2)黏膜损害:包括结膜、口腔、生殖器和肛门黏膜的损害。

(3)急性期结膜充血、大量分泌物、出血性渗出膜或假膜形成。

(4)晚期结膜瘢痕化、倒睫、睑内翻、干眼、角膜缘干细胞缺乏等。

4.治疗

(1)全身治疗:急性期需在重症监护病房或皮肤科治疗,包括温暖的环境、纠正电解质紊乱,防止败血症等,全身使用糖皮质激素可延缓病情进展,但尚有争议。

(2)局部治疗:清除分泌物,保持眼表卫生,用无防腐剂的人工泪液润滑眼表;涂抗菌眼膏预防感染;激素对控制眼部损害无效,并可导致角膜融解、穿孔。

(3)手术治疗:主要针对并发症治疗,应在炎症完全消退后进行。

5.随诊

急性期应 1～3 天随诊,慢性期可 1～2 个月随诊。

6.自然病程和预后

本病急性期一般持续 2～6 周,有自限性。该病死亡率为 1％～5％,眼部并发症是患者的长期后遗症之一,其结果取决于最初疾病的严重程度和治疗。

7.患者教育

应尽量避免本病的诱因。

(三)瘢痕性类天疱疮

1.概述

眼部瘢痕性类天疱疮(OCP)是黏膜类天疱疮的一个亚类。OCP相对罕见,发病率估计1/20 000～1/46 000之间,发病年龄可见于20～87岁,通常见于老年患者(平均发病年龄70岁),女性多见,约1.6∶1。在OCP早期临床表现常难以与慢性结膜炎鉴别,常易误诊,可伴有口腔、鼻腔、瓣膜和皮肤病。

2.症状

初期表现为不明原因的双眼非对称性慢性结膜炎症状,如眼红、异物感、干涩、分泌物。

3.体征

慢性进行性结膜瘢痕形成、穹隆缩短、睑球粘连、睑内翻倒睫、干眼和角膜混浊,可伴有全身其他部位的皮肤或黏膜损害。

4.辅助诊断

实验室诊断:结膜活检或其他受累部位活检发现基底膜有线状免疫复合物(IgG、IgM、IgA、补体C3)沉积可帮助诊断,其阳性率可达79.6%,但阴性者不能除外OCP,多次活检可提高阳性率。在某些患者的血清中可检测到抗基底循环抗体。

5.鉴别诊断

(1)假类天疱疮。

(2)Steven-Johnson综合征。

(3)Sjögren综合征。

(4)特应性角结膜炎。

6.治疗

应多学科联合治疗。

1)药物治疗。

(1)局部对症处理:人工泪液,每日4～6次;戴湿房眼镜,有睑缘结膜炎时,可热敷、清洁眼睑,局部涂抗菌眼膏,局部环孢素,每日4次,糖皮质激素的应用尚有争议。

(2)全身:糖皮质激素和免疫抑制剂的应用,建议在皮肤科或免疫科指导下应用。

2)手术治疗:主要是针对眼部并发症的处理。对于内翻倒睫,应采用电解或冷冻破坏毛囊,以解除倒睫对眼表的刺激;对睑球粘连者行睑球粘连分离及羊膜覆盖术或组织工程细胞移植术或角膜缘干细胞移植术;角膜受累者可行角膜板层移植或穿透移植。由于眼表损害严重,晚期结膜穹隆消失和眼表面上皮角化的患者,可使用人工角膜以提高视力。切忌,上述手术治疗要在完全控制结膜炎症情况下进行,并且要联合全身免疫抑制治疗。

7.随诊

急性期1～2周复诊,缓解期1～3个月复诊。

8.自然病程和预后

本病是进行性结膜瘢痕化和收缩为特征的疾病,预后较差,目前尚无一种局部治疗可有效控制眼部炎症和瘢痕化的进程。

9.患者教育

本病需终身随诊,因约1/5患者可复发。

第三节　结膜变性及年龄相关性改变

一、结膜下出血

(一)概述

本病在球结膜下小血管破裂或血管通透性增加时出现,多单眼发病,老年人多见,多数原因不明,可偶见于有剧烈咳嗽、外伤、炎症酗酒、胸腹压升高等情况,也可伴发于高血压、动脉硬化、血液病等。

(二)症状

眼红。

(三)体征

球结膜下点、片状出血,初期呈鲜红色,约 1 周后变暗红色。

(四)治疗

小片出血无须治疗,出血较多时可局部冷敷,有继发因素者需针对病因治疗。

(五)随诊

有全身疾病者应在相应科室随诊。

(六)自然病程和预后

出血在 1~2 周逐渐吸收。

(七)患者教育

结膜下出血通常可吸收,预后好,但需观察血压和凝血功能。

二、睑裂斑

(一)概述

睑裂斑为位于睑裂区角巩膜缘处的黄白色、三角形的球结膜结节,多见于中老年人。

(二)症状

通常无症状,部分有干眼症状。

(三)体征

睑裂区角膜缘处可见三角形黄白色变性斑,基底朝向角膜缘。

(四)治疗

通常无须治疗,有干眼症状者可辅以人工泪液,影响外观或症状明显者可手术切除。

三、翼状胬肉

(一)概述

本病为常见的复发性疾病,热带地区或长期从事户外工作者易患本病。

(二)症状

无症状或有异物感,部分患者视力下降。

(三)体征

翼状胬肉多发生于鼻侧睑裂区结膜,表现为结膜增厚隆起,呈三角形,尖端指向角膜。

（四）鉴别诊断

（1）睑裂斑。

（2）假性胬肉。

（五）治疗

静止期无须治疗，如影响美观或视力下降可手术切除。

（六）随诊

术后1～2个月随诊。

（七）自然病程和预后

本病易复发。

（八）患者教育

术后复发率高，应避免长时间户外工作。

第四节　结膜囊肿及肿瘤

一、结膜囊肿

结膜囊肿在临床上并不少见。结膜囊肿应当定义为由结膜上皮组织构成囊壁、其中充填了液体物质。引起结膜囊肿的原因很多，大多数是由于手术、外伤、感染、慢性炎症刺激等造成的植入性上皮性囊肿，发生于结膜穹隆部囊肿的体积可以较大；部分囊肿是先天性的。在分类中，部分作者习惯将位于结膜下的包裹性囊肿也列入结膜囊肿的范畴。

临床常见的结膜囊肿按病因分类为以下。

（一）先天性结膜囊肿

先天性结膜囊肿较少见。较小者见于结膜痣，痣本身含有小的透明囊肿。较大的结膜囊肿见于隐眼畸形，眼眶内有一发育很小的眼球及较大的囊肿，囊肿大时可充满眼眶。

1.症状

患者无特殊不适。

2.体征

先天性小眼球伴囊肿患者多无视力；部分患者眼窝表面找不到眼球，或很小的眼球位于下方穹隆部，余部为囊肿充填。结膜痣患者出生时结膜有隆起病灶，生长缓慢。

3.辅助诊断

无特殊，病理切片为诊断的金标准。

4.鉴别诊断

与结膜的实质性肿物相鉴别。与相邻组织的囊肿鉴别。

5.治疗

本病药物治疗无效，根据患者美容的需要，选择手术摘除，局部美容手术。

（二）获得性囊肿

获得性囊肿是结膜囊肿临床上最常见的类型，根据病因，有各种不同的临床表现。多数患者就诊原因为发现眼表肿物,部分囊肿是患者由于其他原因检查眼睛时偶然被发现。

上皮植入性结膜囊肿:由于结膜外伤、手术等原因,结膜上皮被植入到结膜下,这些上皮细胞增生成团,继之在中央部分发生变性,形成囊腔,囊壁由结膜上皮细胞组成,菲薄而透明,其中可见杯细胞。囊内为透明液体及黏液,囊肿的一侧与巩膜表面或有粘连不易移动,周围组织炎症反应轻;当在囊腔内存在细菌等微生物时,囊肿周围组织可能有急慢性炎症。

上皮内生性结膜囊肿:由于结膜受到长期慢性炎症刺激,上皮细胞向内层生长,伸入到结膜下组织。新生的上皮细胞团,中央部变性而形成囊肿,充以液体。囊肿好发于上睑及穹隆部结膜,也见于泪阜、半月皱襞、下穹隆及下睑结膜。

腺体滞留性结膜囊肿:由于慢性炎症浸润刺激,使结膜本身腺体的排泄口阻塞、封闭,腺体分泌物不能排出,滞留而形成囊肿。这种囊肿一般很小,多见于穹隆部结膜,也可见于泪阜处。

1.症状

患者无特殊不适,部分患者有结膜炎症表现,眼部异物感、流泪等。

2.体征

半透明或不透明的结节状、半球形隆起,周围结膜血管或充血;位于穹隆部的囊肿可以较大,表面淡紫色,可使用暴露穹隆法使囊肿突起入结膜囊。

3.辅助诊断

无特殊,病理切片为诊断的金标准。

4.治疗

本病药物治疗无效,选择手术摘除,当怀疑结膜囊肿为感染性,切除肿物时尽量保证肿物完整,根据病理诊断报告,考虑术后是否使用抗感染药物;当手术中囊肿壁有破溃时,尽量取囊内容物(液)涂片,确定有无病原体以便于进一步的治疗。

5.随诊

依据病理诊断结果采取相应治疗,为减轻手术后结膜反应,术中建议使用单股尼龙或丙纶线缝合,拆线时间为缝合后 5～7 天。当伤口有感染时,据伤口愈合状况预约复诊。

6.自然病程及预后

穹隆部的结膜囊肿会生长较快,体积较大;继发感染多见,手术摘除后复发较少。

7.患者教育

确定囊肿的原因很重要,发现囊肿,建议首选切除组织送病理检查。

二、结膜良性肿瘤

结膜肿瘤主要源于结膜上皮或黑色素细胞病变,结膜固有层的间质组织病变亦可引起瘤样增生。与其他部位的肿瘤类似,结膜肿瘤包括错构瘤与迷芽瘤两类。除原发外,炎症等因素也可以导致组织肿瘤性生长。结膜肿瘤的主要组织类型见表 5-1。

表 5-1　结膜肿瘤的主要组织类型

上皮性源性	鳞状细胞、基底细胞、黑色素细胞
间质性	血管、神经、纤维、脂肪、淋巴、肌肉
多种组织源性	迷芽瘤

(一)鳞状细胞乳头状瘤

结膜上皮增生,外生性生长。

1.症状

大部分患者没有症状,以发现眼球表面肿块或色素为主诉。

2.体征

多为暗粉红色,略隆起于结膜表面,桑葚状或菜花状,位于结膜表面,有时基底呈蒂状。

3.辅助诊断

裂隙灯角膜显微镜检查,肿瘤表面不平,似有多数小的乳头状结构,半透明,可以隐约看到瘤体内含扩张弯曲血管。

4.实验室诊断

手术切除标本送病理检查,诊断。

5.鉴别诊断

对所有结膜良性肿瘤来说,重要的是判断肿物的性质,除外恶性肿物。临床医师根据肿瘤的外观、生长速度等可以对病灶性质进行初步诊断,帮助确定手术方案,病理检查是诊断的金标准。

6.治疗

手术切除为首选治疗手段。目前有作者推荐局部冷冻与手术切除联合的治疗方案。

7.随诊

依据病理诊断结果采取相应治疗,为减轻手术后结膜反应,术中建议使用单股尼龙或丙纶线缝合,拆线时间为缝合后 5～7 天;当伤口有感染时,据伤口愈合状况预约复诊。

8.自然病程及预后

当肿瘤体积较大时,继发感染多见,手术摘除后可能复发,部分肿瘤恶变。

9.患者教育

确定肿物性质很重要,建议首选切除组织送病理检查。

(二)色素痣

属于良性黑色素细胞瘤。有先天性与获得性两类,病理学家 Peter 和 Folberg 博士,将成年人罹患的色素痣,归为原发性获得性结膜黑变病(PAM)的范畴。

1.症状

结膜色素性病灶,多无自觉不适。

2.体征

结膜表面棕黑色、蓝黑色或棕红色病灶,境界清晰,微隆起,表面平滑无血管。痣好发部位为角膜缘附近及睑裂部球结膜,缓慢增长。

3.辅助检查

无特殊。

4.实验室诊断

如手术切除,标本做病理诊断。

5.鉴别诊断

同前。

6.治疗

体积小,患者无感不适(包括生理与心理)的色素痣可以无须治疗。当痣突然增生,表面不平滑者或有出血、破溃等恶变的迹象时,应选择手术切除肿物。对于色素性肿物,临床上务求病灶一次性、全部、完整切除,切除病灶送病理检查。

7.自然病程与预后

色素痣大部分稳定,终生不变或极缓慢生长。部分病例有恶性变的倾向。

8.患者教育

发现结膜色素性肿物,要到医院就诊。切忌自行处理,建议不要使用刺激性药物和方法治疗。

(三)血管瘤

有毛细血管瘤和海绵状血管瘤。毛细血管瘤为先天性瘤,出生后生长缓慢或停止生长。一般范围较小,有时也波及眼睑、眼眶等邻近组织。海绵状血管瘤一般范围较广,位置较深,常为眼眶、眼睑或颜面血管瘤的一部分。有时合并青光眼,称为 Sturge-Weber 综合征。

(四)皮样瘤

为先天性良性瘤。好发于睑裂部角膜缘处。部分位于角膜浅层,部分位于结膜侧。瘤体与其下结角膜组织粘连牢固,呈淡红黄色,表面不平呈皮肤样、有纤细毛发。组织学检查含有表皮、真皮、毛囊、皮脂腺、汗腺等,手术切除,角膜部分作板层角膜移植修补。

(五)皮样脂瘤

为先天性瘤,因含大量脂肪故瘤体呈黄色,质软。好发于颞上侧近外眦部结膜下,与眶内组织相连。手术切除时,慎勿损伤外直肌。

(六)骨瘤

为先天性瘤。很少见,好发于颞下侧外眦部结膜下,质硬,多呈圆形,如黄豆大小。应与畸胎瘤区别。

第五节　　结膜恶性肿瘤

一、鳞状细胞癌

临床并不常见,本病变属于结膜鳞状上皮的病变,目前有部分作者将其归类为眼表鳞状细胞肿瘤(OSSN),可能与紫外线辐射有关。好发于上皮细胞性质移行的结合部。

(一)临床表现

患者开始时并无特殊不适,以后可能有眼干涩、局部充血等;病变通常发生在睑裂部,发生在角巩膜缘处的病变,病灶外观类似泡性角膜结膜炎。病灶表面有血管,增长较迅速,可表现为菜花状、鱼肉状、或胶冻状外观。结膜鳞状细胞癌病灶表面及周围结膜经常发生角化。在较少情况下,肿瘤可浸润进入眼内,并经淋巴转移到耳前淋巴结、颌下淋巴结及颈部淋巴结。

(二)诊断

病理诊断为本病诊断的金标准。

(三)治疗

临床首选手术切除病灶。在切除时,选用肿瘤非接触切除原则(NO TACHE),意为在手术中,切除缘距肿瘤肉眼病灶2~3 mm。肿瘤的复发率与肿瘤切除缘是否无肿瘤细胞相关。目前也有采用手术切除病灶联合局部冷冻、局部化疗和局部放疗法抑制肿瘤复发。

二、恶性黑色素瘤

这一名称在目前国际通用的教科书中已经很少使用,常用的名称是结膜黑色素瘤。

结膜黑色素瘤占眼表恶性肿瘤的约2%。其大部分来源于原发性获得性黑变病(PAM),1/5源于色素痣恶变,仅很少量为原发性黑色素瘤。

(一)临床表现

患者发现结膜表面黑色或灰褐黑色实质性病灶,伴有扩张的滋养血管;非色素性病灶呈现为表面平滑、鲜鱼肉样外观的结节。肿瘤的好发部位为角巩膜缘处的结膜表面。

(二)鉴别诊断

(1)较大的色素痣:痣生长慢,不侵犯周围组织,如角膜。

(2)眼内黑色素瘤穿破眼球壁:瘤体增长迅速,色黑,表面不平呈分叶状,结膜病灶与其下组织粘连牢固。

(3)色素细胞瘤:少见,先天性黑色病灶,通常不易在眼表移动。

(4)有色素的鳞状细胞癌:表面粗糙,隆起较明显的结节。

(三)治疗

根据肿瘤状态,采取单纯切除、局部化疗或扩大切除、放疗等手段。色素性肿瘤常早期血行扩散,切除后复发率高,易发生全身转移。制定手术切除治疗方案要慎重、考虑周全并与患者良好沟通。

三、卡波西肉瘤

发生于艾滋病(AIDS)患者。临床表现为孤立或多发,扁平斑状或结节状。瘤体呈红色、暗红或青紫色,常见的生长部位为下睑和下穹隆部,易被误诊为结膜下出血。

第六章　眼睑疾病

第一节　眼睑炎症

一、眼睑湿疹

（一）定义及分型

眼睑湿疹有急性和慢性两种。局部皮肤涂抹滴眼液、眼膏或其他不能耐受的刺激性物质时，常呈急性湿疹，是一种过敏性皮肤病。溢泪、慢性泪囊炎、卡他性结膜炎等则可引起慢性湿疹。

（二）诊断

（1）病变部位痒感明显。

（2）急性者初起时，睑皮肤肿胀充血，继而出现疱疹、糜烂、结痂。如有继发感染，则可形成脓疱、溃疡。慢性者，局部皮肤肥厚、粗糙及色素沉着。少数可并发结膜炎和角膜浸润。血液中常有嗜酸粒细胞增多。

（三）治疗

停用有关药物，去除致病因素。局部糜烂、渗液时，采用3％硼酸溶液湿敷。局部丘疹而无渗出时，可外用炉甘石洗剂，已干燥的病变可外用氧化锌糊剂或四环素可的松眼膏。全身口服抗过敏药物，如苯海拉明、氯苯那敏（扑尔敏）、去氯羟嗪（克敏嗪），静脉推注葡萄糖酸钙。重症患者可加用口服皮质类固醇药物，并对症处理。

二、眼睑带状疱疹

（一）定义

眼睑带状疱疹，为带状疱疹病毒侵犯三叉神经的半月神经节或其第一、第二支，在其分布区域发生伴有炎性的成簇疱疹。各年龄及性别组均可出现，但多见于老人及体弱者。

（二）诊断

起病前常先有发热、疲倦、全身不适、神经痛、畏光、流泪等前驱症状。3天后，三叉神经分布区出现皮肤肿胀、潮红、群集性疱疹。水疱可变干结痂，痂皮脱落后常留下瘢痕及色素沉着。病变区域可留有长期的感觉消失或异常。皮损局限于神经支配区域，不超过鼻部中线为眼睑带状疱疹的最大特征。有时同侧眼的角膜与虹膜也可同时累及。继发感染者，相应部位淋巴结肿大。

（三）治疗

发病初期局部可涂1％甲紫（龙胆紫）液或氧化锌物剂。也可用0.1％～0.2％碘苷（疱疹净）液湿敷或3％阿昔洛韦眼膏涂布。适当休息，给予镇静、止痛剂，以及维生素 B_1 及 B_2。重症患者，为增强抵抗力，可用丙种球蛋白及转移因子。预防继发感染，必要时全身使用抗生素。

出现角膜炎、虹膜炎等并发症时,局部应用抗病毒药和散瞳药等。

三、单纯疱疹病毒性睑皮炎

(一)定义

单纯疱疹病毒性睑皮炎由单纯疱疹病毒所引起。这种病毒通常存在于人体内,当身体发热或抵抗力降低时,便趋活跃。因发热性疾病常常可以引起单纯疱疹发生,故又名热性疱疹。

(二)诊断

病变多发生于下睑部位,并与三叉神经眶下支分布范围符合。初发时睑部出现簇状半透明小疱组成的疱疹,约在1周内干涸,以后结痂脱落,不留下痕迹,但可复发。发病时有刺痒与烧灼感。如发生在近睑缘部位,亦有可能蔓延到角膜。病变基底刮片,常证实有多核巨细胞。

(三)治疗

(1)局部保持清洁,防止继发感染。涂1‰煌绿乙醇后涂氧化锌糊剂或抗生素软膏,以加速干燥结痂过程。

(2)病变蔓延至角膜,见单纯性角膜疱疹的治疗。

四、眼睑丹毒

(一)定义

丹毒是由溶血性链球菌感染所致的皮肤和皮下组织的急性炎症。面部丹毒常易累及眼睑,累及眼睑时称为眼睑丹毒,上下眼睑均可发病,并向周围组织蔓延。

(二)诊断

眼睑丹毒典型症状为皮肤局部充血(鲜红色)、隆起、质硬,表面光滑,病变边缘与正常皮肤之间分界清楚,周围有小疱疹包围,这是临床诊断的重要特征。眼睑常高度水肿,不能睁开,患部剧烈疼痛和压痛。耳前和颌下淋巴结常肿大,全身伴有高热。在病变过程中,如发现深部组织硬结化,应视为睑脓肿的前驱症状。睑部丹毒除可由面部蔓延而来以外,还可因睑外伤或湿疹继发性感染所致。抵抗力较强的患者,病变可于几天之内自行消退,但大多数情况,不经彻底治疗则病变可迁延数周之久,愈后无免疫力,遇到寒冷或创伤时,在原发灶上易复发。多次复发的结果慢慢会变成睑象皮病。

坏疽性丹毒,是一种较严重的丹毒感染,一般都原发于眼睑部。这种丹毒可在几小时或几天之内引起眼睑深部组织坏死,表面覆盖一层黑色硬痂皮,几周后脱落。

睑部丹毒可通过面部静脉或淋巴组织向眶内或颅内蔓延扩散,造成严重后果。有的病例由于眼球和眼眶组织的破坏而导致视神经炎和视神经萎缩,以致失明。

(三)治疗

(1)局部紫外线照射,同时肌内或静脉注射大剂量青霉素。

(2)卧床休息。

五、睑缘炎

(一)概述

睑缘炎可根据解剖部位而分类:前部睑缘炎主要累及睫毛的基底部,而后部睑缘炎累及睑板腺开口处。传统上,临床将睑缘炎分为葡萄球菌性、脂溢性、睑板腺功能障碍(MGD)或多种因素共存型。葡萄球菌和脂溢性睑缘炎主要累及前部眼睑,可诊断为前部睑缘炎。而睑板腺功能障碍累及后部睑缘。本临床指南涉及了这三种类型的慢性睑缘炎。

各种类型的睑缘炎的症状有相当大的重叠。睑缘炎常导致与之相关的眼表炎症,如结膜炎、功能性泪液缺乏和角膜炎。睑缘炎也可使原有的眼表疾病如过敏和泪液水样层缺乏(干燥性角结膜炎,或 KCS)症状加重。睑缘炎慢性病程、病因不明及与眼表疾病共存的特点使其治疗较为困难。

葡萄球菌性睑缘炎特点为沿睫毛区有鳞屑和结痂形成。慢性炎症可间或发生急性恶化,导致溃疡性睑缘炎发生。还可能发生睫毛脱落并可累及角膜,出现点状角膜上皮缺损、新生血管形成和边缘性角膜浸润。

尽管在正常人群和睑缘炎的患者眼睑中分离出表皮葡萄球菌的阳性率都很高(89%~100%),但是在临床诊断为葡萄球菌性睑缘炎患者的眼睑分离出金黄色葡萄球菌的阳性率更高一些。表皮葡萄球菌和金黄色葡萄球菌均对葡萄球菌性睑缘炎的形成起到一定作用,但作用机制尚很不清楚。有报告说毒素的产生与睑结膜炎有关。然而,也有人发现金黄色葡萄球菌的毒素与疾病之间没有关系。也有免疫机制的相关报道。金黄色葡萄球菌细胞壁成分过敏可使发生睑缘炎。在 40%的慢性睑缘炎的患者中发现了对金黄色葡萄球菌的细胞介导的免疫功能增强,而正常人群则没有增强。在与葡萄球菌性睑缘炎相关的角膜炎发病中认为有细胞介导的免疫机制参与。葡萄球菌抗原自身可通过黏附于角膜上皮中的细菌抗原结合受体而产生炎症反应。

脂溢性睑缘炎的患者前部眼睑有脂性结痂,常在眼眉和头皮处也有脂溢性皮炎。

睑板腺功能失调的睑缘病变特征有皮下和黏膜交接处可见明显的血管,睑板腺口阻塞,睑板腺分泌少或浑浊,睑缘和睑板腺肥厚和粗糙以及睑板腺囊肿,这些改变可最终致睑板腺萎缩。睑板腺功能障碍的患者还经常同时患玫瑰痤疮或脂溢性皮炎。有文献报道睑板腺功能障碍的患者与正常人相比,其睑板腺分泌物的成分有改变。

(二)流行病学

尽管目前已认识到睑缘炎是最常见的眼部疾病,但其特定人群中的发病率和患病率的流行病学资料尚缺乏。单中心的一个 90 例慢性睑缘炎的研究表明,患者平均年龄为 50 岁。与其他类型的睑缘炎相比,葡萄球菌性睑缘炎患者相对年轻(42 岁),多为女性(80%)。

1.睑缘炎相关情况和病因

有报告称葡萄球菌性睑缘炎中 50%患者患有干燥性角结膜炎。反之,在一个对 66 名干燥性角结膜炎患者的研究中发现,75%的患者患有葡萄球菌性结膜炎或睑缘炎。泪液缺乏所致局部裂解酶和免疫球蛋白水平的下降可使局部对细菌的抵抗力下降,从而易患葡萄球菌性睑缘炎。

25%~40%的脂溢性睑缘炎和睑板腺功能障碍患者和 37%~52%累及眼部的玫瑰痤疮患者伴有泪液缺乏。这可能由于脂质层缺乏导致泪液蒸发过强及眼表知觉下降所致。慢性睑缘炎患者出现角结膜干燥与泪膜中磷脂水平下降有相关性。玫瑰痤疮与上皮基底膜异常和反复角膜上皮糜烂有关。

即使泪液分泌正常,睑板腺功能障碍的患者荧光素泪膜破裂时间也明显变短。这表明睑板腺分泌对维持泪膜的稳定性具有重要意义。各种类型的慢性睑缘炎临床特征之间的重叠,以及各种类型的睑缘炎均和泪液功能障碍有程度不同的联系,突出了睑缘炎和泪液功能障碍之间关系的复杂性,也表明了对有眼部刺激症状主诉的患者进行多种治疗的必要性。

脂溢性睑缘炎和睑板腺功能障碍患者的皮肤病变可能有共同的病因和易感因素。在一项研究中,95%的脂溢性睑缘炎患者同时患有脂溢性皮炎。在患有一种称为原发性(弥漫性)睑板腺炎的睑板腺功能障碍(MGD)的患者中,74%的患者患有脂溢性皮炎,51%的患者患有玫瑰痤疮(酒渣鼻痤疮)。

玫瑰痤疮是一种累及皮肤和眼部的疾病,常见于肤色较淡者。典型的面部皮肤表现为红斑、毛细血管扩张、丘疹、脓肿、皮脂腺突出和酒渣鼻。皮肤较黑的患者较难诊断玫瑰痤疮,是由于较难分辨出扩张的毛细血管和面部充血。玫瑰痤疮常被漏诊,部分原因是由于毛细血管扩张和面部充血等体征轻微。

异维A酸是一种治疗严重囊性痤疮的口服药,也可引起睑缘炎。据报告,23%的患者出现眼部不良反应,其中的37%表现为睑缘炎、结膜炎或睑板腺炎。口服异维A酸剂量为2 mg/(kg·d)的患者中43%出现睑缘结膜炎,口服剂量1 mg/(kg·d)的患者中20%患睑缘结膜炎。停药后绝大多数的患者病情改善。

角膜接触镜相关的巨乳头性角结膜炎患者发生睑板腺功能障碍的比率明显增加。巨乳头性角结膜炎的严重程度可能与睑板腺功能障碍的严重程度具有相关性。

表6-1列出可能产生睑缘炎症导致睑缘炎的病种。

表 6-1　与睑缘炎症有关的其他情况

病因	疾病名称	病因	疾病名称
细菌感染	脓疱病	免疫性疾病	异位性皮炎
	丹毒		接触性皮炎
			多形红斑
病毒感染	单纯疱疹病毒		天疱疮
	传染性软疣		类天疱疮
	带状疱疹病毒		Steven-Johnson 综合征
	乳头瘤状病毒		结缔组织病
	牛痘苗		盘状狼疮
			皮肌炎
寄生虫感染	阴虱		供体－受体疾病
皮肤病	鳞屑病	恶性眼睑肿物	基底细胞癌
	鱼鳞癣		鳞状细胞癌
	剥脱症		皮脂腺癌
	红皮病		黑色素瘤
			卡波氏肉瘤
			杀真菌剂肌炎
良性眼睑肿物	假性上皮细胞瘤样增生	外伤	化学伤
	角化症		热损伤
	鳞状细胞乳头状瘤		放射伤
	皮脂腺增生		机械性损伤
	血管瘤		手术损伤
	化脓性肉芽肿	中毒	药物性中毒

2.自然病史

睑缘炎是一种慢性疾病,可于儿童期发病,间歇性加重和缓解。葡萄球菌性睑缘炎随时间延长可减轻。一项研究表明,葡萄球菌性睑缘炎的患者平均年龄为 42 岁,有短期的眼部症状病史(平均 1.8 年)。患有脂溢性睑缘炎和睑板腺功能障碍的患者总的来说年龄较大一些,眼部症状持续时间相对长一些(6.5~11.6年)。严重的葡萄球菌性睑缘炎可最终导致睫毛脱落、眼睑瘫痪形成伴有倒睫、角膜瘢痕和新生血管形成。严重的眼部玫瑰痤疮患者可发展成浅层点状上皮病变,角膜新生血管化和瘢痕化。睑缘毛细血管扩张和睑板腺开口狭窄可见于无症状的老年人。

(三)预防和早期发现

适当的治疗和处理可缓解睑缘炎的症状和体征,防止造成永久的组织损害和视力丧失。对于类似睑缘炎表现的癌症,早期诊断和适当治疗可以挽救生命。

(四)诊治过程

1.患者治疗效果评价标准

睑缘炎的治疗效果评价标准包括:

(1)防止视力丧失。

(2)尽量减少组织损伤。

(3)减轻睑缘炎的症状和体征。

2.诊断

所有的患者应定期对眼部情况做一个眼部综合的医疗评估。对有睑缘炎症状和体征患者的最初评估包括眼部综合医疗评估中的相关方面。睑缘炎的诊断常是基于患者的典型病史和特征性检查所见。辅助检查偶尔也有帮助。

1)患者病史:在了解患者病史时询问如下问题将有助于获得所需信息。

(1)症状和体征:如眼红,刺激症状、烧灼感、流泪、痒、睫毛根部结痂,睫毛脱落、睫毛黏附、不能耐受角膜接触镜、畏光、瞬目增多,这些症状在晨起时较重。

(2)症状持续时间。

(3)单眼或双眼发病。

(4)加重因素:如吸烟、过敏原、风、接触镜、湿度降低、视黄醛、饮食和饮酒等。

(5)与全身疾病相关的症状:如玫瑰痤疮、过敏。

(6)目前和既往全身和局部用药情况。

(7)最近与有感染的患者的接触:如虱病。

眼部病史应考虑既往眼睑和眼部手术史,以及放射和化学烧伤的局部外伤史。

全身病史应考虑皮肤病如皮疹、玫瑰痤疮、湿疹以及用药情况(如异维 A 酸)。

2)检查:体格检查包括视力测量、外眼检查和裂隙灯检查。

(1)外眼检查应在光线好的房间内进行,特别注意以下情况:①皮肤:包括与玫瑰痤疮有关的如酒渣鼻、红斑、毛细血管扩张、丘疹、脓疱、面部皮脂腺肥大、皮炎、皮疹。②眼睑:包括睑缘充血/红斑;睫毛脱落、断裂或乱生;睫毛根部异常堆积物;溃疡;囊泡;过度角化;鳞屑;霰粒肿/麦粒肿;瘢痕形成;眼睑外翻或内翻。

（2）裂隙灯活体显微镜检查应注意以下方面：①泪膜：黏液层和脂质层的质量、泡沫形成。②前部睑缘：充血、毛细血管扩张、瘢痕形成、色素变动、角化、溃疡、囊泡、血液渗出物、虱病和肿块。③睫毛：位置不正、方向不正、缺失或断裂、虱卵和化妆品积聚。④眼睑后缘：睑板腺开口异常，如赘生物、后退、增生、阻塞；睑板腺分泌物情况如能否排出、黏稠度、浑浊度、颜色等；新生血管；角化；结节；增厚；结痂。⑤睑结膜：翻开眼睑，睑板腺的外观和腺管如扩张和炎症，霰粒肿，充血，瘢痕，角化，乳头/滤泡反应，脂性渗出/浓缩物。⑥球结膜：充血，小泡，荧光素/孟加拉玫瑰红/丽丝胺绿点状着色。⑦角膜：荧光素/孟加拉玫瑰红/丽丝胺绿点状着色，浸润，溃疡和/或瘢痕，新生血管形成包括斑翳，囊泡。

3）诊断性试验：目前尚没有临床特异的睑缘炎的诊断性实验。然而，可对反复前部眼睑伴重度炎症的患者和对治疗反应不佳的患者进行睑缘细菌培养。

在症状明显不对称、治疗无效或睑板腺囊肿单一病灶反复发作且治疗不佳者应行眼睑活检，除外癌症的可能。在怀疑脂腺癌取病理前应咨询病理学家，讨论肿瘤可能播散的范围和做冰冻切片。新鲜的组织可能需用特殊的染色如油红－O寻找脂质。

临床症状可帮助区别葡萄球菌、脂溢性和睑板腺功能不良性睑缘炎，总结见表6-2。这些不同种类的睑缘炎的临床症状经常互相重叠，并与干眼症状相似。

表 6-2　睑缘炎分类症状描述

特征	前部眼睑		后部眼睑
	葡萄球菌性	脂溢性	睑板腺功能障碍
睫毛缺损	经常	很少	（－）
睫毛方向不正	经常	很少	病程长时可有
眼睑聚积物	硬痂	油性或脂性	油脂过多，可能为泡沫状
眼睑溃疡*	很少出现严重发作	（－）	（－）
眼睑瘢痕	可能发生	（－）	长期病程也不少见
睑板腺囊肿	很少	很少	偶尔至经常，有时多发
睑腺炎	可能发生	（－）	
结膜	轻至中度充血，可能有小泡	轻度充血	轻至中度充血，睑结膜乳头样反应
泪液缺乏	经常	经常	经常
角膜	下方角膜上皮点状缺损，周边/边缘浸润，瘢痕，新生血管和血管翳变薄，小泡（尤其4～8点钟）	下方角膜上皮点状缺损	下方角膜上皮点状缺损，浸润，瘢痕形成，新生血管化，斑翳，溃疡
皮肤疾病	异位，很少	脂溢性皮炎	玫瑰痤疮

注：* 也可考虑单纯疱疹病毒；表内（－）表示在该类型的睑缘炎不出现这种特征

3.治疗

尚无足够的证据可以明确推荐睑缘炎的治疗方案，患者必须明白在很多情况下是不能完全治愈的。下列治疗措施可有一定帮助：①热敷。②注意眼睑卫生。③抗生素。④局部应用糖皮质激素。

睑缘炎患者治疗的第一步是进行眼睑清洁，可有多种方法。一种方法是热敷几分钟来软化结痂粘连和/或加热睑板腺分泌物,然后轻轻按摩眼睑来促进睑板腺的分泌。仅有前部睑缘炎的患者和手灵活性较差的患者可能会忽略按摩。一般在患者方便的时候每日进行一次按摩即可。过多的眼睑按摩反而可能刺激眼睑。然而,有的患者发现每日反复进行热敷有效。有的患者在热敷后轻轻擦去眼睑的分泌物会更好。可使用稀释的婴儿香波或购买到的眼睑清洁棉签轻擦睫毛根部以进行眼睑清洁。有规律地每日或一周数日进行眼部清洁,经常可以缓解慢性睑缘炎的症状。要告知患者需终生注意眼部卫生,如果停止治疗的话,症状可能反复。

对于有金黄色葡萄球菌感染的睑缘炎,局部滴用抗生素如杆菌肽或红霉素可每日一次至数次,或睡前应用一次,持续一周至数周。根据病情严重程度不同决定用药的时间和频率。如果睑板腺功能障碍患者的慢性症状经眼部清洁后不能很好控制,可口服四环素。每日强力霉素100 mg或四环素1 000 mg,当临床症状减轻(通常需2~4周)时可减量至每日强力霉素50 mg或四环素250~500 mg,可根据患者病情的严重程度和对药物的反应停药。用四环素的理由是一些小型的临床试验报告四环素对缓解眼部玫瑰痤疮患者的症状有效,并可提高眼部玫瑰痤疮和睑板腺功能障碍患者的泪膜破裂时间。实验室研究还表明它可以降低表皮葡萄球菌和金黄色葡萄球菌脂酶的产生。四环素及相关药物可引起光敏反应、胃肠不适、阴道炎,在极少的情况下还可引起氮质血症。在大脑假瘤病例中已提示这一点,同时它还可以降低口服避孕药的药效,增强华法令的药效。20 mg缓释强力霉素每日2次可减少不良反应。这些药物对孕妇、哺乳期及对四环素有过敏史的人禁用。儿童不宜用四环素,因为可使牙齿着色。可用口服红霉素替代。已有报道四环素和米诺四环素可使巩膜着色并引起结膜囊肿的发生。

短期内局部滴用糖皮质激素可改善眼睑或眼表的炎症,如严重的结膜充血、边缘性角膜炎或滤泡性结膜炎。一般每日数次用于眼睑或眼球表面。一旦炎症得到控制,应停药或减量,然后间断应用以改善患者症状。糖皮质激素应用最小有效剂量,并避免长期应用。应告知患者糖皮质激素的不良反应,包括眼压增高和发生青光眼的可能性。应用部位特异性糖皮质激素,如氯替泼诺,以及眼部穿透性弱的糖皮质激素如氟米龙,可减少这些不良反应。对于维持治疗的方案还有待进一步讨论。由于许多睑缘炎的患者伴有泪液缺乏,在眼部清洁和用药的同时应用人工泪液(每天2次)可改善症状。

对于不典型的睑缘炎或者药物治疗效果不理想的睑缘炎,应重新进行考虑。有结节样肿块、溃疡、大的瘢痕、局限的痂和皮炎鳞屑或急性炎症中间伴黄色的结膜结节提示可能为眼睑肿瘤。基底细胞癌和鳞状细胞癌是最常见的累及眼睑的恶性肿瘤。黑色素瘤和皮脂腺癌是眼睑第二位的恶性肿瘤。皮脂腺癌可能有多发病灶,可由于变形性骨炎样播散表现为严重的结膜炎症而难以诊断。

4.随诊

应告知有轻度睑缘炎的患者如果病情加重应及时复诊。随诊时间间隔应视病情严重程度、治疗方案和伴随疾病因素,如应用糖皮质激素治疗的青光眼患者等因素而定。随访时应注意随访间期的情况、视力测量、外眼检查和裂隙灯检查。如果应用了糖皮质激素治疗,应在数周内了解治疗的效果,测量眼压并了解患者用药的依从性。

5.医疗提供者和环境

睑缘炎的诊断和治疗需要较多的医学技术和经验。非眼科医生检查的睑缘炎的患者若发生如下情况之一应立即转诊至眼科医师：①视力下降。②中或重度疼痛。③严重或慢性眼红。④角膜受累。⑤反复发作。⑥治疗无效。

睑缘炎患者可在门诊进行治疗。

6.咨询/转诊

诊治睑缘炎患者的一个最重要的方面是教育他们认识到该病的慢性病程和反复发作的特性。应告知患者病情常可得到控制，但很少能根治。

六、睑腺炎

(一)定义及分类

睑腺炎，又称麦粒肿，系眼睑腺体及睫毛毛囊的急性化脓性炎症。多见于儿童及年轻人。根据发病部位不同，可分为外麦粒肿和内麦粒肿两种。化脓性细菌(以葡萄球菌多见)感染，引起睫毛毛囊皮脂腺或汗腺的急性化脓性炎症，称外麦粒肿；而引起睑板腺急性化脓性炎症的，则称内麦粒肿。

(二)诊断

1.外麦粒肿

睑缘部红、肿、热、痛，触痛明显。近外眦部者常伴有颞侧球结膜水肿。数日后，睫毛根部出现黄脓点，溃破排脓后痊愈。炎症严重者，常伴同侧耳前淋巴结肿大、压痛，或可伴有畏寒、发热等全身症状。

2.内麦粒肿

被局限于睑板腺内，眼睑红肿较轻，但疼痛较甚。眼睑红、肿、热、痛，睑结膜面局限充血、肿胀，2～3 d后其中心可见黄脓点。自行穿破，脓液排出后痊愈。

(三)治疗

脓肿形成前，应局部热敷，使用抗生素滴眼液及眼膏。反复发作及伴有全身反应者，可口服抗生素类药物。脓肿成熟时需切开排脓。应注意：外麦粒肿，其皮肤切口方向应与睑缘平行；内麦粒肿，其睑结膜面切口方向须与睑缘垂直。切忌挤压排脓，以免细菌随血流进入海绵窦引起脓性栓塞而危及生命。

七、睑板腺囊肿

(一)定义

睑板腺囊肿是睑板腺排出管阻塞、腺内分泌物滞留，刺激管壁引起的睑板腺无菌性慢性炎性肉芽肿。

(二)诊断

(1)多偶然发现，一般无显著症状。囊肿较大时，可有沉重不适感，部分则有异物感。

(2)单发或多发，上睑尤多。眼睑皮下可扪及圆形、边界清楚、与皮肤不粘连的肿块，无压痛。相应的睑结膜充血，呈紫红或紫蓝色。如有继发感染，则其表现类似睑腺炎。反复发作的老年患者，应警惕睑板腺癌和横纹肌肉瘤之可能。

(3)切开后可见黏稠的灰黄色胶样内容物：符合前两项条件即可诊断睑板腺囊肿，第三项可加强诊断。若切开后内容物不是黏稠的胶样物质，而是脆碎的组织，必须进行病理检查。

(三)治疗

囊肿小者,可不予处理,任其自行吸收或消散。也可局部热敷,或用2%黄氧化汞眼膏涂布并按摩,以促进囊肿吸收。囊肿大者,需手术刮除,睑结膜面的切口方向须与睑缘垂直,彻底清除囊肿内容物并向两侧分离囊膜壁逐渐剥离。

八、睑板腺阻塞

(一)病因

睑板腺阻塞是指睑缘炎、慢性结膜炎或其他原因造成睑板腺排泄管阻塞,分泌物积存日久而钙化。

(二)诊断

(1)患者可有干痒感,有时有异物感。

(2)透过睑结膜可见点状及线条状黄白色凝聚物,日久形成小结石。

(三)治疗

病因治疗的同时可局部应用抗生素眼膏,并按摩。小结石突出于睑结膜面时,可在1%丁卡因表面麻醉后,用尖锐小刀或注射针头剔除。

第二节 眼睑位置与功能异常

一、倒睫

(一)定义

倒睫为睫毛倒向眼球的不正常状态。毛囊周围瘢痕收缩,以及各种原因引起的睑内翻(如睑缘炎、睑腺炎、眼睑外伤等)均能造成倒睫。多见于沙眼。

(二)诊断

(1)患者可有异物感、疼痛、畏光、流泪等不适感觉。多表现为眼睑痉挛,局部结膜充血,角膜浅层混浊,新生血管形成。甚至出现角膜溃疡。

(2)发生在两眦角者自觉症状较轻,而眼睑中部的倒睫可引起明显刺激症状。做荧光素染色常可见角膜上皮有点状损伤。

(三)治疗

首先予以病因治疗。倒睫少时,可用睫毛镊拔除,或行倒睫电解术,彻底破坏毛囊,以免再生。倒睫多时,则需手术矫治。

二、睑内翻

(一)定义及分类

睑缘向眼球方向内卷,睫毛部分或全部倒向眼球的反常状态,称为睑内翻。按病因分类,可有以下几种。

1.痉挛性睑内翻

系眼轮匝肌痉挛性收缩所致。好发于下睑。老年人多见。另外,结膜炎、角膜炎的刺激,长期包扎眼睛也可成为本病诱因。

2.瘢痕性睑内翻

系睑结膜及睑板瘢痕性收缩所致。常见于沙眼后,眼睑局部炎症或外伤也能发生。

3.先天性睑内翻

系内眦赘皮、鼻根部发育不良、肥胖所致。常见于婴幼儿下睑内侧。

4.机械性睑内翻

睑发育异常、无眼球、小眼球和眼球萎缩,因对眼睑失去支撑力量而出现睑内翻。

(二)诊断

(1)异物感、疼痛、流泪明显。

(2)睑缘内翻,部分或全部睫毛倒向眼球,直接摩擦角膜、结膜。结膜充血明显。可发生角膜炎,甚至角膜溃疡。视力亦可减退。

(三)治疗

病因治疗基础上,根据不同病情选择矫正方法。

(1)对先天性睑内翻,轻度者可随年龄增长趋向自愈,不急于手术。也可用短小橡皮胶布粘贴于下睑内侧皮肤,以起牵拉作用。重症者可用眼睑皮肤穹隆部穿线法矫正。

(2)轻度痉挛性睑内翻和睑板不甚肥厚者,可做 631 法矫正。睑板肥厚者,则选何兹术式为宜。对老年人的痉挛性睑内翻可行下睑皮肤切除术。重症者可加眼轮匝肌部分切除术。

(3)瘢痕性睑内翻的矫正方法,常用的有睑板楔形切除术、睑板切断术、睑板切除术。

(4)机械性睑内翻,可试配义眼或经基磷灰石义眼联合义眼植入,改善外观,又同时治疗了睑内翻。

三、睑外翻

(一)定义及分类

睑缘向外翻转、离开眼球的反常状态,称为睑外翻。根据不同病因,可分为以下几种类型。

1.瘢痕性睑外翻

眼睑局部炎症或外伤尤其热烧伤、化学伤后形成瘢痕,收缩牵拉所致。

2.痉挛性睑外翻

多由眼轮匝肌痉挛所致,常见于眶脂丰满的幼儿或青年的下睑,结膜肥厚性变化、水肿或眼球高度突出时,也可发生本症。

3.老年性睑外翻

眼睑皮肤松弛所致,仅限于下睑。

4.麻痹性睑外翻

面神经麻痹所致,仅见于下睑。

(二)诊断

1.临床表现

轻重程度不一,溢泪为主要表现。轻者仅睑缘后部稍离开眼球,睑结膜并无外露(又名睑缘外旋)。重者可使泪点外翻,局部皮肤湿疹。更重者整个眼睑完全向外翻转,睑结膜完全暴露于外,结膜干燥、充血、肥厚,角膜上皮干燥、脱落,甚至引起暴露性角膜溃疡。

2.检查

常规检查视力,用放大镜或裂隙灯显微镜检查眼睑、结膜、角膜。

(三)治疗

在病因治疗基础上,要求溢泪患者向上轻拭泪液。有眼睑闭合不全角膜暴露者,应在结膜囊内涂以大量眼膏,保护眼球。保守治疗无效时,可做睑缘缝合术。对痉挛性睑外翻者可采用包扎疗法。对老年性睑外翻者可施行睑缘缩短术。对病程已久的麻痹性睑外翻者,可做外眦部睑缘缝合术。对轻度瘢痕性睑外翻者可选择"Z"形缝合术。重症患者则在彻底切除瘢痕组织后,用游离植皮或转移皮瓣矫治。

四、内眦赘皮

(一)定义

内眦赘皮是遮盖内眦部垂直的半月状皱褶,在所有种族 3～6 个月的胎儿是常见的。发生在胚胎三四个月,较为合理的学说归因于颅骨及鼻骨发育不良,使过多的皮肤形成皱褶。

(二)诊断

内眦赘皮经常是双侧的,皮肤皱褶起于上睑,呈新月状绕内眦部走行,至下睑消失。少数患者由下睑向上伸延。例外的可以是单侧的。皱褶亦可以很宽,有时遮蔽内眦部,偶有遮盖鼻侧眼球影响一部分视野者。亦可以很窄,仅留下一痕迹。患者两眼距离较远,鼻子低平,常被误认为是内斜视。有些无精打采的外貌。在鼻梁上皱褶中捏起皮肤内眦赘皮可暂时消失。

本症常合并上睑下垂、睑裂缩小、内斜视及向上运动障碍以及先天性睑缘内翻。少数病例泪阜发育不全。

(三)治疗

轻者不须治疗,为美观可行整形术。如合并其他先天异常,应酌情手术矫正。

五、眼睑闭合不全

(一)定义

睑裂闭合受限或完全不能闭合,导致眼球部分外露的反常状态,称为眼睑闭合不全,又称"兔眼"。严重睑外翻、先天性上睑或者下睑过短或缺损、眼球病变或眶内占位病变造成的眼球突出、面神经麻痹则可引起麻痹性睑裂闭合不全。

(二)诊断

1.临床表现

除原发病表现外,有不同程度的溢泪。除有碍美观外,暴露的角膜干燥、上皮脱落、混浊,甚至发生暴露性角膜溃疡。

2.检查

常规检查视力,用放大镜、裂隙灯显微镜检查眼前节情况。

(三)治疗

除病因治疗外,可采取局部保护措施,结膜囊内涂大量抗生素眼膏,以眼垫覆盖或做眼部"湿房"。亲水软性角膜接触镜对角膜也有很好的保护作用。必要时可做中央性睑缘缝合术。

六、上睑下垂

(一)定义及分类

提上睑肌功能不全或丧失,致上睑部分或全部下垂、睑裂变窄,称之为上睑下垂。其病因如下。

1.先天性上睑下垂

系动眼神经核或提上睑肌发育异常所致,为常染色体显性或隐性遗传。

2.后天性上睑下垂

继发于眼睑本身疾病、神经系统或其他全身性疾病,主要有:

(1)麻痹性上睑下垂:动眼神经麻痹所致,多为单眼。

(2)交感性上睑下垂:米勒肌功能障碍或颈交感神经受损所致,后者常致霍纳综合征。

(3)肌源性上睑下垂:多见于重症肌无力。

(4)机械性上睑下垂:眼睑本身病变使眼睑重量增加所致。

(二)诊断

1.临床表现

(1)先天性上睑下垂者,双侧较多,可伴有眼睑其他先天异常或眼外肌麻痹;后天性上睑下垂者,则常有原发病的相应症状。

(2)自然睁眼向前平视时,双眼或单眼上睑遮盖角膜上缘超过 2 mm。若双眼瞳孔被遮,则患者视物呈仰头姿态或眉弓抬高,额部皮肤出现较深横皱纹。有时可伴有内眦赘皮、小睑裂等畸形。严重的先天性上睑下垂者可影响视功能发育,日久则发生弱视。重症肌无力所致者有晨轻暮重的特点,常伴其他眼外肌无力现象,眼球运动亦受到不同程度的障碍。

2.检查

常规检查视力,用放大镜、裂隙灯显微镜检查眼前节情况,必要时验光检查。对重症肌无力可疑患者,可做新斯的明试验,以明确诊断。肌内注射新斯的明 0.5 mg,15~30 min 后症状缓解者为阳性。

(三)治疗

(1)先天性上睑下垂未完全遮盖瞳孔者,可择期手术矫正;完全遮盖瞳孔者,应尽早手术矫正,以防产生弱视。提上睑肌肌力良好(8 mm 以上)或中等(4~7 mm)者,可考虑做提上睑肌缩短术;肌力弱(0~3 mm)者,可选择利用额肌力量的手术,如阔筋膜悬吊术、眼轮匝肌悬吊术等。

(2)后天性上睑下垂,应先做病因治疗,无效时再行手术。伴有其他眼肌麻痹或重症肌无力者,手术应慎重。

七、双行睫

(一)定义

双行睫为先天性睫毛发育异常。Begle 及 Szily 认为是远祖遗传征象之一。此种现象常在动物中发生。为显性遗传。

(二)诊断

1.临床表现

在正常睫毛后方另发生一行睫毛,此睫毛由睑板腺口内长出。数目少者3~5根,多者20余根。可在若干睑板腺口内无睫毛发生。常见于双眼上下,亦有只发生于双眼下睑或单眼者。此副睫毛细软短小、色素少。但亦有与正常睫毛相同者。排列规则,直立或向内倾斜。常引起角膜刺激症状。因副睫毛较细软,角膜上皮长期受刺激已能适应,所以有的儿童直到5~6岁因外观上有轻度"红眼"症状,才引起家长的重视。裂隙灯检查时角膜下半部可被染色。偶有合并睑缘外翻者。

2.病理检查

发现本病之睑板腺缺如,该处被睫毛囊所代替。

(三)治疗

如副睫毛少可行电解术。远期效果符合眼睑生理的功能与外观。

八、先天性睑裂狭小症

(一)定义

先天性睑裂狭小症的特征为睑裂较小。wardenberg 认为系胚胎3个月前后由于上颌突起发育抑制因子量的增加与外鼻突起发育促进因子间平衡失调,故两眼内眦间距离扩大、下泪点外方偏位。本病为常染色体显性遗传。

(二)诊断

1.临床表现

本症之睑裂横径及上下径皆较正常明显变小。有的横径仅13 mm,上下径仅1 mm。常伴有内眦角之异常。

2.本症合并的其他先天异常

合并鼻梁低鼻根部宽者较多。有合并内眦赘皮及上睑下垂者。亦有合并小眼球、小角膜、泪小管延长及泪小点向外偏位者。有的合并不同程度之智力缺陷。

(三)治疗

可行外眦切开内眦成形术,亦有行隆鼻术者。合并有上睑下垂者行睑下垂手术。

九、先天性眼睑缺损

(一)定义

先天性眼睑缺损为较少见之先天异常。文献报告中女性多于男性。

(二)诊断

单眼者较多见。上睑缺损较下睑者多见。亦有右上下睑缺损伴左下睑缺损或双眼上下睑对称的四个缺损者。眼睑缺损的部位以中央偏内侧者占绝大多数。缺损之形状多为三角形,基底在睑缘,亦有呈梯形或横椭圆形者。有报告内眦及外眦部缺如者,其缺损之幅度占睑裂之3/4,其宽度最大者为7 mm。

(三)治疗

我国宁金龙等曾利用睑缺损部本身的睑板及睑组织设计推移或滑行的带蒂组织瓣修复上睑缺损,取得了满意效果。

十、睑球粘连

(一)定义

睑球粘连是指睑结膜与球结膜间发生粘连，多由化学伤、灼伤所致。一些严重的眼病，如沙眼、溃疡性结膜病，以及复发性翼状胬肉也可发生本症。

(二)诊断

1.临床表现

睑、球结膜粘连程度轻重不一。轻者可无明显症状。粘连面积大者，常引起眼球运动障碍而出现复视。累及角膜瞳孔时，可影响视力和仪容。

2.检查

常规检查视力，用放大镜、裂隙灯显微镜检查眼前节情况。

(三)治疗

(1)在治疗原发病的同时，要采取预防睑球粘连的措施，结膜囊内涂大量眼膏，玻璃棒经常分离创面，或在结膜囊内放置硅橡胶薄膜等。

(2)形成睑球粘连后，较轻者常无明显症状，不须治疗。范围较小的，可分离粘连后做自体结膜移植。范围较大的，则选自体口腔黏膜移植。对严重的角膜粘连者，可同时做板层角膜移植术。

第三节　眼睑肿瘤

眼睑肿瘤可分为良性和恶性肿瘤两大类。良性肿瘤有色素痣、黄色瘤、皮样囊肿、血管瘤、鳞状细胞乳头状瘤等；恶性肿瘤有基底细胞癌、鳞状细胞癌、睑板腺癌、眼睑恶性黑色素瘤等。

一、色素痣

(一)概述

出生时即有，婴儿期生长较快，

(二)诊断

成年期渐趋静止。少数在青春期出现。

1.临床表现

色素痣多见于外眦部睑缘，表面扁平或稍隆起，色泽及大小不一。表面平滑、不隆起、没有毛发生长者称斑痣；高出皮肤表面，其上有毛发生长者称毛痣；在睑缘上突起，呈乳头状，色较黑，呈米粒或豆大者称乳头状痣；分占上、下睑各半，闭眼时合二为一者称分裂痣。在外来刺激下也可恶变。

2.检查

仔细检查眼睑局部情况。必要时活组织病理检查以助确诊。

(三)治疗

一般不须治疗。一旦近期增长迅速，色素加重，表面粗糙，兼有出血倾向时，应警惕恶变可能，尽早手术切除，并做病理检查。切除范围应包括其周围部分的正常皮肤。

二、黄色瘤

(一)定义

黄色瘤是指发生于眼睑的黄色扁平斑瘤。原因不明,一般认为与脂肪代谢障碍有关。多见于原发性高脂血症及继发性高脂血症。

(二)诊断

1.临床表现

老年妇女上睑内侧多见,呈对称性分布。淡黄色、圆形或椭圆形、质软、扁平,稍隆起于皮肤面。生长缓慢,有的是静止性的,但并不自行吸收消失,无任何不适。

2.检查

仔细检查上、下睑内侧皮肤。

(三)治疗

无须治疗。为美观,可手术切除或用二氧化碳冷凝。

三、皮脂腺囊肿

(一)定义

皮脂腺囊肿又称粉瘤,是较多见的眼睑良性肿瘤,生在眼睑者其特征与身体其他部位者相同。

(二)诊断

皮脂腺囊肿为一隆起的硬结,黄豆至蚕豆大小,位于浅层皮下,与皮肤紧密粘连,囊肿内容物为一种如豆渣样皮脂变质物质。常可继发感染而成急性炎症表现。也可自发破溃排出内容物。

(三)治疗

手术完整切除囊肿,囊壁残留有时可复发。

四、皮样囊肿

(一)病因

皮样囊肿属先天发育异常,儿童多见。

(二)诊断

1.临床表现

多见于上睑外侧皮下,大小不一、圆形或椭圆形、表面光滑、边界清楚、质软的肿块。与皮肤无粘连,但可与骨膜黏附。内含软骨、毛发、牙齿、腺体及脱落上皮等,周围有囊膜。

2.检查

局部检查为主,生长于上睑内侧的囊肿,需与脑膜膨出相鉴别。

(三)治疗

手术切除。

五、血管瘤

(一)定义及分型

眼睑血管瘤系先天性血管组织发育畸形。可分为毛细血管瘤、葡萄状血管瘤和海绵状血管瘤三种类型。

(二)诊断

1.临床表现

(1)毛细血管瘤:最多见。出生时或生后不久发生,迅速生长,至 7 岁时常自行退缩。扁平或稍隆起,无痛,边界清楚。发生在浅表皮肤者,呈鲜红色,称为草莓痣。深部者为浅蓝色或暗紫色,有海绵质感,用玻璃片压之均可褪色。

(2)葡萄状血管瘤:又称火焰痣,为扁平、紫红色的血管病变,常见于单侧三叉神经第一或第二支的分布区域。先天性,与生俱有,无自发性退化,用玻璃片压之不褪色。常与 Sturge-weber 综合征有联系。此综合征具有以下特点:①单侧广泛的面部皮肤及黏膜毛细血管血管瘤,其范围常遍及三叉神经第一、第二支分布区域。②结膜及脉络膜也有血管瘤,视网膜静脉迂曲、扩张,同侧眼为青光眼。③同侧脑膜血管瘤。

(3)海绵状血管瘤:见于青年人,此种血管瘤是发育性的,而不是先天性的,不会自行退缩。位于皮下或真皮深层。境界清楚、球状突起、色蓝紫、质软、有包膜。头低位时,肿块增大,颜色加深。

2.检查

常规检查视力,仔细检查眼睑局部情况。必要时做裂隙灯显微镜、检眼镜及眼压检查,甚至 CT 摄片。

(三)治疗

(1)儿童毛细血管瘤有自行消退趋向,不急于处理。瘤体迅速增大,尤其遮盖瞳孔引起弱视或反复出血、感染者须进行治疗,首选为肿瘤内注射皮质类固醇、激光、放射线治疗。

(2)葡萄状血管瘤可选择激光治疗,如合并青光眼则需抗青光眼治疗。

(3)海绵状血管瘤连同包膜一并手术切除。

六、乳头状瘤

(一)定义

乳头状瘤系发生于睑缘黏膜、泪阜、结膜等处的眼睑良性肿瘤。

(二)诊断

乳头状瘤为眼睑最常见良性病变。常有蒂,颜色与相邻近的眼睑皮肤相同。往往是多发,好累及睑缘,表面常有角化蛋白痂,显微镜下,可见指状突起构成,血管化结缔组织,外有增殖性上皮覆盖,表皮常棘皮化,足钉延长,有角化过度和灶性角化不全区域。

(三)治疗

手术切除。

七、基底细胞癌

(一)定义

基底细胞癌是一种由表皮基底细胞不能以正常形式成熟及角化而引起的上皮癌。好发于下睑近睑缘处的内眦部。在眼睑恶性肿瘤中基底细胞癌的发病率占第一位。50~60 岁多见,男性稍多于女性。

(二)诊断

1.临床表现

多见于老年人。常发生在内眦睑缘移行部,呈丘疹样结节或类似色素痣,质硬,表面有鳞屑及痂皮。中央部可出现溃疡,逐渐扩大,溃疡外有新的珠状硬结。基底坚硬而不平,边缘隆起并内卷,这是其最典型特征。此病进展缓慢,很少转移至远处,但可向周围及深部蔓延,出现相应症状及体征。

2.检查

常规检查视力,用放大镜、裂隙灯显微镜检查眼前节情况。活体组织病理检查可协助诊断。怀疑肿瘤细胞扩散时,应做 X 线检查及必要的特殊检查(如 CT、脑部 MRI 等),以明确范围及程度。

3.鉴别诊断

本病与老年疣的鉴别在于后者成菜花状外观,有角化及鳞屑,周围皮肤无浸润硬结,无溃疡。但最终确诊须依据病理组织检查。

(三)治疗

基底细膜癌对 X 线及 Ra、Co 放射治疗敏感。瘤体小时,可行手术切除或冷冻。晚期病例,可做眶内容摘除术,并结合放射治疗。

八、鳞状细胞癌

(一)定义

鳞状细胞癌指起自皮肤或黏膜上皮层的恶性肿瘤。好发于皮肤与黏膜交界处的睑缘。

(二)诊断

1.临床表现

50 岁以上男性多见。睑缘皮肤与结膜交界处先出现局限性隆起,渐成乳头状或菜花状。中央发展成溃疡,基底硬而不平,边缘坚实并隆起、外翻。进展缓慢,全身淋巴转移少见,但可向周围蔓延或向深部发展,甚至累及颅腔,出现相应症状及体征。患者死亡原因多为出血、继发脑膜炎或恶病质。

2.检查

常规检查视力,用放大镜、裂隙灯显微镜检查眼前节情况。活体组织病理检查可助诊断。怀疑肿瘤细胞扩散时,应做 X 线检查、全身检查及必要的特殊检查(如骨 ECT、脑部 MRI 等),以明确范围及程度。

3.鉴别诊断

本病与基底细胞癌在临床上有时不易区分,鳞状细胞癌较少见,发展快,恶性度较高,对 X 线敏感度不及基底细胞癌。如果在眼睑皮肤上有一生长较快的肿块,在一年内即达蚕豆大者应怀疑为鳞状细胞癌。

(三)治疗

尽早局部手术切除并整复眼睑。晚期应做眶内容摘除术,术后辅以放射治疗和化学治疗。

九、眼睑恶性黑色素瘤

(一)定义

眼睑恶性黑色素瘤占眼睑所有恶性肿瘤的1%。虽然发病率相当低,但几乎所有皮肤癌死亡中,2/3是黑色素瘤所致。可起自原先存在的交界病、复合痣或罕见的起白细胞性蓝痣,也可自行发生。

(二)分型

(1)小痣恶性黑色素瘤。

(2)表浅扩散性黑色素瘤。

(3)结节性黑色素瘤。

(4)起自痣的黑色素瘤。

(三)诊断

1.临床表现

最初黑色素细胞增生是向水平方向伸延(非侵犯性水平性生长期),随之为侵犯(垂直方向生长)期。提示色素病恶性转变的一系列预兆性体征:①颜色的改变,特别是红、白和蓝的色调,以及突然变深暗;②大小改变。③表面特征的改变,如结痂、渗出、出血或溃疡。④质地改变,尤其是变软或脆。⑤症状改变,如痛、痒或压痛。⑥形状改变,如原先扁平病变迅速隆起。⑦四周皮肤的改变,如红、肿或出现卫星病变。

2.病理检查

病理检查可确诊。

(四)治疗

彻底切除。

十、睑板腺癌

(一)定义

原发于睑板腺的恶性肿瘤称之为睑板腺癌。

(二)诊断

1.临床表现

多见于60岁以上女性。上睑多于下睑,发展慢,自觉症状少见。

早期表现类似睑板腺囊肿,眼睑肥厚变形,皮肤和结膜完整不破。当肿瘤细胞突破睑板组织后,则呈现黄白色结节,并迅速形成溃疡,基底硬、易出血。可蔓延至邻近组织,也可发生淋巴转移。

2.检查

常规检查视力,用放大镜、裂隙灯显微镜检查眼前节情况。活组织病理检查可助诊断。怀疑肿瘤细胞扩散时,应做X线检查、全身检查,以及必要的特殊检查以明确范围及程度。

3.鉴别诊断

睑板腺癌与睑板腺囊肿的区别在于腺癌部位的睑结膜有些粗糙的乳头状瘤样肿物,手术切开时见到的内容物有助于鉴别诊断,癌肿切开后可见豆渣样质地硬而脆的淡黄色组织,而睑板腺囊肿内容物为胶冻样或液化物质。

(三)治疗

早期广泛手术切除,晚期应做眶内容摘除术。肿瘤细胞对放射治疗不敏感,只能做辅助治疗。

第七章 泪器疾病

第一节 泪腺病

一、急性泪腺炎

(一)病因

急性泪腺炎是由邻近组织炎症蔓延或远处的化脓性原发灶转移引起,也可为各种传染病的并发病。未能找到病因时,则称为原发性急性泪腺炎。致病菌以葡萄球菌、链球菌为主,较少见。

(二)诊断

1.临床表现

单侧急性起病,以泪腺部疼痛开始,有流泪或脓性分泌物。眼眶外上方充血肿胀,炎性上睑下垂。邻近结膜充血水肿。泪腺触痛明显。眼球运动常不受限。耳前淋巴结肿大、压痛,并可出现体温升高、头痛不适等全身表现。

2.检查

常规检查视力,仔细检查外眼情况,必要时做分泌物细菌培养及药物敏感试验、X 线检查、周围血象检查。

(三)治疗

局部热敷。局部和全身应用抗生素。脓肿形成后,应及时切开排脓,睑部泪腺脓肿从结膜切开,眶部泪腺脓肿从皮肤切开。

二、慢性泪腺炎

(一)病因

慢性泪腺炎是由急性泪腺炎症转变而成,可为结核感染引起。

(二)诊断

1.临床表现

双侧发病,进展缓慢。眼睑外上侧出现分叶状无痛性包块,质软。该处轻度睑下垂。肿胀的腺组织可限制眼球向外上方转动而产生复视,但眼球突出少见。多不伴有流泪。

2.检查

常规检查视力,仔细检查外眼情况。切除泪腺做活组织病理检查有助于诊断。必要时行PPT 试验、周围血象检查、眼球突出度测定、X 线检查等。

(三)治疗

从病因治疗着手。病因未明时,可试行放射治疗并结合全身应用抗生素或激素。

第二节　泪道病

一、总论

(一)定义

泪道病系泪道狭窄或(和)阻塞为先天异常、外伤、炎症或异物、肿瘤所致。可发生于三个部位:泪小点狭窄或(和)阻塞,泪小管狭窄或(和)阻塞,以及较常见的鼻泪管狭窄或(和)阻塞。

(二)诊断

1.临床表现

患者有不同程度的溢泪。长期拭泪可造成下泪点外翻、局部皮肤湿疹,有时有慢性泪囊炎的临床表现。泪小点狭窄或(和)阻塞者,可发现泪小点开口狭小或(和)阻塞。泪道冲洗或探通,可了解泪小管、鼻泪管狭窄或(和)阻塞部位。

2.检查

常规检查视力,仔细检查外眼局部情况。泪道冲洗或探通可明确狭窄或(和)阻塞部位。有条件的,可行泪道造影检查。儿童患者可将 2% 荧光素钠滴入结膜囊内,如泪道通畅,鼻腔分泌物被染成绿色。

(三)治疗

(1)泪小点狭窄或(和)阻塞者,可用泪小点扩张器扩张。有明确异物时,则取出异物后作泪道冲洗。

(2)泪小管狭窄或(和)阻塞者,可用不同粗细的泪道探针逐渐扩张、探通,切忌强行探通形成假道。也可采用穿线插管法。严重病例,可采用结膜泪囊吻合术、插管术。

(3)鼻泪管狭窄或(和)阻塞者,可行探通插管术,也可行鼻腔泪囊吻合术或泪囊摘出术。

二、急性泪囊炎

(一)定义

由慢性泪囊炎转变而来或因创伤和鼻黏膜感染而急性发生时,称之为急性泪囊炎。致病微生物有肺炎链球菌、金黄色葡萄球菌、L 型溶血性链球菌、流感病毒等。

(二)诊断

1.临床表现

泪囊部(内眦韧带下方)红、肿、热、痛明显,常波及眼睑及颜面部。结膜充血、水肿,眼睑肿胀,颌下及耳前淋巴结肿大。全身可有发热、不适。白细胞显著增多。压迫泪囊区可见大量脓性分泌物自泪小点反流。有泪小管阻塞者,泪道冲洗不通。数日后局部形成脓肿,破溃排出脓液后炎症消退。易形成泪囊瘘管,并反复发作。

2.检查

常规检查视力,仔细检查外眼情况。排出物可做细菌培养及药物敏感试验。此外,应注意一般情况,体温,以及周围血象变化,并及时复查。

（三）治疗

早期局部湿热敷，全身应用广谱抗生素。脓肿成熟时，应及时切开排脓，放置橡皮引流条。炎症消退后，可施行泪囊摘除或鼻腔泪囊吻合术。

三、慢性泪囊炎

（一）病因

慢性泪囊炎的主要致病原因为鼻泪管阻塞，多由沙眼及慢性鼻腔疾患造成泪道阻塞引起。致病菌以肺炎链球菌、金黄色葡萄球菌及链球菌为主。

（二）诊断

1.临床表现

本病多见于中老年女性。泪溢使泪囊部皮肤潮红、糜烂，出现慢性湿疹表现。挤压泪囊区有黏液性或黏脓性分泌物自泪小点溢出。鼻侧球结膜充血。如泪囊区分泌物长期不排出，则泪囊可逐渐增大形成囊肿，突出于泪囊部。

2.检查

常规检查视力，仔细检查外眼情况，排出物可做细菌培养及药物敏感试验。

（三）治疗

经常挤压出泪囊内分泌物，频繁使用抗生素滴眼液。用抗生素溶液做泪道冲洗，及时探通及扩张泪道。数次无效者，可考虑施行鼻腔泪囊吻合术或泪囊摘除术。

四、新生儿泪囊炎

（一）病因

新生儿泪囊炎系先天性泪道发育障碍所致，多为鼻泪管下端管腔被先天性残存膜封闭。

（二）诊断

1.临床表现

其表现常为单侧。病情缓慢，症状较轻。患儿溢泪、分泌物增多。有时，泪囊区可略隆起，压迫泪囊有分泌物溢出。

2.检查

仔细检查外眼情况，必要时也可行分泌物细菌培养及药物敏感试验。

（三）治疗

每日数次按摩泪囊，局部使用抗生素滴眼液。以生理盐水高压冲洗泪道或仔细探通，可使鼻泪道通畅而痊愈。

第八章　白内障

第一节　外伤性白内障

外伤性白内障指眼部受锐器刺伤或钝器及伤,或头部遭受剧烈震击,以及辐射、电击等损伤所引起的晶状体的混浊。临床上除晶状体发生混浊外,常同时发生眼部或其他组织器官的损伤。晶状体遭受伤害后发生混浊的时间长短不等,预后的好坏多与损伤程度有关。外伤性白内障患者多见于儿童、青壮年男性和战士。

根据本病的特点,《秘传眼科龙木论》所称的"惊震内障"、《审视瑶函》所称的"惊震翳"与本病相当。

一、病因病机

(一)中医学认识

(1)眼部遭受钝器,气血失和。

(2)晶状体受锐器刺伤,珠损膏凝。

(3)晶状体受电、热伤害,清纯之气失运。

(二)西医学认识

外伤致晶状体囊膜破裂,房水进入晶状体内,使其纤维混浊、肿胀;或因机械性外力损伤睫状体和脉络膜,使晶状体代谢发生障碍而致其混浊;辐射、电击又可对晶状体及眼内组织产生热、电等作用而变混浊。晶体受伤特别是穿孔伤之后,房水由囊膜的破口进入晶体,晶体内水溶性蛋白,特别是 γ-晶体蛋白大量丢失,谷胱甘肽显著减少,DNA 合成以及细胞分裂减慢。晶体在受伤部位混浊之后,很快水化,形成液泡、水肿。混浊很快波及到晶体的周边部,最后导致整个晶体的混浊。

二、临床表现

钝器伤致晶状体混浊者,可见虹膜瞳缘色素即附于晶状体表面,成断续之环状,相应部晶状体囊下出现环形混浊,或挫伤之外力通过房水传导直接作用于晶状体引致混浊。锐器伤致晶状体浑浊者,可见眼球壁穿孔,或皮质碎片堵塞房角,可能继发青光眼。辐射或电击致晶状体混浊者,混浊常开始于后囊、后囊下皮质,或前后囊及其下皮质均受累。无论何种致伤原因,患者均视力下降,下降程度视外伤情况而不同。

(一)钝挫伤白内障

可因拳击或是球类和其他物体撞击眼球所致。挫伤性白内障有不同的临床表现,主要分为以下 5 类。

(1)Vossius 环状混浊:在晶体表面有环状混浊,并有 1 mm 宽的色素,这些混浊和色素斑可在数日后逐渐消失,但也可长期存在。

（2）玫瑰花样白内障：由于晶体受到打击后，其纤维和缝的结构被破坏，液体向缝间和板层间移动，形成放射状混浊，如玫瑰花样。此型白内障可在伤后数小时或数周内发生，部分患者的混浊可以吸收；另外一些患者受伤后数年才发生，多为永久性的。30岁以下的患者，晶体混浊可保持多年不变，直至50岁以后混浊加重，视力逐渐减退。

（3）点状白内障：许多细小混浊点位于上皮下，一般在受伤后经过一段时间才出现，很少进展，对视力影响不大。

（4）板层白内障：因晶体囊膜完整性受到影响，渗透性改变，引起浅层皮质混浊。

（5）全白内障：眼部受到较严重的挫伤能使晶体囊膜破裂，房水进入皮质内，晶体可在短时间内完全混浊，经过一段时间后，皮质可以吸收。

眼受挫伤后除了外伤性白内障，还可同时伴有前房积血，前房角后退，晶状体脱位或移位，眼压升高以及眼底改变，加重视力障碍。

（二）穿通伤引起的白内障

成人的穿通伤白内障多见于车工和钳工，有铁异物穿进眼球；儿童的穿通伤性白内障多见于刀剪和玩具刺伤。白内障可为局限的混浊，也可静止不再发展，但多数是晶体囊膜破裂后，房水进入皮质引起晶体很快混浊，可同时伴发虹膜睫状体炎，继发性青光眼及眼内感染。

（三）爆炸伤引起的白内障

矿工因采矿时的爆炸、儿童眼部的爆竹伤，均可造成类似于穿通伤性白内障，一般情况下眼组织的损害均较严重。

外伤性白内障的发生与伤害的程度有关。如果瞳孔区晶体受伤，视力减退很快发生；位于虹膜后的晶体外伤，发生视力下降的时间就较慢；囊膜广泛破坏，除视力障碍以外，还伴有眼前节明显炎症或继发性青光眼。在检查外伤性白内障患者时，必须高度注意有无眼内异物。有时巩膜的伤口不易发现而造成误诊。

（四）晶体铁锈沉着症

铁是最常见的眼内异物，在晶体内的异物可形成局限性白内障。如果铁异物很小，可在晶体内存在多年而无明显的反应。铁在眼内能氧化，并逐渐在眼内扩散，形成眼球铁锈沉着症。包括角膜、虹膜、晶状体、视网膜的铁锈沉着，最终导致失明。眼球的铁锈沉着与眼内异物的大小和位置有关，较大的和眼后部铁异物容易向眼后节游移。

初期晶体前囊下有细小棕黄色小点，后期在前囊下有棕色的铁锈斑，初期必须扩大瞳孔后始可查见。晚期晶体纤维变性，逐渐发展为全白内障。最终晶体卷缩，或者由于悬韧带变性造成晶体脱位。铁锈沉着症之所以有白内障发生，是由于晶体上皮细胞吸收铁后变性，新的纤维生长受阻。此时即便摘除白内障，视力也不能很快恢复。

（五）晶体铜质沉着症

若含铜量多于85%，对眼组织有很明显的损害。纯铜可以引起眼的化脓性改变。在晶体内的铜异物造成的白内障，在前房内可引起虹膜睫状体炎，在后极部可对视神经、视网膜和脉络膜造成损害。铜离子沉着在眼内各组织即为铜锈症，沉积在角膜后弹力层可有蓝绿色的环（Kayser-Fleischer环）。虹膜变淡绿色，玻璃体内有多色彩小体，视网膜有绿色素。晶体因铜沉积而发生葵花样白内障，在瞳孔区有彩虹样改变，晶体表面如天鹅绒样，晶体后囊如绿鲨草。

葵花样白内障对视力的影响不很严重。如果发现晶体内有铜异物,必须尽快取出。因为即便有组织将异物包绕,也会引起眼组织的坏死,造成失明,这是与晶体内铁异物不同之处。

三、诊断要点

(1)眼部受锐器、钝器挫伤史,或头部曾遭剧烈震击史。

(2)同时伴有头面部外伤,或无明显外伤。

(3)晶状体在受伤当时或潜伏期后发生混浊。

四、实验室和其他辅助检查

(一)了解病史

了解受伤的情况,检查并记录损伤物的性质、大小、受伤时间及地点。

(二)就诊时的远视力、近视力、矫正视力检查

视力检查主要以测远视力为准,采用小数视力记录法。为了检查方便,可将视力表的 0.1 及 0.3 之 E 字剪下,做成硬纸板卡,检查者可随身携带。

1.检查方法

检查应用此二卡,在足够明亮处被检查者与视力卡相距 5 m,遮盖一眼看 0.3 卡,E 字方向任意调换,若有一眼能看到 0.3,即不属视力残疾人。若被检查者不能分辨 0.3 卡,则用针孔镜矫正再看,若仍不能分辨 0.3 卡,则改用 0.1 卡,若好眼通过矫正能看到 0.1 卡,则属二级低视力。若被检查者好眼通过矫正在 5 m 距离看不到 0.1,则嘱被检查者向前移动,每向视力表移动 1 m,则由 0.1 减去 0.02,即患者视力为 0.08,如被检者向视力表移动 2 m,则视力为 0.06(0.1−0.02×2),属一级低视力。移动 3 m 为 0.04,为二级盲,以此类推。

2.近视力检查法

常用的有标准近视力表或 Jaeger 近视力表。在充足的照明下,距眼睛 30 cm,分别查双眼,例如 J1 或标准近视力表 1.0。如患者有屈光不正,可以让其自行改变距离,例如 J1(20 cm),把改变的距离一并记录即可。

3.矫正视力

一般而言矫正视力是指戴眼镜后的视力,检查方法见远视力检查法。

(三)裂隙灯检查

1.检查目的

检查角膜、结膜及巩膜是否有伤口。

2.检查方法

裂隙灯活体显微镜,简称裂隙灯,是由光源投射系统和光学放大系统组成,为眼科常用的光学仪器。它是以集中光源照亮检查部位,便与黑暗的周围部呈现强烈的对比,再和双目显微放大镜相互配合,不仅能使表浅的病变观察得十分清楚,并且可以利用细隙光带,通过眼球各部的透明组织,形成一系列"光学切面",使屈光间质的不同层次、甚至深部组织的微小病变也清楚地显示出来。在双目显微镜的放大下,目标有立体感,增加了检查的精确性。因此,裂隙灯检查在眼科临床工作中占有重要的地位。

检查在暗室进行。首先调整患者的坐位,让患者的下颌搁在托架上,前额与托架上面的横档紧贴,调节下颌托架的高低,使睑裂和显微镜相一致。双眼要自然睁开,向前平视。光源投

射方向一般与显微镜观察方向呈30°~50°角,光线越窄,切面越细,层次越分明。反之,光线越宽,局部照明度虽然增强了,但层次反而不及细隙光带清楚。为了使目标清晰,检查时通常都是将投射光的焦点和显微镜的焦点同时集中在需要检查的部位上,在作特别检查时(如侧照法、后照法等),则两者间的关系必须另行调整。如需检查晶状体周边部、玻璃体或眼底时,应事先将瞳孔充分放大,光源与显微镜的角度应降至30°以下,显微镜随焦点自前向后移动,被检查的部位可从角膜一直到达眼底。但在检查后部玻璃体、视网膜以及眼底周边部时,如果加用前置镜或三面镜,光线射入角应减少至5°~13°或更小。

(四)眼眶 X 线摄片、无骨摄片或 CT 检查

对怀疑有异物者,应该做此项检查,以了解异物与晶状体的关系。

(五)眼部 B 超

了解由于外伤导致晶状体后囊破裂,晶状体皮质碎片脱向玻璃体腔,以及磁性异物及非磁性异物与晶状体的关系。

(六)眼压检查

眼压检查是必要的检查。

1.检查目的

如晶状体囊膜破裂,晶状体皮质落入前房阻塞房角,使之房水引流发生障碍,导致眼压增高。如挫伤眼内睫状体,房角受损也会眼压发生变化,从而发生继发性青光眼。

2.检查方法

检查方法包括指测法、眼压记测量法等。

(1)指测法:让被检者向下看,检者用两手示指在上睑上部外面交替轻压眼球,检查双眼,以便对比两眼的眼压,眼压高者触之较硬,眼压低者触之柔软,也可和正常的眼压相比较。此法可大概估计眼压的高低,所得结果可记录为正常、较高、很高、稍低或很低。

(2)眼压计测量法:修兹(压陷式)眼压计测量法,为常用的测量法,测量前应先向被检者作适当的说明,取得被检者的合作,然后让被检者仰卧,两眼滴 0.5%地卡因溶液 2~3 次面部麻醉。

测量前应校正眼压计(把眼压计竖立在小圆试板上,指针指向零度时方为准确),用 75%的酒精消毒眼压计足板,等酒精干后即可使用。

检查时被检者两眼自然睁开,向天花板或某一固定目标点(常用被检者自己的手指)直视,勿转动,检者用左手指轻轻分开上、下眼睑并固定在上、下眶缘,切勿压迫眼球,右手持眼压计的把手,将眼压计垂直下放,将足板轻轻放在角膜正中央(使眼压计自身重量完全压在角膜上,但注意切不可施加任何其他压力),迅速记录眼压计指针所指刻度,将此刻度对照眼压计换算表,查出眼压值。此种眼压计一般有三种不同重量的砝码5.5 g、7.5 g 及 10 g。通常先用 5.5 g检查,如指针刻度小于 3,则应加重砝码重测,一般先后测 5.5 g 及 10 g 两个砝码,以便相互核对及校正眼压。

测完后滴抗生素眼药水,拭净眼压计足板。

记录方法一般以眼压计的砝码为分子,指针所指之刻度为分母,即眼压计砝码/指针所指之刻度=眼压值,如 5.5/4=2.75 kPa(20.55 mmHg)。此种眼压计测得的正常眼压为 1.36~

2.77 kPa(10~21 mmHg)。低于 1.36 kPa(10 mmHg)、者为低眼压,超过 2.77 kPa(21 mmHg)时。经多次测量时仍高者,应作排除青光眼检查。

五、鉴别诊断

(一)发育性白内障

年龄不符或晶状体浑浊多呈点状、局限性、较小,不发展,影响视力。

(二)青光眼

目前对于原发性开角型青光眼的诊断必须具备眼压升高以及由于眼压升高所造成的视盘损害和视野缺损,而且房角开放。

(三)糖尿病性白内障

多双眼同时发病,进展极快,常几天即可成熟,伴随血糖升高,并有糖尿病"三多一少"等其他临床表现。

(四)药物及中毒性白内障

此类白内障诊断与药物接触史密切相关。

(五)肌强直性白内障

见于强直性肌萎缩患者,多见于29~30岁青少年,同时合并多种内分泌腺功能失调而出现的脱发、指甲变脆、过早停经、睾丸萎缩等现象,眼部除白内障外,还可侵犯眼内外各肌而出现上睑下垂、下睑外翻、瞳孔对光反射不良以至眼球运动障碍等。

六、并发症

(一)继发性青光眼

变性的晶体蛋白从晶体囊膜漏出后,在前房角激惹巨噬细胞反应,这些巨噬细胞可以阻塞小梁网,导致眼内压升高。

(二)虹膜炎

外伤致病毒感染等因素可并发此病。

七、治疗方法

(一)辨证论治

1.气滞血瘀

主症:目珠疼痛,头痛,视力下降,或胞睑肿胀,或白睛溢血,或胞轮红赤,血灌瞳神,瞳神不圆或者偏斜,晶珠部分混浊,舌红苔白脉弦。

治法:祛风明目,活血通滞。

方药:除风益损汤加减。熟地15 g,当归12 g,白芍10 g,川芎10 g,藁本10 g,前胡10 g,防风10 g。

方义:本方化瘀去滞,明目清肝。若晶珠混浊或破碎,加夏枯草、浙贝、海藻以去瘀散结;若血灌瞳神,加白茅根、侧柏叶以凉血止血。

2.毒邪侵袭

主症:目珠剧痛,羞明流泪,视力骤降,或胞睑肿胀红赤,白睛混赤,或黄液上冲,晶珠混浊或破碎,伴见口干口苦,便结溲黄,舌红苔黄,脉数。

治法:清热解毒。

方药:分珠散加减。大黄 10 g,黄芩 10 g,红花 10 g,丹参 12 g,当归尾 10 g,赤芍 10 g,荆芥 10 g,乳香 10 g,血竭 10 g,紫草 10 g,金银花 15 g,野菊花 10 g,蒲公英 10 g,牡丹皮 10 g,甘草 5 g。

方义:本方清肝泄热。若大便闭结加大黄以荡涤肠胃积热;若胞轮红赤加龙胆草、夏枯草以清泻肝热。

3.肝经郁热

主症:眼痛,视物模糊,结膜充血,胃纳尚可,口不干,舌质淡,苔薄白,脉弦数。

治法:泻肝解郁,利水通络。

方药:桔梗 10 g,黄芩 10 g,龙胆草 10 g,芜蔚子 10 g,车前子 10 g,葶苈子 10 g,当归 5 g,夏枯草 30 g,防风 10 g,赤芍 10 g,蝉蜕 10 g,木贼 10 g,甘草 3 g。

方义:本方去肝经郁热,若充血严重,可适当增加黄芩、龙胆草用量。

(二)中成药治疗

1.鳖甲散

组成:鳖甲 60 g,蛇蜕 30 g,蝉蜕 18 g,郁金 18 g,木贼 18 g,香附 18 g。

用法:每日 2 次,每次 10 g。

2.田七胶囊

组成:田七末。

用法:每次 2 颗,每日 3 次,温开水送服。

3.川芎嗪注射液

组成:川芎生物碱有效成分。

用法:每次 160 mg,加入 250 mL 生理盐水中,静脉滴注,每日 1 次。

4.丹七片

组成:丹参、三七。

用法:每次 6 片,每日 3 次,温开水送服。

5.血竭胶囊

组成:血竭。

用法:每次 6 颗,每日 3 次,温开水口服。

(三)单方验方治疗

1.消障汤

组成:当归 12 g,菊花 9 g,草决明 12 g,青葙子 10 g,生地 10 g,桃仁 6 g,红花 6 g,川芎 9 g,白芍 12 g,丹参 12 g,熟地 12 g,石决明 15 g,枸杞果 12 g,沙苑子 9 g,女贞子 9 g,白蒺藜 9 g,密蒙花 12 g,炙鳖甲 9 g,炙龟板 9 g,牡蛎 12 g,昆布 15 g,海藻 15 g,谷精草 10 g。

服法:水煎服,煮取 200 mL,早、晚分服。

2.九味丸

组成:山药 9 g,山茱萸 9 g,泽泻 9 g,茯苓 9 g,牡丹 9 g,附子 6 g,石决明 12 g,人参 9 g,羚羊角 2 g。

服法:把以上九味药按比例碾成粉末用浓缩蜂蜜 10∶9 比例,蜂蜜为 9,熬制成丸状,早、晚各服3～4 g,温开水送服,每日6～8 g,早晚空腹时服用,30 d为1个疗程。

3.化瘀明目汤

组成:枸杞子15 g,决明子20 g,芜蔚子12 g,蝉衣10 g,谷精草15 g,青葙子15 g,海藻20 g,菊花10 g,水蛭6 g,当归12 g,川芎10 g,大黄10 g,桃仁12 g,红花10 g。

服法:水煎服,每日1剂,早、晚分2次服。

4.泻肝解郁汤

组成:桔梗9 g,芜蔚子9 g,车前子9 g,夏枯草30 g,芦根30 g,防风9 g,黄芩9 g,香附9 g,甘草3 g。

服法:水煎服,每日1剂,煮取200 mL,早、晚分2次服用。

(四)古方治疗

1.除风益损汤

组成:当归、川芎、熟地、白芍、藁本、前胡、防风。

服法:水煎服,每日1剂,早、晚分服。

方解:方中重用四物汤养血活血,养血而不滞,行血而不破,畅达肝血以养目窍;佐以前胡、藁本、防风祛风逐邪通络以助消瘀明目,三药合用,祛风而不燥,无伤阳之弊。风气通于肝,风药则能入肝,目系高位,非轻灵开发之药不能入,故此三味药,既为祛风逐邪而设,又有升引药力的作用。综观全方,因其配伍精当,效专力宏,故后世广泛应用于各种眼外伤的治疗,疗效颇佳。

2.石决明散

组成:石决明(煅)、枸杞子、木贼、荆芥、晚桑叶、谷精草、粉草、金沸草、蛇蜕、苍术、白菊花各等份。

服法:共为末,每服6 g,食后用茶清调服。

方解:石决明、草决明为主药,清热平肝,明目退翳;青葙子、栀子、大黄、赤芍清泻肝热;荆芥、羌活、木贼祛风散邪。诸药合用,清热平肝散邪明目。

3.桃红四物汤

组成:桃仁10 g,红花10 g,当归10 g,熟地10 g,赤芍6 g,川芎6 g。

服法:每日1剂,水煎2次,取汁200 mL,每次100 mL,每日2次服用。

方解:当归、熟地、赤芍、川芎为四物汤,补血和血;桃仁、红花活血化瘀。诸药合用,补血化瘀活血明目。

4.补水(肾)明目汤

组成:生地20 g,熟地20 g,白芍10 g,当归身10 g,麦冬12 g,五味子5 g,朱茯神12 g,甘草3 g。

服法:每日1剂,水煎2次,取汁200 mL,每次100 mL,每日2次服用。

方解:生地、熟地、当归身、白芍养阴滋阴;麦冬、五味子滋阴生津;茯神补心安神;炙甘草调和诸药。诸药合用,养心滋阴,安神明目。

5.杞菊地黄汤(丸)

组成:熟地25 g,山萸肉12 g,山药12 g,泽泻10 g,茯苓10 g,丹皮10 g,枸杞子12 g,菊花10 g。

服法:每日 1 剂,水煎 2 次,取汁 200 mL,每次 100 mL,每日 2 次服用。

方解:熟地滋阴补肾,山萸肉补肾涩精,茯苓淡渗利湿补心,泽泻宣泄肾浊,丹皮凉血活血而泻胆火,枸杞子、菊花平肝清热明目。全方补中有泻,补而不滞,滋补肝肾而明目。

6.千金磁朱丸

组成:磁石二两,辰砂一两,神曲四两。

服法:每服 10 丸,渐渐加至 30 丸,空心饭汤下。

方解:此方以磁石咸寒镇坠肾经为君,令肾水不外移;辰砂微甘寒镇坠心经为臣,肝为其母,此子能令母实也(此根据中医五脏的相生关系,肝属木,心火为子,今泻其子,可使母充实),肝实则目明;神曲辛温,甘,化脾胃中宿食为佐,生用者发其生气,熟用者敛其暴气。

(五)针灸疗法

1.方法一

取穴:承泣、攒竹、太阳、风池、上星、头临泣、百会、手三里。

操作:承泣针 0.5~1 寸,其他各穴针 3~5 分,留针 30 min,手三里穴用重刺激,不留针。

2.方法二

取穴:主穴取健明、球后、健明₁、健明₄、承泣;配穴取太阳、合谷、肾俞、足三里、光明。

操作:第一疗程选主穴 2 个,配穴 1 个;第二疗程取主穴 1 个,配穴 2 个。以补法为主,每日 1 次,10 次为 1 个疗程。

(六)现代医学疗法

年龄在 30 岁以上炎症不明显,未继发青光眼,可以观察,有自行吸收之可能。如未能吸收仍影响视力者,先保守治疗,待炎症平复后 3 个月再行手术。继发青光眼者,如药物不能控制眼压,应立即手术。如患者年龄较大,考虑核硬化者,手术治疗时,切口应稍大,否则核不易摘出。钝挫伤所致晶体局限性混浊,不影响视力者,暂不考虑手术。

外伤性白内障如虹膜炎症反应明显,应局部滴可的松和阿托品,并积极治疗眼底的损伤。如需手术治疗,应行白内障囊外摘除术。术后为矫正视力需佩戴接触镜,以获得双眼视觉。凡有条件者均应行人工晶体植入术,以便术后早期得到视力的矫正,特别是对儿童患者可防止弱视的发生。

外伤性白内障由于致伤原因复杂,引起晶状体混浊的程度及范围也不同,治疗上应根据晶状体的具体情况,选择最佳的手术时机及手术方法,一般应注意以下几个问题。

1)对眼球穿孔伤引起的晶状体囊膜大破口,由于房水进入晶状体内,使其很快膨胀,呈灰白色混浊,有时晶状体皮质突入前房内,引起眼压升高或反应性的虹膜睫状体炎,这时应尽快施行白内障吸出术。

2)对一些锐器扎伤(如铁丝),晶状体囊膜破口小,破口自行封闭后,仅出现局限性团块状混浊,团块周围晶状体透明,对视力影响不大者,可行保守治疗,定期观察晶状体的变化,不急于行手术治疗。

3)幼儿或儿童外伤性白内障,如晶状体囊膜破口较大,大量皮质流入前房,在没有眼压升高的情况下,可以让其自行吸收,不必行手术治疗。如晶状体皮质吸收后,残留机化膜,正好遮挡瞳孔区,影响患儿视力,则需做白内障截囊吸出术或用 YAG 激光治疗。

4)40 岁以上的成年人或老年人外伤性白内障,由于其晶状体核心部硬化,不能吸收,需行晶状体囊外摘除术。

附:外伤性白内障术后植入人工晶状体应遵循的原则。

(1)外伤性白内障在摘除白内障后,后囊膜完整,可一期植入人工晶状体。

(2)急性外伤引起白内障,伴眼内组织损伤,则应在清创缝合术后,待局部情况完全稳定后,眼球可承受再次手术创伤时,再考虑人工晶状体二期植入。

(3)外伤性白内障术后,后囊膜破裂不完整,虹膜缺损或眼前节结构紊乱,但视功能尚好者,可选用前房型或悬吊型人工晶状体植入。

(4)对于儿童外伤性白内障手术后的人工晶状体植入,应该谨慎选择。对年龄大、局部条件好的可试行人工晶状体植入术。

(5)外伤性白内障同时合并有角膜中央白斑,虹膜广泛粘连或缺损,房角粘连,玻璃体高度混浊,眼底损伤等严重影响视功能者,不宜进行人工晶状体植入术。

(七)其他疗法

1.新鲜人乳液

人乳滴眼,有保护角膜之功。

2.外涂

若眼睑有水泡者,可以用穿心莲眼膏外涂。

3.外敷

用凉毛巾冷敷患部,可以减轻眼内充血,缓解症状。

4.三棱针疗法

常用穴位如太阳、耳尖、少商、关冲等。三棱针多用速刺,但刺不可过深,积血不可太多,并注意严格消毒,防止感染。一般一日或隔日刺 1 次。积血较多时,1 周刺 2 次。

5.耳针疗法常用穴位有耳尖、眼、目 1、目 2 等穴位。

6.梅花针疗法

如睛明、攒竹、鱼腰、四白、丝竹空、太阳等穴位。

7.头针疗法

常用部位为视区。视区在枕外粗隆水平线上,旁开前后正中线 1 cm,向上引 4 cm 长与前后正中线平行的直线所包括的区域。主治育盲(皮层性视力障碍)。常用 2.5～3 寸长 26～28 号针,取坐位、平卧位、侧卧位均可;刺激区常规消毒,斜向沿头皮捻转进针,斜刺入头皮下或肥层均可。捻转频率为每分钟240 次左右。起针后应以棉球稍加压迫针眼,以防积血。

8.穴位照射

操作:角膜表面麻醉,取常规裂隙灯检查位。置特制的 CGP 接触镜,使激光束锥角由 16 增至 24。根据膜性白内障性质,厚薄及致密程度选择视轴部位,聚焦于障膜表面,从较小能量起始,逐渐递增,直至出现明显切割效果,尔后逐渐扩大孔膜 3～4 mm,纤细菲薄膜仅 1 次治疗,致密厚度较厚可反复多次治疗,2 次间隔 1 周。

(八)并发症治疗

1.继发性青光眼

(1)病因治疗:针对各眼原发眼病及全身病进行治疗。

(2)抗青光眼治疗。①药物以全身用药为主,辅以局部用药。②药物治疗和病因治疗均无法控制眼压者,考虑白内障摘除术,根据不同情况选择不同术式。

2.虹膜炎

服水杨酸钠、碘剂钙剂等,必要是使用激素疗法,对顽固性病例激素治疗无效时,可用免疫抑制剂进行治疗亦可与激素合并应用。中药葛根汤、败毒汤亦有肯定疗效。

第二节　代谢性白内障

许多全身性疾病,特别是内分泌障碍性疾病,多合并不同类型的白内障,即代谢性白内障。内环境生化异常导致白内障形成,在先天性代谢异常情况下更为常见。因此,对于与代谢疾病有关的白内障的认识,不仅是眼科,而且对整个临床取证及鉴别诊断均具有重要的意义。

本病仍可归入中医学"圆翳内障"范畴,证如《河间六书》谓消渴一证,可"变为雀目或内障"。

一、病因病机

(一)中医学认识

中医学认为本病多为阴虚燥热,阴精亏损,肝肾不足,精血不能上承于目,晶珠失养而导致混浊。

1.肝肾不足

在《灵枢·五癃津液别论》中有论述说:"五脏六腑之津液,尽上渗于目。"而《审视瑶函·目为至宝论》:"究其因皆从耽酒恋色,嗜欲无穷""因知肝肾无邪,则目决不病,"这充分说明了肝肾不足,阴精亏损是本病的主要病因。而在《目经大成·偃目障七十一》的论述"盖真阳衰惫,好动能劳",则提示了真阳亏损是偃目障的病因之一。

2.精血不足

肝受血而能视,肝开窍于目,肾主藏精,瞳神属肾,肾水神光,最灵最贵,故正常的精明视物,离不开肾精肝血的濡养。《难经·二十难》曰:"血主濡之。"就是对血液的营养和滋润作用的高度概括。行于脉中,内至脏腑,外达肌肤官窍,全身上下内外无所不至。故《素问·五脏生成》说:"肝(目)受血而能视,足受血而能步,掌受血而能握……"《素问·金贵真言论》说:"夫精者,身之本也。"然精血不足不能上承于目濡养晶珠而混浊。

3.阴虚火旺

头晕目眩,腰膝酸软,骨蒸潮热,盗汗遗精,手足心热,口燥咽干,心烦失眠,多饮、多食、多尿,身体消瘦,视物模糊不清,舌红少苔,脉细数。

(二)西医学认识

根据各种代谢紊乱可将代谢性白内障分为以下几种病因。

1.糖尿病性白内障

糖尿病性白内障指并发于糖尿病患者的晶状体混浊。临床分为两种,一种为合并老年性皮质型白内障,一种为真性糖尿病性白内障。临床上比较少见,一般来说,以中青年糖尿病患者发病最高。而对于中年以后发生的白内障,很难在糖尿病因素和老年因素之间做出准确鉴别。但在形态学上,有很多证据支持这样一种现象,即糖尿病因素可以使老年性白内障提早出现或加速其发展。

糖尿病性白内障发生机制至今尚无最后定论,但对实验性糖尿病性白内障动物模型进行深入研究发现,晶状体内糖代谢紊乱,使白内障形成的重要生化和病理基础。晶状体通过四个代谢通路利用葡萄糖,其中三个通路(糖酵解、戊糖之路、三羧酸循环)取决于由葡萄糖向 6-磷酸葡萄糖转化,由己糖激酶催化。作为补充代谢通路,在醛糖还原酶催化下,使葡萄糖转化成山梨醇,山梨醇在多元醇脱氢酶催化下,进一步生成果糖。在正常情况下,由于己糖激酶较醛糖还原酶的活性高,山梨醇通路几乎不发挥作用。而在糖尿病患者中,血糖水平增高,通过房水迅速扩散到晶状体内,使己糖激酶活性达到饱和,并激活醛糖还原酶,过多的葡萄糖则通过山梨醇通路转化成山梨醇和果糖。这类糖醇一旦在晶状体内产生,使不易通过囊膜渗出,从而造成山梨醇在晶状体内积聚,增加了晶状体的渗透压。过多水分进入晶状体以维持渗透性平衡,结果形成囊泡,水隙和板层分离等一系列病理改变。这一过程如进一步加重,则个别晶状体纤维破裂,钠离子释放进入晶状体,引起进一步吸水。同时,晶状体内成分外漏,使钾、谷胱甘肽、氨基酸和小分子蛋白部分丧失,一次产生皮质和核混浊。

2.半乳糖性白内障

半乳糖性白内障与半乳糖代谢异常有关。半乳糖和葡萄糖同为乳糖代谢产物,半乳糖在半乳糖激酶催化下变成 1-磷酸半乳糖,后者在磷酸半乳糖尿苷转化酶的催化下,同尿苷二磷酸葡萄糖反应,形成尿苷二磷酸半乳糖和磷酸葡萄糖,参与糖酵解和三羧酸循环等能量代谢。典型的半乳糖血症是由于半乳糖尿苷转移酶缺乏引起的。此酶缺乏,阻碍半乳糖衍生物向葡萄糖衍生物正常转化。在醛糖还原酶的催化下,通过旁路代谢形成甜醇。同山梨醇一样,不能透过细胞膜,引起晶状体纤维渗透性膨胀,从而导致晶状体水化、混浊。据统计,妊娠妇女此酶缺乏时,如对半乳糖不加限制,则 75％婴儿将合并有白内障,患病新儿,最初几天内用裂隙灯即可见白内障形成,且可以是本病最早期症状。典型的半乳糖性白内障,是在前后囊膜下出现簇状分布的水滴样混浊,如不进行全身治疗,混浊范围逐渐扩大并加重,最后形成板层白内障。

3.低钙性白内障

低钙性白内障常合并婴儿期肌强直、甲状旁腺机能不全,或其他年龄组的佝偻病。肌强直是一种遗传性退变性疾病,病因尚未十分明了。其发病可能与多种分泌功能失调有关。而甲状旁腺功能不全引起的晶状体变化,主要出现在甲状旁腺摘除后所引起的明显手足搐搦症患者。两者形态学上有共同特点,在囊膜下可见散在或密集分布的点状混浊,时而又夹杂天蓝色结晶样反光颗粒;甲状旁腺摘除后的手足搐搦症在皮质浅层出现形似鱼骨样放射条纹状混浊,更具特点。本病早期轻度白内障时并不影响视力,并可长期保持稳定不变;晚期则混浊逐渐加重,形态学上又各种复杂的表现形似,可发展为全白内障。

4.营养障碍性白内障

营养障碍性白内障意指晶状体混浊性变化与特定的营养成分缺乏直接相关。给实验动物以缺乏氨基酸或缺乏维生素的饮食饲养,很容易诱发产生白内障。微量元素铁、铜、锌、锰、硒是各种抗氧化酶的成分。在动物实验中,硒长期严重缺乏引起白内障已有充分的证据。核黄素是 FAD 辅助因子的前体,是 GR 酶的必需部分。在实验性核黄素缺乏症中可发现白内障,但是人类白内障中核黄素缺乏的作用还没有确定。维生素 C 是水溶性抗氧化剂,维生素 E 和胡萝卜素是亲脂性抗氧化剂。尽管缺乏实验动物白内障与其相关的直接证据,但就其可以减轻各种因素引起的氧化损伤的病理结果,建议常规补充一定量的维生素 E 和维生素 C,对于确保晶状体免受氧化损伤是有益的。但应该指出,这些物质中没有任何一种能够恢复晶状体混浊区的透明性,而且任何化学物质的大剂量应用都是危险的。尽管人类对某种营养成分缺乏有较大耐受性,但已有证据表明,神经性厌食可导致肉眼可见的囊膜下混浊;而长期大量饮酒导致早期囊膜下白内障发生亦不为罕见。以上情况,从预后的严重程度来讲,同全身严重营养不良状态比较,远不具更多的临床意义,因此常不引起人们的注意。

5.Wilson 病合并晶状体混浊

Wilson 病即肝豆状核性变,临床上并非罕见。本病系由于进行性的铜代谢障碍而引起脑内基底节的壳核和豆状核软化变性,常合并肝硬化。角膜色环(Kayser-Fleischer)为本病咽部特征性改变之一。典型色素环出现在角膜内弹力膜下,距缘部尚有一透明区,呈铜锈的橙绿色调,形成规整的环形。

6.其他代谢疾病

除以上所列特殊情况外,尚有许多代谢性疾病可以引起白内障。其中大多数以综合征形式出现。临床上常见的有:新生儿低血糖症、氨基酸尿症、高胱氨酸尿症、Fabry 病(先天性半乳糖苷酶缺乏症)、6-磷酸葡萄糖脱氢酶缺乏症、Hurler 病(黏多糖病第 2 型)、Lowe 综合征、Fanconi 综合征等。此外,慢性肾功能不全也当属此列。以上病症,临床均比较少见,多数遗传性疾病,且常伴有严重的心、脑、肾功能障碍。相比之下,眼部表现,特别是白内障改变,作为附属体征,常不被人们摆到应有的重视程度。

二、临床表现

(一)症状

视力障碍是各类白内障的共同症状。糖尿病性白内障一般有糖尿病史,多为双眼视力不同程度下降,眼前飞蚊或伴闪光感。其他类型白内障因病史不同而有不同临床表现。代谢性白内障多发生于老年者,与老年性白内障相似,只是发病率较高,发生较早,进展较快,容易成熟,此型多见。真性糖尿病性白内障多发生于严重的青少年糖尿病(1 型)患者。多为双眼发病,发展迅速,甚至可于数天、数周或数月内发展为晶状体完全混浊。开始时在前后囊下出现典型的白点状或雪片状混浊,迅速扩展为完全性白内障。常伴有屈光变化,血糖升高时,血液内无机盐含量减少,渗透压降低,房水渗入晶状体内,使之变凸形成近视;血糖降低时,晶状体内水分渗出,晶状体变扁平形成远视。

（二）体征

1.糖尿病性白内障

糖尿病性白内障是从密集的囊下小空泡形成开始。在年轻的患者中,这些小空泡迅速发展成典型灰色斑片混浊,在前后囊膜下皮质前层,并随病情发展使晶状体全面混浊,年龄较大患者则进展缓慢。这一过程特征性病理变化是基质高度水肿,水隙大量形成,晶状体体积因膨胀而增大。在任何一糖尿病患者,尤为年轻人无论是否存在晶状体混浊,血糖迅速增高可导致明显近视,而如将血糖迅速降至正常,则可产生远视。这些变化可在数天内达到高峰,而恢复到正常屈光状态则需要数周时间。

2.半乳糖性白内障

半乳糖性白内障为常染色体隐性遗传,由于患儿缺乏半乳糖-1-磷酸尿苷转移酶和半乳糖激酶,使半乳糖在体内积聚无法转化成葡萄糖,却被醛糖还原酶还原为半乳糖醇。醇的渗透性很强,又不能透过细胞膜,引起晶状体纤维渗透性肿胀,而导致晶状体水化、混浊。较为典型的是前后囊膜下出现簇状分布的水滴样混浊,如不治疗,最后形成板层白内障。

3.低钙性白内障

由于血清钙过低引起,较易合并婴儿期肌强直,其他年龄组佝偻病或甲状旁腺机能不全。肌强直与内分泌失调有关,为遗传性退变性疾病。甲状旁腺功能不全主要表现为甲状旁腺摘除后的明显手足搐搦症。两者共同可见囊膜下散在或密集分布的点状混浊,时而有天蓝色结晶样反光颗粒夹杂其间,甲状旁腺摘除后的手足搐搦症在皮质浅层可见鱼骨样放射条纹混浊。本病早期轻度时并不影响视力,晚期混浊加重,可发展为全白内障。

4.营养障碍性白内障

有许多代谢性疾病可以引起白内障,临床常伴有严重的心、脑、肾功能障碍占相比之下,眼部表现,特别是白内障改变,作为附属体征,常常不被人们摆到应有的重视程度。

5.Wilson病合并晶状体混浊

常见于晶状体前囊下区域出现局限混浊,混浊呈明亮色彩,葵花样分布,通常为红色,对视力一般不产生影响。就其本质而言,它代表了金属铜离子在这一部位的沉积,而并非晶状体本身的混浊。

三、诊断要点

（1）糖尿病性白内障多双眼同时发病,进展迅速,由密集的囊下小空泡发展为前后囊膜下皮质浅层的灰白色斑点状混浊,终至晶状体全混浊。患者有屈光改变,受血糖影响。

（2）半乳糖性白内障典型表现是前后囊膜呈簇状水滴样混浊,进行发展后形成板层白内障。

（3）低钙性白内障混浊为囊膜下夹有彩色结晶的点状混浊,可进行性发展。婴幼儿易引起板层混浊。

（4）营养代谢性白内障多见于各种维生素的缺乏,以及微量元素(铜、硒、锌等)在体内的异常积聚。

（5）肝豆状核性变多由于进行性的铜代谢障碍而引起脑内基底节的壳核和豆状核软化变。

四、实验室和其他辅助检查

（一）视力检查

应分别检查双眼远、近视力，以大致估计白内障所致视力损害程度。对视力低下者，应例行光感、光定位、色觉检查。在暗室内，遮盖健眼，患眼前 5 m 持一蜡烛光源，让患者辨别出烛光是否存在以确定是否有光感，尔后从不同的九个方向，测定其个方向的光的定位能力（患眼始终正视前方）。最后以红、绿玻片置于眼前，确定辨色能力是否正常。双点光源分辨试验，即辨别眼前相距很近的两个点光源的能力，对于判断视网膜功能亦有很重要的意义。一旦发现视力结果无法用白内障程度解释时应作进一步特殊检查。视力检查一般是在高对比度下进行的，并不代表低对比度下和视近处物体的视力。比如，一个视力检查结果很满意的患者，有可能在夜间驾驶时视力显得力不从心。

对视力检查结果的评价，需结合患者的职业、受教育程度、经济条件甚至社会人文环境来进行。欧美国家以 Snellen 视力表测试作为评价视功能的标准。大多数临床医生认为 Snellen 视力 20/40 或更好是好视力。美国大多数州允许视力 20/40 或更佳的人驾驶机动车，而老年人最佳矫正视力低于 20/40 不允许驾驶。因此，在美国，大多数矫正视力在 0.5，甚至 0.5 以上的白内障患者迫切要求手术已不足为奇。对于轻度或中等程度的白内障，作准确的视野检查，必要时行 Ammsler 屏检查，以确定是否有中心暗点或视物变形，对于提示可能同时存在的青光眼或其他眼底病是极有意义的。周边视野也可通过数指法大致确定，一般说来，除非视力极度低下（如成熟期白内障），应能在固视点周围 45°范围内作准确数指。

（二）视野检查

对于轻度或中度白内障患者，准确的视野检查可以确定有无中心暗点或视物变形，对青光眼和其他同时存在的眼底病诊断具有非常重要的意义。

1.视觉电生理检查

视网膜电流图（ERG）对于评价黄斑部视网膜功能具有重要价值。闪光 ERG（FERG）可用于低视力眼的检查。闪光 VEP（FVEP）反映视路传导和视皮质功能，黄斑部病变和视神经损害时，其振幅均降低。FVEP 是屈光间质混浊时检查视功能的理想方法。临床上可将两种检查结合起来预测术后视力。

2.晶状体核硬度分级

主要是根据裂隙灯检查结果，根据其核颜色进行判断之后分为五级，来确定其属于哪种类型的白内障，以及选择适合超声乳化手术的核硬度的白内障，并确保手术顺利。这五级分别是：一级（软核），透明或灰白色；二级（软核），灰或灰黄色；三级（中等硬度核），黄色或浅棕黄色，是超声乳化最主要的适应证；四级（硬核），深黄或琥珀色；五级（极硬核），棕褐色或黑色，不宜做超声乳化手术。

（三）斜照法检查

斜照虹膜（瞳孔）、晶状体如虹膜投影消失则为白内障已成熟，如阳性则晶状体仍有透明皮质。

(四)彻照法检查

当瞳孔散大,通过彻照,由眼底红光反射,可见晶状体早期的楔形或花环样混浊,则提示白内障。

(五)裂隙灯显微镜

裂隙灯显微镜对正常晶状体及白内障的检查方法主要有如下几种。

(1)弥散光照明法:用于检查前后囊膜表面或较明显的混浊。

(2)后照法:主要用于观察前囊膜改变。直接后照明也可明显勾勒出后囊膜及后皮质区内混浊轮廓。应用镜面反射法,则可对前囊膜混浊、隆起及凹陷做出判断,即出现所谓鱼皮样粗糙面上的黑色斑。同时亦可根据囊膜表面发光色彩推测白内障发展程度。

(3)直接焦点照明:即光学切面检查法。可明显显示晶状体内光学不连续区。在前囊膜和分离带之间存在一真正的光学空虚区,代表由上皮最新形成的纤维。这一空虚区如消失,往往是晶状体代谢变化或白内障形成最早出现的征象之一。

(六)眼压的检查

测定眼内压并非绝对必要,但术前了解眼内压,判断是否存在继发于膨胀期白内障、晶状体溶解、晶状体半脱位、葡萄膜炎、进行性房角狭窄等的青光眼,进而决定采取何种术式,可提供重要参考,特别是人工晶状体植入术前,更应对青光眼因素对手术可能产生的影响做出明确的判断。

检查方法包括指测法、眼压记测量法等。

1.指测法

让被检者向下看,检者用两手示指在上睑上部外面交替轻压眼球,检查双眼,以便对比两眼的眼压,眼压高者触之较硬,眼压低者触之柔软,也可和正常的眼压相比较。此法可大概估计眼压的高低,所得结果可记录为正常、较高、很高、稍低或很低。

2.眼压计测量法

修兹(压陷式)眼压计测量法,为常用的测量法,测量前应先向被检者做适当的说明,取得被检者的合作,然后让被检者仰卧,两眼滴0.5%地卡因溶液2~3次面部麻醉。

(1)测量前应校正眼压计(把眼压计竖立在小园试板上,指针指向零度时方为准确),用75%的酒精消毒眼压计足板,等酒精干后即可使用。

(2)检查时被检者两眼自然睁开,向天花板或某一固定目标点(常用被检者自己的手指)直视,勿转动,检者用左手指轻轻分开上、下眼睑并固定在上、下眶缘,切勿压迫眼球,右手持眼压计的把手,将眼压计垂直下放,将足板轻轻放在角膜正中央(使眼压计自身重量完全压在角膜上,但注意切不可施加任何其他压力),迅速记录眼压计指针所指刻度,将此刻度对照眼压计换算表,查出眼压值。此种眼压计一般有三种不同重量的砝码5.5 g、7.5 g及10 g。通常先用5.5 g检查,如指针刻度小于3,则应加重砝码重测,一般先后测5.5 g及10 g两个砝码,以便相互核对及校正眼压。

(3)测完后滴抗生素眼药水,拭净眼压计足板。记录方法一般以眼压计的砝码为分子,指针所指之刻度为分母,即眼压计砝码/指针所指之刻度一眼压值,如5.5/4~2.75 kPa(20.55 mmHg)。此种眼压计测得的正常眼压为1.36~2.77 kPa(10~21 mmHg)。低于

197

1.36 kPa(10 mmHg)者为低眼压,超过 2.77 kPa(21 mmHg)时。经多次测量时仍高者,应做排除青光眼的检查。

检查目的:如晶状体囊膜破裂,晶状体皮质落入前房阻塞房角,使之房水引流发生障碍,导致眼压增高。如挫伤眼内睫状体,房角受损也会眼压发生变化,从而发生继发性青光眼。

(七)色觉检查

如红绿色难辨或辨认不清,往往提示手术后视力仍可能不能改善。

(八)虹膜新月影投照试验

这是检查白内障成熟程度最简单易行的方法。从集中光源自测面照射于瞳孔区,如白内障已形成、则由于光反射面使瞳孔区呈白色的反光。如果混浊已扩展到前囊膜(成熟期白内障),则白色反光区与瞳孔应相一致,视为虹膜新月影投照试验阴性;反之,如混浊处于晶状体某一定深度(未成熟白内障),则由于混浊层次与瞳孔平面尚有一定厚度的透明皮质,因此,当自侧方投照时,与光照方向同侧瞳孔缘内形成的阴影,以典型的新月姿态,投映在晶状体混浊背景上。新月影程度与白内障成熟程度成反比。虹膜新月影投照试验阳性代表进展期白内障,阴性代表成熟期白内障。对于晶状体局限性混浊及周边部混浊,本方法将失去诊断价值。

检眼镜可用于晶状体混浊的探测,用直接检眼镜+10D 透镜,以后部反光照明法可在瞳孔红色反光背景下观察晶状体混浊形态。然而,单眼观察、有限的放大倍率,以及较短的工作距离,使得这种检查不足以对白内障进行分级、分类。间接检眼镜有时可用于评价包括晶状体在内的屈光间质混浊程度的工具,有经验的临床医师可从检查结果预测视力功能损害与白内障程度是否一致。

五、鉴别诊断

根据年龄、病史、症状及局部检查晶状体混浊体征,较容易明确诊断,但对其类型的白内障及其并发症必须鉴别。代谢性白内障常伴有各具特点的全身症状,其晶状体混浊虽不同,但大同小异,现分述如下。

(一)糖尿病性白内障与低钙性白内障鉴别

1.糖尿病性白内障

分为两种类型,即真性糖尿病性白内障和糖尿病患者的老年性白内障。一般来说,对于中年以后发生的白内障,很难在糖尿病因素和老年因素之间做出准确鉴别,但糖病尿患者的白内障要比同龄人早;典型的糖尿病症状"三多"即多饮、多尿和多食。病情严重可累及全身多个器官病变。真性糖尿病白内障多发于 30 岁以下的Ⅰ型糖尿病患者,晶状体混浊是以密集的囊膜下小空泡形成开始的,这些小空泡可迅速发展成典型的灰白色斑片状混浊,位于晶状体前膜下皮质浅层。

随着病情的发展,晶状体发生全混浊。在糖尿病患者,血糖的波动可引起晶状体屈光度的改变,血糖升高可导致近视,而将血糖降至正常,又可引起远视。

2.低钙性白内障

有甲状腺手术史或营养障碍史,血钙过低血磷升高;手足抽搐、肌肉痉挛、毛发脱落,骨质软化等典型症状;囊膜下散在的或密集分布的点状混浊,有时伴有蓝色结晶样反光颗粒。早期白内障不影响视力,晚期则混浊逐渐加重,当血钙下降至 1.75 mmol/L 以下时,混浊加速,重者在短期内可发展为完全混浊。婴幼儿者多为绕核性白内障。

(二)半乳性白内障与肝豆状核变性(Wilson病)鉴别

1.半乳糖性白内障

半乳糖性白内障为常染色体隐性遗传病,可在初生后数日或数周发生,多为板层白内障;新生儿出生后不久即可发生呕吐、腹泻、黄疸、肝脾肿大、生长发育迟缓,重者夭折;晶状体前囊膜下有油滴状混浊,如不治疗,晶状体混浊将逐渐扩大为全白内障,部分可出现绕核性白内障。

2.肝豆状核变性(Wilson病)

儿童或青少年期起病,开始为四肢震颤、肌张力增强,逐渐发展为言语不清、吞咽困难、肝功能不正常、肝硬化;由于过量的铜在眼部沉积,可在角膜上形成K-F环(Kayser-Fleisher),表现为周边角膜后弹力层内形成宽1～2 mm褐色或蓝绿色环。铜在晶状体前囊膜沉积并在晶状体中央形成盘状或放射状混浊,形成类似于葵花样的内障,对视力影响不大。

六、并发症

糖尿病性视网膜病变主要并发于糖尿病性白内障,由于糖代谢发生紊乱,而导致全身各个器官,包括视网膜发生病变,眼底病变随糖尿病病程加长发病率逐年升高。也随病程加长而逐渐加重,增生型随病程加长而增多。有学者观察北京人病程5年以下者增生型竟占17.1%,而病程在10年以上者上升至45%或以上。如同时合并高血压和高脂血症,则眼底病变率增高。

七、治疗方法

(一)辨证论治

1.肝肾不足型

主证:两目干涩,头晕目眩,腰膝酸软,视物模糊,眼目干涩,目少神光,眼内干涩,头晕耳鸣,须发早白,腰膝酸软,梦遗滑精,失眠健忘,面色㿠白,小便清长,夜尿多。晶珠部分混浊,眼底如常,舌淡苔白,脉细弱等肝肾不足之全身症状。

治法:温补肾阳,填精益髓。

方药:右归丸加减。制附子、当归、鹿角胶、熟地黄、山药、山茱萸、枸杞子、菟丝子、杜仲、牛膝、肉桂。眼干涩不适,可选加沙参、麦门冬、五味子、玉竹、何首乌以益气养阴滋肾;如口干,可加地骨皮以除虚火。

方解:肝受血而能视,肝开窍于目,肾主藏精,瞳神属肾,肾水神光,最灵最贵,故正常的精明视物,离不开肾精肝血的濡养,而补益肝肾是内障眼病明目的重要方法。《医宗必读》亦说:"东风之木,无虚不可补,补肾即所以补肝。"方中熟附子、鹿角胶温阳补肾;熟地黄、肉桂、山药、山茱萸、枸杞子、菟丝子、杜仲善补肝肾、益精明目;当归、牛膝补血行血,助药力运行全身。

2.精血不足型

主症:视物模糊,失眠健忘,面色无华,视物昏蒙,眼前黑花飞舞,舌淡,苔白,脉细弱。

治法:温肾助阳,补益精血。

方药:十补丸加减。附子(炮)、五味子、山茱萸、山药、牡丹皮、鹿茸、白茯苓、熟地黄、肉桂、泽泻。小便频数,色白体羸为真阳亏损,宜加补骨脂,加强温阳之力;若用于阳痿,证属命门火衰者,酌加淫羊藿、巴戟天、补骨脂等,以助壮阳起痿之力。

方解:方中附子、肉桂、山茱萸、五味子补肾中元阳;山药、熟地黄、鹿茸补肝脾而益精血,取

"阴中求阳"之意。泽泻、丹皮、茯苓为"三泻",诸药合用温肾阳为主,补益精血,濡养肝目,适用于肾阳虚损,精血不足之证。

3.阴虚火旺型

主症:视昏目涩、午后更甚、眼干不适,眼前黑影飘动,晶珠混浊,潮热盗汗,五心烦热,大便不畅,小便不畅,舌红苔黄腻,脉细数。

治法:滋阴降火。

方药:大补阴丸。熟地黄(酒蒸)、龟板(酥炙)、黄柏(炒褐色)、知母(酒浸,炒)。若阴虚较重者,可加天门冬、麦门冬以润燥养阴;阴虚盗汗者可加地骨皮以退热除蒸;咯血、吐血者加仙鹤草、旱莲草、白茅根以凉血止血;遗精者加金樱子、芡实、桑螵蛸、山茱萸以固精止遗。

方解:本方证属于肝肾亏虚,肾阴不足,虚火上炎所致。治宜大补真阴以治本,佐以降火以治标,标本兼治。本方以滋阴降火为法,以"阴常不足,阳常有余,宜常养其阴,阴与阳齐,则水能制火。"(《医宗金鉴·删补名医方论》)为理论依据,方中重用熟地、龟板滋阴潜阳,壮水制火即所谓培其本,共为君药。继以黄柏苦寒泻相火以坚阴;知母苦寒而润,尚能清润肺经,下能滋清肾水,与黄柏相须为用,苦寒降火,保存阴液,平抑抗阳,即所谓清其源,均为臣药。应用猪脊髓、蜂蜜为丸,此乃血肉甘润之品,填精益髓,既能助熟地、龟板以滋阴,又能制黄柏之苦燥,为佐使药。

(二)中成药治疗

1.六味地黄丸

组成:由熟地黄、山茱萸、山药、泽泻、丹皮、茯苓。

用法:每次 6 g,每日 2～3 次,治阴虚所致白内障。

2.知柏地黄丸

组成:知母、黄柏、熟地黄、山茱萸(制)、牡丹皮、山药、茯苓、泽泻。

组成:每次 6 g,每日 2～3 次,治阴虚内热所致白内障。

3.杞菊丸

组成:甘菊花 60 g,枸杞子 60 g,川芎、薄荷各 30 g,苍术 180 g。

用法:诸药共研细末,炼蜜为丸,如梧桐子大。每次服 20～40 粒,饭后服,每天服 2 次。此方补肝明目,清热退翳。治疗内外障眼,有翳或无翳,视物不明(《御药院方》)。

4.明目药膏

(1)熟地黄膏:熟地黄 500 g。慢火煮熟地黄,煎取浓汁,去渣,加蜂蜜收膏。每天清晨用黄酒和白开水冲服,3～5 匙。此方出自《清太医院配方》。据载称本方为"培元固本之圣药"。补血滋阴,填骨填精,通血脉,利耳目,黑须发。

(2)菊花延龄膏:鲜菊花瓣适量,用水熬透,去渣,再熬浓汁,少兑蜂蜜收膏,每次服 10 g,白开水冲服。清肝明目,疏内清热,解毒消炎,抗血栓,抗衰老。治疗头昏神疲,眩晕目赤,两目昏涩。为秋季良好的养生保健膳食(《慈禧光绪医方选议》)。

(三)单方验方治疗

1.验方

组成:火硝 30 g(隔七层纸焙干),入飞黄丹 0.6 g,梅片 0.9 g。

服法:共研细末,入瓶密封勿泄气,每点少许,此方治疗各种翳障。

2.兔肝丸

组成:兔肝(炙微黄)60 g,防风23 g,玄参30 g,白茯苓30 g,羚羊角屑23 g,人参23 g,决明子90 g,车前子30 g,地骨皮18 g,枳壳15 g,黄芪30 g,熟地黄30 g,甘菊花30 g,麦门冬45 g。

服法:诸药捣研为末,炼蜜和捣为丸,如梧桐子大。每次服30丸,食前以温粥冲下,补肝明目,治疗虚劳,肝肾不足,眼目昏暗,久视无力。(《太平圣惠方》)

3.验方

组成:川楝子、杏仁各5 g,赤芍、归尾、地肤子、石菖蒲各10 g,羌活2.5 g,白矾2 g。

服法:诸药煎汤,洗患眼,每次20分钟,每日2次。主治:一切目疾。

4.磁朱丸

组成:磁石、朱砂、神曲。

服法:每日服2次,每次6 g。

(四)古方治疗

1.益气聪明汤

组成:黄芪、人参各5 g,炙甘草25 g,升麻、葛根各15 g,蔓荆子7.5 g,芍药、黄柏各10 g。

服法:为末,每服20 g,睡前服,五更再煎服。

方解:此方以黄芪、人参之甘温,治虚劳为君;甘草之甘平调和诸药,升麻之苦微寒,行足太阳、手阳明、足阳明之经为臣;葛根之甘平,蔓荆子之辛温,皆能生发为佐;芍药之酸微寒,补中焦,顺血脉,黄柏之苦寒治肾水膀胱之不足为使。

2.太乙神丹

组成:蜂蜜150 mL,人乳300 mL。

服法:上两味药,合煎一二沸,以瓷器盛之,每天空腹服一盅。

方解:蜂蜜、人乳为甘甜之品,补血润燥,止渴明目,填精化气,治疗血虚,精液不足虚劳羸瘦、噎嗝、消渴、目始不明。

3.草灵丹

组成:生地黄960 g(切细,用无灰酒浸7 d,焙干),鹿茸60 g,肉苁蓉60 g,牛膝30 g,肉桂30 g,蛇床子30 g,菟丝子30 g,远志30 g,大枣100个(煮熟去核,焙干)。

服法:诸药共研细末,炼蜜为丸,如梧桐子大,每服30丸,温酒送服。

方解:本方为补肾益精,滋容养卫,填精益髓,坚固牙齿,聪耳明目,延年不老,悦颜色,乌须黑发。

4.六味地黄汤

组成:熟地25 g,山药12 g,山萸肉12 g,泽泻10 g,茯苓10 g,丹皮10 g。

服法:每日1剂,水煎2次,取汁约200 mL。每次100 mL,每日2次服。

方解:熟地滋阴补肾;萸肉补肾涩精;山药健脾补肺兼能涩精;茯苓淡渗补心;泽泻宣泻肾浊;丹皮凉血活血而泻胆火。

5.酸枣仁汤

组成:茯苓 10 g,甘草 3 g,知母 12 g,川芎 3 g,酸枣仁 15 g。

服法:日 1 剂,水煎 2 次,取汁约 200 mL。每次 100 mL,每日 2 次服。

方解:酸枣仁补肝宁心安神,有收敛瞳神之功效;川芎养血调肝;茯苓宁心安神;知母滋阴清热补其不足,泻其有余;甘草养胃和中,清热除烦。

(五)针灸疗法

1.方法 1

取穴:光明、睛明、球后、鱼腰、丝竹空、三阴交。

操作:每日或隔日 1 次,每次 2~3 穴,中刺激,留针 10~15 min。据报道,均有一定疗效。

2.方法 2

取穴:睛明、承泣、太阳、光明、球后、肝俞、肾俞、百会、风池、天柱、攒竹、合谷、足三里。

操作:每次选穴 3~4 穴,得气后留针半小时,每日 1 次,10 d 1 个疗程,间歇 3 d 后再行第 2 个疗程。针刺疗法对控制视力,延缓视力减退扩大视野起一定作用,针灸能改善局部血液循环。消除视力疲劳,有利于视觉细胞功能改善。如果针刺疗法与中医疗法结合能提高脏腑的功能,促进血液流通,经络疏通,改善外周微循环。有利于视力提高,视野扩大。

(六)现代医学疗法

1.营养类药物

维生素类药物虽具有抗氧化作用,但许多报道将其列为营养因子,可能因人们通过饮食能够得到补充有关。维生素类药物对防治或延缓白内障的发生发展有作用,大多数资料来自国外流行病学。由于他们采用的调查方法和收集人群的居住区域不同,其获得的结果难免不一致。但大多数资料认为长期服用维生素或维生素 C、维生素 E 等具有推迟白内障发生发展的作用。

1)维生素 C(又称抗坏血酸,VitC)。①主要作用,V_C 具有抗氧化作用,能清除晶状体内自由基,通过抗氧化作用可升高血清中 V_C 含量,从而延缓白内障发生、发展。加拿大和美国流行病学调查资料反映:单独使用人群可减少 500~70% 白内障手术。②临床应用,饭后口服,每日 1 次,剂量为144~290 mg。

2)维生素 B_2(又名核黄素)。①主要作用,核黄素具有很强的抗氧化作用,最新研究指出,它具有拮抗白内障的作用。②临床应用,口服,英、美国家每天服 16~74 mg。

3)维生素 E(又称醋酸生育酚,VitE)。①主要作用,本品具有很好的抗氧化作用,服用 V_E 能提高血清中 V_E 水平,减少核性或皮质性白内障发生、发展。②临床应用,近年美国和意大利研究表明,接受白内障手术的患者,平常摄取的 VitE 水平很低。长期服用500 IU/d,可减少白内障的发病率。

4)滴眼药物:常用如下三种。

(1)碘化钾 0.3 g,碘化钠 0.05 g,氯化钾 0.6 g,维生素 C 0.3 g,维生素 B_{10} 1 g,硼酸 1.1 g,硼砂0.19 g,羧甲基纤维素钠 0.15 g,硫代硫酸钠 0.05 g,尼泊金 0.3 g,蒸馏水加至 1 000 mL。

主要作用:本品可增加眼的局部代谢,补充金属离子及维生素。

临床应用:点眼:每次 2~3 滴,每天 3~4 次,用于早期白内障。

（2）视明露（雪莲叶汁）：本品采用西印度群岛产的新鲜雪叶莲全草出液 20％和北美全梅叶的热水浸出液 50％为主要成分，再加甘油 20％，硼酸 5％混合而成的一种有焦糖味、呈黑褐色水溶液。

主要作用：可促进眼内组织血液循环、增强晶状体新陈代谢及促进晶状体混浊的吸收。

临床应用：滴眼每次 1～2 滴，每日 2～3 次，此药曾是美国应用最广的抗白内障药。

（3）昆布眼液：本品由中药昆布的提取液配制而成。

主要作用：具有软坚散结，促进晶状体混浊吸收及维持晶状体透明度的作用。

临床应用：滴眼每次 1～2 滴，每天 3～4 次，用于白内障的治疗。

5）仙诺林特或仙诺灵：本品是一种复合制剂，主要成分为从牛眼晶状体中提取的晶状体蛋白等与抗坏血酸、核黄素和碘化钾复合制剂。

主要作用：有人认为白内障成因之一是特殊的代谢产物细胞毒素所致，利用晶状体蛋白具有组织特异性，应用本品后，可在毒素尚未进入眼内时，先将其灭活，从而达到防治白内障的目的。

临床应用：片剂，饭后舌下含化，每次 1 片，每天 3 次，用于治疗各种白内障。

2.防治糖尿病性白内障药物

1）醛糖还原酶抑制剂：常用如下三种。

（1）Sorbinil。①主要作用，Sorbinil 是较强的醛糖和还原酶抑制剂。动物实验证明，每日口服200～400 mg，可抑制晶状体醛糖还原酶的全部活性，改善晶状体纤维细胞内的高渗状况，防治晶状体蛋白聚合物增加。②临床应用，1％滴眼液每次 2～3 滴，每日 3～4 次。用于糖尿病性白内障。

（2）Pyrazinoylguanidine（PZG）。①主要作用，PZG 也是属于醛糖还原酶抑制剂类，但与以往的此类药不同，是目前新的抗高血糖和抗高血脂药物。动物实验表明，每日口服 2 次，每次 35 mg/kg，连用24 周，发现 PZG 不仅明显降低血糖、血脂和甘油三酯水平，而且能阻止STZ-糖尿病性白内障的发展。国内已证明 PZG 能够降低高血压、高胰岛素糖尿病患者血清中的血糖、胰岛素和甘油三酯的含量，到目前为止，尚未证明 PZG 能否抑制糖尿病性白内障。②临床应用，用于治疗高血压或高胰岛素糖尿病患者的剂量，每次 300 或 600 mg，连续 3 周。

（3）Sulindac。①主要作用，Sulindac 是一种非激素类抗炎药，已发现它对醛糖还原酶具有很强的抑制作用，它能使老年糖尿病性白内障患者的视力上升。②临床应用，1％ Sulindac 滴眼液（将 Sulindac 溶解在 pH 8.0 的 0.05 mol/L 磷酸缓冲液中），每日 4 次，每次 1～2 滴。

2）抗氧化类药物：常用如下两种。

（1）卡他林（我国生产的称白内停）。①主要作用：本品是以"醌体学说"为基础的化学合成药物。因醌型物质能与晶状体中羟基发生反应形成不溶性复合物，而导致晶状体混浊。本品对羟基的亲和力比醌型物质更强，可以制止醌型物质对晶状体溶性蛋白的氧化变性作用，值得注意，由卫生部医疗卫生国际交流中心主办的白内障学术讨论会上对卡他林的药效质疑时，日本金泽医科大眼科佐佐木一教授和德意志波思大学实验眼科 Otto Hockwin 教授在会上分别指出：卡他林仅对糖尿病性白内障有效。②临床应用：滴眼剂（0.7～1 mg/15 mL）：每次 1～2滴，每天 5～6 次，适用于糖尿病性白内障。注意：此溶液不稳定，宜新鲜配制。

（2）法可林或法可立辛。①主要作用：本品已溶于水，水溶液稳定。它是以醌类学说为基础而合成的另一药物。易透过晶状体囊膜而进入晶状体，组织醌体对晶状体可溶性蛋白的氧化、变形和浑浊化作用；能抑制醛糖还原酶活性，阻止糖尿病性白内障发生。②临床应用：主要用于治疗糖尿病性、老年性、外伤性白内障等。滴眼剂（含片剂）：0.75～1 mg/15 mL，每日滴眼 3～5 次，每次 1～2 滴。

3）糖基化抑制剂：阿司匹林，别名乙酰水杨酸。

阿司匹林是抗炎症药物，用它治疗风湿性关节炎和糖尿病患者中发现长期服用阿司匹林达 8 年之久的患者白内障发生率明显低于同样条件的未服药患者。①主要作用：动物实验证明，阿司匹林借助乙酰化作用能保护晶状体蛋白拮抗氰酸盐诱发的晶状体混浊，拮抗因其他因素（葡萄糖、半乳糖、氨基葡萄等）所致晶状体蛋白的聚合作用，降低晶状体蛋白基化作用等。在英国、美国、德国和印度认为阿司匹林有拮抗白内障作用，但也有人持反对意见。②临床应用：每日服 1 次，剂量 325～500 mg。

（七）其他疗法

1.耳针疗法

取穴：肝、脾、肾、眼、肾上腺、内分泌。

方法：交替针刺，10 次为 1 个疗程，或在肝、胆、目$_1$、目$_2$、内分泌等埋针或贴压决明子、磁朱丸等，3～4 d取除。

2.头针疗法

取穴：穴视区。

方法：针尖向下刺入头皮第三层幅状腱膜后，平行皮肤进针 4 cm，快速旋转针体，或可以留针 2 h，10 次为 1 个疗程。

3.穴位注射法

取穴：合谷、肝俞、肾俞、风池、三阴交。

方法：每次取 2～3 穴，每穴位注射维生素 C 0.05 mL，每日 1 次，10 次为 1 个疗程。

4.三棱针疗法

取穴：睛明、太阳、攒竹、大敦。

方法：常规消毒后，选取上述 2 穴，用三棱针点刺积血数滴。其中大敦穴上用三棱针点刺后，用手指从膝关节推揉此穴积血。一般每日或间日 1 次。3～5 次后暂停一段时间再继续治疗。

5.中药离子导入法

可用丹参、三七、血栓通、当归、毛冬青、决明子、黄芩、钩藤、地榆、五味子、芦荟、昆布、盐酸罂粟碱、草乌、延胡索、碘化钾、维生素 C、川芎、黄连素等。

（八）并发症的治疗

糖尿病性视网膜病变的治疗可采用以下几种方法。

1.控制血糖

血糖控制情况与糖尿病的进展和视力预后有很大关系。如血糖长期控制不良，则不仅糖尿病增多，而且发展为增生型者也会增多。

2.光凝治疗

糖尿病不同时期光凝治疗的目的不同,其方法也不同。

(1)黄斑水肿的光凝治疗:当黄斑毛细血管渗漏加重,黄斑水肿明显,甚至产生囊样水肿,视力持续下降,可采用氩激光作局部格栅光凝,可防止视力下降。

(2)增生期的光凝治疗:当视网膜积血和棉絮状斑增多,广泛微血管异常,毛细血管无灌注区加多,则提示有产生新生毛细血管进入增生期的危险,可作散在或全视网膜光凝。如果视网膜和(或)视盘已有新生血管积血则应立即作全视网膜光凝,以防止新生血管积血和视力进一步下降。

(3)冷冻治疗:对视网膜进行冷冻,在赤道部前后四个限分别作冷冻点,在每个象限用视网膜冷冻头冷冻5~7点,同样可使虹膜和视网膜新生血管消退。

(4)其他治疗。①导升明,可减低毛细血管的通透性和基膜增厚,从而减少视网膜毛细血管荧光素渗漏,并可降低血黏度,减少红细胞和血小板聚集及其释放反应。抑制血管病变和血栓形成,故而使视网膜积血、渗出和为血管瘤减少。口服剂量视病情而定。②活血素,可改善脑血流量,降低毛细血管通透性,降低血黏度,抑制血小板和红细胞聚集,抑制血栓形成。从而减少视网膜血管病变,减少渗出和改善视网膜缺血状态。剂量每次2~4 mL,每日2次,饭前服用。或口服片剂,每次1/2~2片,每日2次,饭前服用。可连续服用3个月,可服用1~2年。其他药物如口服阿司匹林,肌内注射安妥碘等促进积血吸收。

第三节　并发性白内障

本病指眼部的炎症或退行性病变所造成的晶状体营养障碍或代谢紊乱所引起的晶状体混浊,例如葡萄膜炎、眼压过低、青光眼、视网膜色素变性等,其中以葡萄膜炎并发性白内障多见。

中医眼科没有并发性白内障的病名,然在阐述某些眼病时可见提及。历代中医眼科中,记载为"黄风""青盲翳""如金内障""银风内障""金花内障"等,应归于并发性白内障范畴。如《世医得效方·眼科》谓:"高风雀目……才至黄昏便不见,经年瞳子如金色,名曰黄风。"类似于患病多年的高风内障,患者瞳子内之晶珠黄色混浊之并发性白内障;《证治泄绳·七窍门》指出:"绿风内障证,久则变为黄风。"其症"瞳神已大而色昏浊为黄也,病至此,十无一人可救者"。类似现代所称之绝对期青光眼并发白内障。

一、病因病机

1.中医学认识

(1)肝经郁热或外感热邪,致肝胆蕴热,上扰目窍。肝经郁热或外感风热,郁而化火,肝胆蕴热上扰晶体混浊故视物不清,热邪循经上壅致头痛目赤畏光流泪,舌红苔黄,口苦咽干脉数,皆肝胆蕴热之症。常见于角膜病,葡萄膜病并发白内障者。

(2)阴虚挟湿热,上攻头面,邪犯晶珠。素体阴虚,兼脾胃湿热,阴虚挟湿热上攻故目涩眵黏;湿热怫郁于中,精津不能上濡于目,故目涩视昏;热扰心神故心中烦热;湿热郁遏肠胃,升降失常,浊气上泛则口臭,浊气失降则大便不畅;舌红苔黄腻为阴虚挟湿热之象。常见于葡萄膜病并发白内障者。

(3)脏腑亏虚,精血不能上荣于目。肝肾亏虚,精血无力濡润目窍,故眼内干涩,目络精血不充故视物昏蒙,头昏耳鸣,梦多寐少皆由肝肾亏虚所致,并见舌红少苔而脉细。多见于久患眼底病变如视网膜色素变性、高度近视年龄较大近视度较高者。

2.西医学认识

由于其他眼病引起的白内障称为并发性白内障,或全身性疾病如糖尿病、甲状旁腺机能不适所引发的双眼性白内障,都是引发并发性白内障的原因。

(1)炎症:严重角膜炎、视网膜脉络膜炎、葡萄膜炎等。

(2)肿瘤:眼内肿瘤。

(3)变性:视网膜色素变形、视网膜血管变形、高度近视等。

(4)眼压变化:绝对期青光眼、眼压过低、视网膜脱离。

二、临床表现

患者常在原有眼病所造成视力减退的基础上,视力进一步减退。晶状体的混浊表现为白色或黄白色,分布不均匀,常可分为两类:一类是并发于眼前部炎症,在炎症引起的虹膜后粘连附近出现局限性晶体囊下混浊。另一类是眼后段炎症、积血、退行性病变致长期循环障碍与营养不良,而晶状体后囊下颗粒状黄色混浊,混浊向晶状体中心及四周发展,后囊下皮质出现放射性带状混浊,行如梅花,分布不均匀,边界不清,呈蜂窝样。混浊继续扩展,先向前皮质蔓延,再扩展至全皮质,继之水分吸收,囊膜变厚,整个晶状体收缩,以晶状体钙化。由高度近视并发者多为核性混浊,而青光眼并发者多由前皮质及核开始混浊。眼内肿瘤的毒性产物可导致晶状体迅速混浊。并发性白内障一般发生在原来眼病的后期,其发展与原发病眼病病情的发展成正比。

三、诊断要点

(1)视力下降。

(2)晶状体后囊锅底状混浊,后囊下皮质菊花状混浊及较多的空泡变性,晶体全混浊。

(3)超声波检查排除晶状体后组织异常。

(4)晶体不均匀混浊,形态多样,均为囊下混浊。

(5)由原发眼病史,晶体混浊出现于原发眼病之后,其混浊程度与原发眼病的轻重成正比关系。

四、实验室和其他辅助检查

(一)视野检查

对于轻度或中度白内障患者,准确的视野检查可以确定有无中心暗点或视物变形,对青光眼和其他同时存在的眼底病诊断具有非常重要的意义。

(二)视觉电生理检查

视网膜电流图(ERG)对于评价黄斑部视网膜功能具有重要价值。闪光 ERG(FERG)可用于低视力眼的检查。闪光 VEP(FVEP)反映视路传导和视皮质功能,黄斑部病变和视神经损害时,其振幅均降低。FVEP 是屈光间质混浊时检查视功能的理想方法。临床上可将两种检查结合起来预测术后视力。

（三）晶状体核硬度分级

主要是根据裂隙灯检查结果，根据其核颜色进行判断之后分为五级，来确定其属于哪种类型的白内障，以及选择适合超声乳化手术的核硬度的白内障，并确保手术顺利。这五级分别是：一级（软核），透明或灰白色；二级（软核），灰或灰黄色；三级（中等硬度核），黄色或浅棕黄色，是超声乳化最主要的适应证；四级（硬核），深黄或琥珀色；五级（极硬核），棕褐色或黑色，不宜做超声乳化手术。

五、鉴别诊断

（一）糖尿病性白内障

有血糖升高病史或伴相关糖尿病性眼底改变。

（二）中毒性白内障

常见有三硝基甲苯（TNT）、二硝基酚、萘、氯普马嗪等，可通过病史及晶状体混浊形态相鉴别。

六、并发症

继发性青光眼是变性的晶体蛋白从晶体囊膜漏出后，在前房角激惹巨噬细胞反应，这些巨噬细胞可以阻塞小梁网，导致眼内压升高。

七、治疗方法

（一）辨证论治

1.肝经郁热或外感风热

主症：视物不清，头痛目昏，或有目赤畏光流泪，舌质红苔黄，脉数，口苦咽干。

治法：祛风清热。

方药：新制柴连汤加减。

方解：本方清热为主，祛风为次，荆芥、防风、柴胡、蔓荆辛散轻扬，祛风散邪，黄芩、黄连、栀子、胆草、木通苦寒清热泻火。如风邪不重，肝热较甚者，可去荆芥、防风，加青葙子、石决明以清热平肝退翳。脾胃不实者去黄连、栀子。

2.阴虚挟湿热

主症：视物昏蒙，目涩眵黏，烦热口臭，大便不畅，舌红苔黄腻。

治法：滋阴清热，宽中利湿。

方药：甘露饮加减。

方解：方中以生地黄、熟地黄滋阴补肾；天门冬、麦门冬、石斛滋阴清热，黄芩、菌陈清热利湿，枳壳、枇杷叶宽中降气以助化湿；甘草清热和中。诸药合用，行滋阴清热，兼以利湿之功。

3.肝肾亏虚

主症：视物昏蒙，眼内干涩，头昏耳鸣，梦多寐少，舌红少苔，脉细。

治法：补益肝肾。

方药：杞菊地黄丸加减或用加减驻景丸。

方解：杞菊地黄丸补益肝肾，益精明目，是在滋阴补肾的基础方六味地黄汤加枸杞子、菊花以起滋养肝肾明目之效。加减驻景丸以菟丝子、五味子、楮实子、枸杞子、熟地黄、当归以补肝肾滋精血；川椒温阳行气，车前子利水泄热明目，合用有补肝益肾，填精养血之功。若患者偏于气虚,可加参、芪;若偏于阳虚,可加紫河车、鹿角胶等。

(二)中成药治疗

1.鳖甲散

组成:鳖甲 60 g,蛇蜕 30 g,蝉蜕 18 g,郁金 18 g,木贼 18 g,香附 18 g。

用法:每日 2 次,每次 10 g。

2.障眼明片

组成:由山药、茯苓、牡丹皮等组成。

用法:每次 3 片,每天 3 次。用于白内障初发期。

3.复明片

用法:每次 4 片,每日 3 次。用于白内障初发期。

(三)单方验方治疗

1.益精明目汤

组成:桑葚子 9 g,菟丝子 12 g,覆盆子 9 g,谷精草 9 g,熟地黄 12 g,楮实子 9 g,石决明 15 g。

服法:水煎服,煮取 200 mL,早、晚分服。

2.加味磁朱丸

组成:磁石 15 g,朱砂 0.3 g,神曲 9 g,女贞子 12 g,乌豆衣 9 g,刺蒺藜 12 g,山茱萸 12 g。

服法:水煎服,煮取 200 mL,早、晚分服。

(四)古方治疗

1.石斛夜光丸

组成:天门冬(去心,焙)、麦门冬(去心)、生地黄、熟地黄、新罗参(去芦)、白茯苓(去黑皮)、干山药各 30 g,枸杞子(拣净)、牛膝(酒浸,另捣)、金钗石斛(酒浸,焙干,另捣)、草决明(炒)、杏仁(去皮尖,炒)、甘菊(拣净)、菟丝子(酒浸,焙干,另捣)、羚羊角(镑)各 23 g,肉苁蓉(酒浸,焙干,另捣)、五味子(炒)、防风、甘草(炙赤色,锉)、沙苑蒺藜(炒)、黄连(去须)、枳壳(去瓤,面炒)、川芎、生乌犀(镑)、青葙子各 15 g。

服法:诸药除另捣外,均研为极细末,炼蜜为丸,如梧桐子大。每次 30~50 丸,空腹时用温酒送服,盐汤亦可。

方解:方中麦门冬、天门冬、生地黄、熟地黄、五味子、石斛养阴生血;菟丝子、枸杞子、牛膝、肉苁蓉滋阴补肾;人参、茯苓、甘草、山药益脾补肺,以上诸药合用,有益肝肾、补肺脾的作用,构成本方补益的一面。枳壳、川芎、菊花、杏仁、防风、草决明、蒺藜、青葙子疏风清热,平肝明目;黄连、犀角、羚羊角清热凉血。诸药合用,共奏滋肾平肝、清热明目之功。

2.明目地黄汤

组成:生地 15 g,熟地 15 g,防风 9 g,牛膝 9 g,杏仁 12 g,石斛 12 g,炒枳壳 10 g。

服法:每日 1 剂,水煎 2 次,取汁 200 mL,每次 100 mL,每日 2 次服。

方解:二地滋阴而补不足;牛膝、杏仁破瘀下气而润燥;防风祛风化痰而止痛;石斛养阴生津;枳壳宽中理气,破积导滞。

3.除风益损汤

组成:当归、川芎、熟地、白芍、藁本、前胡、防风。

服法:水煎服,每日1剂,早、晚分服。

方解:方中重用四物汤养血活血,养血而不滞,行血而不破,畅达肝血以养目窍;佐以前胡、藁本、防风祛风逐邪通络以助消瘀明目,三药合用,祛风而不燥,无伤阳之弊。风气通于肝,风药则能入肝,目系高位,非轻灵开发之药不能入,故此3味药,既为祛风逐邪而设,又有升引药力的作用。综观全方,因其配伍精当,效专力宏,故后世广泛应用于各种眼外伤的治疗,疗效颇佳。

4.石决明散

组成:石决明(煅)、枸杞子、木贼、荆芥、晚桑叶、谷精草、粉草、金沸草、蛇蜕、苍术、白菊花各等份。

服法:共为末,每服6 g,食后用茶清调服。

方解:石决明、草决明为主药,清热平肝,明目退翳;青葙子、栀子、大黄、赤芍清泻肝热;荆芥、羌活、木贼祛风散邪。诸药合用,清热平肝散邪明目。

(五)针灸疗法

1.方法1

取穴:攒竹、丝竹空、太阳、四白、合谷。肝肾亏损者加肝俞、肾俞、太溪、太冲;脾虚气弱者加足三里、百会、丰隆。

操作:隔日针刺1次,每次留针25 min,隔10 min捻转提插以加强针感。

2.方法2

取穴:太冲、睛明、侠溪、攒竹、合谷。

操作:清热平肝,针用泻法,治疗肝经郁热或外感热邪,致肝胆蕴热,上扰目窍。

3.方法3

取穴:合谷、承泣、四白、阴陵泉、睛明、攒竹、肝俞、肾俞。

操作:滋阴清热利湿,针用平补平泻,治疗阴虚挟湿热,上攻头面,邪犯晶珠。

4.方法4

取穴:承泣、睛明、球后、肝俞、肾俞、光明穴。

操作:补益肝肾,益精明目,针用补法,治疗肺腑亏虚,精血不能上荣于目。

5.方法5

取穴:睛明、风池、足三里、三阴交。

操作:术者取睛明(不施手法)、风池、足三里、三阴交,以捻转及提插补泄为主,结合弹、摇及开阖补泻,得气后留针30 min,每10分钟行针1次。3日针1次,20次为1个疗程。

6.方法6

取穴:睛明、承泣、丝竹空、合谷、阳陵泉、光明、太冲。

操作:用柴胡12 g,石斛、白菊花、蝉蜕、密蒙花、薄荷、谷精草、青葙子各10 g,纱布包煎,水沸后5 min,将核桃壳放入药液浸泡半小时。用铁丝完成框架,镶入两完整半核桃壳,扣患眼上;前外侧各加一铁丝弯成直角,挂25 mm长清艾条2段,艾灸,镜框四周胶布包以隔热。并取穴睛明、承泣、丝竹空、合谷、阳陵泉、光明、太冲等,先针患侧,平补平泻法,留针 20 min,行针 1 次,两侧交替使用,每日 1 次,10 次为 1 个疗程。

7.方法 7

取穴:风池、阳白、肝俞、肾俞、支沟、行间、承泣、光明、期门。

操作:清肝泄热。期门宜浅刺、斜刺、多捻转,一般斜刺 1~1.5 寸,承泣穴针刺时,注意严格消毒,防止眶内感染积血。余穴按常规针刺,只针不灸,可用泻法。

8.方法 8

取穴:肝俞、承泣、睛明、复溜、阴陵泉、地机、三阴交,养阴清热除湿。睛明穴宜用细毫针针刺,手法应轻,不能大幅度提插捻转。余穴均用平补平泻法。

9.方法 9

取穴:翳明、承泣、胃俞、脾俞、太阳、百会、合谷、足三里、太白、光明、三阴交,补脾益气。

操作:诸穴均施以补法,背部腧穴及百会、足三里可酌情加灸。

10.方法 10

取穴:丝竹空、阳白、承泣、肝俞、肾俞、风池、三阴交、太溪、然谷、悬钟。

操作:滋补肝肾、填精补髓。眼周穴位用平补平泻法;风池宜向对侧眼球方向进针,针感能扩散至头眼部为佳;余穴均用补法。

(六)现代医学疗法

(1)治疗原发病:虹膜睫状体炎引起的并发性白内障,用阿托品类药物散瞳,如阿托品不能扩大瞳孔时,可加用 1% 可卡因和 0.1% 肾上腺等量混合液 0.3 mL,在粘连附近的结膜下注射,即所谓强力扩瞳。另外,使用皮质激素(地塞米松、氢化可的松等)、非激素性消炎剂(水杨酸钠保泰松、吲哚美辛、阿司匹林等)、抗生素、免疫抑制剂(环磷酰胺、痛可宁)或免疫增强剂(左旋咪唑)等药物有效控制炎症。

(2)严重影响视力者,在眼部炎症稳定 3 个月后手术治疗。手术疗法有经后房晶体前囊开窗术,视网膜脱离并发白内障的三联手术,穿透性角膜移植、白内障摘除及人工晶体植入联合术等手术术式。

(3)白内障术后,继续控制原发病,术后激素用量大且时间长。

(4)根据情况决定是否植入人工晶体。

(5)视力预后与原发病的种类及程度密切相关。

(七)其他疗法

1.耳针疗法

取肝、脾、肾、眼、肾上腺、内分泌,交替针刺,10 次为 1 个疗程,或在肝、胆、目 1、目 2、内分泌等埋针或贴压决明子、磁朱丸等,3~4 d 取除。

2.头针疗法

取穴视区,针尖向下刺入头皮第三层幅状腱膜后,平行皮肤进针 4 cm,快速旋转针体,或可以留针2 h,10 次为 1 个疗程。

3.穴位注射疗法

取合谷、肝俞、肾俞、风池、三阴交,每次取 2~3 穴,每穴位注射维生素 C 0.05 mL,每日 1

次,10 次为 1 个疗程。

4.电离子导入法

采用直流感应电,将珍珠明目滴眼液导入眼内。由于珍珠明目液内阴阳离子均存在,所以每次导入时,正负极交替使用,电流强度 0.5～1.5 mA,时间 30 min,隔日 1 次,每 5 次为 1 个疗程。

5.针挑疗法

取穴:第 6、7 颈椎棘突处,第 1 胸椎棘突处,以上各处旁开约 0.5 cm 处的 6 个点作为挑治部位,每7个点构成一个梅花形。

方法:患者取坐势,头略低,暴露局部皮肤后,选取挑治部位。按常规消毒皮肤,然后用针挑破皮肤,从皮下组织中可挑出白色纤维物数十条,至白色纤维物挑净为止,将白色纤维挑断或用手术刀切断。挑治部位有少量积血,用消毒棉球擦干即可。挑治时间一般为 1～4 次,每日挑治。从第 5 次开始,则每周挑1 次,12 次为 1 个疗程。最初 3 次分别在 6～7 颈椎,第 1 胸椎棘突处挑,第 4～12 次分别在棘突处周围、左右、上下相对称的两个点挑治。(注意:挑治过程中,禁食有刺激性的食物,禁房事)。

6.火罐疗法

取穴:第 6、7 颈椎棘突处,第 1 胸椎棘突处。

方法:依针挑疗法实行针挑后,挑治部位有少量积血,用消毒棉球擦干,然后在该处拔火罐,吸出少量血液即行起罐,将血擦干,用酒精消毒,盖上消毒敷料,胶布固定,隔日 1 次,每 12 次为 1 个疗程,一般随针挑法相配合同施患处。

7.梅花针疗法

取穴:后颈部、眼周部及大椎穴。

方法:常规梅花针刺法,弹刺后可加罐拔吸 10～15 min。隔日 1 次,5～10 次为 1 个疗程。

8.敷贴疗法

取穴:寸口。

药物制备:取鹅不食草叶(石胡荽)捣烂,包于薄布袋中。

方法:捣烂后包于寸口处,左眼患病包于右寸口,反之亦然,每日 1 次或每 3 日 1 次,使病情轻重及长短而定。

9.磁疗法

取耳穴:目 1,目 2,肝,眼。

方法:耳所取穴部位用酒精消毒,取直径 3～5 mm 的孝磁珠数粒,分别置于穴点上并用胶布黏贴固定,嘱患者经常按压,每次 3～5 min,每日数次,3～5 d 更换 1 次。

10.祛障穴冷冻法

本方法是治疗老年性白内障进行期(初发期、膨胀期)行之有效的方法,是原长春中医学院李永才教授发现并创立的。

选穴:在角巩膜缘 3 点、6 点、9 点、12 点终四个方位为祛障穴,穴位直径 2 mm,2/3 在巩膜缘上,1/3 在角膜缘上,先用 0.5% 地卡因做表面麻醉 3 次后,用直径 2 mm 的无菌棉签蘸液氮 0.5 mL 之后迅速接触祛障穴表面,不施加压力。冷冻时间为 5 秒,以穴位表面出现白色冻斑为宜。每周1次,5次为1个疗程。冷冻后无须特殊处理,局部极度充血水肿时,可点用氯霉素眼药水以预防感染。

11.麝珠明目滴眼液

主要成分:麝香、珍珠、冰片等。

用法:滴眼每日6~8次。

(八)并发症治疗

(1)针对各眼原发眼病及全身病进行治疗。

(2)抗青光眼治疗。①药物以全身用药为主,辅以局部用药。②药物治疗和病因治疗均无法控制眼压者,考虑白内障摘除术,根据不同情况选择不同术式。

第四节　老年性白内障

老年性白内障亦可称年龄相关性白内障是指与年龄相关的眼晶状体混浊的一种最常见的致盲眼病,随着年龄增长、肌体衰老而发生渐进性视力下降乃至失明。通常双眼先后发病,因晶状体混浊程度不同致临床上视力表现有差异,初发期的白内障以药物治疗为主,尤其是应用中医药整体调理为佳;近成熟期的白内障则以手术治疗为主,尤其是采用现代囊外超声乳化吸除白内障加人工晶体植入方法为佳。

白内障是造成低视力和致盲的主要眼病之一。我国调查表明白内障盲人总数占致残眼障的46.07%,高居第一位,在双眼致盲眼病中和60岁以上老人视力致残眼病中白内障分别占了41.6%和60.91%,都是居第一位的致盲眼病。国外学者Taylor的调查指出,目前有白内障盲人2700万~3500万未得到手术治疗,而且每年大约有200万新发生的白内障患者。随着人口老龄化,白内障的高发病率,致残率越来越多的影响老年人生活质量,已成为全世界社会关注的重大疾病。值得欣喜的是现代科技的进步,显微镜外科手术的开展及人工晶体的应用,已使白内障盲人成为复明的现实。对于伴有眼底疾病的白内障的复明和早期初发晶状体混浊的控制,则主要依赖于中医药的辨证治疗。

老年性白内障在中医眼科学中属于"圆翳内障"的范畴。亦有"如银内障""偃月翳障"等之称。

一、病因病机

(一)中医学认识

老年性白内障之混浊晶状体在中医眼科学中称晶珠,在五轮学说中属于水轮,在五脏中属肾。但在《灵枢·大惑论》中有云"五脏六腑之精气皆上注于目而为精"。故眼的疾病,与五脏六腑均有联系。中医认为老年性白内障多因年老体衰,肝肾亏损,精血不足,脾虚失运,精气不能上荣于目所致。此外,血虚肝旺,肝经郁热上扰或阴虚夹湿热上攻也可致晶珠混浊。

1.肝肾亏损

在《灵枢·五癃津液别论》中有论述说:"五脏六腑之津液,尽上渗于目。"而《审视瑶函·目为至宝论》:"究其因皆从耽酒恋色,嗜欲无穷""因知肝肾无邪,则目决不病。"这充分说明了肝肾不足,阴精亏损是本病的主要病因。而在《目经大成·偃目障七十一》的论述"盖真阳衰惫,好动能劳",则提示了真阳亏损是偃目障的病因之一。

2.脾气虚弱

金元四大家中的李东垣在《兰室秘藏》中有"夫五脏六腑之精气,皆禀受于脾,上贯于目。脾者诸阴之首也,目者身脉之宗也,故脾虚则五脉之精气皆失所司,不能归明于目矣"的论述。此外在《太平圣惠方》中论述到"痰状多般,皆是摄善有乖,致使眼目生患,凡人多餐热食……皆是丧目之因也。脾虚气弱不能运送精气上濡目窍,晶珠失善而混浊,病发圆翳内障"。

3.热壅津伤

无论是六淫外感入里化热,或饮食不节生热,抑或五志过激化火生热;均可上犯目窍,并灼伤津液,引起晶珠混浊。

4.湿热上犯

在《证治准绳》对枣花障论述到:"凡燥急及患痰火,竭视劳瞻,耽酒嗜辣,伤水湿热之人,多罹此患。"这说明湿热之邪停积日久,上犯眼目则常致晶珠混浊,翳障自生。

5.气血亏虚

《内经》中有"气脱者目不明""肝受血而能视""久视伤血"的理论,气血两亏,晶珠自当失养而混浊,发生翳障。

6.肝郁气滞

《内经》中还有"肝开窍于目,肝气条达则目能视万物,肝郁气滞则蒙蔽目窍,视物昏蒙,内障随生"的论述;《证治准绳·七窍门》银风内障中云:"瞳神大,或一片雪白如银……属于气忿,怒郁不得静,尽伤真气。此乃痼疾。述及如银内障"有一点从中起,视渐昏而渐变大不见者,乃郁滞伤乎太和清纯之元气"。

(二)西医学认识

西医学对老年性白内障的确切病因不明。目前有几种较公认的学说,可能是老年性白内障发生与发展的相关因素。

1.生理老化学说

年龄在 50 岁以上的老人,随着年龄的增长,机体代谢功能逐渐下降,肝脏代谢功能减退,肾脏排泄功能紊乱,致使血液中有毒物质增加,常有全身及眼部动脉硬化,导致的眼睛睫状体分泌功能下降,血管硬化,血液循环障碍,均可以引起房水营养物质减少,晶体营养障碍引起晶状体蛋白变性而逐渐形成灰白色及棕色混浊,这是老年人多器官功能减退的一种特殊表现。此外,长期过度调节已经减退的调节功能,也可以成为导致晶体混浊的诱发因素。

2.营养代谢学说

一些学者认为维生素 B_2 减少,谷胱甘肽缺失,可导致晶状体氧化还原异常,使一些酶的活性变得低下或者消失,从而导致晶状体代谢发生混浊。晶状体内的钙离子、钠离子、氯离子浓度增高,钾离子的浓度降低,可诱发白内障。

3.醌体学说

醌为色氨酸和酪氨酸的异常代谢产物,它的浓度增高可以与晶状体中可溶性蛋白上的巯基结合,从而导致可溶性蛋白失去巯基而成为不溶性蛋白,导致晶状体变性混浊。

4.红、紫外线学说

红外线对晶状体蛋白产生凝固作用；紫外线影响晶状体的氧化还原代谢过程，使之发生变性混浊。

5.内分泌紊乱学说

老年人甲状腺、甲状旁腺、性腺等内分泌腺体功能减退，亦可间接导致晶体代谢障碍而导致混浊。

6.先天遗传学说

由于孕期母体营养不良、感染、中毒（食物与药物），分娩外伤以及遗传因素，都是潜在发病因素，当年龄增长，晶体老化加重，这些潜在因素可诱发晶状体混浊。

7.屈光不正

屈光不正是老年性白内障的一大原因之一。据报道，屈光不正眼数占患白内障总数眼的80%，屈光不正眼数与正视眼比为 4:1。其机制可能因屈光不正所致的调节异常，引起晶状体囊膜张力发生变化，导致囊膜通透性发生变化，晶状体脱水或吸水膨胀，影响自身营养代谢。另外，睫状肌的"异常"活动可能会影响房水的质量，导致晶状体营养代谢紊乱，从而产生晶状体混浊，形成老年性白内障。

8.腹泻

有学者认为经常发生腹泻与白内障的发生有关，有四个中间环节可以解释在白内障发生的作用。

(1)对营养物质的吸收不良而导致的营养不良。

(2)使用碳酸氢盐水化液体而导致的相对碱中毒。

(3)脱水导致的晶状体和房水间的渗透压失调。

(4)尿素和氰酸铵含量的增加，导致晶状体蛋白发生变性。

然而多数研究未发现两者有必然的联系，因而从公共卫生方面的重要性和生物学角度出发，腹泻与发生白内障之间的关系，还需进一步的深入研究。

9.药物

(1)糖皮质激素：长期全身或局部应用大剂量糖皮质激素，可产生后囊膜下混浊，其形态与放射性白内障相似。白内障的发生与用药剂量和持续时间有关，用药剂量越大时间越长，白内障发生率就越高。有报道指出，大剂量服用泼尼松 1~4 年，白内障发生率可高达78%；一些早期的研究报告证实了在类风湿性关节炎、哮喘、肾病、狼疮，以及肾移植后大量应用免疫抑制剂的患者中，糖皮质激素有致白内障的作用。有研究报告提示长期（1 年以上）大量应用糖皮质激素（每天 15 mg 泼尼松）可使后囊下白内障的发生率增加，还有的报道只用四个月的糖皮质激素即可导致白内障。其他关于老年性白内障的流行病学研究，也证实了糖皮质激素可导致后囊下白内障的发生。

(2)阿司匹林和其他止痛剂：试验结果证实，白内障患者的血浆色氨酸含量和晶状体的醛糖还原酶活性增高，而阿司匹林或其他活性成分（水杨酸盐）可抑制醛糖还原酶，并可降低血浆色氨酸含量。因此有理由推测，阿司匹林可能有防止白内障作用。

(3)酚噻嗪：酚噻嗪可与黑色素结合，形成一种物质引起色素沉着。20 世纪 60 年代，就有文章报道大量使用酚噻嗪,尤其是氯丙嗪的患者可出现眼球色素沉着和晶状体混浊。晶状体混浊可能非药物直接作用,而是色素沉着增加光辐射吸收作用的结果。一项关于精神分裂症患者的研究显示,晶状体色素沉着的程度或分级与摄入酚噻嗪的剂量有关。

(4)其他:有两项研究报告提示,有时用镇静剂史者发生白内障的危险性增加。

广泛的社会及流行病学调查还发现,白内障的发生与受教育程度、吸烟饮酒史、血压、生活环境,性别有关,亦为诱发白内障的不可忽视的重要因素。

二、临床表现

(一)症状

1.视力减退

视力减退的程度与晶状体混浊的程度与部位有关。眼部不充血,无肿痛及刺激症状。患者往往自觉视力逐渐下降,严重者仅有眼前手动或光感。

2.单眼复视或多视

由于晶体纤维肿胀、断裂、变性及晶状体抗硬化比变形、屈光力改变,造成棱晶样作用,出现单眼复视或多视。

3.近视

由于晶体吸收水分后体积增加,屈光力增强,核部屈光力增高,可出现近视现象,患者自觉老视程度减轻,视远方时需戴近视眼镜或原有近视度加重。

4.飞蚊症

如瞳孔区的晶状体有点状混浊,可在眼前出现点、片状阴影,其位置固定不变,而玻璃体混浊的阴影则是经常漂浮不固定的,并随眼球转动而飘动。

5.虹视

晶状体吸收水分后,不规则纤维肿胀致注视灯光时有五彩晕轮,此时需与青光眼及结膜炎所致的虹视相鉴别。

6.夜盲、昼盲或色觉异常

部分患者因白内障位于周边而发生夜盲,位于中央可致昼盲,由于硬化之晶状体核吸收短波光线,可引起紫色及青蓝色色觉障碍,而晶状体摘除后,患者短期内可有蓝视等现象。

(二)体征

白内障的体征主要是根据眼科专科检查所见晶状体混浊形态的临床表现,可分为如下三型。

1.老年性皮质性白内障

老年性皮质性白内障是临床上最为常见的类型,其特点是混浊自周边部浅皮质开始,逐渐向中心部扩张,占据大部分皮质区。根据其临床发展过程及表现形式,老年性皮质性白内障可分为初发期、膨胀期、成熟期和过熟期。

(1)初发期:最早期的改变是在靠周边部前后囊膜下,出现辐轮状的透明水隙或水泡。在裂隙灯显微镜下可见晶状体赤道部皮质有空泡、水裂和机层分离等晶状体吸水后的水化现象。水隙或水泡主要是由于晶状体上皮细胞泵转运系统失常导致液体在晶状体内积聚所致。液体积聚可使晶状体纤维呈放射状或板层分离。在前者,液体可沿晶状体纤维方向扩展,形成典型的楔形混浊,底边位于晶状体赤道部,尖端指向瞳孔区中央。散瞳检查在后照或直接弥散照射下,呈典型的辐轮状外观。这种辐轮状混浊,最初可位于皮质表浅部位,而后向深部扩展,各层次间可相互重叠掩盖,最终发展成晶状体全面灰白色混浊取代辐轮状混浊外观。代表老年性皮质性白内障进入进展期阶段。

楔形混浊是老年性皮质性白内障最常见的混浊形态,其基底朝周边,尖向中央,做辐射排列,相当于中医所称的"枣花翳内障",如果散瞳检查、彻照眼底红光反射中能看到辐轮状、楔形或花环样阴影。只有当楔形尖端发展到瞳孔区,视力才受到影响,一般位于晶状体周边部的混浊,可以多年不影响视力。

(2)膨胀期或进展期:晶状体混浊及纤维水肿和纤维间液体不断增加,原有的楔形混浊向瞳孔区发展并互相融合,视力显著下降。由于渗透压改变,晶状体吸收水分,发生体积膨胀、增大,前房变浅,因此称作膨胀期。一方面因混浊为背景的囊膜张力增加而呈现绢丝样反光;另一方面,由于膨胀的结果而使前房变浅。后者在一个有青光眼体质的患者,少数患者可以诱发急性青光眼。但并非所有老年性皮质性白内障患者都要经历膨胀期发展过程。即使有,个体之间也存在着很大的差异性,也不一定都会诱发青光眼。此时裂隙灯显微镜检查可见空泡、水裂和板层分离。由于晶状体前囊下仍有一部分透明的皮质,斜照法检查仍可见虹膜新月影投照试验阳性。此期可以持续数月至数年不等。所以做散瞳检查时应该慎重,一旦发生继发性青光眼,必须及时摘除膨胀的晶状体。

(3)成熟期:这一期以晶体经完全混浊为其特点,膨胀消退,前房深度恢复正常。裂隙灯显微镜下能看到前面有限深度的皮质,呈无结构的白色混浊状态,晶状体内水分溢出,混浊已达到囊膜下,此时斜照法检查虹膜新月影投照试验为阴性。晶状体纤维经历了水肿、变性、膜破裂等一系列病理过程,最终晶状体纤维崩溃,失去正常的形态为结局。组织学上,代表纤维基质变性的特征性改变,形成所谓 Morgangnian 小体。应用组织化学技术及 X 线衍射方法,对糖尿病和老年性白内障晶状体进行研究发现,球样小体具有脂质双层膜,其中含有证明其纤维基质来源。及至成熟阶段,晶状体囊膜仍可保持原有的张力和韧性,此后逐渐向变性方向发展。因此在白内障完全成熟之前采取囊外白内障摘除、超声乳化白内障吸除及人工晶状体植入术是恰当的。临床上此期为最佳手术时机。

(4)过熟期:成熟白内障久不手术摘除,晶状体逐渐脱水,体积缩小,前房加深,虹膜震颤,皮质乳化,核下沉,此时视力可好转,晶状体囊膜更脆、皱缩、通透性增加或自行破裂,溶解的晶状体皮质可呈现闪光的特点和胆固醇结晶,称为 Morgangnian 白内障。晶状体核可以脱位到前房和玻璃体内,伴随晶状体的蛋白颗粒游移到前方,组织碎片积聚于前房角,阻塞小梁网,引起的继发性青光眼称为晶体溶解性青光眼。同时进入前房的晶状体物质具有抗原性,可诱发自身免疫反应,导致严重的前葡萄膜炎、晶状体过敏性眼内炎。上述两种并发症药物治疗一般无效,采用手术摘除白内障是唯一有效的治疗措施。

2.老年性核性白内障

老年性核性白内障远不像皮质性白内障那样具有复杂的形态学变化和发展阶段。核性白内障往往和核硬化并存。发病年龄较早,进展较慢,没有明显分期。核混浊从胚胎核或成人核开始,初起时核呈黄色混浊,以后逐渐为较黄色、较红色或较黑色,相当于中医学的"白翳黄心内障"或"黑水凝翳内障"。由于核密度增加致屈光指数增加而产生核性近视,可达 5～10 个屈光度。因晶状体周边部屈光力不变,所以在瞳孔扩大与不扩大时,视力程度不同。

随着白内障程度加重,晶状体核颜色亦逐渐加深,由淡红色逐渐变为琥珀色或棕褐色。而迁延性核性白内障病例,特别是糖尿病患者核晶体最终变为黑色形成黑色白内障。晶状体核颜色与核硬度有一定的相关性,即颜色越深,核越硬。这一方面再超声乳化前进行病例选择时应当更加注意。从手术角度出发,鉴别皮质性和核性白内障的意义在于前者的晶状体核一般较小并且比较软,最适合于超声乳化白内障吸除术。在临床上值得一提的是有些患者主诉虽已老花眼却不需要戴老花镜即可近距离阅读。其实,这也是核性白内障患者经常面临的临床问题。随着晶状体核硬化,屈光指数增加,进而形成了近视进行性增加的特殊临床现象。如果核硬化局限于胚胎核,而成年核不受影响,其结果往往会产生一种较为特殊的双屈光现象,即中心区为高度近视,而外周区为远视,结果产生单眼复视。

3.老年性后囊下白内障

老年性后囊下白内障是指囊膜下浅皮质混浊为主要特点的白内障类型。混浊多位于后囊膜下,呈棕色微细颗粒状或浅杯形囊泡状。早期在晶体后核部囊下皮质呈棕黄色混浊,形如茶盘,故又名盘状白内障。外观如锅巴样,混浊呈细小点、小空泡和结晶样颗粒。早期视力受影响是因为混浊位于视轴区,而晶状体皮质和核保持透明,后期合并有核性或皮质性白内障,才发展为成熟白内障。裂隙灯显微镜下,有时可发现混浊区附近的囊膜受累,呈现黄、蓝、绿等反射,形成所谓的多彩样闪辉现象。由于病变距节点更近,因此即使病程早期,或病变范围很小很轻也会引起很严重的视力障碍。

老年性后囊下白内障,除后囊膜下浅皮质受累外,其他部分的皮质和晶状体核均透明,因此属于软核性白内障类型。基于这一点,后囊下白内障是超声乳化手术的最佳适应证。

三、诊断要点

(1)年龄在 50 岁以上。

(2)视力渐降,视物昏蒙或眼前黑影。

(3)眼部无充血,无痛无肿,可有黑花飞舞。

(4)外观端好,瞳孔、眼底均未见异常。

(5)晶状体呈不同程度混浊,有的甚至完全混浊。

(6)视力仅存光感时,光定位检测,红绿色觉正常,眼压正常。

(7)排除全身及局部外伤、感染、中毒及其他因素所致白内障。

四、实验室和其他辅助检查

(一)视力检查

应分别检查双眼远、近视力,以大致估计白内障所致视力损害程度。对视力低下者,应例行光感、光定位、色觉检查。在暗室内,遮盖健眼,患眼前 5 m 持一蜡烛光源,让患者辨别出烛光是否存在以确定是否有光感,尔后从不同的九个方向,测定其各方向的光的定位能力(患眼始终正视前方)。最后以红、绿玻片置于眼前,确定辨色能力是否正常。双点光源分辨试验,即辨别眼前相距很近的两个点光源的能力,对于判断视网膜功能亦有很重要的意义。一旦发现视力结果无法用白内障程度解释时应做进一步特殊检查。视力检查一般是在高对比度下进行的,并不代表低对比度下和视近处物体的视力。比如,一个视力检查结果很满意的患者,有可能在夜间驾驶时视力显得力不从心。

对视力检查结果的评价,需结合患者的职业、受教育程度、经济条件甚至社会人文环境来进行。欧美国家以 Snellen 视力表测试作为评价视功能的标准。大多数临床医生认为 Snellen 视力 20/40 或更好是好视力。美国大多数州允许视力 20/40 或更佳的人驾驶机动车,而老年人最佳矫正视力低于 20/40 不允许驾驶。因此,在美国,大多数矫正视力在 0.5,甚至 0.5 以上的白内障患者迫切要求手术已不足为奇。对于轻度或中等程度的白内障,做准确的视野检查,必要时行 Ammsler 屏检查,以确定是否有中心暗点或视物变形,对于提示可能同时存在的青光眼或其他眼底病是极有意义的。周边视野也可通过数指法大致确定,一般说来,除非视力极度低下(如成熟期白内障),应能在固视点周围 45°范围内做准确数指。

(二)视野检查

对于轻度或中度白内障患者,准确的视野检查可以确定有无中心暗点或视物变形,对青光眼和其他同时存在的眼底病诊断具有非常重要的意义。

(1)视觉电生理检查:视网膜电流图(ERG)对于评价黄斑部视网膜功能具有重要价值。闪光 ERG(FERG)可用于低视力眼的检查。闪光 VEP(FVEP)反映视路传导和视皮质功能,黄斑部病变和视神经损害时,其振幅均降低。FVEP 是屈光间质混浊时检查视功能的理想方法。临床上可将两种检查结合起来预测术后视力。

(2)晶状体核硬度分级:主要是根据裂隙灯检查结果,根据其核颜色进行判断之后分为五级,来确定其属于哪种类型的白内障,以及选择适合超声乳化手术的核硬度的白内障,并确保手术顺利。这五级分别是:一级(软核),透明或灰白色;二级(软核),灰或灰黄色;三级(中等硬度核),黄色或浅棕黄色,是超声乳化最主要的适应证;四级(硬核),深黄或琥珀色;五级(极硬核),棕褐色或黑色,不宜做超声乳化手术。

(三)斜照法检查

斜照虹膜(瞳孔)、晶状体如虹膜投影消失则为白内障已成熟,如阳性则晶状体仍有透明皮质。

(四)彻照法检查

当瞳孔散大,通过彻照,由眼底红光反射,可见晶状体早期的楔形或花环样混浊,则提示白内障。

(五)裂隙灯显微镜

裂隙灯显微镜对正常晶状体及白内障的检查方法主要有如下几种。

(1)弥散光照明法:用于检查前后囊膜表面或较明显的混浊。

(2)后照法:主要用于观察前囊膜改变。直接后照明也可明显勾勒出后囊膜及后皮质区内混浊轮廓。应用镜面反射法,则可对前囊膜混浊、隆起及凹陷做出判断,即出现所谓鱼皮样粗糙面上的黑色斑。同时亦可根据囊膜表面发光色彩推测白内障发展程度。

(3)直接焦点照明:即光学切面检查法。可明显显示晶状体内光学不连续区。在前囊膜和分离带之间存在一真正的光学空虚区,代表由上皮最新形成的纤维。这一空虚区如消失,往往是晶状体代谢变化或白内障形成最早出现的征象之一。

(六)眼压的检查

测定眼内压并非绝对必要,但术前了解眼内压,判断是否存在继发于膨胀期白内障、晶状体溶解、晶状体半脱位、葡萄膜炎、进行性房角狭窄等的青光眼,进而决定采取何种术式,可提供重要参考,特别是人工晶状体植入术前,更应对青光眼因素对手术可能产生的影响做出明确的判断。

检查方法包括指测法、眼压记测量法等。

1.指测法

让被检者向下看,检者用两手示指在上睑上部外面交替轻压眼球,检查双眼,以便对比两眼的眼压,眼压高者触之较硬,眼压低者触之柔软,也可和正常的眼压相比较。此法可大概估计眼压的高低,所得结果可记录为正常、较高、很高、稍低或很低。

2.眼压计测量法

修兹(压陷式)眼压计测量法,为常用的测量法,测量前应先向被检者作适当的说明,取得被检者的合作,然后让被检者仰卧,两眼滴 0.5% 地卡因溶液 2~3 次面部麻醉。

(1)测量前应校正眼压计(把眼压计竖立在小圆试板上,指针指向零度时方为准确),用 75% 的酒精消毒眼压计足板,等酒精干后即可使用。

(2)检查时被检者两眼自然睁开,向天花板或某一固定目标点(常用被检者自己的手指)直视,勿转动,检者用左手指轻轻分开上、下眼睑并固定在上、下眶缘,切勿压迫眼球,右手持眼压计的把手,将眼压计垂直下放,将足板轻轻放在角膜正中央(使眼压计自身重量完全压在角膜上,但注意切不可施加任何其他压力),迅速记录眼压计指针所指刻度,将此刻度对照眼压计换算表,查出眼压值。此种眼压计一般有三种不同重量的砝码 5.5 g、7.5 g 及 10 g。通常先用 5.5 g 检查,如指针刻度小于3,则应加重砝码重测,一般先后测 5.5 g 及 10 g 两个砝码,以便相互核对及校正眼压。

(3)测完后滴抗生素眼药水,拭净眼压计足板。

记录方法一般以眼压计的砝码为分子,指针所指之刻度为分母,即眼压计砝码/指针所指之刻度=眼压值,如 5.5/4=2.75 kPa(20.55 mmHg)。此种眼压计测得的正常眼压为 1.36~2.77 kPa(10~21 mmHg)。低于 1.36 kPa(10 mmHg)者为低眼压,超过 2.77 kPa(21mmHg)时。经多次测量时仍高者,应作排除青光眼检查。

检查目的:如晶状体囊膜破裂,晶状体皮质落入前房阻塞房角,使之房水引流发生障碍,导致眼压增高。如挫伤眼内睫状体,房角受损也会眼压发生变化,从而发生继发性青光眼。

(七)色觉检查

如红绿色难辨或辨认不清,往往提示手术后视力仍可能不能改善。

(八)虹膜新月影投照试验

这是检查白内障成熟程度最简单易行的方法。从集中光源自测面照射于瞳孔区,如白内障已形成、则由于光反射面使瞳孔区呈白色的反光。如果混浊已扩展到前囊膜(成熟期白内障),则白色反光区与瞳孔应相一致,视为虹膜新月影投照试验阴性;反之,如混浊处于晶状体某一定深度(未成熟白内障),则由于混浊层次与瞳孔平面尚有一定厚度的透明皮质,因此,当自侧方投照时,与光照方向同侧瞳孔缘内形成的阴影,以典型的新月姿态,投映在晶状体混浊背景上。新月影程度与白内障成熟程度成反比。虹膜新月影投照试验阳性代表进展期白内障，阴性代表成熟期白内障。对于晶状体局限性混浊及周边部混浊，本方法将失去诊断价值。

检眼镜可用于晶状体混浊的探测，用直接检眼镜＋10D透镜，以后部反光照明法可在瞳孔红色反光背景下观察晶状体混浊形态。然而，单眼观察、有限的放大倍率，以及较短的工作距离，使得这种检查不足以对白内障进行分级、分类。间接检眼镜有时可用于评价包括晶状体在内的屈光间质混浊程度的工具，有经验的临床医师可从检查结果预测视力功能损害与白内障程度是否一致。

五、鉴别诊断

根据年龄、病史、症状及局部检查晶状体混浊体征，较容易明确诊断，但对其他类型的白内障及其并发症必须鉴别。

(一)外伤性白内障

有明显的外伤史或眼局部伤，主要是机械性(如钝挫伤、穿孔伤等)、放射性、电击性等眼外伤所致。使晶状体的囊和皮质遭到破坏，其透明度降低或变得完全混浊，形成不同类型的白内障。

(二)发育性白内障

年龄不符或晶状体混浊多呈现点状、局限性、较小，不发展或不影响视力。

(三)糖尿病性白内障

有血糖升高病史或伴相关糖尿病性眼底改变。糖尿病患者中发生的白内障，可以是老年性白内障，只是由于糖尿病的影响，要比正常人群的白内障成熟年龄提早10年左右；另一种为糖尿病所引起者，以青少年为主，临床少见的白内障，即真性糖尿病性白内障。典型的糖尿病性白内障，因血糖浓度过高，是晶状体内外的渗透压发生急剧变化，白内障进展较快，在数日或数周内可以达到成熟阶段。另外，在糖尿病发病过程中，还常常出现暂时性近视或远视，且随血糖的变化，屈光状态也随着改变。

(四)老年性晶状体核硬化

老年性晶状体核硬化是晶体老化现象，多不影响视力，从形态上彻照法检查眼底可见核硬化为均匀红光，而核性白内障者可见核呈不均匀圆形暗影。

(五)中毒性白内障

有明显的接触史，常见有三硝基甲苯(TNT)、二硝基酚、萘、氯普马嗪等，可通过病史及晶体混浊形态相鉴别。

(六)并发性白内障

由眼局部炎症、肿瘤、感染等原因所引起白内障均可见眼局部病灶体征；由全身因素如药物、肌强直性、手足搐搦性白内障及先天遗传因素等均有相关病史。对老年性膨胀期的白内障常与青光眼发作易混淆，二者可同时存在，也可先后发病，无论青光眼并发白内障，还是膨胀期白内障继发青光眼，均应及时考虑行白内障摘除为安全。

(七)葡萄膜炎

老年性皮质性白内障的过熟期如因继发葡萄膜炎常需与葡萄膜炎相鉴别，前者前段检查可见晶状体缩小、核下沉或晶状体囊膜破裂，前房内可见游离晶状体蛋白物质体色素膜炎症；后者往往晶状体形态完整。

六、并发症

老年性白内障是临床最多见的致盲眼病,随着白内障手术的普及,人们似乎产生了这样的一种看法:得了白内障并不可怕,不管得病时间多长,视力下降多严重,只要做了手术,视力就能够恢复正常。其实,这是一种错误的认识,因为老年性白内障在其漫长的发生、发展过程中,会出现一些并发症,可严重地影响手术疗效。

(一)急性闭角型青光眼

膨胀期白内障由于晶状体皮质吸收水分,使晶状体肿胀,前房变浅,房水外流受阻,可导致青光眼急性发作。此时患者出现眼胀痛、头痛、看灯光时会出现彩色光圈,严重时出现恶心、呕吐、视力急剧下降。因此白内障散瞳检查时须谨慎,一旦发生青光眼,必须及时摘除膨胀的晶状体,否则可能导致永久性失明。

(二)瞳孔阻滞型青光眼

过熟期白内障由于固定晶状体的悬韧带变性和松弛,出现晶状体脱位或移位,引起房水通过瞳孔时受阻,使眼压升高而导致青光眼。此时出现的典型症状是严重的眼痛、头痛、恶心、呕吐。须及时摘除晶状体,处理瞳孔区的玻璃体,解除患者的病痛。

(三)晶状体溶解性青光眼

过熟期白内障囊膜的通透性增加或有细微破裂,晶状体的颗粒成分随房水的流动游移到前房,然后积聚于前房角,阻塞小梁网,从而产生继发性青光眼。此型青光眼药物治疗无效,必须摘除晶状体及行抗青光眼手术治疗。

(四)晶状体过敏性葡萄膜炎

过熟期白内障导致严重的前葡萄膜炎。出现眼睑肿胀、角膜水肿、角膜后片状沉着物堆积、瞳孔与晶状体广泛粘连,患者感到眼痛、眼红、视力进一步下降,因此也须手术摘除白内障。

(五)晶状体脱位

整个晶体可进入玻璃体腔内或瞳孔区白内障手术后并发症有后发性白内障,继发青光眼、眼内炎、虹膜睫状体炎、继发视网膜脱离、眼内积血以及人工晶体植入后的偏位、脱出、下沉、角膜水肿、炎症等。

需要指出的是,老年人中糖尿病患者明显增加。糖尿病可增加白内障的发病率,其特点是进展较快,双眼同时发病。在白内障形成之前,常会感到屈光的变化,血糖升高时会出现近视;经治疗后血糖降低,则会变为远视。因此一旦发现有糖尿病,要立即降低血糖,防止白内障的发生或发展。白内障成熟需手术时,术前须将血糖降至正常水平,术后严密细致观察。因为在血糖升高的情况下,术后容易出现伤口愈合延迟、前房积血、前葡萄膜炎等术后并发症的发生。

因此老年人若发现白内障,千万不能大意,不能任其发展,应及时就诊,定期到眼科门诊复查,避免并发症的发生。因为一旦出现并发症,即使手术治疗,术后视力恢复也不理想。

七、治疗

(一)辨证论治

老年性白内障从初发期至成熟期病程均较长,药物治疗适用于初发期或膨胀期以前,若晶状体混浊已波及瞳孔区、明显影响视力则药物难以奏效,宜待翳定障老之时,再行手术治疗可复明。

1.肝肾亏损

主症:视物模糊,眼目干涩,目少神光,眼内干涩,头晕耳鸣,须发早白,腰膝酸软,梦遗滑精,失眠健忘,面色㿠白,小便清长,夜尿多。眼前有黑花飞舞,或视灯、月数个;眼部外观端好,晶珠部分混浊,眼底如常,舌淡苔白,脉细弱等肝肾不足之全身症状。

治法:补益肝肾。

方药:右归丸加减。熟附子、当归、鹿角胶、熟地黄、山药、山茱萸、枸杞子、菟丝子、杜仲、牛膝、丹参。眼干涩不适,可选加沙参、麦门冬、五味子、玉竹、何首乌以益气养阴滋肾;如口干,可加地骨皮以除虚火。

方解:肝受血而能视,肝开窍于目,肾主藏精,瞳神属肾,肾水神光,最灵最贵,故正常的精明视物,离不开肾精肝血的濡养,而补益肝肾是内障眼病明目的重要方法。《医宗必读》亦说:"东风之木,无虚不可补,补肾即所以补肝。"方中熟附子、鹿角胶温阳补肾;熟地黄、山药、山茱萸、枸杞子、菟丝子、杜仲善补肝肾、益精明目;当归、牛膝、丹参补血行血,助药力运行全身。

2.脾虚气弱

主症:视物昏蒙,眼前黑花飞舞,眼外观端好,或上睑下垂无力提举,晶珠部分混浊,眼底如常。全身可兼有精神倦怠,肢体乏力,面色萎黄,饮食不振,食少纳差,大便溏薄,少气懒言,语言低微,舌质淡或有齿印,苔白,脉缓或细。

治法:补脾益气明目。

方药:补中益气汤加减。党参、黄芪、茯苓、白术、山药、炙甘草、扁豆、陈皮、升麻、柴胡、薏仁肉。食少纳差可选加建曲、炒谷芽、炒麦芽以健脾消食;大便溏泻者可去薏仁肉,加炒薏苡仁,煨葛根,健脾除湿。

方解:《审视瑶函》曰:"是方人参、黄芪、甘草甘温之品,甘者中之味,温者中之气,气味皆中,故足以补中气;白术甘而微燥,故能健脾;当归质润辛温,故能泽土,术以燥之,归以润之,则不刚不柔而土气和矣。复用升麻、柴胡升清阳之气于地道也,盖天地之气一升,则万物皆生,天地之气一降,则万物皆死,观乎天地之升降,而用于升麻、柴胡之意,从可知矣。"补药多滞,故用少量陈皮行气以导滞。脾胃健,清气升,则诸症可愈。

3.肝热犯目

主症:视物昏蒙,目涩不爽,头痛目胀,心烦或不寐。眼外观如常,晶珠部分混浊,眼底正常。伴全身有口苦咽干,急躁易怒,便结溲黄,舌红、苔黄、脉弦。

治法:清热平肝,散邪明目。

方药:石决明散加减。石决明、决明子、青葙子、栀子、赤芍、蔓荆子、木贼、菊花、荆芥、羌活、大黄。大便稀者去大黄、栀子;无外邪者去荆芥、羌活;头痛目涩眵多加白芷、桑叶;急躁易怒者加柴胡、青皮、制香附以疏肝理气,肝火不甚可去大黄,加刺蒺藜、密蒙花以清肝明目。

方解:石决明、决明子清热平肝,明目退翳为主药;青葙子、栀子、赤芍清肝泄热;蔓荆子、菊花、木贼、荆芥、羌活疏风散邪。

4.阴虚湿热

主症:视昏目涩、午后更甚,眼干不适,眼前黑影飘动。眼外观端好,睛珠部分混浊,眼底正常。全身可兼有口干不欲饮,烦热口臭,失眠多梦,五心烦热,潮热盗汗,大便黏腻不爽,小便短涩,舌红苔黄腻,脉细弦或细数。

治法:滋阴清热,宽中利湿。

方药:甘露饮加减。生地黄、熟地黄、茵陈蒿、石斛、麦门冬、天门冬、黄芪、枳壳、枇杷叶、甘草、珍珠母。夜寐多梦者加磁石;烦热口渴加栀子、黄连以清心除烦;大便不调腹胀、苔黄腻去熟地黄,加薏苡仁、茯苓、佩兰、石菖蒲,厚朴以淡渗利湿,芳香化浊,宽中理气;目干不适加沙参以养阴生津;视物昏蒙加菟丝子、桑葚子、枸杞子以滋肾明目。

方解:生地黄、熟地黄滋阴补肾,天门冬、麦门冬、石斛滋阴清热,黄芪、茵陈蒿清热利湿,枳壳、枇杷叶宽中降气以助化湿,甘草清热和中,珍珠母清肝明目。本方由滋阴与清利湿热两种药物组成,可取滋阴不助湿,利湿不伤阴之效。眼科主要用于肺肾阴虚夹湿热者,诸如慢性色素层炎、老年性白内障,主要症见视物昏花,而又舌苔黄腻者均可用之。

5.气血亏虚

主症:晶珠混浊,头痛眩晕,不耐久视,眉棱骨疼痛,神疲乏力,倦怠懒言,肢体无力,舌淡,苔薄,脉细弱。

治法:补益气血。

方药:八珍汤加减。人参、黄芪、茯苓、熟地、当归、白芍、川芎、菊花。若心虚惊悸,头晕少寐,则可加远志、五味子以养心宁神。为了防止过补伤胃,可加枳壳以利气和胃。

方解:方中人参、黄芪大补脾胃之气,则神疲乏力,倦怠懒言可除,茯苓补脾运湿;熟地、当归、白芍、川芎补血和血,行气止痛;气血充盈,下则充养血室,涩痛可愈;上则营养头目,则头痛眩晕可止。菊花可退翳明目使晶体混浊消失。

(二)中成药治疗

1.中成药(内治)

(1)障眼明片。

组成:由山药、茯苓、牡丹皮等组成。

用法:每次 3 片,每天 3 次。用于白内障初发期。

(2)复明片。

组成:熟地黄、山药、枸杞子、山茱萸、蒺藜、谷精草、茯苓、木通、女贞子、丹皮、生地、菊花、石决明、决明子、木贼。

用法:每次 4 片,每天 3 次,用于白内障初发期。

(3)石斛夜光丸。

组成:由石斛、人参、山药、茯苓、甘草、肉苁蓉、枸杞子、菟丝子、生地黄、熟地黄、五味子、天门冬、麦门冬、杏仁、防风、枳壳、川芎、黄连、牛膝、菊花、青葙子、决明子、水牛角、羚羊角等组成。

用法:口服每次 1 丸,每日 2 次。本方滋补肝肾,清热明目,适用于圆翳内障肝肾亏损型。

(4)明目地黄丸。

组成:有熟地黄、山茱萸、牡丹皮、山药、茯苓、泽泻、枸杞子、菊花、当归、白芍、石决明、蒺藜等组成。

用法:口服每次 6 g,每日 2 次。本方滋阴清热,平肝明目,适用于圆翳内障肝热上攻型。

2.中药滴眼液治疗(外治)

常用有珍珠明目眼液、麝珠明目滴眼液、莎普爱思滴眼液、蒲公英滴眼液、三黄眼液。点眼:每次2~3滴,每天3~4次。

(三)单方验方治疗

1.验方

组成:枸杞子6 g,茯苓9 g,当归3 g,菟丝子9 g。

用法:水煎服。适用于老年性白内障初发期。

2.苍术丸

组成:苍术250 g,黑豆1 000 g。

用法:用水两碗煮干,焙研为末糊丸,每日服9~12 g,适用于老年性白内障未成熟期。

3.决明子

组成:决明子适量(微炒)。

用法:代茶饮,每日3次。

4.验方

组成:火硝30 g(隔七层纸焙干),入飞黄丹0.6 g,梅片0.9 g。

用法:共研细末,入瓶密封勿泄气,每点少许,此方治疗各种翳障。

5.磁朱丸

组成:磁石、朱砂、神曲。

用法:每日服2次,每次6 g。

6.验方

组成:枯矾2 g,乌贼骨2 g,冰片1 g,木香0.2 g。

用法:共研为极细末,取药少许,点于眼上下睑结膜内,每日2次。应用后眼内有流泪感,但6~7 h后即可消失。

7.验方

组成:蛇蜕15 g,蝉蜕15 g,人指甲15 g,生铁落0.3 g,绣花针7个,猪肝250 g。

用法:先将前三味药置瓦上文火焙黄,共研末,将针和铁落与猪肝共煎1 h左右,用此汤送服药末,每日3次,共分2 d服完。

8.调中益气汤

组成:人参、黄芪、升麻、柴胡、木香、苍术、陈皮、甘草。

用法:每日1剂,水煎服。

9.化障汤

组成:生石决30 g,磁石30 g,生地12 g,枸杞12 g,白芍12 g,密蒙花12 g,菊花12 g,夏枯草9 g,石斛9 g,谷精草9 g,白蒺藜9 g,女贞子9 g,柴胡6 g,炙甘草6 g。

加减:中气不足加茯苓、山药、炒白术;阴虚火旺加知母、黄柏、龟板;服药日久,疗效不显,加牡蛎、鳖甲、昆布。

用法:每日1剂,水煎服

10.通明补肾丸

组成:石决明 30 g,人参 60 g,生地 60 g,桔梗 30 g,车前子 30 g,芜蔚子 60 g,白芍 30 g,细辛 15 g,大黄 9 g。

加减:血压偏高加菊花、钩藤;头晕加天麻、龟板;大便干燥加肉苁蓉;小便淋沥加泽泻、丹皮;眼睛干燥加枸杞子、石斛。

用法:诸药研成细末,用等量蜂蜜制成丸药,每丸重 9 g,早晚空腹各服 1 丸。

11.消障汤

组成:生石决 30 g,草决明 15 g,谷精草 12 g,生地 12 g,赤白芍各 12 g,女贞子 12 g,密蒙花 12 g,菊花、沙苑子各 12 g,白蒺藜 12 g,党参 12 g,黄芪 12 g,炙甘草 6 g。

加减:中气不足加茯苓、山药、白术;合并高血压和动脉硬化加牡蛎、钩藤;合并糖尿病者加麦冬、天花粉、熟地。

用法:每日 1 剂,水煎服。

(四)古方治疗

1.石决明散

组成:石决明 12 g,草决明 12 g,赤芍 12 g,青葙子 12 g,木贼 12 g,荆芥 12 g,麦门冬 12 g,栀子 9 g,羌活 6 g,大黄 6 g。

服法:每日 1 剂,水煎服,分 3 次,取汁 200 mL,每次 100 mL,分 2 次服。

方解:石决明、草决明为主药,清热平肝,退翳明目;青葙子、栀子、大黄、赤芍清泻平肝;荆芥、羌活、木贼祛风散邪。诸药合用,清热平肝散邪明目。

2.杞菊地黄丸

组成:熟地 25 g,山萸肉 12 g,山药 12 g,泽泻 10 g,茯苓 10 g,丹皮 10 g,枸杞子 12 g,菊花 10 g。

服法:每次 100 mL,每日 2 次服用。

方解:熟地滋阴补肾;山萸肉补肾涩精;茯苓淡渗利湿补心,泽泻宣泄肾浊,丹皮凉血活血而泻胆火;枸杞子、菊花平肝清热明目。全方补中有泻,补而不滞,滋补肝肾而明目。

3.金磁朱丸

组成:磁石 100 g,辰砂 50 g,神曲 200 g。

服法:每服 10 丸,渐渐加至 30 丸,空心饭汤下。

方解:此方以磁石咸寒镇坠肾经为君,令肾水不外移;辰砂为甘寒镇坠心经为臣,肝为其母,此子能令母实也,肝实则目明;神曲辛温,化脾胃宿食为佐,生用者发其生气,熟用者敛其暴气。

4.参苓白术散

组成:人参 6 g,白术 6 g,茯苓 8 g,扁豆 8 g,薏苡仁 6 g,山药 6 g,砂仁 3 g,桔梗 6 g,炙甘草 3 g。

服法:每日 1 剂,水煎服,每次 100 mL,每日 2 次口服。

方解:方中人参、白术、茯苓益气健脾利湿为君。山药助君药以健脾益气,兼能止泻;白扁豆、薏苡仁助白术、茯苓以健脾渗湿为臣药。砂仁醒脾和胃,行气化湿,是为佐药。桔梗宣肺利气,通调水道,载药上行,炙甘草调和诸药。

5.桃红四物汤

组成:红花 15 g,桃仁 15 g,当归 10 g,熟地 10 g,赤芍 6 g,川芎 6 g。

服法:每日 1 剂,水煎服,每次 100 mL,每日 2 次口服。

方解:当归、熟地、赤芍、川芎为四物汤,活血调血;桃仁、红花活血化瘀止痛。诸药合用活血化瘀,补血明目。

6.泄热黄连汤

组成:升麻 25 g,黄芩(酒炒)、黄连(酒洗)、柴胡(酒洗)、生地黄(酒洗)各 50 g,龙胆草 15 g。

服法:共为粗末,每服 15 g,午食前后热服,则阳不升,临卧休服,反助阴也。

方解:此方为主治客之剂。治主者,升麻主脾胃,柴胡行肝经为君,生地黄凉血为臣,为阳明、太阴、厥阴多血故也,故客者,黄连、黄芩皆疗湿热为佐,龙胆草专除眼中诸疾为使,为诸湿热皆从外来为客也。

7.益气聪明汤

组成:黄芪、人参各 5 g,炙甘草 25 g,升麻、葛根各 15 g,蔓荆子 7.5 g,芍药、黄柏各 10 g。

服法:为末,每服 20 g,睡前服,五更再煎服。

方解:此方以黄芪、人参之甘温,治虚劳为君;甘草之甘平调和诸药,升麻之苦微寒,行足太阳、手阳明、足阳明之经为臣;葛根之甘平,蔓荆子之辛温,皆能生发为佐;芍药之酸微寒,补中焦,顺血脉,黄柏之苦寒治肾水膀胱之不足为使。

(五)针灸疗法

1.方法 1

取穴:睛明、球后、攒竹、期门、光明、鱼腰、合谷、肝俞、肾俞、三阴交、足三里、承泣、太阳、申脉、照海等。

操作:每次 3～5 穴,每日或隔日 1 次,8～10 次为 1 个疗程。若肝肾亏虚加太冲、肾俞、百会、神阙、太溪以滋补肝肾;若脾胃虚弱加脾俞、胃俞、足三里、合谷、四白等补益脾胃;若肝热上犯,加行间、太冲、风池、阳白、支沟、大敦、印堂等穴,以清肝血热;若阴虚湿热则加脾俞、三焦俞、膀胱俞、复溜、太溪、阴陵泉以养阴清热除湿。

2.方法 2

取穴:主穴取承泣、睛明、健明,配穴取球后、翳明、太阳、合谷、肝俞、肾俞。

操作:每次选 2～3 个穴位,主、配穴交替使用,中、轻刺激。

3.方法 3

取穴:主穴取鱼腰、攒竹、睛明,配穴取曲泽、合谷、承泣。

操作:每次选主穴 1～2 个,配穴选 1 个,依次更换,轻刺激。

4.方法 4

取穴:睛明、球后、攒竹、鱼腰、臂臑、合谷、足三里、三阴交。

操作:每日或隔日 1 次,每次 2～3 穴,8～10 次为 1 个疗程,用补法。此法只适用于早期患者,且宜与内服外点药物配合使用。

(六)现代医学疗法

白内障是造成人类致盲致残及低视力的主要眼病,尽管其发病机制还没有彻底被人类揭开,但在治疗上,尤其是手术治疗,是值得肯定、脱盲效率高的最佳手段。

1.药物治疗

在药物治疗方面,人们针对多年来的临床与实验研究关于病因机制的几种学说提出了相应的药物治疗,主要以滴眼液为主,针对早期白内障或不适合手术的患者进行临床试用。

(1)辅助营养类药物:如维生素 E、核黄素、利眼明等。

(2)与醌体学说有关的药物:根据生化与药理实验研究发现老年性白内障患者色氨酸、酪氨酸等代谢异常,尿液可分离出代谢异常产物——醌亚氨酸(醌体、醌型物质、quinone),而此物质可以诱发老年性白内障。根据"醌体学说"理论,认为使用对晶状体可溶性蛋白质亲和力比醌体还强的物质可以使其不发生变性,从而防止白内障的发生。如卡他林、法可林、白内停等。

(3)抗氧化损伤类药物:在晶体代谢中可产生活性氧而氧化损伤,因老年晶体中一些与氧化有关酶的活性降低,谷胱甘肽的浓度也较成人低,当晶状体细胞膜被氧化损伤后通透性发生改变,晶状体蛋白变性而发生混浊,如谷胱甘肽等。

(4)其他抗白内障药物:如腮腺素、视明露等眼药水可改善新陈代谢,调整囊膜通透性。

2.手术治疗

随着现代手术治疗及显微器械的发展,白内障的显微手术技术日臻完善、成熟,尤其是在小切口和超声乳化技术方面越来越精细与轻巧;因而在手术时间的缩短,手术创口的减小,手术麻醉的简易(表面麻醉)以及可塑性、折叠式,甚至液体状的人工晶体材料等先进技术的应用,使得白内障手术的效果更佳,毒副作用降低。一方面是降低手术经济成本,让更多的患者接受手术治疗;另一方面是手术时机体前,不需要等白内障成熟,在近成熟、未成熟期即可以采用手术治疗。

但是,人的机体是一个有机整体,白内障的发生与发展是身体疾病的一个方面,而手术即使再精细、轻巧,其术前准备、心里承受、术中操作、手术灯的强光刺激(光损伤)、手术创口的恢复,都离不开围手术期的治疗和护理。现代手术虽然时间短,创口小,无明显的毒副作用,但术后的中医调护重在配合西医防止感染,促进伤口愈合与恢复,消除手术中的视网膜、黄斑区的光损伤以及前房的炎性反应,可以依据中医病机及不同的西医并发症酌情选方调理。

(1)白内障囊外摘除术:白内障囊外摘除术是在刺破晶状体前囊中央部后,将晶体和大部分皮质摘出,并尽量将剩余的皮质冲洗抽吸干净,使晶体后囊、前囊周边部留在眼内。该手术适用于老年性或有硬核的其他类型白内障,和拟植入后房型人工晶体的白内障;及晶体囊膜已破的 30 岁以上成年人外伤性白内障。

其手术方法为:术前充分散大瞳孔,局部麻醉后,张开眼睑固定上直肌与白内障吸出术相同,并做以角巩缘或穹隆部为基底的结膜瓣。在 12 点处以截囊刀自角巩缘刺入前房,同上法切开晶体前囊,做开罐式前囊切开,或以由齿晶体囊镊伸入前方,将晶体前囊的中央部镊出。切开并扩大角巩膜切口达130°～150°,用斜视钩或晶体匙和单齿镊子分别轻压下方角巩缘和上方切口后唇附近巩膜,此时晶体核及大部分皮质可以顺利摘出,在 12 点及鼻、颞侧各做角巩膜缝线一针,然后同上法将抽吸灌注针头,伸入前房,将残留的晶体皮质极有利的晶体前囊抽吸出来(在没有抽吸灌注针头时,可以用连接含冲洗液的 18 或 19 号钝头针伸入前房,将残留皮质慢慢冲洗出来),在角巩膜补加缝线 4~5 针,作球结膜缝合。球结膜下注射庆大霉素加地塞米松,术眼涂阿托品及抗生素软膏,眼遮盖并包扎双眼。

(2)白内障囊内摘除术:白内障囊内摘除术是在离断晶体韧带后将晶体完整摘出。本手术适应于老年性白内障 40 岁以上有较大硬核的各种白内障及有晶体脱位的白内障。从 20 世纪30 年代到 80 年代初期,此术式曾被改进和推广,但由于手术后玻璃体失去了晶体后囊的支撑,其活动度增大,使黄斑囊样水肿及视网膜脱离等并发症发病率较高,故在一些发达国家眼科医生较多采用在显微镜下进行白内障囊外摘除术,而较少作此术式。

本术式多采用冷冻摘除法。其方法为:手术前散大瞳孔,麻醉及结膜瓣,角巩膜缝线等均与囊外摘除术的方法相同,但角巩膜缘切口 170°~180°,作虹膜周边切除,先切角膜瓣,使上方瞳孔缘较充分地暴露,推开上方虹膜,露出周边部晶体前囊,以白内障冷冻摘除器的头接触上方晶体前囊,待数分钟后,冷冻头与晶体前囊及其下皮质冷冻黏着后,慢慢提取晶体稍后左右旋转摆动,使晶体韧带断裂,整个晶体便能完整摘除,缝合角巩缘、结膜缝线。球结膜下注射庆大霉素和地塞米松,术眼涂阿托品及抗生素软膏,眼遮盖并包扎双眼。

在没冷冻摘除器时,还可以用镊子夹着硅胶丸或用特制的笔式硅胶棒置于晶体上方前囊表面,接触 10 min 后使二者粘着,即可像冷冻摘除术一样将晶体摘除。也可以用特制的无齿晶体囊镊夹住上方晶体前囊,或用金属制的晶体吸盘连接滴管作吸引力,将晶体完整摘除,但此二法均不及冷冻方法简便有效。

(3)人工晶体植入术:随着科学的发展,近年在国内外已普遍推行白内障摘除后即在眼内放入一个人工晶体,代替已摘除的混浊晶体,达到更好恢复晶体生理功能的目的,手术后没有配戴白内障眼镜引起的物像放大、周边视野缩窄和配戴角膜接触镜可能引起一系列并发症等的缺点,特别有利于单眼白内障摘除后恢复双眼单视的功能。目前使用的有前房型及后房型人工晶体,大多数是在白内障摘除后即植入人工晶体,也有少数是在白内障摘除后(一般半年以上)植入的,其中常规白内障现代囊外摘除术后即可置入改良型 J 袢或 C 袢后房型人工晶体,为最广泛采用方法。

(4)白内障现代囊外摘除联合后房型人工晶体植入:此为在手术显微镜下先进行白内障囊外摘除术,术前散瞳,术时麻醉、开睑、上直肌缝线、作以穹隆为基底的结膜瓣、止血、穿刺进前房、开罐式截囊、剥离前囊膜、挽出晶体核、清除干净残留皮质等均与白内障囊外摘除术相同。然后松除 12 点钟方位角巩膜缝线,使鼻、颞侧缝线间留有 6 mm 宽的置入口,在前房及囊袋内注射 2%甲基纤维素或 Healon 后,将人工晶体从 6 mm 的切口植入。用人工晶体镊夹住人工晶体上 1/3 部分,使下袢通过切口并送至 6 点处虹膜后的囊袋中,将上袢送入切口,逆时针旋转镊子,使袢的膝部向后方,当袢的膝部已越过瞳孔上缘时放松上袢,上袢即可进入虹膜后面的囊袋内。调整人工晶体位置,使上、下袢分别位于 9 点及 3 点的水平位置。前房注入 1%毛果芸香碱或 0.1%氨甲酰胆碱缩瞳。缝合角巩膜及结膜切口。球结膜下注射庆大霉素及地塞米松,涂抗生素眼膏,遮盖双眼。

(5)白内障超声乳化吸出联合人工晶体植入术:白内障超声乳化吸出术是利用超声波将晶

体核乳化后吸出。本法具有切口小,术后患者活动不受限制,对角膜表面曲率影响小的特点,术后很少散光,适应于晶体核不是明显坚硬的白内障。其手术步骤为:术前充分散瞳、麻醉、开睑、作以穹隆部为基底的结膜瓣等,均同白内障囊外摘除术。然后做板层巩膜瓣下角膜缘切口3 mm 长,向前房内注入 Healon,开罐式截囊或圆形撕囊。将超声针头斜面向下插入前房,以免进入时吸住虹膜造成虹膜根部离断,进入前房后立即转动使其斜面向上。从晶体核的前面中央部开始削刨,由浅到深,连续操作直到中央仅剩下一薄层,勿使核松动。当核中央被乳化吸出后,剩余的核呈碗状,此时将针头移到核的上方赤道部,轻轻使针头进入核与皮质间,停止乳化,灌注 Healon 使核与皮质分离,然后用针头轻轻推动核,使之与皮质进一步分离。如果向一个方向转动核有困难时,则向相反方向重复此动作。一旦核可以自由转动,则继续乳化核的周围部分,直至核中央剩下一薄层。最后核的小片需用乳化针头将其分为两半,并被乳化吸收,不可剩余以免术后严重反应。用自动注吸系统清除干净皮质后,扩大原 3 mm 切口至 6 mm 长。如上法囊袋内植入人工晶体,前房内注入 1%毛果芸香碱或 0.1%氨甲酰胆碱。平复巩膜瓣,检查切口有无房水渗漏,缝合或不缝合切口。球结膜下注射庆大霉素及地塞米松,涂抗生素眼膏,遮盖术眼。

(七)其他疗法

除针灸疗法针对常用经穴治疗外,在眼部、眼周及耳部采用的其他疗法亦颇为丰富,如耳穴埋针、贴药、耳穴结扎、埋线;眼周穴按摩、理疗、离子导入,配合电针、电推拿、气功以及穴位冷冻、耳穴穿针等方式多样,各有特色。

1.眼周穴位按摩及理疗法

可用脉冲穴位按摩仪或手法按摩双眼周穴,如睛明、攒竹、四白、鱼腰、太阳等穴位,每天 1~2 次。

2.耳穴埋针或贴药法

可选耳穴有:肝、目、脑、肾、内分泌等穴,每次 2~3 个穴,埋针、埋线或贴决明子、磁朱丸等,埋藏或贴药后一般 3~4 d 后再埋针或埋线或贴药,次数不限。

3.穴位注射法

取穴三阴交、肝俞、肾俞、光明、合谷等,每次选穴 2~3 个,选用维生素 C 注射液,每穴每日每次注射 0.5 mL,每日或隔日 1 次,交替轮取,10 次为 1 个疗程。

4.中药离子导入法

常用中药离子导入的药物有:丹参、三七、血栓通、当归、毛冬青、决明子、黄芩、钩藤、洋金花、地榆、五味子、芦荟、蜂蜜、昆布、盐酸罂粟碱、草乌、延胡索、碘化钾、维生素 C、川芎、黄连素等。

5.头针疗法

取穴视区,针尖向下刺入头皮第三层帽状腱膜后,平行皮肤进针 4 cm,快速旋转针体,或可以留针 2 h,10 次为 1 个疗程。

6.刮痧治疗

头部:全息穴区——额中带、额顶带后 1/3、顶枕带下 1/3。督脉——百会。膀胱经一双侧睛明、攒竹。奇穴——双侧太阳。胆经——双侧瞳子髎、风池。三焦经一双侧翳风。

背部:膀胱经——双侧肝俞至肾俞。

上肢:大肠经——双侧合谷至三间。

下肢:胃经——双侧足三里。

7.针挑疗法

取穴:第6、7颈椎棘突处,第1胸椎棘突处,以上各处旁开约0.5 cm处的6个点作为挑治部位,每7个点构成一个梅花形。

操作:患者取坐势,头略低,暴露局部皮肤后,选取挑治部位。按常规消毒皮肤,然后用针挑破皮肤,从皮下组织中可挑出白色纤维物数十条,至白色纤维物挑净为止,将白色纤维挑断或用手术刀切断。挑治部位有少量积血,用消毒棉球擦干即可。挑治时间一般第1~4次,每日挑治。从第5次开始,则每周挑1次,12次为1个疗程。最初3次分别在6~7颈椎,第1胸椎棘突处挑,第4~12次分别在棘突处周围、左右、上下相对称的两个点挑治。(注意:挑治过程中,禁食有刺激性的食物,禁房事)

8.火罐疗法

取穴:第6、7颈椎棘突处,第1胸椎棘突处。

操作:依上法实行针挑后,挑治部位有少量积血,用消毒棉球擦干,然后在该处拔火罐,吸出少量血液即行起罐,将血擦干,用酒精消毒,盖上消毒敷料,胶布固定,隔日1次,每12次为1个疗程,一般随针挑法相配合同施患处。

9.梅花针疗法

取穴:后颈部、眼周部及大椎穴。

操作:常规梅花针刺法,弹刺后可加罐拔吸10~15 min。隔日1次,5~10次为1个疗程。

10.祛障穴冷冻法

本方法是治疗老年性白内障进行期(初发期、膨胀期)行之有效的方法,是原长春中医学院眼科教研室李永才教授发现并创立的。选穴:在角巩膜缘3、6、9、12点终四个方位为祛障穴,穴位直径2 mm,2/3在巩膜缘上,1/3在角膜缘上,先用0.5%地卡因做表面麻醉3次后,用直径2 mm的无菌棉签蘸液氮0.5 mL之后迅速接触祛障穴表面,不施加压力。冷冻时间为5 s,以穴位表面出现白色冻斑为宜。每周1次,5次为1个疗程。冷冻后无须特殊处理,局部极度充血水肿时,可点用氯霉素眼药水以预防感染。

(八)并发症治疗

1.绿风内障

相当于西医急性闭角型青光眼。发病急剧,眼珠肿痛欲脱,视力急剧下降,甚至失明。白睛混赤,眼睛雾浊,瞳内呈黄绿色,瞳神散大,眼珠变硬,甚坚如石。或伴有头痛如裂,恶心呕吐,眩晕耳鸣。舌质红,苔黄腻,脉滑数。

(1)中药疗法。①治法,平肝泻火,清降痰浊。②方药,羚羊角饮子加减。羚羊角(锉末)、犀角(锉末)、防风、桔梗、茺蔚子、玄参、知母、大黄(炮)、草决明、甘草(减半)、黄芩(炒)、车前子各等分。

(2)针灸疗法。①取上花穴治疗,用泻法。②在选穴上,以足太阳膀胱经、足少阳胆经、足厥阴肝经为多,其次为足阳明胃经、手阳明大肠经、手少阳三焦经、督脉。主穴:睛明、攒竹、风池、行间。配穴:合谷、三阴交、太阳、肝俞、光明、太冲、足三里、肾俞、太溪、球后。

实验研究:睛明、行间、风池为主穴。单独针刺即可有效降低眼压,若联合使用降眼压效果迅速持久。

(3)其他疗法。①甘露醇,使用剂量一般每千克体重 1.5 g。本品配成 20% 水溶液作静脉滴注,每分钟输入 5~10 mL,一般在 30~60 min 滴完。注射后 15~30 min 开始眼压下降,用药后可出现多尿、口渴后颅内压降低所引起的恶心、头痛、头昏等,输液停止后即可消失。②50% 葡萄糖溶液,加入 1 g 维生素 C,静脉注射,每日 1 次,亦有暂时降低眼压的作用,糖尿病患者禁用。

(4)现代医学疗法。①用药物降低眼压,以解除高眼压对视网膜及视神经的危害。常以缩瞳剂、碳酸酐酶抑制剂、β 阻滞剂及(或)肾上腺素 α2 激动剂联合并用,大多数病例足以降低眼压。②打开关闭前房角,在发作 48 h 内打开关闭的前方角,越早越好。缩瞳剂、角膜中央加压可以打开对合性前房角关闭。激光周边虹膜成形术、注射 BBS 于前房可拉开粘得不太牢固的前粘连。③缓解瞳孔阻滞,90% 闭青是瞳孔阻滞性的。瞳孔阻滞可造成前房角关闭,切开虹膜根部是改善前后房角交通的有效办法,全部闭眼患者需要行激光虹膜切开术或周边虹膜切除术。④瞳孔阻滞性青光眼一定需要手术进行治疗。在药物将眼压控制,或者用尽全部药物而眼压未能被控制后,必须考虑手术治疗。药物治疗后很快控制眼压者,先复查前房角,判断是何种机制增高眼压的。并采用其相应的手术进行治疗,有激光虹膜切开术、周边虹膜切除术、激光周边虹膜成形术、小梁切除术、白内障囊外摘除术等。

2.晶状体过敏性葡萄膜炎

应及时取除晶状体物质,扩瞳、局部及全身应用类固醇。另一眼如有白内障,需行囊内摘除术。

第五节　白内障囊内摘除术

随着显微眼科手术的发展,现代白内障囊内摘除术与传统的囊内摘除术相比有了很大不同,如在手术显微镜下,使用显微手术器械进行手术操作,现代缝合技术和缝合材料以及现代可控式冷冻技术的应用,良好的球后麻醉联合各种软化眼球的方法,术中使用药物控制瞳孔的大小以彻底清除前房内的玻璃体,使用黏弹性物质保护角膜内皮和其他眼内组织,玻璃体切割器对术中并发症的处理等。这些先进医疗器械的应用及手术技术的不断进步,使现代白内障囊内摘除术逐渐淘汰了传统白内障囊内摘除术。

一、手术适应证

白内障囊内摘除术只适用于极个别特殊情况。晶状体完全脱位于前房,可行白内障囊内摘除术;Ⅴ度核的晶状体完全脱位于玻璃体腔,可联合玻璃体切除注入重水后摘出晶状体。

二、手术操作

(一)开睑

为了减少术中玻璃体脱出的机会,应尽可能减少引起眼压升高的因素,可选用缝线开睑或拉开式开睑器开睑。球后麻醉后如眼球制动良好,可不布置上直肌固定缝线。

(二)结膜瓣

为了便于操作,可采用以穹隆部为基底的结膜瓣,沿角膜缘剪开结膜,切口范围150°~180°角,暴露角膜缘及3~4 mm宽的巩膜表面,并做巩膜表面烧灼止血。

(三)角膜缘切口

多采用上方角膜缘切口,由于需将整个晶状体摘出,角膜缘切口范围从10:00~2:00方位,最好采用三面形阶梯式切口。外切口做在角膜缘后1 mm的巩膜上,1/2巩膜厚度,向前分离至角膜缘前界透明角膜处,由此位置进入前房。用角膜剪或穿刺刀向两侧扩大切口,切开时剪刀必须与虹膜面平行,保证切口斜向进入前房,形成阶梯式切口,预置缝线可选择性使用。

若患眼术前已有玻璃体脱入前房,在切开前房后,将黏弹剂注入前房,保护角膜内皮,用玻璃体切割头对前房内的玻璃体进行只切割不注水的"干性"切除,如玻璃体前界膜完整,可注射黏弹剂将玻璃体疝复位。在完成前房玻璃体切除后扩大角膜缘切口至150°。

(四)娩出晶状体

娩出晶状体前应进一步检查切口是否足够大,瞳孔是否充分散大,眼压是否合适,必要时向前房内注射1:(10 000~50 000)肾上腺素灌注液,以减少娩出晶状体时出现并发症的可能。

(1)借助晶状体套圈娩出法:现代囊内摘除术多采用套圈法。向前房内和晶状体下方注射黏弹剂以保护角膜内皮和玻璃体前界膜,将晶状体套圈置于晶状体的后囊下面,托起晶状体从切口娩出。如玻璃体液化、晶状体已完全坠入玻璃体腔内,则只能采用后段玻璃体切除术,通过用眼内导光纤维及角膜接触镜,在直接观察晶状体位置的条件下,进行晶状体切割术或者晶状体超声粉碎术。

(2)冷冻摘出法:传统囊内摘除术采用冷冻法。助手提起角膜瓣暴露晶状体前表面,并用海绵拭子吸去晶状体表面水分,水分过多可影响冷冻向皮质扩散,导致提起冷冻头时撕破前囊。助手或术者将上方虹膜拉开,冷冻头进入前房,黏附于晶状体上方前表面,位于晶状体前囊上1/3与下2/3交界处,停顿数秒后冷冻头周围出现白色圆圈并结成冰球表示晶状体已被粘结牢固,向后上方提起冰球使之离开虹膜,轻轻摇动,使上方晶状体悬韧带离断,然后左右摇摆拉断两侧悬韧带,一旦悬韧带松解虹膜即塌陷至晶状体后,然后将晶状体完整摘出。冷冻时晶状体周围组织有向冷冻头趋附的可能,注意冷冻头不可接触晶状体以外的其他眼内组织,以免造成组织的严重损伤,如发生误粘,应立即用灌注液冲洗冷冻头解冻。冷冻源采用CO_2或液氮,冷冻设备可采用能调节制冷温度的冷冻摘除器,或采用便携式半导体冷冻器、干冰冷冻器、氟利昂白内障冷冻摘除器等。

(3)晶状体已完全坠入玻璃体腔内者,可用后段超声粉碎直接将晶状体摘除。对于Ⅴ度核,建议联合玻璃体切除注入重水后浮起晶状体再予以摘出。术时先将脱位晶状体周围的玻璃体切除,在前房内注射黏弹剂保护角膜内皮,在晶状体和视网膜之间注入重水(过氟化碳),使晶状体浮起至瞳孔区,然后从角膜缘切口娩出晶状体,最后将玻璃体腔内的过氟化碳吸出。

(五)缩瞳、周边虹膜切除及清除前房内玻璃体

晶状体娩出后,收紧中央预置缝线,关闭切口。然后向前房注入眼内用匹罗卡品或卡米可

林缩瞳,如瞳孔不是正圆,可能前房内有玻璃体存在,可在相应部位做"干性"玻璃体切除,再做周边虹膜切除。

(六)关闭切口

用 10-0 尼龙线间断缝合切口 7～9 针或做连续缝合,最后拆除切口预置缝线。关闭结膜切口将结膜复位后,用电透热法将结膜切口固定。必要时也可用缝线固定结膜切口。

术毕结膜下常规注射抗生素及皮质激素,涂抗生素眼膏后包扎遮盖术眼。

三、手术操作要点

(一)切口位置选择

手术切口不能过于靠后,否则可能会出现大出血,并使睫状体暴露,或使虹膜受损伤。手术刀刺入前房时应与虹膜平行,以避免损伤虹膜。

(二)虹膜切除

虹膜切除的目的主要是预防发生瞳孔阻滞。多数情况下,小范围的基底部周边虹膜切除即可足够。充分散瞳之后可出现虹膜中心部位被粘着的现象,在进行虹膜切除时,应注意切除面积比预计的要大,甚至靠近瞳孔括约肌。所以,最好是在缩瞳后进行周边虹膜切除。如基底部虹膜切除过小,可能会出现只切除了虹膜基质层,而色素上皮却未能切除。这时,可使用楔形海绵将色素上皮穿透。为了避免在虹膜切除过程中损伤睫状体,切除位置不宜过于靠后,应在睫状体边缘前 0.5 mm 处施行虹膜切除。

四、ICCE 的并发症

(一)术中并发症

术中并发症包括晶状体囊膜破裂,玻璃体脱出,虹膜或角膜冻伤,切口错误,角膜后弹力层撕脱,虹膜根部离断,前房积血,瞳孔括约肌撕裂,玻璃体脱出,暴发性脉络膜出血等。

(二)术后并发症

术后并发症包括伤口裂开、脉络膜脱离、前房出血、继发性青光眼、黄斑囊样水肿、视网膜脱离、虹膜炎和瞳孔改变等。较常见的术后并发症有如下两种。

1.瞳孔阻滞性青光眼

瞳孔阻滞性青光眼治疗上首先使瞳孔散大,解除瞳孔阻滞。其次使用 Nd：YAG 激光做周边虹膜切除术和玻璃体前界膜切开术解除瞳孔阻滞。一旦切穿虹膜,前房即可恢复正常深度。激光治疗无效时可考虑行前段玻璃体切除术,解除玻璃体与虹膜的粘连。当房角已发生粘连,范围已超过两个象限时,必须做抗青光眼滤过性手术。在预防上,应减少术中对虹膜的刺激,以及术中做确切的周边虹膜切除术,有时甚至做 2 个周边虹膜切除口。

2.大泡性角膜炎

大泡性角膜炎治疗上可行穿透性角膜移植及联合前段玻璃体切除术。在预防上只有及早发现,及早处理前房内的玻璃体疝,才能防止大泡性角膜病变的发生。

第九章 青光眼

第一节 原发性闭角型青光眼

闭角型青光眼过去称为充血性青光眼,因其发作时眼前部有明显充血而命名。因结膜充血只是本病的一种表现而不是致病原因,此外,有一部分患者在发作时并没有结膜充血,所以现在多根据其发病机制——由于房角关闭而引起眼压升高而称为闭角型青光眼。

关于闭角型青光眼的发病率,因各家统计标准不一,差异很大。Duke-Elder 谓开角型青光眼约为闭角型青光眼的 4~5 倍,但也有人报告两型的发病率近似甚或闭角型者多于开角型。近年来闭角型青光眼在原发性青光眼中所占的比例有增高的趋势。这可能是由于前房角镜的广泛应用,使一部分慢性闭角型青光眼获得正确的诊断,而以往是按有无充血来分类的,因此将不充血的部分病例归属于开角型青光眼。

闭角型青光眼多见于女性,发病率约为男性的 2~4 倍。此病为中年和老年性疾患,发病年龄多在40岁以上,尤以 50~70 岁居多。有人报告前驱期多始于 55~60 岁,虽为双侧性疾患,但常一眼先发病,双眼同时发作者较少。闭角型青光眼与遗传有关,其发病与前房深度有肯定的关系,而前房深度是由遗传决定的。患者的亲属中前房浅和房角窄的较正常人口明显多见,但家族性的发病率却又较单纯性青光眼明显少见。本病的发作与季节有一定关系,冬季较夏季多,可能与冬季光线较少而使瞳孔开大有关。

一、病因

由于虹膜周边部机械性的堵塞了房角,阻断了房水的出路而使眼压升高。小梁和Schlemm 管等房水排出系统一般是正常的。从解剖上的特点来看,闭角型青光眼发生于浅前房、窄房角的眼睛。其角膜较小,而晶状体相对地较大,睫状体较发达,虹膜在睫状体的止端常靠前,多为远视。这些解剖因素均可使前房变浅和房角狭窄,尤其是当晶状体相对大时,它与虹膜贴的较紧,因此房水由后房流经虹膜与晶状体的间隙时,受到的阻力就增加,形成生理性瞳孔阻滞,而使后房的压力升高,虹膜膨隆,房角变窄。

闭角型青光眼房水循环阻滞因发生的部位不同可分为房角阻滞、瞳孔阻滞、睫状阻滞和玻璃体阻滞。闭角型青光眼眼压由于周边虹膜与小梁相贴,即房角阻滞,这是高褶虹膜型青光眼发病的原发机制;它常是继发于瞳孔阻滞,或者偶尔是由于其他机制,如睫状阻滞睫状体向前旋转,或者液体通过前玻璃体受阻(图 9-1)。在有炎症的眼睛房角相贴在数日内可发展为周边虹膜前粘连,而在慢性闭角型青光眼经过数月才形成周边前粘连。

(一)瞳孔阻滞

当前房相对较浅及虹膜—晶状体隔前凸的时候(由于晶状体厚及其前表面较陡),房水从后房到前房的正常流动的阻力较大。随年龄增长晶状体变厚阻力增加(年龄增长前房变浅,在60岁时前房深度约为3.5 mm)。这将增加前后房的压力差,因而虹膜周边部向前突,此部分未被瞳孔扩约肌所拉紧,周边虹膜将压向小梁网而阻碍房水外流。这样瞳孔阻滞将导致房角阻滞,这是急性闭角型青光眼发作最常见的原因。这可解释在急性发作前常会有间歇性眼压升高而能自发缓解。当眼压升高,瞳孔扩约肌将不全麻痹,瞳孔将开大,这将减少虹膜与晶状体的接触面积,前后房的压力差将减少,虹膜根部将后陷,因而到小梁网的通路将被打开,发作自发停止。在许多不同的促使发作的形态的与功能的因素之间存在着细微的平衡。由于光线暗而降低瞳孔扩约肌的张力,可压迫张力小的虹膜周边部使其贴到小梁网,因而在黄昏的光线下常发生青光眼的急性发作。同样理由,在一个易发眼,散瞳检查后,当瞳孔再缩小时常会出现发作。

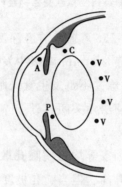

图 9-1　闭角型青光眼的 4 种阻滞部位

A.房角阻滞(经常见);P.瞳孔阻滞(常见);C.睫状阻滞(罕见);V.玻璃体阻滞(罕见)

　　闭角型青光眼的眼球常较短,角膜直径较小,晶状体前面距角膜的距离常近 1 mm,晶状体较正常者约厚 0.6 mm。薄的虹膜根部与虹膜睫状区之间常有阶梯样移行区,此区最先接触房角结构。另外,房水外流增加对虹膜可产生吸引作用。作小的虹膜周边切除孔可永远解除瞳孔阻滞,形成前后房的通路(图 9-2)。眼前节结构的局部解剖关系受调节的影响,尤其是受拟副交感药物和抗副交感药物的影响(图 9-3)。

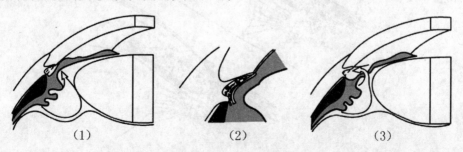

(1)　　　　　　　(2)　　　　　　　(3)

图 9-2　瞳孔阻滞所致房角关闭及虹膜切除的作用

(1)厚的虹膜根部首先被推向角膜周边部;(2)由于生理性房水外流,房角完全阻滞,小梁

网压 Schlemm 管;(3)虹膜根部小开口,前后房压力平衡,虹膜根部后房水到达房角

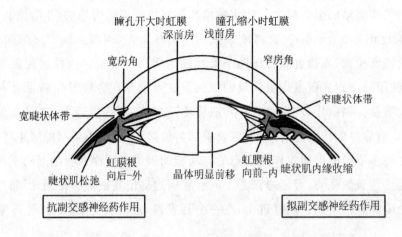

瞳孔开大时虹膜
深前房

瞳孔缩小时虹膜
浅前房

宽房角

窄房角

宽睫状体带

窄睫状体带

睫状肌松弛

虹膜根
向后-外

晶体明显前移

虹膜根
向前-内

睫状肌内缘收缩

| 抗副交感神经药作用 | 拟副交感神经药作用 |

图 9-3　抗副交感神经药及拟副交感神经药对眼前节的作用

Barkan 等发现在闭角型青光眼中,75％患者前房深度小于 1.5 mm,前房越浅,房角关闭的机会越大。Lowe 认为前房深度大于 2.5 mm 者很少发展为房角关闭,而前房浅于 2.5 mm者则易发生。具有上述解剖特点的眼球并不都发生青光眼,其中约有 10％可能发展为闭角型青光眼。在一些诱因的影响下,才促使房角关闭,眼压升高。这些因素主要是以下几种。

1.瞳孔散大

停留在暗处、用散瞳剂以及精神因素等均可使瞳孔散大。瞳孔散大时虹膜周边部阻塞了窄房角,妨碍房水的排出而引起眼压升高。但当瞳孔极度散大时,虹膜与晶状体周边部的贴附又变松。可解除瞳孔阻滞而减轻青光眼发作的因素。Chandler 认为瞳孔中度散大时是最危险的,该时瞳孔阻滞尚未解除,而松弛的虹膜被增高的后房压力推挤向前,阻塞房角(图 9-4)。

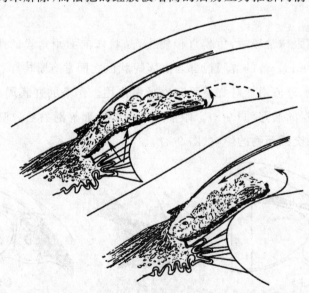

图 9-4　瞳孔大小对房角的影响;窄房角眼,晶状体位置靠前

上:缩瞳时(虚线),虹膜紧贴晶状体,产生最大的瞳孔阻滞;瞳孔中等度开大时,瞳孔阻滞尚未解

除,松弛的周边部虹膜贴向小梁;下:瞳孔充分开大,瞳孔阻滞缓解,房水流入前房,虹膜离开小梁

2.缩瞳剂

有些窄房角的患者用强缩瞳剂后,尤其是胆碱酯酶抑制剂,可引起青光眼的急性发作。因瞳孔缩小时,虹膜与晶状体接触弧增大且相贴更紧,产生瞳孔阻滞。同时这些药物还可引起虹膜和睫状体的血管扩张、睫状肌收缩、晶状体韧带松弛、晶状体向前移位,而这些因素均可加重瞳孔阻滞。

3.血管神经因素

由于血管神经调节中枢失调引起血管舒缩功能紊乱,可使毛细血管扩张,血管渗透性增加,睫状体水肿、向前移位而堵塞房角;还可使房水生成过多,后房压力增高,周边虹膜向前膨隆关闭房角。此外,脉络膜血管扩张也可使玻璃体和晶状体向前移位。情绪波动或过度疲劳所引起的闭角型青光眼发作可能与血管舒缩功能失调有关。

(二)睫状阻滞

睫状肌的纵行纤维附着在巩膜突上,有些纤维可能向前进入小梁网。由于睫状肌痉挛、应用缩瞳剂或调节等可使睫状肌收缩,将睫状体向前拉并围绕巩膜突使其旋转,这将导致房角变窄,因睫状体挤压虹膜后面,睫状突向前转,韧带松弛使晶状体变圆前移使前房变浅。睫状体发炎肿胀可有同样的作用,严重时可在瞳孔区看到睫状突。正常情况下晶状体赤道部与睫状体之间仅相距 0.5 mm,在睫状体肿胀及其围绕巩膜突向前旋转时,如某些眼球睫状环较小,晶状体相对较大,可使晶状体和睫状体间的间隙变小或消失,即可产生睫状阻滞,房水不能通过晶状体与睫状突之间的间隙进入后房,而是向后流入玻璃体或玻璃体之后,将推晶状体-虹膜隔向前,使前房极度变浅甚或消失,同时也加重了瞳孔阻滞和房角关闭,而引起眼压升高发生睫状环阻滞性青光眼,或称恶性青光眼。

动物试验表明缩瞳剂可引起:①虹膜变薄。②睫状体更呈三角形(变扁程度减轻),使睫状突与晶状体赤道部相接触。③使小梁网间隙加大,因为睫状肌牵拉巩膜突。

睫状肌麻痹剂有相反的作用。去氧肾上腺素也有使睫状体变扁的作用(图 9-5)。

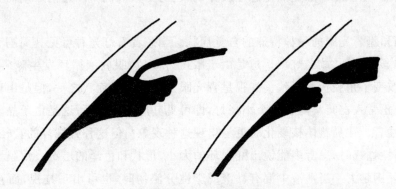

图 9-5　缩瞳剂及睫状肌麻痹剂对睫状体的作用

左:用缩瞳剂后,睫状体呈三角形,虹膜变薄;右:用睫状肌麻痹剂后,睫状体变扁平,虹膜变厚

(三)前玻璃体阻滞

实验研究表明,在正常情况下,液体可通过玻璃体没有任何阻力,但是在灌注压升高时,该阻力明显增加。白内障囊内摘除术后的无晶状体眼的瞳孔阻滞,瞳孔被突出的玻璃体所充满,

前房是浅的,这种情况甚至可出现在有通畅的虹膜切除时,在裂隙灯检查时可很清楚的了解到前玻璃体起到几乎不渗透的膜的作用。有时散大瞳孔可以使房水流入前房,散瞳可以减少瞳孔缘与前玻璃体表面的接触,并增加可用来使液体通过的玻璃体的面积。在有些病例,只有切开前玻璃体才能使液体通过瞳孔自由流动。当前可用 YAG 激光切开前玻璃体达到同样目的。

二、临床表现

闭角型青光眼可为急性、亚急性或慢性。常可见到这些型的联合存在,一个患者有急性或亚急性发作,可在一眼或双眼有深的视盘凹陷,这是由于长期存在的慢性闭角型青光眼。另一方面,慢性闭角型青光眼患者可有无症状的或间歇性发作的房角关闭。所以许多研究把闭角型青光眼分为两类,分为急性与慢性,后者包括一些亚急性的病例。睫状环阻滞性青光眼属于闭角型青光眼。

(一)急性闭角型青光眼

此型青光眼在发生房角闭塞时,眼前部有明显充血,其临床过程可分 6 期。

1.青光眼临床前期

凡一眼曾有急性发作,另眼虽无发作史,但具有浅前房和窄房角等解剖特点,迟早都有发作的可能性;有急性闭角型青光眼家族史、浅前房和窄房角的眼睛,没有青光眼发作史但激发试验阳性者均属临床前期。

2.前驱期

患者有轻度眼痛,视力减退,虹视并伴有轻度同侧偏头痛,鼻根和眼眶部酸痛和恶心。眼部检查可有轻度睫状充血、角膜透明度稍减退、前房稍变浅、瞳孔略开大和眼压轻度增高。总之,自觉和他觉症状均轻微。上述症状多发生于疲劳或情绪波动后,常于傍晚或夜间瞳孔散大情况下发作,经睡眠或到光亮处,瞳孔缩小,症状常可自行缓解。发作持续时间一般短暂而间隔时间较长,通常在 1～2h 或数小时后,症状可完全消退。多次发作后则持续时间逐渐延长,而间隔时间缩短,症状逐渐加重而至急性发作期,也有少数病例不经过前驱期而直接表现为急性发作。

虹视是闭角型青光眼的一种特殊的自觉症状。当患者看灯光时可见其周围有彩色环与雨后天空出现的彩虹相似,故名虹视。这是由于眼压升高后,眼内液循环发生障碍,引起角膜上皮水肿,从而改变了角膜折光所致。虹视是青光眼发作的主要症状之一,但是出现虹视不一定都是青光眼。正常人在暗室内看一个小亮灯,即可见其周围有彩环,这是由于晶状体的折射所致,属于生理性者。在晶状体核硬化时更易出现这种现象。但这种虹视环的直径较小,而当青光眼引起病理性虹视时,患者多能说出虹视环的大小、形状和色泽的层次。角膜上皮水滴越小而密集,虹视环则越大。当泪液中混有黏液或脂性分泌物时,也可出现虹视,而且虹视环也较大,但在瞬目或拭洗后虹视立即消失,而青光眼者则不然。角膜瘢痕、晶状体或玻璃状体混浊也可产生类似虹视现象,但为长期持续性存在。

为了区别生理性和病理性虹视,可让患者通过一个狭窄的裂隙观看一个光源,将裂隙垂直放置,并在瞳孔前方移动,如为生理性晶状体性虹视,在裂隙移动的过程中,虹视仅有部分可见,而且其位置随裂隙片的移动而改变。当裂隙位于瞳孔边缘时,晶状体水平放射状纤维起折射作用,所以在上方和下方可见一段横行彩色弧;在裂隙位于瞳孔中央时,晶状体的垂直纤维起折射作用,则在水平方向两侧各有一段纵行彩色弧;而当裂隙位于瞳孔缘与瞳孔中心之间时,晶状体的斜行纤维起折射作用,则可在右上、右下,左上和左下四个方向各有一段短的斜行彩色弧,去掉裂隙片后则虹视恢复圆形。而病理性虹视在裂隙片移动的过程中,彩色环维持圆形,仅颜色稍发暗而已。此外,正常人在雾中观看小而亮的路灯时也可发现虹视,这是因为空气中水分较多,与雨后天晴所出现的彩虹相同,没有临床意义。

3.急性发作期

起病急,房角大部或全部关闭,眼压突然升高。患者有剧烈眼痛,视力极度下降及同侧偏头痛,甚至有恶心、呕吐、体温增高和脉搏加速等。球结膜呈睫状充血或混合性充血,并有结膜水肿,角膜后壁有棕色沉着物。前房极窄,因虹膜血管渗透性增加可出现前房闪光和浮游物,虹膜水肿,隐窝消失。如高眼压持续时间长,可使限局的1～2条放射状虹膜血管闭锁,造成相应区域的虹膜缺血性梗塞而出现扇形虹膜萎缩。从色素上皮释放的色素颗粒可沉着在角膜后壁和虹膜表面。由于高眼压使瞳孔括约肌麻痹而使瞳孔中度开大,呈竖椭圆形。可有虹膜后粘连,但一般不太严重。晶状体前囊下可出现灰白色点状、条状和斑块状混浊,称为青光眼斑。这种混浊有些可吸收,有些则持续存在,以后被新的晶状体纤维覆盖,因此从青光眼斑在晶状体内的深度,可以估计急性发作以后所经过的时间。眼压明显升高,多在 6.7 kPa(50 mmHg)以上,高者可达 10.7 kPa(80 mmHg)。因角膜上皮水肿,常需在滴甘油后才能看清眼底,视盘充血、轻度水肿,有动脉搏动,视网膜静脉扩张,偶见小片状视网膜出血。前房角镜下可见虹膜周边部与小梁紧相贴附,房角关闭,多数病例仅用裂隙灯检查即可看到这种改变。如急性发作持续时间不长,眼压下降后房角尚可重新开放,或有限局性粘连,小梁上有色素沉着;如持续时间长,则形成永久性房角粘连。

房水流畅系数明显下降,如眼压下降后房角重新开放,房水流畅系数可恢复正常;但如虹膜和小梁贴附时间过久,小梁已受损害,即或是房角重新全部开放,房水流畅系数也不能恢复正常。青光眼急性发作的"三联征"是指虹膜扇形萎缩、角膜后壁和晶状体前囊的色素沉着以及晶状体的青光眼斑,这是青光眼急性发作后的标志。

急性发作的转归:大多数病例症状部分缓解而进入慢性期。有些病例症状完全缓解而进入间歇期,少数病例急性发作严重,眼压极高,而又未能及时控制,可于数日内失明。

4.间歇期

青光眼急性发作后,经药物治疗或自然缓解,房角重新开放,眼压和房水流畅系数恢复正常,使病情得到暂时的缓解,称为间歇期。如用药后得到缓解需在停药后,眼压和 C 值正常者,才能属于此期。由于瞳孔阻滞等病理改变并未解除,以后还会复发。如急性发作时未遗留永久性损害,在间歇期检查,除前房浅、房角窄以外,无任何其他阳性所见,只能根据病史及激发试验来确定诊断。

5.慢性期

慢性期是由急性发作期症状没有全部缓解迁延而来,常因房角关闭过久,周边部虹膜与小梁发生了永久性粘连。当房角圆周1/2～2/3以上发生粘连时,房水排出仍然受阻,眼压则继续升高。在慢性期的早期,急性发作期的自觉症状及检查所见均继续存在,但程度减轻,到晚期则自觉症状和充血均消退,仅留下虹膜萎缩,瞳孔半开大,形状不规则和青光眼斑。房角粘连常是宽基底的周边前粘连,虹膜和 Schwalbe 线粘连。慢性期的早期视盘尚正常,当病情发展到一定阶段时,视盘逐渐出现病理性陷凹和萎缩,视野可出现类似单纯性青光眼的改变,最后完全失明而进入绝对期。

6.绝对期

视力完全消失。由于长期高眼压,患者已能耐受,故自觉症状常不明显,仅有轻度眼胀头痛,但有些病例尚有明显症状。球结膜轻度睫状充血,前睫状支血管扩张,角膜上皮轻度水肿,有时可反复出现大泡或上皮剥脱而有明显疼痛等刺激症状,角膜也可发生带状混浊。前房极浅,虹膜萎缩,有新生血管,瞳孔缘色素层外翻和晶状体混浊。巩膜出现葡萄肿,严重时在外力影响下可发生眼球破裂。绝对期青光眼的晚期由于整个眼球变性,睫状体的功能减退,眼压可低于正常,最后眼球萎缩。由于这种眼球的抵抗力较低,常发生角膜溃疡,甚至发展为全眼球脓炎,最终形成眼球痨。

(二)慢性闭角型青光眼

此型的特点是发作时眼前部没有充血,自觉症状不明显,根据房角的形态又可把它分为两型。

1.虹膜膨隆型

这一型常有小发作,发作时自觉症状轻微,仅有轻度眼胀、头痛及视物稍模糊,但常有虹视。球结膜不充血,角膜透明或上皮轻微水肿,前房极浅,虹膜稍有膨隆,瞳孔可正常,对光反应存在或略迟缓,眼压一般在5.33~6.67 kPa(40~50 mmHg)左右。发作时房角大部或全部关闭。因发作时虹膜无明显水肿、充血,虹膜虽与小梁相贴,但不会像充血性发作那样快的形成永久性粘连。在亮处或睡眠后因瞳孔缩小,房角可再开放,眼压即恢复正常,症状完全消退。早期患者的发作持续时间较短而间隔时间较长,以后病情发展,间隔时间逐渐缩短。反复发作后,房角逐渐发生粘连,基础眼压逐渐升高,房水流畅系数下降。晚期可出现视盘萎缩,但陷凹常不深,并伴有视野缺损。此型青光眼多数病例表现为反复小发作,病情逐渐发展,如治疗不当,最后完全失明而进入绝对期。少数病例可无任何自觉症状,偶尔在慢性期内可出现急性发作。

2.虹膜高褶型或房角缩短型

此型较少见,约占闭角型青光眼的 6%。患者多无自觉症状,有时有虹视,偶尔可有充血性急性发作。本型的特点是前房轴部深度正常而周边部极浅,虹膜平坦、不向前膨隆。引起房角关闭的原因不是瞳孔阻滞,而是由于虹膜的止端位于睫状体的前部,虹膜周边部有明显皱褶且极近小梁。当瞳孔散大时,周边部虹膜隆起易与小梁相贴而使房角关闭。根据虹膜的形态,Shaffer 等称之为虹膜高褶型。此型青光眼的房角粘连是由最周边部房角隐窝处开始,而房角入口处是开放的。前房角镜检查可见小梁前部反回的光线与虹膜的反光带是连续的,形成几何角,光切线不移位。周边前粘连自隐窝处向前进展,逐渐达 Schwalbe 线。在同一眼内,房角改变差异很大,有些部分有程度不等的前粘连(粘连可达睫状体带、小梁或 Schwalbe 线),而另一部分房角仍然开放。眼压升高的程度与房角粘连的范围成正比。因为房角粘连是由周边部开始渐向前进展的,好像房角在逐渐变短,故 Gorin 称它为房角缩短型(图 9-6,图 9-7)。

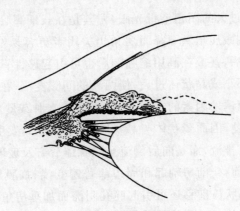

图 9-6 虹膜高褶型

前房轴深正常,虹膜不膨隆,当瞳孔开大时,引起房角关闭

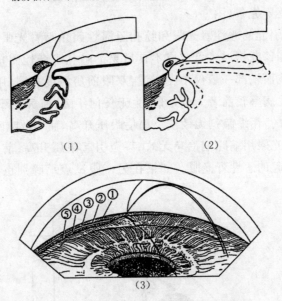

(1)　　　　　　　　　　(2)

(3)

图 9-7 闭角型青光眼房角关闭的两种形式

(1)房角入口处关闭;虹膜周边部与 Schwalbe 线粘连;(2)先由房角周边部关闭,渐向 Schwalbe 线进展(房角缩短型);(3)房角缩短的房角镜所见;注意粘连从周边(左)逐渐达 Schwalbe 线(右):①Schwalbe 线;②小梁;③ Schlemm 管;④巩膜突;⑤睫状体

高褶虹膜型青光眼分为两种情况:①高褶虹膜构型:大多数高褶虹膜型青光眼属于此种,虹膜周边切除可以根治,房角加宽不明显,可能仅限于虹膜周边部。②高褶虹膜综合征:系指高褶虹膜型青光眼经虹膜周边切除后,虽有通畅的虹膜切除区,但是自发或药物散瞳后,可引起房角关闭而致眼压明显升高。一旦诊断为本综合征,则应持续使用缩瞳剂。

(三)恶性青光眼或睫状环阻滞性青光眼

长期以来认为恶性青光眼是闭角型青光眼手术的一种严重并发症,发生率为 2%～4%。本病的特点是在抗青光眼手术后,前房极度变浅或完全消失,眼压升高,用一般的抗青光眼药物或手术治疗均无效,如处理不当,常可导致失明。学者们发现有一些没有做过抗青光眼手术的病例在局部滴用缩瞳剂后也可引起恶性青光眼。本病多发生在浅前房、窄房角、小眼球、小角膜、睫状环较小或晶状体过大的闭角型青光眼,尤其是在长期高眼压、术前眼压不易控制、经用高渗剂或碳酸酐酶抑制剂眼压虽暂下降而房角仍关闭者更容易发生。本病为双眼病,一眼发生后,另一眼做滤过手术后,甚或在滴用缩瞳剂后也可引起恶性青光眼。

发病机制主要是睫状环小或晶状体过大,使两者的间隙变窄,在抗青光眼手术、外伤、虹膜睫状体炎或局部点缩瞳剂等诱发因素的影响下,睫状体的水肿或睫状肌的收缩均可使睫状环进一步缩小、晶状体韧带松弛,因而睫状体与晶状体赤道部相贴,发生睫状体与晶状体阻滞,房水遂不能经正常的通路向前排流,而是向后倒流至晶状体后方及玻璃体后方,或进入玻璃体腔内,从而使晶状体-虹膜隔前移、前房轴部和周边部普遍变浅、虹膜周边部与小梁相贴致使房角闭塞而导致眼压升高。晶状体前移还可引起瞳孔阻滞而加重房角闭塞和房水在晶状体后方的潴留。在无晶状体眼玻璃体与睫状体粘连也可引起玻璃状体睫状体阻滞,使玻璃状体虹膜隔前移而产生与上述同样的病理改变。因这种青光眼是由于睫状体阻滞所产生的闭角型青光眼,故又名睫状环阻滞性青光眼(图 9-8)。

在术前鉴别缩瞳剂引起的恶性青光眼和瞳孔阻滞性闭角型青光眼是很重要的,因为两者的治疗方法完全不同,如诊断错误常可造成不良后果。瞳孔阻滞性闭角型青光眼多发生于老年女性,前房周边部变浅而轴部一般仅中度变浅,双眼前房深度相同,用缩瞳剂治疗可使眼压下降;而恶性青光眼的发病率较前者为少,可发生于任何年龄,前房轴部及周边部普遍变浅,另一眼的前房可以是正常的,用缩瞳剂无效或反而使眼压升高,而用散瞳睫状肌麻痹剂可使眼压下降。所以当闭角型青光眼用缩瞳剂治疗无效、甚至引起眼压升高、前房进一步普遍变浅时,应想到可能是缩瞳剂引起的恶性青光眼。如果在另一眼试点缩瞳剂也发生同样变化,即可确定诊断。

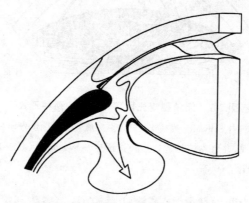

图 9-8 睫状环阻滞性青光眼

大晶状体嵌入睫状环,房水流向晶状体后拟副交感神经药物加重阻滞,抗副交感神经药物可打开房角

三、诊断

在作眼部检查的过程中,应注意易患眼房角关闭的解剖形态,当有可疑发现时可作激发试验以确定发生房角关闭的可能性。

(一)常规检查

1.眼压

除检查时房角呈关闭状态或已至慢性期,一般眼压正常。发作前或发作之间 C 值正常,除非房角已发生粘连。

2.前房深度

(1)手电筒侧照法:以聚光灯泡手电筒自颞侧角膜缘平行于虹膜照射,如虹膜平坦,全部虹膜均被照亮;如有生理性虹膜膨隆,则颞侧虹膜被照亮,根据虹膜膨隆程度不等而鼻侧虹膜被照亮的范围不等(图9-9)。Herick提出,鼻侧虹膜全部不能被照亮者,相当于Shaffer前房角分类法的0～Ⅱ级,即≤20°,为窄房角。

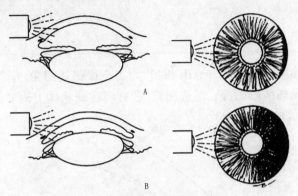

图9-9 侧照法检查前房深度

A.深前房;B.浅前房

我国青光眼学组采用此方法检查前房轴深的分级标准为:①深前房:整个虹膜均被照亮。②中前房:光线达虹膜鼻侧小环与角膜缘之间。③浅前房:光线达虹膜小环的颞侧或更少范围。对一组正常人用此法及Haag-Streit 900型裂隙灯所附前房轴深测量器测量前房轴深,结果为:①深前房:均数为3.3 mm,范围为2.9～3.7 mm。②中前房:均数为2.8 mm,范围为2.5～3.1 mm。③浅前房:均数为2.4 mm,范围为2.1～2.7 mm。

(2)裂隙灯法:测量周边前房深度,为Van Herick提出。以极窄光源,于颞侧,光线垂直于角膜缘照在角膜-虹膜间隙消失点的稍前方,角膜显微镜与光源夹角为60°。周边前房深度以角膜光切面的厚度表示,并以此估计前房角宽度,其关系见表9-1。

表9-1 周边前房深度与房角宽度关系表

周边前房深度	Shaffer房角分级	临床意义
1 CT	Ⅳ级(35°～45°)	不可能关闭
1/2 CT	Ⅲ级(25°～35°)	不可能关闭
1/4 CT	Ⅱ级(20°)	可能关闭
<1/4 CT	Ⅰ级(10°)	最终将关闭

上述方法,裂隙光源在角膜颞侧,且与显微镜的夹角为60°,检查时不方便。河南眼科研究所将之改为置裂隙光源于6点处,光源与显微镜间夹角为30°～45°,因为周边前房深度是以其对应处角膜厚度来估计,所以不必严格规定光源与显微镜间的角度。令患者注视光源,观察角膜缘稍内处角膜后壁与虹膜间的距离,即为周边前房深度,也以角膜厚度表示。

3.前房角镜检查

前房角镜下可将前房角按Scheie分类法(根据房角结构中所能看到的部位,分为宽角及窄1、窄2、窄3及窄4)或Shaffer分类法(按虹膜周边部与小梁网间的几何夹角分),两者的关系见表9-2。

表 9-2　Shaffer 和 Scheie 前房角分级

几何夹角	分级（Shaffer）	分级（Scheie）	可见的最后部房角结构
35°～45°	Ⅳ	宽	睫状体带全可见
25°～35°	Ⅲ	窄 1	睫状体带部分可见
20°	Ⅱ	窄 2	巩膜突/后部小梁网
10°	Ⅰ	窄 3	前部小梁网/Schwalbe 线
0°	0（裂隙状）	窄 4	Schwalbe 线不可见

这些分类方法在临床很实用。Spaeth 指出，为了全面描述房角，应记录 3 种因素：①房角的几何夹角。②虹膜根部的形态（凸、平或凹）。③虹膜在睫状体上附着的位置（前或后）。

4.房角的几何夹角（图 9-10）

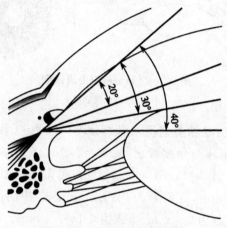

图 9-10　Spaeth 房角分级法

（1）房角的几何夹角：以 Schwalbe 线为标准，将 Schwalbe 线与巩膜突的假想连线，与虹膜之间的夹角分为 20°、30°、40°。

（2）虹膜根部的形态：以第一个字母代表，分为 b、p、f、c 四级，如图 9-11 所示。

（3）虹膜在睫状体上附着的位置：以第一个字母代表，分为 A、B、C、D、E 五级，如图 9-12 所示。

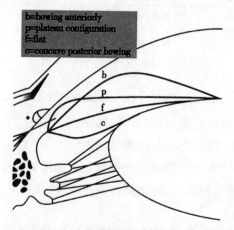

图 9-11　Spaeth 房角分级法虹膜形态

b:虹膜弓形向前隆起；p:高褶虹膜形态；f:虹膜平坦；c:虹膜向后凹陷

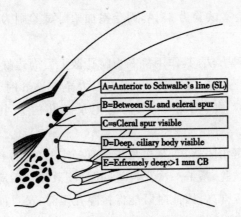

图 9-12　Spaeth 房角分级法虹膜根部附着位置

A.虹膜附着在 Schwalbe 线之前；B.位于 Schwalbe 线与巩膜突之间；C.可以看见巩

膜突；D.深，可以看见睫状体带；E.非常深，睫状体带宽度＞1 mm

(二)激发试验

凡具有浅前房、窄房角、并有发作性虹视、视、眼胀、头痛、眼眶或鼻根部酸胀等病史的 35 岁以上，尤其是女性患者应考虑闭角型青光眼的可能，需密切追踪观察，必要时做激发试验以明确诊断。

1.暗室试验

其作用机制是在暗室中瞳孔散大，虹膜根部拥塞于房角使之关闭而导致眼压升高。其方法是先在明亮室内测眼压，然后令患者在暗室内停留 1～2h 后于弱光下再测眼压，如眼压上升 ≥1.07 kPa，或顶压达 4 kPa，前房角镜下房角关闭为阳性。应注意嘱咐患者不可入睡，因睡眠时瞳孔缩小可影响试验结果。有些闭角型青光眼患者 1h 暗室试验呈阴性，而 2h 后才出现阳性结果。但时间长眼压可能上升过高，最好在暗室内装置号灯，患者如有不适可随时发出信号，也可根据周边前房的深度来选择暗室试验时间的长短。周边前房为1/4～1/2角膜厚度者可用 2h，小于 1/4 角膜厚度者先用 1h，如为阴性再做 2h 暗室试验。这种试验方法较其他试验方法更合乎生理，比较安全，所产生的急性房角关闭容易控制，但暗室试验的阳性率不高是其缺点。

2.俯卧试验

Hyams 首先报告此方法。其作用机制是在俯卧位时由于重力关系晶状体-虹膜隔向前移位，使窄房角关闭。试验方法是先测量眼压，在亮室内俯卧于检查台上，额部垫以枕头。注意不要压迫眼球，不能入睡。1h 后迅速转为仰卧位再测量眼压。眼压上升≥1.07 kPa，前房角镜下房角关闭为阳性，但宽开角者也偶有眼压升高。此试验也是在生理状况下进行，尤其适用于在这种体位有症状的患者，闭角型青光眼的阳性率为 70.2%，可疑闭角型青光眼为 48.2%，开角型青光眼为 7.1%。

3.暗室加俯卧试验

Harris 首先提出，为了提高激发试验的阳性率而将以上两种试验联合使用。做法与俯卧试验相同，唯在暗室内进行，俯卧后测眼压必须在弱光下进行。眼压升高≥1.07 kPa，房角关闭者为阳性。Harris 曾对同一组窄房角患者先后做了这 3 种激发试验并进行比较，结果是俯卧试验的阳性率为 58%，暗室试验为 53%，而暗室加俯卧试验则为 90%。

4.散瞳试验

Seidel 和 Serr 介绍这种方法，其作用机制为瞳孔散大后周边虹膜堵塞房角而致房角关闭。方法是先测眼压，滴 2% 后马托品液 1 滴，待瞳孔散大至 5 mm 时开始测眼压，每 15min 测 1 次，共 4 次，然后每 2h 测 1 次，也测 4 次（同时记录瞳孔的大小）。眼压较散瞳前上升≥ 1.07 kPa 为阳性。

散瞳试验可诱发急性房角闭塞，对窄房角患者有一定的危险，有些人不愿采用。暗室试验阴性的患者可考虑做散瞳试验，最好一次只检查一眼，滴散瞳剂后应密切观察瞳孔的变化。瞳孔中度开大时最易诱发眼压升高，因此时既能保持瞳孔阻滞，又可使周边虹膜堵塞房角。最好在这时测量眼压，不必机械地按规定时间检查。如眼压已升至 4.67 kPa（35 mmHg）以上则立即做房角检查，然后滴 1% 依色林以防止急性发作。散瞳试验阴性者也应将瞳孔缩小。大部分闭角型青光眼在散瞳后可引起眼压升高，也有少数病例眼压并不升高，尤其是在瞳孔迅速极度散大而不停留在中等度开大阶段。这是因为晶状体前面呈弧形，周边部较薄，虹膜贴于周边部晶状体上，房角是开放的，托品类药物可麻痹瞳孔括约肌，从而减轻瞳孔阻滞，生理性虹膜膨隆也随之缓解；散瞳类药物还可以麻痹睫状肌而使前房加深。有人报告散瞳试验的阳性率为 45.6%。散瞳试验阴性者也不能完全除外青光眼。从理论上讲散瞳试验对闭角型青光眼并不是理想的方法。

5.缩瞳试验

适用于房角关闭眼压升高的窄角青光眼。滴 0.5% 百里胺，使关闭的房角开放，眼压明显下降。假使前房角镜下证实房角开放，即可排除开角型青光眼的成分，可选择虹膜周边切除术。滴 0.5% 毛果芸香碱也可使眼压下降，房角开放，但毛果芸香碱还有使 C 值增加的作用，所以不能用作诊断。

6.毛果芸香碱/去氧肾上腺素试验

2% 毛果芸香碱及 10% 去氧肾上腺素同时滴，每分钟 1 次共 3 次，使瞳孔中等开大，如果未引起阳性反应（眼压升高大于 1.07 kPa），2h 后则重复该试验。如果 90min 后第 2 次试验仍为阴性，以 0.5% 百里胺结束，在另一天用 0.5% 托品卡胺作散瞳试验。

7.激发试验的临床评价

激发试验阴性并不能排除将来发生房角关闭的可能性。前房角镜检查为窄角是重要的发现。房角愈窄发生房角关闭的危险性愈大，应进行密切观察。假使暗室试验或俯卧试验阳性，或对侧眼曾有急性发作史者，均可为虹膜切除的适应证。虽然散瞳试验阳性，表明在试验条件下能产生房角关闭，但无确切证据表明试验阳性者将自发进展为急性房角关闭。这种眼睛未经治疗偶尔可能发展为急性闭角型青光眼，但是如果用缩瞳剂治疗也可能形成 20° 宽开房角。这种眼在缩瞳剂治疗下，不会发生房角关闭。所以，对于这种患者如能按医嘱用药，可继续缩瞳剂治疗，尤其是因为年龄或全身健康不适于手术者。

四、鉴别诊断

(一)与急性虹膜睫状体炎鉴别

急性闭角型青光眼急性发作时，一般诊断并不困难，但如症状不典型，或检查不够细致，有时可与急性虹膜睫状体炎相混淆,而两者的治疗完全相反。如诊断错误,治疗不当,可造成严重后果,故应注意鉴别(表9-3)。

表9-3 急性闭角型青光眼急性发作期与急性虹膜睫状体炎的鉴别表

	急性闭角型青光眼急性发作	急性虹膜睫状体炎
自觉症状	虹视、眼痛、剧烈偏头痛,伴有恶心、呕吐	疼痛较轻
视力	突然明显减退	逐渐减退
角膜	上皮水肿、有时可见后弹力膜皱襞及少量色素沉着物	透明,后壁有灰白色沉着物较多
前房	明显变浅,前房闪光阴性或可疑阳性,偶见浮游物	深度正常,前房闪光明显阳性,有浮游物
瞳孔	散大,呈竖椭圆形,对光反应消失	缩小,有后粘连,呈不整形,对光反应迟钝或消失
眼压	明显升高	正常、偏低或稍升高

鉴别要点为:急性闭角型青光眼急性发作时前房浅,瞳孔散大呈竖椭圆形,眼压明显升高,角膜上皮水肿,后壁没有或仅有少量沉着物,自觉症状如眼痛头痛剧烈,视力突然明显下降。急性虹膜睫状体炎前房深度正常,前房闪光明显阳性、有浮游物,瞳孔缩小有后粘连,眼压正常或偏低或稍高,角膜后壁有较多灰白色沉着物,疼痛较轻,视力逐渐减退。

(二)与全身其他系统疾病鉴别

因急性闭角型青光眼急性发作期常伴有头痛、恶心、呕吐、脉搏加快、体温升高等症状,可被误诊为脑血管疾患或胃肠系统疾病,而忽略了眼部的检查,常因此而延误青光眼的治疗,造成严重后果甚至失明。故应详细询问病史并进行眼部检查,以便及时诊断,早期治疗。

(三)其他

慢性闭角型青光眼的自觉症状不明显,易被漏诊或误诊为开角型青光眼,前者常有典型的小发作史,而开角型青光眼无自觉症状;慢性闭角型青光眼的视盘陷凹常较开角型者浅;前者房角常为窄角且有粘连而后者多为宽角,但有些也可为窄角,主要的鉴别方法是在高眼压情况下检查房角,如房角开敞则为开角型青光眼。

五、治疗

闭角型青光眼是由于瞳孔阻滞引起房角闭塞所致,故治疗时应解除瞳孔阻滞,使房角重新开放,一般以手术治疗为主。

(一)急性闭角型青光眼

1.前驱期和间歇期

早期行激光虹膜切开术或虹膜周边切除术可获得根治。如因其他原因不宜手术,可滴1%～2%匹罗卡品液,密切追踪观察。

2.急性发作期

应积极抢救,尽快使房角开放,以免发生永久性周边前粘连。在高眼压情况下手术不但并发症较多,手术效果也差。应先用药物控制眼压,使充血现象消退后再行手术。为使眼压迅速下降可同时使用几种药物。滴0.5%～1.0%依色林液每10分钟1次,共3次,同时滴2%匹罗卡品液,每5～10分钟1次,根据病情决定持续用药时间。此外,可口服乙酰唑胺0.5 g,甘油

50 g,球后注射 2％普鲁卡因 1.5 mL,以麻痹睫状神经节,减少房水生成和止痛。如眼压仍不下降或因恶心呕吐不能口服药物时,则可静脉滴注 30％尿素(1.0～1.5 g/kg 体重),或 20％甘露醇(1～2 g/kg 体重),每分钟 60 滴左右。经上述处理后眼压多能降至正常,但仍应继续使用缩瞳剂,并根据眼压情况酌情采用碳酸酐酶抑制剂及高渗剂。注意检查房角,如房角仍关闭,则应及时手术,切不可因眼压已趋正常而忽略了房角的观察,造成假性安全感而延迟手术,以致形成周边前粘连,失去作虹膜周边切除而能治愈的机会。如房角已大部或全部开放,则可观察数日,待炎症消退后再做手术。这时在眼压降至正常后逐渐减少至停用碳酸酐酶抑制剂和高渗剂后,做眼压描记。可考虑采用下述治疗方案,即在缩瞳剂下眼压能控制于 2.67 kPa以下、房水流畅系数＞0.20、房角2/3以上开放者,可做虹膜周边切除术;缩瞳剂不能控制眼压,房水流畅系数＜0.10,房角粘连已达 2/3 圆周者,需做滤过手术;情况介于两者之间者,即眼压能用缩瞳剂控制,房水流畅系数在 0.10～0.20 之间,房角粘连已达 1/2 圆周,因滤过手术较虹膜周边切除术的近期和远期并发症均多,可先做虹膜周边切除术,眼压不能控制时可加用缩瞳剂或再做滤过手术。目前已广泛采用激光虹膜切开术代替周边虹膜切除术。如用药物不能将眼压降至正常,则应手术。为了防止在高眼压下做滤过手术容易发生并发症,可先做后巩膜切开术,在眼压再次升高以前做滤过手术。

3.慢性期

此时房角已大部粘连,应行滤过手术。

4.临床前期

文献报道约有 53％～68％会发生急性发作,故多数人主张做预防性虹膜周边切除术以期获得治愈。目前多采用激光虹膜切除术。

5.绝对期

可继续滴用缩瞳剂,如疼痛剧烈,可球后注射酒精,必要时摘除眼球。

(二)慢性闭角型青光眼

应早期手术,手术方式的选择与急性闭角型青光眼相同。对虹膜高褶型患者应做虹膜周边切除术,大多数可以治愈,少数术后仍有发作者,可长期应用匹罗卡品液控制复发。应慎用散瞳剂,必要时,可用肾上腺能药物而不用睫状肌麻痹剂。

(三)恶性青光眼

1.药物治疗

应用散瞳睫状肌麻痹剂,如 1％～4％阿托品液每日 2～4 次,可使睫状肌松弛,晶状体韧带紧张,缓解睫状环阻滞,使晶状体-虹膜隔后移,前房恢复,房角开放,眼压下降。可同时应用碳酸酐酶抑制剂和高渗剂,使房水生成减少并可使玻璃状体脱水、眼球后部体积减少,有利于晶状体-虹膜隔后移。局部或全身应用皮质类固醇可减轻睫状肌的充血、水肿,并防止晶状体或玻璃状体与睫状体发生粘连。经上述治疗后,约有半数患者在 2～3d 内前房恢复,眼压下降,此后逐渐减少药物,散瞳睫状肌麻痹剂仍需长期滴用,滴药次数可根据眼压情况酌定。

2.手术治疗

对经上述药物的充分治疗而前房仍不能形成的顽固病例,应做手术。目前较有效的方法有两种:①由睫状体平坦部抽吸玻璃状体内及其后方的积液,同时在前房内注入空气,使晶状体—虹膜隔后移,打破睫状环阻滞,恢复房水正常循环。术后继续使用散瞳睫状肌麻痹剂和皮质类固醇。这种手术安全、有效、并发症少,可作为首选。②摘出晶状体并用线状刀由瞳孔区向玻璃状体深部切开,使玻璃状体内的及其后方的液体由此切开的通道流入前房。此法也常可控制恶性青光眼,但术后反应较大。

对侧眼的处理:如对侧眼眼压正常,房角开放,可试用缩瞳剂,如眼压升高,前房普遍变浅,表示此眼有易罹恶性青光眼的因素,应密切观察,必要时用散瞳睫状肌麻痹剂,以免眼压升高。注意:任何眼内手术、外伤或葡萄膜炎均有诱发恶性青光眼的危险。如对侧眼眼压升高,房角大部分闭塞,应检查前房,观察其对缩瞳剂及散瞳睫状肌麻痹剂的反应,如缩瞳剂并不使眼压升高,房角也不进一步变窄,则可用药物控制眼压后,做一般性抗青光眼手术,术后再应用皮质激素及散瞳睫状肌麻痹剂,以防止恶性青光眼;如用缩瞳剂反而使眼压升高,而散瞳睫状肌麻痹剂可使眼压下降、前房加深,则按上述办法治疗恶性青光眼。

白内障摘除在原发性闭角型青光眼治疗中的作用:在不同的医疗中心,不同的医生曾分别报告了在原发性闭角型青光眼治疗中摘除晶状体的优点。晶状体摘除能有效地控制原发性闭角型青光眼,尤其是急性闭角型青光眼的升高的眼压。假如是成熟期或肿胀期白内障,很容易决定晶状体是否应摘除。实际上,多年来对于成熟期的白内障这已被用为治疗急性闭角型青光眼的有效方法。有些学者报道,为了增进视力而摘除白内障,同时附带的好处是降低了原发性闭角型青光眼患者的眼压。相反地,在原发性开角型青光眼,摘除了晶状体并不能使眼压下降。假如晶状体透明,或有轻微白内障,在决定是否要摘除晶状体是有争议的。但是越来越多的医生同意在这种情况下,在选择性的病例,应考虑摘除晶状体,因为对于原发性闭角型青光眼是有益的。传统的治疗方法是作虹膜切开,虹膜成形术和白内障摘除这两种相对新的方法,不久将更广泛地用于 PACG 的治疗。晶状体摘除使窄的房角加宽,并常可使关闭的房角开放,在 PACG 尤其是瞳孔阻滞型者,可使升高的眼压下降。

单纯摘除晶状体:传统的摘除晶状体是为了增加视力,多年来白内障摘除的标准是白内障影响了视功能,或最佳矫正视力≤0.3。最近白内障摘除及人工晶状体植入有了新的适应证,这种新的适应证是基于前房角的宽度是与有晶状体存在而部分相关的原则。前房角镜研究和超声生物显微镜研究表明,一个 10° 角的窄房角在摘除晶状体后房角可加宽到 40° 角,使各个象限的房角均加宽。这一信息对于处理闭角型青光眼引起了极大兴趣。医生们曾对房角窄的和部分关闭的、眼压高的或因晶状体前移而使前房浅的闭角型青光眼患者摘除其晶状体,获得了满意的效果,其房角加宽,前房加深,更重要的是眼压降低了。Hayashi 等报道在闭角型青光眼患者作白内障超声乳化摘除后,房角从 19° 加宽到 36°,前房深度由 1.89 mm 增加到 3.94 mm,眼压从 2.9 kPa(21.4 mmHg)降至 2 kPa(15.0 mmHg)。多年来已采用晶状体摘除治疗伴有成熟期或肿胀期白内障的原发性闭角型青光眼。晶状体摘除曾治愈这些青光眼患者。但另一方面,对于摘除轻度或早期白内障,尤其是透明晶状体是有争议的。

对于原发性闭角型青光眼单纯摘除白内障而不同时作滤过手术可能对控制眼压是有作用的。Wishart 和 Arkinson 报告,原发性闭角型青光眼患者在作白内障囊外摘除及人工晶状体植入术后,不用降眼压药物,眼压<2.8 kPa(21 mmHg)者占 65% 对照组是原发性开角型青光眼患者,同样的手术后,对于眼压控制没有影响。

前房角镜检查很重要,如在虹膜切开后,房角关闭继续进展,白内障囊外摘除或超声乳化摘除,将阻止房角关闭的进展。房角分离术是为急性和慢性闭角型青光眼设计的分开周边前粘连以保存其小梁功能的手术。许多医生不赞成作这种手术,认为是无效的,但是有些医生认为它是安全的,当与白内障摘除同时作时更为有效。

Teekhasaenee 和 Ritch 的方法是用 Barkan 手术前房角镜,从前房穿刺口进入一钝头刀,在房角关闭处,将刀向后压,使房角机械性的被分开,直到小梁网开放。另一种方法是非接触的方法,用黏弹剂分离房角粘连。最好是在摘除白内障尚未植入人工晶状体时作。前房内注入黏弹剂,用 Rycroft 针伸到关闭的房角处,注入黏弹剂应用机械作用分开粘连,当最初的粘连被分开后,将针向前伸分开深部粘连。这种非接触的方法是非创伤性的,并且是有效的。

争论焦点不应仅集中在晶状体是否混浊,因为更重要的目的是治疗青光眼。如房角关闭在 180°以上,仅作晶状体摘除眼压可能被控制。如粘连≥270°角,如仅作晶状体摘除则常不恰当,术后还需要加用药物、作虹膜成形术或滤过手术。急性闭角型青光眼作晶状体摘除特别有价值,因为是新的粘连,晶状体摘除或虹膜成形术可使粘连分开。

小梁切除或白内障摘除的选择:伴有白内障而眼压未能被控制的青光眼,处理的方法有 3种可供选择。①三联手术(小梁切除,白内障摘除及人工晶状体植入)。②先作小梁切除,以后作白内障摘除。③先作白内障摘除,以后作小梁切除。

Gunning 和 Greve 总结指出,在 PACG 患者滤过手术常有并发症,而且常会使视力下降,对于急性或慢性闭角型青光眼,选择作白内障摘除,以后再考虑是否作小梁切除术,已成为更乐于被接受的方法。过去曾有争议的而今天已经很清楚的是先单纯作白内障摘除,然后密切随访。因为在许多病例白内障摘除可以降低眼压,加宽房角而治愈青光眼。另外,晶状体摘除后,如眼压仍高,仍可选择作小梁切除术。因为三联手术的并发症的概率较高,所以不先作三联手术,三联手术的优点是只作一次手术,但是现在认为,白内障摘除也是在一次手术中可以改进眼压,另外它也比较安全。对于周边前粘连存在时间长的病例,可作三联手术,仅作白内障摘除可能不能打开慢性关闭的房角。小梁切除术不是首选手术,因为它有并发症,在 1～3个月内白内障会进展,需要作白内障手术。在原发性闭角型青光眼晶状体摘除(白内障囊外摘除术或超声乳化术)已成为重要的控制升高的眼压的方法。

第二节　原发性开角型青光眼

开角型青光眼的房角大多为宽角,少数为窄角,因眼压升高时房角是开放的,故此命名。这一型青光眼病情进展极为缓慢,且无明显症状,故不易早期发现。个别患者甚至双眼视野已呈管形或一眼已失明方来就医,所以必须对这种眼病提高警惕,以便早期发现,及时治疗。

一、慢性单纯性青光眼

慢性单纯性青光眼常在中年发病,40 岁以上的发病率为 0.4%～0.7%,但也有不少患者发病年龄较早。中华青光眼学组会议初步拟定 30 岁以上者为单纯性青光眼,30 岁以下者为发育性青光眼。单纯性青光眼的发病在性别上无明显差别。本病为遗传性疾患,可能为多因子遗传,有人认为是常染色体显性遗传或常染色体隐性遗传。

(一)病因

单纯性青光眼的眼压升高是由于房水排出通道的病变,使房水排出阻力增加所致。阻力的部位主要在于小梁网。病理检查可见小梁变性、硬化和内皮细胞增生,Schlemm 管和外集液管阻塞。电镜检查发现小梁的基底膜增厚并有玻璃样变性,使小梁板变厚达正常人的 2 倍,因而使小梁孔变小。有人认为血管神经和大脑中枢对眼压的调节失调也可使房水排出阻力增加。总之,单纯性青光眼的病因比较复杂,其发病机制目前尚不确切明了。

(二)流行病学

原发性开角型青光眼在一般人群中的发病率,由于所调查的人群、诊断标准和普查方法不同,所报告的差别相当大。多数欧美的报告发病率小于 1%,40 岁以上的发病率为 0.4%～0.7%。我国 13 个省市普查结果,30 岁以上的发病率为 0.57%。欧美国家中原发性开角型青光眼是青光眼中最常见的一种。我国原发性开角型青光眼比原发性闭角型青光眼明显少,开角型青光眼与闭角型青光眼之比为 1:(5～7)。在未治疗的高眼压症中,一般观察 5～10 年开角型青光眼的发生率为 3.2%、6%、11% 及 35% 等,说明高眼压症人群中,易感性是有差别的。

1.年龄

许多调查研究表明,开角型青光眼的发病率随受检人口的年龄增加而升高,绝大多数患者发生在 65 岁以后。在一个 3 000 名的一般人口的观察中,开角型青光眼和低压性青光眼在各年龄组的发生率为:40～49 岁 0.22%,50～59 岁为 0.1%,60～69 岁为 0.57%,70～79 岁为 2.81%,80 岁以上为 14.29%。但是,开角型青光眼并不只发生在 40 岁以上者,也可能在 20～30 岁,甚至 10 岁发病。一般开角型青光眼较闭角型青光眼发病年龄较早。

2.种族

黑种人较白种人原发性开角型青光眼发病率高,且发病年龄较早,病情较重。由青光眼致盲者中,黑种人较白种人高 7～8 倍,我国及其他东方人的发病率较低。

3.遗传因素

原发性开角型青光眼是一种具有遗传性和家族性的疾病,其确切遗传方式尚不清楚,最可能的遗传方式是多基因多因子遗传。开角型青光眼患者近亲中青光眼的发病率高,有报告为 5%～19% 者,另一报告开角型青光眼中 50% 患者有家族史。

(三)临床表现

1.症状

单纯性青光眼为双眼疾病,发病隐蔽、进展缓慢。早期一般没有任何症状。当病变进展到一定程度时,可有轻度眼胀、视力疲劳和头痛。中心视力一般不受影响,而视野逐渐缩小。晚期当双眼视野缩小呈管状时,则出现行动不便和夜盲等症状。有些晚期病例有虹视或视物模糊,最后视力完全丧失。

2.眼前节检查

在发病早期眼前部可无任何改变,球结膜不充血,前房深度正常。晚期角膜可稍发乌,瞳孔稍开大,对光反应迟缓,虹膜萎缩。至绝对期,球结膜一般仍不充血,少数病例可有轻度前睫状支血管扩张,角膜上皮轻度水肿,知觉减退,晶状体混浊。

3.眼压

测量眼压是检查青光眼的重要方法之一。眼压正常范围为 1.33～2.79 kPa(10～21 mm-

Hg)。正常人的眼压双侧相似或相等,两眼差值不应超过 0.67 kPa(5 mmHg)。绝大多数正常人的眼压是在正常值范围以内,不致引起眼组织的损害。当眼压达病理值后,大多数患者容易产生组织损害,应引起警惕。但每个眼球对眼压的耐受程度差别很大,例如正常值范围内的眼压对某些患者可引起视盘损害,而另一些人眼压大于 4 kPa(30 mmHg),经多年密切观察,视盘和视野均无病理改变。所以必须根据患者所不能耐受及能产生组织和功能损害的压力而确定其病理值。

眼压日曲线:正常眼压在一日之内是有波动的,不能仅凭少数几次测量来确定患者的眼压状况。这种改变情况名为眼压日曲线。测量方法:在 24h 内,每 4h 测量眼压一次。第一次最好是在起床前测量。如果患者不能耐受,也可在 2~3 天内于不同时间测量后凑成日曲线,但结果不如在一日内完成者准确。中华青光眼学组暂定的测量时间是上午 5、7、10 点,下午 2、6、10 点。眼压日差小于 0.67 kPa(5 mmHg)者为正常,大于 1.07 kPa(8 mmHg)者为病理性。大多数正常人早晨眼压最高,以后逐渐下降,夜间眼压最低,午夜后又渐升高;也有早晨眼压最低而下午眼压升高者。

早期房水排出系统的障碍是功能性的,临床表现为眼压不稳定,日曲线波动度大。根据日曲线可选择作激发试验和用药的时间。在眼压高峰时,房水排出的阻力最大,眼压最低时,房水排出的阻力不太大或正常。因此在眼压高峰时作激发试验阳性率较高。在眼压升高前用药则有利于控制眼压。单纯性青光眼的眼压波动幅度增大和眼压水平升高,波动幅度增大可能比眼压升高出现更早。

4.房水流畅系数降低

开角型青光眼房水流畅系数(C 值)下降,在青光眼的早期 C 值可有自发性波动,随着时间的推移,最终发展为视野缺损的眼睛,C 值下降常出现在明显眼压升高以前。但是单纯的 C 值测量对诊断的价值不大。由于对青光眼的概念的改变,眼压描记在临床诊断青光眼的作用也发生了变化,如同眼压升高不能诊断为青光眼,只是 C 值降低也不能作为诊断依据。眼压描记在对青光眼的发病机制和抗青光眼药物作用的了解方面,曾经是极有价值的,但对于临床诊断和治疗青光眼的作用是有争论的,眼压和 C 值异常只是提醒医生应更密切观察患者。

5.视盘损害

视盘的青光眼性陷凹及萎缩是诊断的可靠根据。多数人认为青光眼陷凹可出现于视野缺损之前,因为病理陷凹的形成是由于支架组织的丢失,而神经纤维尚未受损害。所以应注意视盘的早期改变,及时治疗,以防止视功能发生损害。

1)生理陷凹:多为横椭圆形或圆形,极少数为垂直椭圆形,多位于视盘中央,也可略偏于一侧;深度一般不超过 0.7 mm,大陷凹较深,小的则较浅。在深陷凹的底部可看到筛板,陷凹的颜色常较其周围的盘沿为浅,但陷凹的大小与颜色变淡区域并不一致,陷凹常较颜色淡的区域大,因此应以小血管走行方向的变化来确定陷凹的边界,而不应以颜色改变来判定陷凹的大小。生理陷凹的大小因人而异,小陷凹居多,双眼陷凹的大小一般是对称的。多数人认为陷凹的大小与年龄的增长无关,如陷凹变大应认为是病理性的。测量视盘陷凹大小的方法很多,常用的简便方法是测量陷凹直径和乳头直径之比,即杯盘比值,测量其横径或竖径,简称为杯/盘(横)或杯/盘(竖)。

曾测量 2286 位正常人,4556 位眼的杯盘比值,发现杯/盘(横)≤0.3 者占 66.86%,≥0.6

者为 5.83%。杯/盘(竖)≤0.3 者占 64.01%,≥0.6 者为 1.13%。双眼杯/盘(横)相差≤0.2 者占 98.33%,>0.2 者为1.67%,双眼杯/盘(竖)相差≤0.1 者占 96.87%,>0.1 者为 3.13%。陷凹为圆形者占 69%,横椭圆形者占 29.87%,竖椭圆形者仅占 1.13%。因杯/盘≥0.6 者为少数,中华青光眼学组将杯盘比值 0.6 定为青光眼筛选的指标。但该比值受视盘大小的影响,在正常人与青光眼患者中有重叠现象。大凹陷并非均为病理性的,应结合视盘的其他改变进行综合分析。

盘沿是指陷凹边缘至视盘缘之间的环状部分。正常盘沿上下方较鼻侧及颞侧宽,以下方最宽,上方次之,再次为鼻侧,以颞侧为最窄,即 ISNT 规律(图 9-13)。盘沿上无切迹或缺损,呈粉红色。

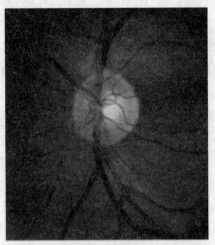

图 9-13　正常视盘

盘沿:下方>上方>鼻侧>颞侧(ISNT 规律)

利用求积仪或计算机图像分析仪可以定量测量视盘、盘沿、陷凹等参数,对青光眼的早期诊断及监测有参考价值(见表 9-4)。

表 9-4　正常视盘面积与盘沿面积

作者	眼数	视盘面积(mm^2)	盘验面积(mm^2)
Bittcn,等	113	2.102±0.50	1.65±0.30
Caprioli,等	52	1.70±0.04	1.09±0.03
Gramer,等	32	2.15±0.32	1.36±0.34
刘磊,等	172	2.40±0.50	1.77±0.32
王敏,等	120	……	2.22±0.35
李景波,等	44	3.18±0.59	2.64±0.45
		3.73±0.57	2.12±0.25
黄丽娜,等	36	……	2.095±0.45

从表 9-4 可看出,盘沿面积与视盘面积有明确的相关性,表明盘沿面积受视盘大小的影响。另外,以上参数还因所用仪器及检测对象的不同而有差异。故以上数据仅可作为参考,为

随访监测,各单位需固定检测仪器并作大数量的正常眼的测量以求出其正常范围。

2)青光眼性视盘改变:青光眼的主要过程是神经节细胞轴索的丢失。当轴索丢失后盘沿神经组织量减少,导致盘沿和视盘凹陷形态的改变。

(1)视盘凹陷扩大:盘沿神经组织丢失可致视盘凹陷扩大。可分为以下几种方式。①限局性扩大:盘沿神经组织的选择性丢失主要发生在视盘的上下极,下极较上极更为常见,并轻度偏向颞侧,因而使凹陷向垂直方向或斜向扩大。凹陷限局性扩大为盘沿出现小的缺损,发生在颞下方,曾被称为极性切迹、限局切迹或小凹样改变。当限局缺损扩大加深时,该部盘沿形成一锐利鼻侧边缘,常靠近一个较大视网膜血管。限局性缺损可扩展达视盘边缘,该区盘沿完全消失,视网膜血管如经此处则呈屈膝状(图9-14)。②同心性扩大:青光眼性凹陷可呈同心性扩大,这种改变方式较局限性扩大少见。由于正常视盘变异很大,凹陷的普遍性、同心性扩大与生理性大凹陷不易区别。青光眼性凹陷的同心性扩大的特点是盘沿呈同心性变窄。虽然盘沿的某些区域可能更窄一些,但没有盘沿某一区域明显变窄的现象(图9-15)。Pederson和Anderson在一纵向研究中发现,视盘凹陷的普遍性扩大是青光眼进行性视盘改变最常见的形式。这种变化发生在视野缺损以前。当看到大凹陷时,应考虑其是否为病理性。生理性大凹陷的盘沿宽度均匀一致,尤其是上下极不应较其他方向狭窄。如C/D大于0.6,而上下盘沿不窄,则可能是生理性的。生理性凹陷多位于视盘中央,而青光眼性者视盘颞侧盘沿常较窄,而呈偏心性。当凹陷越大、越深、越偏向一侧,越应考虑为病理性。生理性大凹陷与遗传有关,检查其直系亲属的凹陷,有助于鉴别先天性与后天性改变。③凹陷加深:在有些病例,早期青光眼性凹陷的改变是凹陷加深,这只发生在病前筛板不暴露者。如圆锥形凹陷,在凹陷底部组织变稀疏,呈半透明薄膜状。继之筛板前的支架组织消失,有薄纱样组织悬挂,薄纱消失后即露出筛板,可见灰色筛孔,称筛板斑征。此后不再加深,而是向底部扩大,使凹陷壁变陡,筛板显露面积逐渐扩大。在大多数病例筛孔呈点状,有些呈条纹状,后者伴有视野缺损者较多(图9-16),血管架空越过加深的凹陷上,以后沉于凹陷底部。④凹陷垂直扩大:早期盘沿组织丢失常发生在视盘的上下极,凹陷垂直扩大较水平方向明显,故青光眼性凹陷呈垂直椭圆形(图9-17)。但是,正常视盘和凹陷常呈竖椭圆形,故竖椭圆形凹陷不能都认为是病理性的,应考虑凹陷形状与视盘形状的关系。根据视盘的形状,当垂直方向的凹陷比预期的大时,应怀疑为青光眼性损害。换言之,C/D垂直明显大于C/D水平时应怀疑为青光眼性改变。⑤双侧凹陷不对称:正常人双侧凹陷对称,如果双侧凹陷不对称,相差0.2或>0.2,应注意视野是否有改变。双眼凹陷的对称性较凹陷的大小更有意义。⑥晚期青光眼视盘改变:盘沿完全消失,凹陷达视盘边缘,所有血管均从视盘边缘屈膝爬出,视盘颜色苍白。此情况也称锅状视盘凹陷,因组织切片横断面上筛板明显后移且视盘边缘呈穿凿状。

(2)盘沿组织丢失:过去着重注意视盘凹陷的变化,但它实际上是反映盘沿组织丢失。盘沿面积测量可定量观察盘沿神经组织丢失情况,以此指标区分早期青光眼及正常眼较C/D有意义,但盘沿面积也受视盘大小的影响。青光眼的最早和最明显的视野缺损是在Bjerrum区和鼻侧周边部,这些区域是由黄斑上下方的弓形神经纤维所支配,这些纤维进入视盘的上下极。所以,典型的青光眼性视盘组织丢失开始于视盘的垂直部分,尤其是偏颞侧和下极。该区发生营养不良性改变,呈半透明状组织变薄,继之消失而形成切迹。如果凹陷呈斜坡状,则组织消失处变深,使该处的凹陷壁变陡。Jonas 等对青光眼盘沿丢失的研究发现,青光眼盘沿丢失可发生于视盘的任何部位,并根据青光眼病程的不同阶段而有好发区域。轻度青光眼损伤者,盘沿丢失主要见于视盘颞下方,其次是颞上方;中度进行性青光眼损伤,盘沿丢失在颞上方最明显;在晚期青光眼,盘沿残留一般仅见于视盘鼻侧区,且鼻上区明显大于鼻下区。青光眼盘沿丢失的发生,在各部位有一顺序,一般是先开始于颞下方,然后逐渐出现于颞上方、水平颞侧、鼻下方、最后是鼻上方。这种改变与筛板的形态学有关,与青光眼性视野缺损的进展相对应。

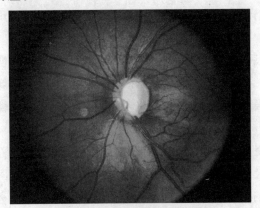

图 9-14 凹陷限局性扩大

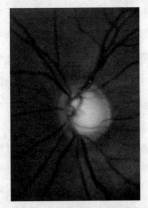

图 9-15 凹陷同心圆性扩大

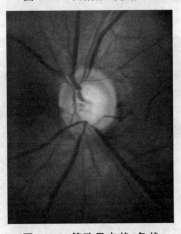

图 9-16 筛孔呈点状、条状

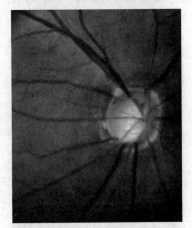

图 9-17 凹陷垂直扩大

对于可疑性青光眼应仔细观察盘沿,尤其上下方盘沿。对于盘沿面积的测量,不仅应测量盘沿总面积,且要测量颞下区与颞上区的面积,以利于早发现青光眼性改变。应注意盘沿不是各方向均等的,而是下方最宽,颞侧水平部最窄。如颞下和颞侧水平处宽度相等,就提示有青光眼性视盘改变,对青光眼早期诊断很重要。盘沿变窄的早期颜色尚正常,当病情更进展时,小血管相应也减少,颜色变浅。Schwartz 认为,苍白代表胶质中无血管区。而 Quigley 等的研究表明,苍白不是毛细血管密度下降的结果,而是盘沿神经组织变薄,使组织结构和透明度发生变化。盘沿变薄使毛细血管总量减少,致使从视盘的胶原部分有更直接的反射,使反回光线呈白色。荧光血管造影在视盘苍白区可显示有小血管。对苍白的测量是困难的,因在随访时屈光间质情况明显影响苍白测量的结果。如用视盘照片测量,则照相方法与底片的冲洗均可造成误差。应用测量制图法而衍制出的一些比色计法或光密度法来测量视盘的苍白区,可测量视盘不同点的相对光反射。测量苍白的方法有以下几种:①画出中央苍白区的界限,计算苍白区面积与视盘面积的比率。②在盘沿上选择几点测量其苍白。③苍白的全面分析,记录视盘全部各点的苍白值。

3)血管改变。

(1)血管形态的改变:当青光眼视盘凹陷扩大时,视盘上的视网膜血管走行和形态可能有改变。首先是血管向鼻侧移位,视网膜血管沿凹陷鼻侧边缘进入眼内,假使凹陷大,血管看起来移向鼻侧。过去认为视网膜血管向鼻侧移位是青光眼的特征,现在认识到凡是大凹陷,不论是生理性或是青光眼性,都可有这种现象。

(2)血管呈屈膝状:有些眼的脉络膜巩膜管的后孔较前孔大,在大凹陷时,凹陷边缘呈穿凿状,视网膜中央血管沿凹陷底部及其壁走行,当达穿凿悬垂的边缘下方时,血管消失,行至边缘表面时又能看见,这种血管屈膝爬行现象是青光眼性视盘凹陷的典型体征,但也可见于先天性大凹陷,并非青光眼所特有(图9-18)。

(3)环形血管暴露:正常视盘可能有1~2根视网膜血管的分枝沿凹陷的颞侧边缘走行,称为环形血管。当凹陷扩大时,此血管离开凹陷边缘而显露在扩大的凹陷内,血管可保持在视网膜水平,悬在凹陷之上,也可随凹陷下沉,位于凹陷底部。凹陷缘环行血管暴露是视神经损害的体征,常见于青光眼,但是也可见于视神经萎缩、缺血性视神经病变和大的生理凹陷(图9-19)。

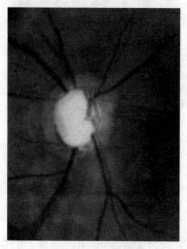

图9-18 血管屈膝

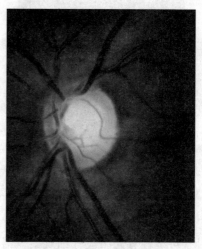

图9-19 环形血管外露

(4)视网膜中央动脉搏动:当眼压升高到视网膜中央动脉的舒张压,或后者降至眼压水平时,就会出现动脉搏动。但是,主动脉瓣闭锁不全、大动脉瘤、全身血压降低、严重贫血等全身疾病时也可出现。

(5)视盘出血:视盘出血呈火焰状或片状,位于视盘表面神经纤维层,有时可扩展到视盘周围视网膜,但主要部位是在视盘上,有时发生在乳头较深部位而呈圆形。据报告,81%的视盘出血位于浅层,19%位于深层。据估计,大约1/3青光眼患者在其过程中曾有出血,低压性青光眼较开角型青光眼更为常见。有人分别报告高眼压青光眼患者中发生率为7%和9%,低压性青光眼为 20.5％和 21.7％。视盘出血常发生于视盘的上方及下方。Shihab 报告,70％在颞下方,18％位于颞上方,其余 12％位于视盘其他区域。出血持续时间短,但可再次发生,故有时就诊时可见,而再次就诊时已消失或于同一部位或新的区域发生新的出血。有报告,出血持续 2～35 周不等,92％至少持续 4 周,大多数持续 2 个月。12％～64％的患者有再次出血。视盘出血不是青光眼的可作为诊断的病征,而是一种重要表现。它可能是青光眼性损害的第一个表现,常发生在视网膜神经纤维层缺损、盘沿切迹和视野缺损之前。在正常人群中,视盘出血的发生率很低,据报告为0.33％～0.5％。如在正常眼压者发现有视盘出血,可能是低压性青光眼的早期。如果眼压偏高,则可能为青光眼。如果已排除其他眼病和全身性疾病,包括使用抗凝剂所致的视盘出血,应考虑视盘出血是青光眼早期损害的一种体征。

4)视盘周围萎缩:青光眼患者视盘周围常有脉络膜和色素上皮萎缩所形成的环形或部分晕轮,又称青光眼晕,但这种萎缩也可见于其他情况。青光眼患者有此晕者比正常人多。由于多出现在发展期青光眼,而且正常人也有这种变化,故对早期诊断的价值不大。Wilensky 和 Kolker 将视盘周围改变分为晕和萎缩,并将之分级。他们发现,在青光眼与非青光眼之间晕的程度是相同的,而青光眼患者萎缩的程度较重。Anderson 提出,青光眼性视盘限局性改变可能与视盘周围萎缩有关,他认为弧形斑可能表明该扇形区解剖薄弱,特别容易发生青光眼性损害。Heijl 发现,视盘周围萎缩的部位与视野缺损明显相关。但是,Airaksinen 等在 9 年的随访中发现,视盘周围萎缩与盘沿面积下降之间仅轻度相关。在低眼压性或高眼压性青光眼有无视盘周围萎缩似乎不影响盘沿面积变化的速度。

视盘周围常有边界清楚的白色或黄白色环,其内界为巩膜管的边缘,外界为色素上皮止端,此区域称为巩膜沿或 Elschnig 环。围绕此均匀一致的生理性巩膜沿,有两种形状不规则、边界清楚程度不等的萎缩。在内侧,萎缩区可见巩膜暴露,有时部分被脉络膜覆盖,而脉络膜毛细血管及视网膜色素上皮层缺失。在内侧区以外,常有一较周边萎缩区,有色素紊乱和脉络膜毛细血管及视网膜色素上皮的部分萎缩。一段时间以来,学者们认为视盘周围视网膜萎缩常伴随有青光眼。在非青光眼的眼睛常可看到视盘周围改变,可能是正常改变或是伴有先天性或者后天性改变。

视盘周围区的萎缩分为两部分,内侧部分称为 β 区,外侧部分称为 α 区。Elschnig 最初描述的窄的白色巩膜环标志着巩膜管的界限。巩膜环是一个生理形态,但在不同的眼睛其显露程度不等。内侧弧形斑(β 区)靠近视盘,检眼镜下可见巩膜和脉络膜血管,是由于视网膜色素上皮及光感受器几乎全部消失。其外侧的半月形弧形斑(α 区),是由于视网膜色素上皮细胞的黑色素含量不均匀所致。常可看到单独有 α 区,并在正常眼是常见的。β 区很少在没有 α 区萎缩情况下出现,而且在正常眼是不常见的(图 9-20)。

Airaksinen 等对视盘周围区提出了临床分类,分为如下四类:①无生理巩膜环,无萎缩区。②显露生理巩膜环(Elschnig 环),但无萎缩区:为围绕视盘的巩膜管的标志;为生理性形态,但显露程度不等。③视网膜色素上皮及脉络膜毛细血管全萎缩(内侧弧形斑或称 β 区):视网膜色素上皮及光感受器完全消失;可见巩膜和脉络膜血管;正常眼不常见。④部分萎缩伴有色素改变(外侧弧形斑或称 α 区):与视网膜色素上皮细胞的黑色素含量相对应;呈现不规则的色素脱失及增生;常在 β 区之外,但也可能单独存在;正常眼常见。

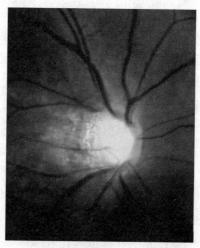

图 9-20　视盘周围萎缩弧内侧为 β 区,外侧为 α 区

5)视盘的大小:在青光眼的早期诊断中,视盘的大小具有很重要的诊断意义。因为在视盘面积与视杯大小之间具有相关性,正常眼视盘小者常无视杯,大视盘者有很大的视杯。这表明,在青光眼的早期,小视盘眼可被视为正常眼而实际是青光眼性的小视杯,因为小视盘常无视杯或不明显。同样,一个大视盘眼可被视为青光眼,而实际上是正常眼的大视杯,因为大的视盘常有生理性大视杯。但大视盘伴有大视杯并不能都排除青光眼,因为曾有报告大视盘的青光眼易感性较小视盘者大,或至少相同。对大视盘具有大视杯的眼,在检查其早期青光眼性改变时,重要的是观察盘沿的形态,盘沿最窄的部位是否在颞侧水平部,视网膜神经纤维层是否明显可见。对大视盘伴有大视杯的眼除外青光眼性改变十分重要。因为有研究表明,正常眼压性青光眼的视盘较原发性开角型青光眼者明显大。提示大视盘青光眼的早期诊断,其眼压升高并非是一个很敏感的指标。

6)其他有关问题。

(1)青光眼凹陷的可逆性:一般认为,青光眼性视盘损害和视野缺损是不可逆的,这在绝大多数病例是正确的,尤其是在神经组织已真正丢失时。但有些情况下凹陷可能是可逆的,常见的是小儿患早期青光眼,尤其是一岁以内者,术后眼压得到控制,凹陷可明显缩小。也有报告成年人近期发生的青光眼凹陷,用药物或手术治疗眼压明显下降后,凹陷得以恢复。年老患者可能因为巩膜组织的弹性下降,凹陷不易恢复。

(2)凹陷扩大而不伴视野缺损:视神经的球外部分受压迫后可发生视野缺损,一旦压迫被及时解除,视野可戏剧性地复原。因而压迫可以损伤但并未破坏视神经。青光眼治疗后,视野也可能有轻度恢复,这种恢复绝不会很大。绝大部分青光眼在出现视野缺损以前已有一定数量的神经纤维丢失。当轴索死亡,它们在巩膜管内占据的空间减少,凹陷扩大。Quigley 发现,视神经组织丢失 40％时,用 Goldmann 视野计尚查不出视野缺损。所以,视神经损伤可能已发生并且进展却查不出视野缺损。当视野检查方法得到改进并建立了正常数据以作视野比较分析,才能更早检出视野缺损。目前对于视盘凹陷进行性扩大而不伴视野缺损,应考虑是早期青光眼的指标。

(3)近视眼的青光眼性视盘及视野改变:近视眼的青光眼诊断是一个特殊问题,许多近视眼因青光眼而使视力受到相当损害但未引起医生考虑青光眼的可能性。造成诊断困难的原因如下,筛板与视网膜间的距离比正视眼和远视眼明显短。此距离的平均值正常人约为0.7 mm,而近视眼者为0.2～0.5 mm,因此近视眼的完全性青光眼凹陷的深度只是一般青光眼凹陷的二分之一;青光眼性视盘改变的特征常被视盘斜入和视盘周围萎缩所掩盖。因巩膜硬度低,用Schiotz眼压计所测眼压如未经矫正则常偏低。再有生理盲点扩大常错误地被认为是由于近视性弧形斑。眼底后极部或周边部的葡萄肿可能产生不规则的屈光不正,而影响视野检查,尤其是在现代视野检查应用低强度的视标时,应戴适当眼镜矫正屈光性暗点。医生应注意发现近视患者中的青光眼,因这种患者中青光眼的发病率较高。

(4)相对性传入性瞳孔反应缺陷(RAPD):青光眼性视神经萎缩的另一临床体征是可能伴有RAPD,或称Marcus-Gunn瞳孔。它是任何原因所致单侧或不对称性视神经损害的一种瞳孔改变。Kohn注意到双眼视野不对称的青光眼患者存在RAPD,即使在双眼不等的眼压升高及视盘凹陷不对称,而动态Goldmann视野检查正常的情况下,也可观察到RAPD。因而他认为,RAPD是视野缺损之前的青光眼早期体征。Thompsen报告,视野缺损的范围与RAPD呈正相关。

瞳孔对光反射的传入弧与视觉传入纤维由视网膜至视束走行一致,在视交叉,传入纤维部分交叉,部分不交叉,交叉纤维稍多于不交叉纤维,分别为53%及47%。这种不平衡使正常眼的直接对光反射与间接对光反射不相等,从而导致瞳孔不对称,这在一侧视束完全阻断的患者中可以观察到。实际上,由于交叉纤维与不交叉纤维数量不等,造成的瞳孔缩小的幅度差值很小,瞳孔描记测得的差值约为0.075 mm,临床上可以忽略。因此,当一只眼的瞳孔传入纤维受损导致直接对光反射减弱时,该眼的间接对光反射正常。通过比较该眼的直接对光反射和间接对光反射的差别,就可表示该眼的瞳孔传入纤维受损程度,此即RAPD。RAPD是视交叉前瞳孔传入纤维受损的体征。Thompson利用不同透光率的滤光片置于健眼或相对好眼之前以减弱刺激光强,以滤光片的透光率(对数单位)表示RAPD的程度。以光源分别照射患眼(或相对差眼)和健眼(或相对好眼),观察两眼的直接对光反射和间接对光反射达到平衡所需滤光片的透光率大小,透光率越高,RAPD越轻微,透光率越低,RAPD越严重。一般认为RAPD小于3个对数单位无病理意义。

检查在暗室中进行,因暗适应条件下瞳孔开大,当光线刺激视网膜时容易观察瞳孔运动缩小情况。将已知透光率的滤光片置于相对好眼之前,以点光源照射相对好眼,然后迅速照射相对差眼,观察两眼的瞳孔运动情况,选择合适的滤光片使两眼瞳孔运动达到平衡,即直接对光反应与间接对光反应的瞳孔收缩幅度和速度相等。记录该滤光片的透光率(对数单位),即为RAPD。

6.视网膜神经纤维层缺损(RNFL-D)

Hoyt发现青光眼早期RNFL可出现限局性萎缩,这种RNFL的退行性改变是细微的,但是可以用检眼镜观察出来,并且可以用眼底照相机拍摄,尤其是用无赤光线可以看得更清楚。Sommer对高眼压症患者每年做一次RNFL照相,在最后发现视野缺损的眼中,每只眼均有持续的RNFL异常,平均发生在视野缺损出现前1.5年,最早的可以发生在5年以前。用RNFL照相观察RNFL的情况,是区分高眼压症和真正青光眼最早的和比较可靠的方法。

　　1)正常 RNFL 眼底所见:正常 RNFL 在视盘周围呈灰白色、稍混浊、均匀细微的放射状条纹,位于视盘附近者最厚,呈粗糙的互相交织的条纹,可追踪到距视盘 2～3 PD 远处,以后逐渐消失。左眼的 11∶00～2∶00,4∶00～7∶00(右眼 10∶00～1∶00,5∶00～8∶00)即上下弓形纤维束处最清楚,2∶00～4∶00 间(黄斑纤维束)看不清楚,因此处的 RNFL 较薄,但实践后此区也可看清,RNFL 离视盘愈远,愈薄就愈不清楚(图 9-21)。在离视盘 2 PD 远处 RNFL 开始有不同程度的变薄,而且散开呈羽毛状,在亮的 RNFL 反光条纹之间,有加宽的暗带,应注意勿与限局性萎缩暗带相混淆。视网膜血管主干近侧埋于 RNFL 中,使血管中心光反射呈不规则的弥散反光,RNFL 中的小血管模糊可见,呈交叉状阴影。儿童及年青人视网膜光反射较强,为从内界膜来的正常反射,在动静脉旁有平行于血管的宽的强反光,在反光之间可呈现出相对暗的区域,当移动检眼镜的光线时,其形状和位置都有变化;而 RNFL 条纹虽也有移动,但是其形状、走行和部位不变。视网膜色素上皮色素少者,其 RNFL 不易看出。

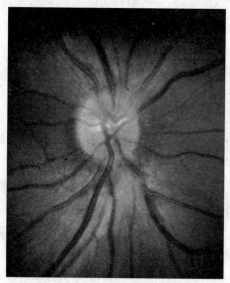

图 9-21　正常视网膜神经纤维层

　　2)RNFL 萎缩分两类。

　　(1)限局性萎缩:在上下弓形纤维束中有暗淡的裂隙或沟,位于距视盘 2 PD 范围以内,常伸展到视盘附近(正常眼 RNFL 分开常在距视盘 1 PD 以外)。弓形裂隙可很窄,但常为多条,使 RNFL 萎缩成耙形,或呈梳发样外观,先是细梳发样,后为稀疏梳发样。较宽的沟形或弓状、楔形缺损,其色调较附近视网膜稍暗;如楔形很宽,常易被忽略,用立体镜观察,此处变薄。由极早期梳发样改变,进展到缺损,大致需要 4～10 年(图 9-22,图 9-23,图 9-24,图 9-25)。光学显微镜检查,缺损部分 RNFL 明显变薄,严重者可消失。

　　(2)弥漫性萎缩:RNFL 弥散性变薄,较难确定,尤其是在早期,血管的光反射变得更明显,并使正常情况下被其上面 RNFL 所遮盖的小血管暴露出来。当萎缩更进展时,视网膜表面呈暗斑点颗粒状,视盘周围血管的轮廓清楚,其光反射是连续的,在血柱旁有灰色条纹,在萎缩的晚期小血管收缩消失(图 9-26)。

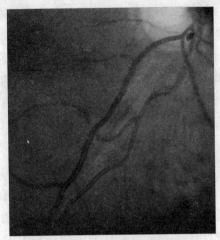

图 9-22　颞下裂隙状缺损

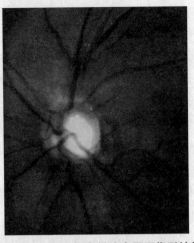

图 9-23　颞上梳发样改变颞下楔形缺损

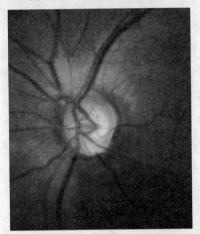

图 9-24　颞下楔形缺损

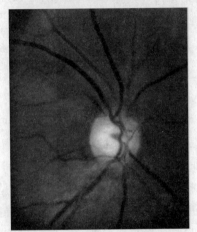

图 9-25　颞上出血窄楔形缺损

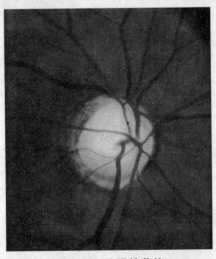

图 9-26　弥漫性萎缩

　　3)鉴别:视网膜光反射类似限局性 RNFL 萎缩。颞上下支血管主干附近的弧形反光,是从内界膜来的反光,可能与宽的 RNFL 的弧形缺损相混,但这种反光是亮的,不连续的,非线条形的。与 RNFL 萎缩不同,这种反射趋向于离开神经纤维束的弓形径路,有时融合在一起,两片反光之间的假的神经纤维束缺损,有正常的视网膜的条纹及颜色。仔细检查血管有助于区分正常 RNFL 但看不清楚弥漫性萎缩。如果视网膜血管表面有强反光的条纹越过,并部分覆盖血管,则有一定程度的 RNFL 存在。在 RNFL 萎缩,血管壁看得很清楚,在粗糙的视网膜表面,血管轮廓有鲜明对比,血管裸露地位于视网膜表面。如血管上无极亮反光,看不见境界清楚的血管壁,则可能是有 RNFL 而看不清楚。当 RNFL 自视盘向外渐变薄时,可见暗亮相间隔的区域,但是并不达视盘很近处,不达距视盘 1 PD 以内。

北京医科大学第一医院眼科曾研究分析 347 只眼 RNFL 的改变,RNFL-D 的敏感性高,在有视野缺损的开角型青光眼中,88.89% 有 RNFL-D,123 只正常眼中仅 1 只眼 RNFL 有裂隙样缺损,其特异性为 99.19%。LTG 及可疑 LTG 患者均有 RNFL-D。开角型青光眼对侧视野正常眼中 53.83%、可疑开角型青光眼中 20.55% 有 RNFL-D。RNFL-D 的部位与视野缺损的部位是相对应的。

7.视盘和视网膜神经纤维层结构的迷量检查

有研究表明,视盘的改变和视神经纤维层的缺损早于视野的损害。当视野出现异常时,已经有20%～40%的视神经受到损害。如果在视野出现异常之前,发现视神经损害,将有助于青光眼的早期诊断。对解剖改变的客观记录最初是通过照相技术完成的,视盘的立体照相,需要医生积累一定的经验,它提供了一种可以更早的,定性和半定量的,而且是不可替代的分析视神经盘的方法。20 世纪 90 年代,随着共焦技术和激光光束的使用,出现了共焦激光扫描眼底镜:如海德堡视网膜断层扫描仪(HRT)、光学相干断层扫描仪(OCT)、偏振光扫描仪等。激光眼底扫描技术可以提供客观的,而且是三维立体图像的活体视神经盘的解剖结构。下面主要介绍应用较普遍的海德堡视网膜断层扫描仪(HRT)和光学相干断层扫描仪(OCT)。

1)海德堡视网膜断层扫描仪(HRT)。

(1)基本原理:共焦激光扫描眼底镜的原理主要是基于光学共焦技术(图 9-27)。

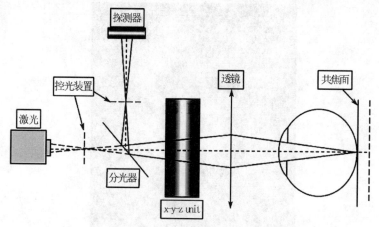

图 9-27　共焦激光扫描系统

不同层面的扫描,只有来自聚焦平面的光才能被探测器接收,获得一系列二维的共焦截面图

单束激光通过一个孔投射到后极部视网膜的共焦平面上。激光通过第二个共焦孔反射回来,被光感受器接收。任何在共焦平面之外的信号将被探测孔阻挡。标准的 HRTⅡ软件有

22 个参数。参考平面是最重要的变量之一,它区分了视杯和盘沿。它的位置对大多数的变量均有很大的影响。标准参考平面定义为视盘轮廓线 6 度宽的范围（350°～356°角）,这一范围与视盘黄斑束相对应。350°～356°处的乳斑束平均厚度为 50 μm,在青光眼的患者中这一区域也保持相对稳定。由于针对每名患者进行个性化设定,避免了人群中生理变异大的问题,能矫正常见的视盘倾斜。

（2）主要参数:HRT 有 5 个重要参数。高度变异曲线和平均视神经纤维层厚度是两个量化的参数,高度变异曲线的计算是通过轮廓线上最高和最低点的差值来确定,因此是独立于标准参考平面的。平均视网膜纤维层厚度相当于标准参考平面和沿着轮廓线的视网膜高度之间的平均高度差异,因此也称之为相对厚度。另外 3 个重要参数为盘沿面积、盘沿体积和视杯形态测量（CSM）。盘沿面积是指视盘轮廓线以内,高于参考平面的盘沿组织所占面积。盘沿体积是指视盘轮廓线以内,高于参考平面的盘沿组织所占体积。视杯形态测量是指轮廓线内（视盘）各点深度值频数分布的偏斜度,它反映了杯壁的陡峭程度。浅于平均深度的点数多于深于平均深度的点数时 CSM 为负值;反之为正值。正常应为负值,接近 0 时说明病情加重。

在正常视盘的上极和下极部分,视网膜神经纤维层增厚产生了特异性的双峰曲线。在 HRT 的地形图中,双峰曲线的位置和平均视网膜高度（MRH）以及标准参考平面均可以作为量化的评价指标。在当前 HRT Ⅱ 的软件中,MRH 定义为高度的零点（0.0 mm z-轴）,用一条水平黑线表示。在正常眼中,轮廓线的最高点通常达到了 MRH,而在青光眼中,非常典型的轮廓线的边界是在 MRH 之下。然而,在视网膜神经纤维层萎缩的病例中,轮廓线会普遍降低,表现出低的参考平面的数值。通过使用将视盘分离的方法检测早期和局限性的缺损,使敏感性有了很大的提高,在 HRT 软件中称作 Moorfields 回归分析。计算视盘的每一个部分及整个视盘的 95.0%、99.0%、99.9% 的可信区间,盘沿面积百分比≥95.0% 时为正常,95.0%～99.0% 为临界值,<99.9% 为异常。但在 Moorfields 回归分析中,屈光度和视盘大小有一定适用范围,屈光度适用于 -6D～+6D,视盘大小适用于 1.0～3.6 mm^2。正常人和早期青光眼患者的正态分布存在较大范围重叠,用单一指标不能很好区分,因而又引入了多元判别分析,包括 FSM 和 RB 等。FSM 由三种参数组成:视杯形态分析、盘沿体积、沿轮廓线高度变化量。以 0 为分界线,正值为正常,负值为异常。RB 由两个参数组成:视杯形态分析和颞下轮廓线,也是以 0 为分界线,正值为正常,负值为异常。

在随访中的应用:对于青光眼患者的随访 HRT 提供了两种方法。一种是对立体参数的分析,比较两次检查的不同而且可以量化,另一种是对两次检查的数字高度图进行比较。第 1 种方法对于视盘改变的量化评价更有优势,标准化立体参数变化量（ΔPnormalized）统一了各个参数的数值尺度。标准化变化量为 0 时,参数没有改变;标准化变化量为 -1 时,参数由正常转变至晚期青光眼。第 2 种方法对于在图像上定位改变更有帮助,后者无须依靠参考平面和轮廓线,两幅图像的数字局部高度图可以计算出不同。将两幅图像正常化后,两张图像的每一点的高度相互做减法。得到的结果的差异与每一点的标准差进行比较,然后将其显示在一张彩色编码的图像中。红色的图像代表在随访中此区域比基线压低,绿色区域表示比基线高。P≤0.05,差异有意义。至少连续 20 个超级像素点区域发生变化,连续随访 2～3 次检查,重复出现变化才有意义。随访间隔建议高危患者 6 个月,一般 1 年左右。可在前 18 个月内增加检查次数,以便监测早期变化。

2)光学相干断层扫描仪(OCT):OCT 是基于低相干光原理。用一系列短脉冲的低干涉光束照射在一面反光镜上,产生两束光,参考光和测量光。参考光是指在一个已知的可变位置的参考镜面上被反射的光,测量光经过眼的屈光系统折射向视网膜。两个光路中的光线脉冲经过折射或反向散射必须几乎同时到达,才能在光纤耦联器中重新被整合为一束。当参考光和测量光的路径长度接近光的相干长度时产生干涉信号,从而对不同深度组织产生的反向散射强度和延搁时间进行测量(图 9-28)。

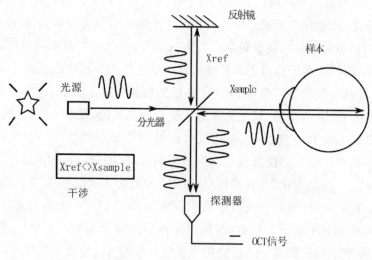

图 9-28　Michelson 干涉计

OCT 以视盘中心点为中心行 6 条 4 mm 放射状线扫描,并自动测量视盘边界,以 RPE/脉络膜毛细血管层和感光器止端为视盘边界。通过对视盘的扫描合成后获得如下参数:①垂直方向盘沿范围的体积。②水平方向盘沿宽度的面积。③视盘面积。④视杯面积。⑤盘沿面积。⑥视杯/视盘面积比。⑦视杯/视盘水平径线比。⑧视杯/视盘垂直径线比。以 3.4 mm直径对视盘周围的视网膜神经纤维层进行环形扫描。Schuman 等对视网膜神经纤维层厚度进行重复测定,直径分别为 2.9 mm、3.4 mm、4.5 mm,其中以 3.4 mm 直径重复性最好。在通过不同组织界面时会产生不同亮度的光反射强度,不同的光反射强度用伪彩色来标记,视网膜神经纤维层的部位就自动勾画出来,并可计算其厚度。正常视网膜神经纤维层呈双驼峰;弥漫性变薄双驼峰降低不明显,局限性视网膜神经纤维层损害,曲线图中双驼峰消失并下凹。量化参数包括每个钟点、每个象限和整个扇形部分的视网膜神经纤维层的平均厚度。高度近视,严重的屈光间质混浊,视盘玻璃疣,影响视网膜神经纤维层厚度的测定。

在黄斑区域 12～5 点的每个钟点,以 6 mm 直径进行放射状扫描。黄斑厚度图可分为 9个区,包括中心圆、内环和外环,每个环又分为四个象限,共 9 个区。得到的参数包括黄斑部各区的视网膜平均厚度、整个黄斑部的平均厚度(直径 6 mm)和黄斑部视网膜容积,分别通过伪彩色和量化参数来表示。

有学者研究视网膜神经纤维层厚度与视盘立体参数的关系,平均视网膜神经纤维层厚度与盘沿面积相关性最强;除鼻侧外,上方、下方、颞侧和平均视网膜神经纤维层厚度,均与视杯面积明显相关。有研究显示黄斑厚度和视网膜神经纤维层厚度均与青光眼有统计学显著相关，然而视网膜神经纤维层厚度比黄斑厚度更具相关性。Medeiros 等报道 OCT 测量下方视网膜神经纤维层厚度最早出现明显变薄。对 OCT 检测视网膜神经纤维层厚度与视野损害的相关性研究表明，在常规自动视野检查正常，而蓝黄视野检查异常的患者，OCT 检查发现视网膜神经纤维层厚度在颞上和颞下方明显变薄。说明 OCT 检测视网膜神经纤维层厚度与蓝黄视野检查有很好的相关性，比常规自动视野检查能更早发现青光眼性改变。目前 OCT 随访所需要的分析软件还不够完善。

8.视野检查

视野检查有动态视野法和静态视野法。动态视野以 Goldmann 视野计和光投射弧型视野计为代表。静态视野以全自动视野计为代表，目前使用最普遍的全自动视野计以 Humphery（美国）和 Octopus（瑞士）为代表。动态视野检查是指同一强度的光标从周边向中心移动，看见光标时作出反应，将刚看见的这一临界状态的点连接起来，形成一等视线；视野的范围即由不同大小、亮度的光标形成的若干等视线构成。静态视野检查指在一定的视角范围内固定分布静止不动的点，以不同亮度的阈值来表示该区域内的视觉质量。常用全自动视野计来实现静态视野检查，结果以灰度图和数字图来取代等视线。下面重点介绍以 Humphery 和 Octopus 为代表的全自动视野计。

1）Humphery 自动视野计。

（1）常用策略：有学者提出大多数病例最好的选择就是运用Ⅲ号白色视标的 30-2 或 24-2 SITA 标准阈值程序或 SITA 快速阈值检测程序。30-2 程序能检测固视点周围 30°范围内，76 个位点的敏感度，常被称作中心视野。24-2 程序包括了 30-2 程序中最中心的 54 个检测位点。国外研究大多数将 24-2 程序作为标准检测程序，实践发现这样损失的诊断信息很少，却节约了检测时间。30-2 程序可检测更多位点，以判断疾病的进展，在已有视野丢失的随访中更为有用。进展期青光眼也可用 10-2 程序进行仅存的黄斑区中心视岛的检测。视野的追踪观察一般应选择相同 SITA 程序（标准程序或者快速程序）进行追踪，才能进行比较。有研究发现蓝-黄短波视野检查（SWAP），比标准视野检查能更早地发现视野改变；蓝-黄视野（SWAP）是将 V 号蓝色视标投射在黄色背景上，它通过激活短波视路来发现早期视野改变。

（2）单视野分析：单视野分析是一种重要的打印格式，包括患者的一般资料，检测参数，可靠性参数和检查结果。其中检查结果又包括：原始数值图和灰度图，总体偏差数值图和概率图，模式偏差数值图和概率图，青光眼半视野检测，视野指数（平均变异、模型标准变异）。

可靠性参数：①假阳性率：表示患者即使未看见视标仍然应答。在 SITA 策略时假阳性率表示为患者应答的函数，代表患者在不该出现应答时却有应答。如果假阳性率超过 33%，说明检查结果不可靠。欣快感患者常显示出假阳性率高，在青光眼半视野检测中显示"异常高敏感度"，灰度图中出现白色区域，意味着难以解释的高阈值。如果模式偏差图的视野缺损比总体偏差概率图的大，可能是因结果中存在假阳性。②假阴性率：指的是一个显而易见的视标出现时，患者没有应答。假阴性视标仅呈现在敏感度已经测出及高于敏感度 9 dB（8 倍）的检测位点上。假阴性率超过 33%结果不可靠。

能否盯住固视点是由固视丢失率和固视追踪记录来监测。固视丢失率是自动视野计的盲点检测,视标周期性地出现在盲点区,如果应答次数超过 20%,结果不可靠。

结果分析:①数值图和灰度图:在结果的最上方分别为数值图和灰度图。数值图是将所检测的每个位点的实际敏感度,以 dB 值在相应位置表示出来。灰度图是将检测的每个位点敏感度的 dB 值以不同的灰阶来表示。dB 值越小,表明该区敏感度越低,灰度也越大。灰度图给人以直观印象,但应以概率图为准,概率图能更准确地反映被检测者的视野缺损。②总体偏差概率图和模式偏差概率图:总体偏差概率图是指所有检测位点的敏感度,和同一年龄的正常值进行比较后产生的总体偏差图。模式偏差概率图是指每个位点的实际敏感度与期望值之间的差值,是对视野中央和周边敏感度的生理性衰减进行校正所得到的。去除了白内障和小瞳孔等造成的普遍敏感度下降,这之后仍存在的敏感度丢失,从而强调了局部视野缺损。概率图比灰度图更能反映早期视野缺损,模式偏差概率图最有实际意义,P 值小于 5%、2%、1% 和 0.5% 分别用不同符号标记出来。

(3)青光眼半视野检测(GHT)(图 9-29):在中心 30° 区域以水平子午线横坐标,将上下视野划分为 5 个相同区域,然后进行对比(图 9-30)。任泽钦总结的四句口诀便于记忆 5 个区域的位点:"中心 3 点偏鼻侧,旁心 4 点两半分,鼻上 5 点分三二,正上十点不均匀"。GHT 反映青光眼早期改变是根据一侧与其镜像分区对应点敏感度的差异所达到的概率水平。①正常界限外:上半视野中一个或多个分区敏感度显著不同于下半视野对应区,P<0.01 时。②临界:一个分区差异,0.01<P<0.03 时。③正常范围内:上、下半视野对应区域没有显著性差异。反映两种情况:真实正常;灵敏度对称性降低。④异常可靠性:最佳检测点敏感度低于或高于仅0.5% 正常人群水平时,为"普遍敏感度下降"或"异常高敏感度"。

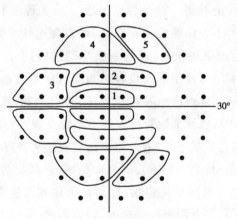

图 9-29　青光眼半视野检测

(4)视野指数:早期有四个指数,最近保留两个最有用的指数。①平均缺损(MD)是指整个视野比正常平均偏离多少,是总体偏差图中显示的偏差分贝值的加权平均值。②模式标准差(PSD)是指由局部视野缺损引起视野的不规则程度。PSD 是排除了普遍降低后敏感度的差值,显示局部缺损,因此是早期诊断的一个指标;而 MD 是反映整体敏感度降低的均值,不宜用于早期诊断,可用于分级和随访观察。P 值显示于所有 MD 值及明显在正常范围之外的PSD 值之后。③随访分析:随访系列图将 30-2、24-2 或 10-2 几个结果打印在一张纸上,进行总体观察。只要选择相同 SITA 程序(标准程序或者快速程序)进行追踪,即使使用不同阈值策略,如 30-2 和 24-2,结果就可用同一种分析。

(5)青光眼变化概率图(GCP):青光眼变化概率图需要最初的两次检查作为基线,如果患者最初的结果不可靠,就要以可信的结果作为基线,因为一旦建立基线,以后的随访和治疗策略都要以基线为标准。在 GCP 中,分别有 $P<0.05$ 的改善位点和 $P<0.05$ 的恶化位点。当一个视野发生进展时,应有多个、可重复的恶化位点被检测出。青光眼变化概率图中还有一项平均缺损的线性回归分析:MD 的线性回归分析需要至少 5 次以上,运用同一检测方法的结果。MD 的线性回归分析是指相对于时间 MD 的斜率在 $P<0.05$、$P<0.01$ 水平上是否有意义。

(6)青光眼视野进展分析程序(GPA):GPA 是一种新型的青光眼视野进展分析软件,采用了 EMGT Study 的青光眼进展标准作为判断标准,和多中心的结果作为数据库进行分析。在分析中采用 SITA 程序和模式偏差概率图,去除了白内障等因素对结果的影响,并能自动排除可信度差的结果。应用该软件需要两次可靠的检查作为基线,随访检查时软件自动查找有显著改变的点(发生可能性 $P<0.05$),并加以标记。结果中提示是否有进展:2 次以上、有 2 点以上有显著改变为"possible progression";3 次以上、3 点以上有显著改变为"likely progression"(图 9-30)。

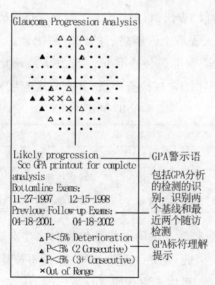

图 9-30 青光眼视野进展分析程序

2)Octopus 自动视野计:Octopus 自动视野计也是一种常用的视野计,是市场上出现的第一台全自动静态视野计。它与 Humphery 自动视野计有一些类似之处,下面我们仅就检查结果中的不同之处作一简单介绍。Octopus 自动视野计的检查结果包括一般状况、灰度图、阈值数字图、对比图、概率图、Bebie 曲线和视野指数。检查结果的可信性指标超出以下范围认为不可靠:假阳性$>20\%\sim30\%$,假阴性$>20\%\sim30\%$,固视丧失$>20\%$。

(1)灰度图与阈值数字图分别相当于 Humphery 自动视野计的灰度图和数值图。灰度图来源于阈值数字图的原始数据,但不能根据阈值数字图进行判断。

(2)对比图和矫正对比图:对比图是将检查结果与同年龄组的正常值相比较后所得差值,当差值$\leqslant4dB$ 时,以"+"表示,$>4dB$ 时,则标出具体差值,差值越大,缺损越深。矫正对比图是减去弥漫性缺损后的对比图,检查有无局限性缺损。

(3)概率图包括概率图和矫正概率图,与 Humphery 自动视野计总体偏差概率图和模式偏差概率图类似。

(4)累积缺损曲线(Bebie 曲线):将 G 2 程序中的 59 个点按缺损值的大小顺序排列而成的曲线。图中标记了正常值上下曲线和 90% 的正常人的正常值曲线。如有视野缺损,曲线下移并以红色显示。

(5)视野指数:包括平均光敏感度(MS)、平均缺损度(MD)、缺损变异度(LV)、矫正缺损变异度(CLV)、短期波动(SF)等。MS 是指各个位点光敏感度的算术平均值,反映了视网膜的平均光敏感性。Octopus 的 MD 与 Humphery 自动视野计并不完全相同,在 Octopus 平均缺损度是指受检眼与同年龄组正常人光敏感度的平均差值,其值越高,表明缺损越大,正常为 -2 ~ 2dB;Humphery 自动视野计中平均缺损,是总体偏差图中显示的偏差分贝值的加权平均值,其负数值越大,表明缺损越重。LV 和 CLV 减去了 MD 值,因此是 Octopus 的局限性缺损指标。正常值 LV 为 0~6dB,CLV 为 0~4dB。MS 和 MD 是 Octopus 弥漫性视野缺损的指标,LV 和 CLV 是局限性视野缺损的指标(表 9-5)。

3)AccuMap 多焦客观视野检查仪:目前,自动视野检查是视野检查的金标准,然而自动视野检查是一种主观检查,在很大程度上依赖患者的理解和配合。AccuMap 多焦客观视野检查仪是一种多焦点、多轨道视觉诱发电位检查系统。与大多数视觉电生理检查不同,AccuMap 使电生理检查成为可以临床应用的常规检查手段,并在一定程度减少了个体差异。

表 9-5　MD 和 LV(CLV)

MD	LV(CLV)	意义
正常	增高	局限性视野缺损
增高	正常	弥漫性视野缺损
增高	增高	弥漫性＋局限性视野缺损

AccuMap 基本原理是视觉刺激产生的电信号传输到枕叶皮质后,被固定于枕骨的高敏电极捕获而形成的电生理反应。因此,它是一种客观检查,而不依赖于患者对视觉刺激的反应能力。虽然原理复杂,但应用简便,适用于青光眼、pre-perimetric 青光眼以及主观视野检查可信度低的患者等。

AccuMap 是一种新型的客观视野检查仪,有研究报道与 Humphery 自动视野计检查结果比较,有较高的一致性。AccuMap 提供了一种检查青光眼视野缺损的客观、有效的方法,避免了一般主观视野检查方法由于需要患者的配合而产生的误差,尤其是在老年青光眼患者配合较差的情况下,可以获得更可靠的结果,从而作为一种有益的补充手段。

4)视野缺损分期。

(1)视野缺损的特征性改变:慢性眼压升高所致视盘损害为视网膜神经纤维束的病变,所造成的视野缺损有其特征性改变。

(2)早期改变。

旁中心暗点:常在中心视野 5°~30°角范围内有 1 个或几个比较性或绝对性旁中心暗点。

有时在绝对性暗点周围有比较性暗点,其典型分布区域是在 Bjerrum 区,鼻侧分布范围较宽,颞侧范围较窄。有的靠近中心注视点,有的远离中心点 20°～30°角,暗点的宽度为 2°～10°角,在鼻侧以水平线为界。在早期旁中心暗点不与生理盲点相连,当病情进展,几个旁中心暗点可以融合或与生理盲点相连,形成典型的弓形暗点。

弓形暗点:这是典型的神经纤维束型视野缺损。由于视盘的一束神经纤维受侵,暗点从生理盲点开始,围绕注视点 10°～20°角内呈弓形达鼻侧水平线上。鼻侧较颞侧宽,与视网膜颞侧弓形神经纤维束的排列相对应。弓形暗点可为比较性或绝对性,一般不是从生理盲点开始,当其延伸至生理盲点时,在该处的暗点也不是最致密的。

鼻侧阶梯:为视网膜神经纤维束损害的特征性改变,表现为一条或多条等视线在鼻侧水平子午线处上下错位,形成鼻侧水平子午线处的阶梯状视野缺损。由于神经纤维受损害程度不同,不一定每个等视线均查出鼻侧阶梯。可仅累及周边等视线或中心等视线,也可能从中心到周边多条等视线受累。鼻侧阶梯常合并旁中心暗点或弓形暗点。当中心视野不能确切分析时,周边部鼻侧阶梯有一定诊断意义。

非典型的青光眼性视野改变:①扇形视野缺损:青光眼早期可单独出现颞侧或鼻侧周边视野压陷或缺损,一般呈扇形,尖端向中心部,边界不沿水平线。这种视野改变属神经纤维束缺损,因为 Bjerrum 区的神经纤维束最容易受高眼压的影响,因而被认为是青光眼性改变。有研究认为颞侧扇形压陷是早期青光眼的表现,但仅有鼻侧扇形压陷,对青光眼的诊断意义不大。②周边性视野收缩:虽然在青光眼的视野改变中常见,但是,屈光间质不清、瞳孔缩小或年龄因素等均可使周边视野缩小,因而对青光眼没有诊断价值。但是如果单眼高眼压伴有周边视野收缩,可能为青光眼早期改变。如果视野收缩进展,应进一步检查。

非青光眼性视野缺损:随着视野检查技术的改进及视觉生理的发展,以前认为是早期青光眼视野缺损的盲点外露、翼状暗点(Seidel 征)和生理盲点延长,现在都不认为是早期青光眼的体征。因为生理盲点颞侧的视网膜的敏感度呈斜坡状,该处等视线的位置不肯定,容易造成人为的盲点外露。瞳孔缩小,晶状体改变及年龄大者均容易出现生理盲点外露。

(3)进展期改变:随着病情进展,视野缺损加重,上下方弓形纤维受损则形成双弓形暗点,围绕中心注视点,一端与生理盲点相连,鼻侧止于水平线上。多数上下弓形不对称,在水平线上相遇,形成两个阶梯,下方者常靠近中心注视点。新的神经纤维损害容易发生在接近原来损害的部位,使暗点加宽。向中心侧进展较慢,向周边侧进展较快,特别是在鼻上象限,最后在此处突破与周边缺损相连,形成鼻上视野缺损。随着病情进展,缺损可扩展到鼻下方形成全鼻侧视野缺损。以后从周边部各方向逐渐向中心收缩。

(4)晚期改变:从中期到晚期没有明显界限,晚期视野大部分丧失,仅残存 5°～10°角中心小岛,即管状视野。还可能保留 1.0 的中心视力,而视野缺损已达注视点附近。残留的小视野常呈横椭圆形,鼻侧有水平阶梯。这种小视野可保持相当长的时间,缺损常由鼻侧向中心注视点进展,当注视点受侵犯则视力可突然丧失。有些病例在有管状视野的同时,颞侧周边部尚存有小的视力区,称为颞侧视岛。当中心视野消失后,最后仅保留颞侧视岛,仅仅残存微弱的视力,可以维持很长时间,最后视力完全丧失。青光眼的颜色视野和白色视野的收缩是平行进展的,当视野已很小时,颜色视野常存在。而原发性视神经萎缩者,其颜色视野很早即消失。

9.心理物理学检查

过去认为,原发性开角型青光眼先侵犯周边和旁中心的视功能。直到晚期中心视功能才受侵,这是基于仅用 Snellen 视力表来测定中心视力。这种方法只测定眼在接近最大对比度下的分辨力,而忽略了对日常视功能很重要的其他参数,如色觉、察觉低对比度物体的能力等。

(1)色觉:青光眼可有色觉障碍。绝大多数研究认为在青光眼,蓝-黄色觉比红-绿色觉受侵犯较常见而且更严重。一般而言,色觉障碍与视野缺损程度相关。但是,偶尔也有视野缺损已达进展期而色觉仍正常。色觉障碍常发生于青光眼的极早期,有时在视野改变出现以前。

(2)对比敏感度:对比是两个可见区域平均照度的差别。对比敏感度是测量能够察觉两个区域照度差别的能力。假使这两个区域在空间彼此相连,察觉照度差别的能力为空间对比敏感度。如可见区域在时间上顺序出现,这种察觉照度差别的能力称为时间对比敏感度。对比阈值是能区别出间隔排列的条栅而不看成为均匀的灰色(对于空间对比试验)或使顺序出现的光呈闪烁光而不是稳定的光线(对于时间对比试验)的最小照度差。对比敏感度值是最亮和最暗条栅的照度的差值除以两者之和。频率是每度视角的条栅数或者每秒钟内的闪烁数。屈光不正、年龄、暗适应和瞳孔大小等可影响对比敏感度。

青光眼的空间对比敏感度:Campbell 和 Green 最早注意到青光眼患者的空间对比敏感度下降,因所用方法复杂,只限于实验室研究。

青光眼的时间对比敏感度:Campbell 和 Ritter 曾表明在青光眼的旁中心视野有弥漫性闪烁敏感度下降。其后被其他作者所证实。这些研究发现,青光眼患者在30°角视野以内有闪烁融合功能改变,发生在平面视野检查出现异常以前,但是所研究的患者数量少而且闪烁融合的参数也不确切。

(3)黄斑光敏度:Herman 等用 Octopus 静态视野计测量中央8°视野内58个点,绘出了黄斑区光敏度的详图,在少数青光眼患者,表现光敏度阈值下降。

心理物理学检查已从实验室进入临床应用。这些试验在青光眼诊断和处理中的地位尚未确定。但是,与一些组织病理研究结合起来,心理物理学检查已显著地增加了我们对青光眼是如何影响了视功能的理解。

10.电生理检查

(1)视觉诱发电位(VEP)检测:高眼压症和青光眼患者是否有视神经损害,及视神经损害的程度和范围,许多研究表明这种方法是可行而且敏感的,对细微损伤也可检测出来。对VEP 波型的分析是根据客观数据,可避免检查者主观判断可能引起的误差。但这种检测方法目前仍处于探索阶段,尚不能单独应用于青光眼的早期诊断。

(2)图像视网膜电图(PERG):它是应用清晰成像于视网膜的黑白翻转的棋盘格刺激视网膜时,从角膜面记录到的电位反应。目前普遍认为它能反映视网膜第三神经元的功能。病变累及视网膜节细胞,PERG 表现异常。早期开角型青光眼可由于神经节细胞损害的程度,PERG 表现为正常或轻度异常。研究表明,PERG 的波幅与视野改变和视盘杯盘比值相关,其波幅随视野缺损的增大而降低。在青光眼早期,杯盘比值小时,PVEP 正常,而 PERG 出现异常,表明在青光眼时 PFRG 较 PVEP 更易受损害。

11.荧光血管造影

原发性开角型青光眼患者眼部荧光血管造影显示视盘普遍性低荧光。在视盘的上下极近边缘处可有限局性绝对性充盈缺损,常与视野缺损的部位和严重程度相一致。高眼压症患者的充盈缺损区较正常人多。青光眼患者在视盘的限局部位先发生视神经灌注减少,在血管荧光造影表现为相对荧光充盈缺损,然后发展为限局部位的绝对性充盈缺损,伴有相应的视野缺损。有些正常人也有充盈缺损,故不能作为鉴别诊断的依据。在高眼压症患者,荧光血管造影充盈缺损的预后价值尚不能肯定。

12.全身因素和开角型青光眼

在探索青光眼的发病机制研究中,曾有人设想开角型青光眼不只是眼局部疾患,可能与下述一些全身情况有关。

(1)皮质激素反应:见本章第四节。

(2)血浆皮质激素抑制试验:目的是借口服地塞米松后血浆中皮质激素被抑制的程度来确定患者对此药是否敏感,以期将青光眼患者与正常人分开。在口服地塞米松 0.75 mg(也有用 0.25 mg 者)9h 后,开角型青光眼患者的血浆皮质醇受抑制的程度比正常人更明显。Becker 发现血浆皮质醇抑制试验与局部激素试验的结果是一致的。本试验用时短,不需要患者的配合,所以有些学者试图用此试验代替局部激素试验。

(3)苯硫脲(PTC)味觉试验:苯硫脲有苦涩味,能尝出其苦味者称 PTC 尝味者,尝不出苦味者称为味盲。这是由基因决定的,味盲者是纯合子隐性状态,在正常人中占 30%,在开角型青光眼患者中却占 51%,两者间有明显差异。激素高反应者中味盲占 51%,与开角型青光眼相似,而激素低度反应或无反应者味盲仅占 25%,与正常人相似。闭角型青光眼患者中的味盲较正常人和开角型青光眼者少。

(4)淋巴细胞转化的抑制:淋巴细胞转化试验是测定人体细胞免疫功能的一种方法。从末梢血标本中分离的正常淋巴细胞,经植物血凝素的作用,可转化为淋巴母细胞并进行核分裂。这种转化的程度可用同位素方法测量,也可用显微镜来计算淋巴细胞的转化率。皮质类固醇可抑制这种转化。青光眼患者只用正常人所需用的泼尼松龙的半量即可使淋巴细胞转化有 50% 被抑制。局部皮质激素试验高度反应者所需的激素量与青光眼者相似。

(5)HLA 抗原:许多文献报告特殊的组织相容性抗原和某种疾病之间有一定的关系。HLA-B12 和 HLA-B7 抗原和原发性开角型青光眼之间是有关系的。有的研究报告 88% 的青光眼患者有 HLA-B12 或 HLA-B7 抗原,而在正常人口中仅 30% 有这些抗原。另有些初步研究,报道有特殊 HLA 抗原的高眼压患者,比没有这两种抗原者更容易发生视野缺损。

(6)糖尿病:糖尿病患者的青光眼发病率为 12.6%,比正常人口的发病率明显增高。Becker 发现在糖尿病患者中,不并发增殖性视网膜炎者发生高眼压的较多;不合并视网膜病变者的皮质类固醇试验呈高度反应者比非糖尿病者也多;所以他认为青光眼和糖尿病有一定的关系。此外,开角型青光眼患者的糖耐量试验的阳性率比非青光眼者高。在局部应用皮质激素使眼压升高 5.33 kPa(40 mmHg)和产生可逆性视野缺损者中,糖尿病较非糖尿病患者多。

(四)治疗

原发性开角型青光眼治疗的目的是控制疾病的发展,或尽可能延缓其进展,使患者在存活期间能保持好的视力,大多数病例可通过降低眼压达到此目的。因为患者的视神经对压力的耐受力不同,因而不可能规定一种眼压水平可保持病情稳定,有的患者眼压在 2 kPa(15 mm-Hg)而损害仍在进展,而另一些患者眼压达 4 kPa(30 mmHg)尚可耐受相当长时间而不出现损害。一般认为,眼压越高,可能发生进行性损害的危险越大。视神经或视野的损害进展则应加强治疗而进一步降低眼压。另外,所选用治疗应尽量减少给患者造成不便和并发症,以便患者能遵嘱用药。

1.何时开始治疗

当眼压升高足以导致最后失明时均应开始治疗。不能对所有患者均选一定的眼压水平使其病情不进展,而是根据具体患者情况决定。主要考虑其眼压高度、视盘和视野状况,其他危险因素等,如年龄、近视、青光眼家族史,全身情况,如高血压、糖尿病、心血管疾患等。眼压低于 4 kPa(30 mmHg)而无视盘损害及视野缺损或其他危险因素时,可密切观察不予治疗,但应随访观察。眼压高于 4 kPa(30 mmHg)应开始治疗。如有视神经损害,尤其是当眼压升高、损害进展时则应治疗。如眼压升高并有视盘损害和视野缺损,则明确需要治疗。

2.靶眼压

或称目标眼压是指达到该眼压后,青光眼的病情将不继续进展。靶眼压可根据视神经损害情况及危险因素制定。对靶眼压不能确实知道,只是推测。在达到靶眼压后还要根据视神经及视野的进一步变化及病史中其他因素不断地调整改变靶眼压。临床工作中医生常注意稳定眼压而忽略一过性峰值眼压,而这种一过性高眼压可损害视网膜神经节细胞。房水排出易度可对抗峰值眼压。增加房水排出的药物优于减少房水生成的药物。应设法达到靶眼压并注意该药物的作用机制。增加房水排出易度者更具有保护性。

眼压控制的参考指标:作为一般规律,视神经损害和视野缺损愈严重,为避免视功能进一步丢失,应将眼压降得愈低。当视盘和视野已严重受损,尤其是注视区受到威胁时,需用强有力的治疗使眼压降得很低。可对每一患者制定理想的、可接受的及边缘的眼压水平。如果所制定的眼压水平正确,而且眼压可降至理想或可接受的水平,则将可能避免青光眼性损害进展。例如,视盘正常,未查出视野缺损,则理想的眼压为 2.8 kPa(21 mmHg)以下,可接受眼压为 3.5 kPa(26 mmHg)左右,4 kPa(30 mmHg)为边缘眼压,后者常需开始或增加治疗。当一个患者的视盘完全凹陷苍白,视野缺损侵及注视区,理想眼压为1.1 kPa(8 mmHg),在此眼压水平,视功能进一步丢失的危险性很小;可接受的眼压可能是 1.6 kPa(12 mmHg),损害进展的危险也很低;边缘眼压为 2 kPa(15 mmHg),损害加重的危险将明显升高,需加强治疗甚至需要手术。这样规定的眼压水平是根据临床经验定的,目前尚无方法确定多高的眼压对某一具体视神经可阻止其损害的发生或进展。

如果用药物治疗可容易地达到理想眼压,且仅有极少不良反应,则治疗是满意的。常是只达到可接受的眼压水平,而要追求理想眼压常会发生很多不良反应。确定理想眼压也可参考治疗前后眼压状况,如眼压在 5.3 kPa(40 mmHg)发生了中等度视神经损害,则将眼压降低至 2.7 kPa(20 mmHg)的低值是可接受的。如果在治疗前眼压为 2.7 kPa(20 mmHg)发生了类似的视神经损害,则眼压降至 1.3 kPa(10 mmHg)才可能是恰当的。如果患者的预期寿命不长,而且青光眼性视神经损害在其有生之年不会有明显进展,则可不必开始或加强其治疗。假使有另外的危险因素或以前的损害在较低眼压情况下发生,则最理想的眼压应向下调。

3.药物治疗

可供选择的药物有以下几种。

(1)β受体阻断剂:这类药物疗效好,不影响瞳孔大小及调节机能,作用时间长,明显降压作用可维持 24 小时,每日只需滴 1～2 次,降压机制为减少房水生成。可选用 0.25%～0.5%的噻吗洛尔(噻吗心安),1%～2%美开朗,0.25%倍他洛尔(倍他心安),0.5%左布诺洛尔(贝他根),0.5%心得乐。①非选择性β受体阻断剂可阻断 β_1 受体(使心率减慢)及 β_2 受体(可引起支气管平滑肌收缩),所以对有心动过缓、心脏传导阻滞或支气管哮喘及呼吸道阻塞性疾病者不宜用。噻吗洛尔(噻吗心安)、卡替洛尔(美开朗)、普萘洛尔(心得安)、左布诺洛尔(贝他根)属于此类。②选择性 β_1 受体阻断剂不产生 β_2 受体阻断作用,可用于哮喘患者,但仍能引起心跳减慢。倍他洛尔(倍他心安)属于此类。

(2)前列腺素类药物:为新一类抗青光眼药物,为青光眼药物治疗的又一重大进展。具有显著的降低眼压作用,可持续至少 24 小时,故每日只需用一次。降低眼压机制是增加巩膜—葡萄膜外流,而不影响房水生成,对眼前节组织营养有益。最早提供临床应用的为适利达为 0.005%,每晚一次。以后相继又有 unoprostone 为 0.15%,每日 2 次,Bimatoprost 0.03%,每日一次,Travoprost 0.004%,每日 1 次。适利达降低眼压效果好,为最有效的局部用药,点药次数少,每晚 1 次可持续恒定降低眼压,与其他抗青光眼药物合用均有辅加作用。无全身不良反应,可作为一线药物应用。局部不良反应为部分患者虹膜颜色加深,睫毛变粗变长。

(3)肾上腺素能神经药物:此类药可同时兴奋 α 受体及 β 受体,增加房水排出。1%～2%肾上腺素,每日用 1～2 次,对调节功能无影响,但可引起瞳孔散大,无晶状体眼可引起黄斑病变。地匹福林为一种肾上腺素前药,其本身无治疗作用,进入眼内后经水解形成肾上腺素而发挥其药理作用。因其脂溶性强易于穿过角膜,明显低的浓度即可达到治疗效果。0.1%溶液相当于 1%肾上腺素的作用,故不良反应少。每日用药 1～2 次。

酒石酸溴莫尼定(阿法根):为 α_2 肾上腺素能受体兴奋剂,具有高度 α_2 受体选择性,无 α_1 受体介导的不良反应,如瞳孔开大,血管收缩等。降眼压机制是减少房水生成及增加巩膜—葡萄膜外流。临床应用 0.2%每日 2～3 次,降低眼压效果与噻吗洛尔相似,优于倍他洛尔(贝特舒)。没有心、肺不良反应。有视神经保护作用,可作为一线药物。

(4)局部碳酸酐酶抑制剂:为减少全身应用碳酸酐酶抑制剂的全身不良反应,研制出局部滴眼剂。Dorolamide(杜噻酰胺)的降眼药效果较噻吗心安稍弱,与倍他洛尔(贝特舒)相似。与β阻滞剂合用有协同作用,哮喘、心脏病等不能耐受β阻滞剂者用此药安全,不影响瞳孔大小。长期应用不伴全身应用碳酸酐酶抑制剂的不良反应。剂量为 2%,作为初始治疗,每日 3次;与β阻滞剂合用,每日 2 次。此类局部碳酸酐酶抑制剂尚有:Brinzolamide 1%,Cosopt 为 2%Dorolamide 和 0.5%Timolol 的混合剂。

(5)初始用药的选择:β受体阻滞剂的疗效较强,所需用药次数少(每日 2 次),不影响瞳孔及调节,从 20 世纪 70 年代后期一直作为原发性开角型青光眼的初始用药,但是它可引起严重的心肺不良反应,一些患者不能应用。近年来的新药如前列腺素类药物适利达,降眼压效果好,每日只需用药 1 次,而且浓度很低,为 0.005％,无全身不良反应,已被用来作为首选药物。α_2 肾上腺素能兴奋剂溴莫尼定(阿法根)降眼压效果好,也无全身不良反应,较地匹福林不良反应小,因不兴奋 α_1 受体,不引起瞳孔开大及血管收缩,目前也作为一线药。缩瞳剂常不用做开始用药,因其用药次数多,不良反应较多不易为患者所接受及配合。

(6)单眼用药试验:采用一眼用药,一眼作为对照的方法来评价药物的疗效。这种试验方法可以确定单一药物的疗效,停用无效的药物,以免不必要的不良反应、经济浪费和带来的不便。单侧试验也可避免停用实际是有效而被认为是无效的药物,例如由于眼压日夜波动,眼压峰值可掩盖药物的降压作用。单侧试验需要双眼眼压相近或保持恒定的比率,并且双眼眼压日夜波动相似。但实际情况常非如此,尤其是当一眼在短期内眼压不能被控制时。匹罗卡品是一种理想的单侧实验药物,它对用药眼有直接的作用,而对对侧眼没有交叉效应。单侧试验后还需随访对照眼在加用药物后是否能被控制。

(7)联合用药:当单一药物不能控制眼压时,可更换其他药物,而且目前可供选择的新药很多,可多试几种,如仍不能控制,则需联合用药。一般讲,两种药物单独应用时均有效,当联合用时,不能起到两种药物的完全相加作用。两种药物的相加作用在某种程度上依赖于其降眼压机制是否相似,作用相同者相加作用较小,作用不同者相加作用较大。

(8)最大剂量药物治疗:最大剂量药物治疗是指没有合适的药物可以加用或者加用是适当的。不应将最大剂量药物治疗理解为在考虑非药物治疗以前,已联合应用最强力量的 β 受体阻断剂、缩瞳剂、肾上腺素能药物和碳酸酐酶抑制剂。在确定每一具体患者的最大剂量药物治疗时,常考虑许多因素。无效的药物应停用,不应包括在最大剂量药物治疗中;不能耐受的药物,例如哮喘患者不能应用非选择性 β 受体阻断剂,眼部不良反应如年轻人不能耐受缩瞳剂,或全身不良反应如碳酸酐酶抑制剂所致者;患者不能配合按时用药,尤其在使用匹罗卡品时,患者常于就诊前注意用药,而其他时间不按时用药。当就诊时眼压正常,而青光眼损害有进展时,应仔细询问用药情况;患者不愿意或不能按时随诊以观察其疗效,这种患者常常不按时用药,应更多考虑进行激光或手术治疗。

(9)选择药物的趋势:因为有许多新的、更强有力的降眼压药物可供应用,所以在用药选择方面有了明显的变化:①维持眼压最简单的方法是用一种药物而不联合用多种药物。②前列腺素类药物作为一线用药。③用增加房水排出的药物比抑制房水生成的药物有益于眼部营养。④β 阻断剂的应用将减少,因其疗效较差及有不良反应。

4.激光小梁成形术

非损伤性激光小梁成型术已成为介于药物治疗及滤过性手术之间的一种治疗方法,因为滤过性手术有并发症。过去有许多患者虽有不能耐受的不良反应,或者处于边缘的眼压有视野进一步丢失的危险,仍继续用最大剂量的药物治疗。对这些较困难处理的患者,可先做激光小梁成形术而避免手术的危险。氩激光小梁成形术可作为开角型青光眼在进行滤过性手术以前的治疗方法,它只限于需考虑做滤过手术的患者,对于它是否可代替药物治疗目前还有争议。当缩瞳剂使视力明显减退以致严重影响患者生活时,也可考虑做激光小梁成形术。激光小梁成形术可使 70％～80％ 的病例眼压下降,术后仍需继续应用强的药物治疗,一般可使眼压下降 0.8～1.3 kPa(6～10 mmHg)，不适用于眼压过高的患者。这种治疗降压效果不持久，过一段时间后眼压又可升高，经随访激光小梁成形术后眼压已控制者，每年约有 5%～10% 的患者眼压又失去控制。近年来多采用选择性激光小梁成形术(SLT)。

5.手术治疗

一般认为开角型青光眼以药物治疗为主，只有当用最大可耐受的药物治疗仍不能控制病情进展者才做手术。应采用滤过手术，手术可较大幅度降低眼压，有利于对病情的控制。近年来，对于开角型青光眼起始用药物治疗还是手术治疗存在一些争论，一般主张用药物作为起始治疗，但是药物可能有许多不良反应，患者对用药的依从性及长期效果等均存在问题。一些学者如 Cairn、Watson、Jay 等建议手术治疗作为原发性开角型青光眼的起始治疗，他们认为在目前设备及技术情况下，小梁切除术是一种相当安全的方法，手术降低眼压的幅度常较药物者大，80% 以上的病例可获得满意的控制，而且较严重并发症的发生率并不高。作者认为可开始先用药物治疗，如果控制不满意应及时决定手术治疗，以免对视盘及视野造成不可逆性损害。

目前常采用的手术方法是小梁切除术，术后浅前房和白内障的发生机会较少，但术后远期眼压常较全层手术者高。全层手术如灼滤术、巩膜切除术等仅用于损害严重需将眼压降得非常低，目前已很少应用。做非穿透性小梁手术，这是近年来开展的一种新的抗青光眼手术，在不切通前房的情况下，切除 Schlemm 管外壁、构成其内壁的近管组织和部分透明角膜基质，仅留一层菲薄小梁及狄氏膜窗，起到房水引流作用，浅层巩膜瓣下的深层巩膜，大部被切除，仅留极薄一层。这种手术的降眼压效果与小梁切除术相似，但并发症显著减少。

睫状体破坏性手术一般只用于其他手术失败的患者，不作为常规初次手术。睫状体冷凝术可有效地控制眼压，术后常有严重疼痛、顽固性虹膜睫状体炎、黄斑水肿和眼球萎缩。治疗性超声或经巩膜睫状体光凝是目前正在研究的睫状体破坏性手术，尚需观察其长期效果。经瞳孔的氩激光睫状体光凝术可能是有效的，但只限于少数做过虹膜全切除，能有足够多的睫状突暴露可供治疗的眼睛。

(五)预后

原发性开角型青光眼的预后与视神经受损程度、眼压高度、视盘组织的易损性、全身血管性疾病、患者对治疗的配合以及治疗是否及时恰当等有关。一般认为视盘凹陷重者预后差，因为受损严重的视盘仅剩余少量轴索。所以每个纤维的丢失将是很重要的。有些专家提出，对于明显受损的视神经为了使青光眼稳定，需将眼压降至正常低值甚至低于正常的眼压。有些眼可在一段很长时间内耐受高眼压，而另一些在正常眼压情况下也可出现进行性损害。这种现象常被解释为视盘对压力引起损害的耐受性不同。其他如视神经的灌注压和患者对治疗的配合等也是重要因素。少数人认为，治疗不能改变原发性开角型青光眼的自然过程。但是，绝大多数专家认为在绝大多数病例控制眼压可使病情稳定或减缓其过程。但是不要认为成功的降低眼压就能使病情稳定，有些病例经治疗后眼压明显下降，而视野缺损仍继续进展。患者应理解，治疗后眼压虽下降，但仍需终身定期就诊观察。医师也必须区分进行性青光眼性损害和视功能波动，以及随年龄增长而缓慢的视功能下降。

二、低眼压性青光眼

低眼压性青光眼(LTG)又称为正常眼压青光眼。低眼压性青光眼是具有典型的青光眼性视盘损害和(或)视野缺损,但眼压始终在正常值范围以内,即不超过 2.8 kPa(21 mmHg)。房角结构正常并完全开放,无引起上述病变的眼部或全身疾患的青光眼。

多数研究表明正常眼压性青光眼是一种较常见的青光眼类型,约占开角型青光眼的1/5～1/2以上,但这与目前临床实践中所见到的 NTG 患者的人数不相符,这可能是 NTG 患者的就诊率较低及漏诊率或误诊率较高所致。NTG 中女性较多,男女比例约为 1:2,有家族史者约占 5%～40%。对于 LTG 是否应列为单独的一种临床疾病,长期存在着争议。有人认为它是原发性开角型青光眼的一种变异,而另一些人认为这两种情况视神经萎缩的机制不同。许多学者提出了 LTG 发病的血管因素,并注意到它与全身病的关系。

(一)病因

LTG 的致病因素复杂,目前尚不了解其确切病因,可能是由于视盘的组织结构差异,对眼压或缺血特别敏感而容易造成视盘损害及相应的视野缺损。

本病的发病机制有以下几种主要解释:①眼球组织不耐受正常的眼压。②由于基压低,当房水外流受阻眼压升高虽未超出一般正常范围,但已足以造成视神经损害。③房水流畅系数低,但房水生成量也低,因而眼压仍正常。④由于血压低,视盘血管的灌注压低。某些青光眼患者眼压已控制,但由于治疗高血压,使血压下降而导致视盘血管灌注压降低,可使视野缺损继续进展。

正常眼压性青光眼的发病机制到目前仍不十分清楚,学者们进行了大量研究,提出了许多可能的发病因素,多数人支持血管因素和局部解剖因素学说。①血管因素学说认为 NTG 是由于全身血压和眼压不平衡,使眼灌注压降低而导致视盘血液灌注不良,或是眼局部或全身的血管疾病导致视盘周围脉络膜小血管异常,血管阻力增高或自身调节异常所致。②局部解剖因素学说认为可能是由于视盘筛板解剖结构具有某些缺陷,如筛板的结缔组织较正常人者薄弱,筛孔的孔径较大,而使筛板组织比正常人者脆弱,即使在正常眼压或在间歇性高眼压、直立性高眼压的作用下也容易使筛板弯曲向后凹陷,筛孔发生扭曲变形,使从筛孔中通过的视神经纤维受挤压而发生轴浆流阻滞,进而使神经纤维由于营养障碍而萎缩。在视神经纤维受挤压的同时,其间的毛细血管也受挤压而引起血液供应障碍,加速视神经纤维的萎缩。

以上任何一种单一学说均不能完全解释 NTG 的发病机制,Chanhan 等认为血管因素、局部解剖因素及眼压等共同起作用,NTG 患者可能由于眼的结构尤其是视盘的组织结构异常,使其对缺血和眼压异常敏感。有些调查结果显示,在相当比例的 NTG 患者中可能由于自身免疫调节功能的紊乱,使患者本身视网膜和神经纤维中的某些成分改变并表现自身抗原性,引发自身免疫反应,导致视网膜及视神经的损伤。

(二)临床表现

正常眼压青光眼为患者具有青光眼性视盘病理陷凹和萎缩及青光眼性视野缺损,但矫正眼压在正常值范围以内。前房角开放,病情为缓慢进展性,如未得到恰当治疗,病情将继续恶化,甚至可完全失明。有些 LTG 患者血压低,尤其是舒张期血压低的发生率较高。LTG 患者常伴有全身病,如血液动力学危象、心脑血管病、偏头痛和十二指肠溃疡等,LTG 患者的血液黏度、血浆黏度、红细胞压积等可能高于正常人。

1.症状

NTG发病隐蔽,早期无明显自觉症状,晚期当视野缺损严重时,可因视野缩小而行动障碍。因患者中心视力较好,眼压正常,若不作详细的眼底检查观察视盘和视网膜神经纤维层改变,常易被漏诊。

2.体征

(1)视盘。①视杯:NTG的视盘凹陷萎缩与POAG者相似,有些学者认为两者没有差别。但也有学者经过测量发现,与POAG相比,NTG的视杯大小与视野缺损不成比例,与视野缺损相比视杯相对较大。NTG患者的视杯壁呈斜坡状,视杯颜色较苍白,视杯较浅,容积较小,表明其筛板向后凸较轻。盘沿限局性切迹较多见。②盘沿出血:NTG患者较POAG患者常见,发生率为6.3%~35.3%,较POAG者高3~4倍。NTG患者盘沿出血的复发率高,而且复发部位不定。视盘出血是青光眼性变化的先兆,也是病情未得到控制的一个指征。③视盘周围萎缩:一些学者发现NTG患者的视盘周围萎缩较POAG者常见且较广泛,也有学者认为两者无差别。

(2)视网膜神经纤维层:有些学者发现NTG患者常出现限局性RNFLD,呈楔形,常位于颞下或颞上区,病变早期、中期多为限局性RNFLD,而到疾病晚期逐渐发展为弥漫性RNFLD。

(3)视野:一般认为NTG与POAG患者的视野缺损相似。有些学者认为NTG患者的视野缺损比POAG者更靠近固视点,多在5°,缺损坡度更陡峭,缺损更深。有研究表明青光眼患者的眼压水平与视野缺损的性质有相关性,眼压较低者视野缺损较限局,而眼压较高者的视野缺损较弥散,NTG患者常有自鼻侧周边部延伸到固视点的浓密暗点。

(4)眼压:NTG患者的眼压在统计学正常范围以内,许多学者观察发现NTG患者的眼压接近正常人群眼压的上限值,基压偏高,即其平均眼压较正常人的平均眼压高。也有一些学者认为NTG患者的眼压与正常人者差别不大。仅把峰值眼压是否超过2.8 kPa(21 mmHg)人为地将原发性开角型青光眼分为正常眼压型与高眼压型是不够科学的,眼压不是NTG发病的根本原因。学者们强调应探索NTG房水动力学及其他方面的异常,而将眼压作为一个危险因素。虽然眼压对于造成NTG患者的视神经损害的作用尚意见不一,但并不意味着眼压对NTG不重要,在双眼不对称的NTG患者中,眼压高的眼视野缺损一般较重。有学者推测NTG患者中,眼压偏高的患者,眼压对其视野损害的影响较大,而眼压偏低的患者,视野损害受非眼压因素的影响较大。有学者研究NTG患者的眼压波动情况,发现绝大多数NTG患者的眼压波动曲线与正常人相似,只有少数NTG患者的峰值眼压超过2.8 kPa(21 mmHg),部分患者的波动范围大于0.7 kPa(5 mmHg),但与正常人无明显差异。NTG患者的房水流畅系数,各学者测量结果不一致,但总的情况是较正常人群低,但高于POAG患者。但也有部分NTG患者眼压描记未见异常。关于NTG患者的眼压变化趋势,有学者对NTG患者长期随访中发现,少数病例有眼压上升的趋势,从正常范围的较低水平上升到较高的水平,有的超出正常范围而发展为POAG,但是许多NTG患者的眼压一直维持在较低水平。

(5)其他:关于NTG患者眼血流检查,各家报道结果不一致,多数研究认为NTG患者的眼血流量可能较正常人少。有研究发现NTG患者中近视特别是高度近视较正常人群或

POAG 患者中多，其眼球后段较正常者长，眼球壁硬度偏低，且倾向于杯盘比值较大，因而使青光眼损害的易感性增大。高度近视患者眼球扩大，视盘被牵拉延伸，可致视盘形态发生改变、倾斜。牵拉作用降低了巩膜筛板对眼压的耐受阈值，虽然眼压仍在正常值范围以内而造成视盘损害。

正常眼压青光眼可分为 4 种亚型：①局部缺血性正常眼压青光眼：盘沿有限局性缺损，或称极性切迹，于疾病早期很少见陷凹呈同心圆性扩大。②近视性正常眼压青光眼：视盘斜入，有浅的近视性陷凹，近视性弧形斑和脉络膜改变，不伴有退行性近视。此型病情进展者最多，于 10 年随访中 80％有进展。③老年硬化性正常眼压青光眼：伴有明显的视盘周围萎缩和脉络膜硬化。④其他型正常眼压青光眼：不能归于以上 3 型者归于此型。此种进展者较少，10 年随访中 35％有进展，预后较好。

(三)诊断和鉴别诊断

1.诊断标准

(1)Levene 提出的诊断标准为：①单眼或双眼具有原发性开角型青光眼性视盘损害和视野缺损。②双眼未经治疗的基础眼压在统计学正常范围内(不超过 3.2 kPa，即 24 mmHg)。③双眼房角开放：有些学者认为眼压不应超过 2.8 kPa(21 mmHg)。也有学者认为应测量不同时间的眼压，包括眼压日曲线，眼压不应超过 2.8 kPa(21 mmHg)。应排除造成视神经损害、视野缺损和暂时性眼压降低的其他眼部或全身原因。

(2)美国等 8 国的 NTG 诊断标准：①Goldmann 压平眼压计测量 24h 眼压≤2.9 kPa(22 mmHg)，无眼压超过 2.9 kPa(24 mmHg)的记录。②前房角镜检查双房角呈宽角。③停用一切降眼压或全身药物一个月后，至少两次 24h 眼压测定，眼压峰值≤2.9 kPa(22 mmHg)，各次平均值＜2.7 kPa(20 mmHg)，且 5 pm 至 7 am 至少有 4 次测量。④典型的青光眼性视盘改变。⑤典型的青光眼性视野缺损。⑥无引起视盘和视野改变的其他眼病。⑦X 线、CT、MRI 等显示无颅内或眶内异常。⑧排除神经系统疾病，无低血压症。

(3)英国 Moorfields 眼科医院青光眼组的诊断标准：①未经治疗的 24h 平均眼压≤2.8 Kpa(21 mmHg)，且无一次眼压＞3.2 kPa(24 mmHg)。②房角开放。③无造成青光眼性视神经病变的继发性原因，如既往外伤性眼压升高、长期应用糖皮质激素、葡萄膜炎等病史。④有典型的视盘损害(青光眼杯形成及盘沿缺失)。⑤与青光眼性视杯相一致的视野缺损。⑥青光眼性损害呈进行性。

(4)医生在诊断 NTG 时应根据上述诊断标准并对患者进行全面仔细的评估：①首先应详细询问患者的眼部及全身病史，包括既往的内科疾病治疗史及外科手术史。②进行详细的眼科检查，包括视盘立体照相或测量，RNFL 检查，周边眼底检查，房角和视野检查，必要时可行眼底荧光血管造影或眼血流检查。③测量 24 小时眼压曲线。④内科检查除外重要的全身疾病，尤其是血管疾患、神经系统疾患及血压异常，必要时进行血液检查除外贫血及血黏稠度增高，血生化检查除外糖尿病或高血脂症，有些患者还需要作除外颈部血管阻塞性疾患的检查、头颅影像学检查或颈部血流检查。

应注意的是 NTG 的诊断单靠眼底、视野和眼压的检查是不够的，应特别强调除外眼部或全身疾患，必要时对患者进行随访，观察其视盘损害、视野缺损及眼压的变化，以免误诊或漏诊。

2.鉴别诊断

应与以下情况鉴别。

(1)原发性开角型青光眼:本病与原发性开角型青光眼的鉴别在于眼压是否在正常范围,应于不同时间反复多次测量眼压,包括24小时眼压曲线。如眼压从不超过2.8 kPa方可诊断为LTG。此外,尚需除外因巩膜硬度低而用Schiotz眼压计测出的眼压偏低,应矫正巩膜硬度或用压平眼压计测量。

(2)缺血性视盘病变:缺血性视神经病变一般不产生视盘陷凹扩大,但部分患者可发生青光眼性视盘陷凹而需与LTG相鉴别。前者起病急,视力突然下降,有其特异的视野改变,除非再次发作,一般视盘陷凹及萎缩不继续进展。

(3)继发性青光眼:有些继发性青光眼,如青光眼睫状体炎综合征,皮质类固醇性青光眼、色素性青光眼等,可能一度眼压升高,产生视盘及视野损害,以后又处于静止状态,眼压在正常范围,易误诊为LTG,可详细询问病史及眼部检查而加以鉴别。

(4)假性青光眼:假性青光眼是由于颅内疾患、颈内动脉硬化、急性大失血等的低血压所造成的视神经损害,出现视盘陷凹和由此而产生的神经纤维束型或其他类型的青光眼视野改变。其特点是眼压是稳定的、波动不大,C值正常,各种青光眼激发试验阴性,病情稳定,不进展。假性青光眼不需控制眼压。

(四)治疗

本病的治疗原则是进一步降低眼压,提高视盘血管的灌注压和加强视神经的营养。如果在药物治疗下视功能损害仍逐渐进展,也可考虑做滤过手术。目前新的抗青光眼药物的品种较多,可先试用药物治疗,前列腺素类药物的作用机制是增加巩膜葡萄膜外流而不减少房水生成,尤其是它能有效地降低夜间眼压,有利于NTG的治疗。

有报告药物及激光治疗效果差,应做滤过手术,不仅可使眼压下降40%(从2.9 kPa降至1.3 kPa)并可减轻病情进展,16例双眼正常眼压青光眼一眼手术,一眼药物治疗,手术眼进展轻,主张对于进展性正常眼压青光眼应进行手术,手术可使眼压明显下降,可以延缓或阻止病情进展。

改善视盘的血液循环:钙通道阻滞剂可有效地扩张外周血管,降低血管阻力,改善视盘的血液循环。有研究用硝苯地平钙通道阻滞剂治疗,可改善NTG患者的视野或减缓病情进展。尼莫地平之类脂溶性较高的钙通道阻滞剂可减少外周血管扩张,因其较易通过血脑屏障,直接对中枢起作用,增加眼部血流,避免全身血压过低影响视盘血液灌注。NTG患者在降眼压药物治疗下病情仍进展时,如全身情况允许,可加用钙通道阻滞剂。目前尚无眼局部应用的钙通道阻滞剂。

治疗全身疾病:NTG的危险因素包括大血管痉挛、低血压和休克、高血压、高血脂、糖尿病、凝血功能异常等,应注意这些情况的治疗,促进血液循环和改善视神经代谢的药物,可作为辅助治疗。

三、分泌过多性青光眼

分泌过多性青光眼是一种罕见的开角型青光眼。虽然房水排出功能正常,但因房水生成过多而使眼压升高。常发生于40~60岁女性,多伴有高血压病,眼压可间歇性升高到3.33~

4.67 kPa(25～35 mmHg)左右。由于分泌增多是间歇性的,因此对视神经的损害很小,病情进展也缓慢。发病率较低,约占青光眼总数的2%。

(一)诊断

单纯依靠测量眼压不能诊断本病。必须在眼压升高时作眼压描记,才能发现房水流畅系数正常而房水生成增多,在其他时间作眼压描记则完全正常。在测定房水流畅系数时应矫正巩膜硬度,因巩膜硬度高能造成房水流畅系数高的假象。应注意与慢性单纯性青光眼、继发于上巩膜静脉压升高的青光眼鉴别。

(二)治疗

缩瞳剂及滤过手术均不能降低眼压。应针对病因减少房水生成,局部用肾上腺素、噻吗心安或口服碳酸酐酶抑制剂常有明显效果。必要时可做睫状体透热凝固术或冷冻术以减少房水生成。

四、高眼压症

高眼压症是指眼压超出正常范围,但视盘和视野正常,前房角为开放的。以往这类患者曾被诊断为"早期青光眼"而给予治疗。但大量临床资料表明许多高眼压患者仅仅是正常眼压分布曲线的高值,并不是早期开角型青光眼。许多研究证明高眼压患者中仅1/15～1/10伴有青光眼性视神经损害。对眼压高而无视神经损害的人,在不给治疗的情况下追踪观察10年,仅5%～7%发生视野缺损。由此可以看出,在高眼压中有一部分早期开角型青光眼,但不是所有的高眼压不进行治疗都会发展成青光眼。

目前对高眼压症各家持不同观点,有的认为持久性的眼压增高,或眼球对于高眼压的耐受力降低,可以出现视盘病理陷凹及视野缺损;有人认为高眼压一词容易使人误解为一种良性疾患和安全感,而它实际是尚未造成损害的早期开角型青光眼,所以主张在临床上不要使用高眼压这一名词,应诊断为可疑青光眼而密切观察,以免发生严重视功能损害。虽然有以上不同看法,目前多数国家仍广泛使用高眼压症这一诊断。它比较正确地反映了客观实际,因为多数高眼压症最终也不产生视功能损害,所以不能认为都是早期开角型青光眼。

正常人群的眼压分布是通过对群体中各个体的眼压测量,采用正态分布曲线(Gaussian曲线)分析确定的统计学范围(95%可信限)。而实际眼压分布是偏向眼压高限一侧的非正态分布,即正常人群中眼压超过2.8 kPa(21 mmHg)的实际人数比统计概率2.5%多。群体普查资料报道,40岁以上人群中眼压超过2.8 kPa(21 mmHg)者差别很大,占3%～12.7%。由于人们已习惯将正常人群以正态分布来确定正常眼压值的正常范围,高眼压症定义的超过2.8 kPa(21 mmHg)这一数值是人为确定的,是统计学上的不正常,而并非一定是生理上的不正常。文献报道中,高眼压症的标准不一致,高眼压的下限有规定为2.7、2.8或2.9 kPa(20、21、22或24 mmHg)者,但大多数以2.8 kPa(21 mmHg)为标准。高眼压的上限有的超过4 kPa(30 mmHg),有的为5.3～6.7 kPa(40～50 mmHg),但目前都倾向于不超过4 kPa(30 mmHg),因为眼压超过4 kPa(30 mmHg),多会发生视神经损害。

高眼压症的发生率:白种人中眼压≥2.8 kPa(21 mmHg)者为3.1%～8.6%,＞2.8 kPa(21 mmHg)者占0.5%～7%;黑人中眼压≥2.8 kPa(21 mmHg)为7.4%,＞2.8 kPa(21 mmHg)为2.2%～12.7%;黄种人中≥2.8 kPa(21 mmHg)者为1.4%。随着年龄增长,眼

压的正常平均值也增高,但日本和中国的流行病学调查资料表明,正常人群的眼压平均值随年龄增长而下降。

在高眼压的诊断中,应采取压平眼压计测量眼压。近年来研究发现角膜厚度对眼压测量值有影响。Goldmann 设计的压平眼压计的模型为中央角膜厚度为 520 μm,测压头将角膜压平的直径为 3.06 mm,此时泪膜的表面张力和角膜组织弹力正好平衡。生理状况下角膜厚度存在个体差异。文献报道,眼压受角膜厚度影响,如角膜厚度低于设定值,即角膜薄,可低估眼压 0.7~1.3 kPa(5~10 mmHg);如角膜厚,可高估眼压 0.9~1.3 kPa(7~10 mmHg);角膜厚度较原设定值每相差一定厚度所致的眼压测定值变化各作者报道差别很大,从 0.03 kPa(0.19 mmHg)/10 μm 至 0.1 kPa(0.71 mmHg)/5 μm 不等。临床工作中如眼压测量值较高而又无青光眼的其他体征时,可测量角膜厚度,以排除角膜厚度对眼压的影响。目前有些青光眼专家已将角膜厚度测量作为眼压校正的常规。

高眼压症的自然演变过程:经过长时间观察,高眼压症患者中,仅少数人发展为青光眼。Wolker 报告,高眼压症中发展为青光眼者占 0~11%(白种人),最长平均随访时间为 11 年;David,最长随访时间为 12 年,青光眼发生率为 5.8%~10.1%(黑人);Kitazawa,平均随访时间为 9.5 年,发生率为 9.3%;魏厚仁报告我国高眼压患者,平均随访 6.8 年,未发现发生视盘和视野损害。从以上报道可见,高眼压症为一缓慢比较良性的过程,大多数的高眼压症患者的眼压稳定或有下降的趋势。魏厚仁报道,88%的高眼压症患者眼压恢复正常,仅 12%的患者眼压仍偏高。高眼压症患者的眼压有渐趋稳定或下降的自然变化过程,与原发性开角型青光眼的眼压缓慢上升的病理过程明显不同。

Gordon 等报道高眼压症治疗研究(OHTS)组的多中心随机研究,对 2636 例高眼压症患者进行了 72 个月的随访,对高眼压症的危险因素进行分析,结果显示,年龄较大、杯盘比值较大、眼压较高及视野的模式标准变异(PSD)较大,为发展为青光眼的预示因素,中央角膜较薄是发展为青光眼的最重要预示因素。

治疗:资料表明,未治疗的高眼压症患者,经 5~10 年观察,发展为青光眼者仅约 10%,所以对高眼压症者是否需要进行治疗,一直存在争议。有人用 HLA-B$_{12}$ 和 HLA-B$_7$ 来观察高眼压症的预后。在 5~10 年追踪期间,具有 HLA-B$_7$ 或 HLA-B$_{12}$ 抗原者中,41%发生了青光眼性视神经损害,而没有这两种抗原者,仅 5%发生。另一种有意义的研究是对高眼压症眼作局部肾上腺素试验,凡对肾上腺素有反应(眼压下降超过0.7 kPa(5 mmHg)者容易发生视野缺损。

由于这类患者中仅少数发展为青光眼,而各种抗青光眼治疗均有一定的不良反应,因此多主张进行仔细地追踪观察,直到视神经出现早期损害才予以治疗。Phelps 主张如眼压高于2.67 kPa(20 mmHg),每半年观察一次,眼压高于 4 kPa(30 mmHg),每 3~4 月观察一次,观察的重点是视盘及视野有无改变,如发现有早期的视神经损害,立即开始积极治疗。Kolker和 Becker 认为对眼压经常较高[4 kPa(30 mmHg以上)]、视盘陷凹逐渐扩大或两侧变得不对称以及合并有糖尿病或有青光眼家族史等应进行治疗;对疾病造成损害的可能性不大,而治疗本身可能引起较大损害时,就要慎重考虑。但是 Chandler 和 Grant 认为所有高眼压症都是开角型青光眼,所以都应当治疗。

高眼压症治疗研究组(OHTS)设计了周密的方案,用双盲法平价阈值视野异常及立体照相的视盘形态变化来确定青光眼。22 个临床中心参与研究,对象为 1636 例高眼压症患者,随机分为眼局部药物治疗组及对照观察组,随访 60 个月。药物治疗组眼压平均下降 22.5%±9.9%,观察组眼压平均下降4.0%±11.6%;发生青光眼的累积概率,治疗组为 4.4%,对照组为9.5%。他们认为眼局部降眼压药物治疗,对高眼压症患者延缓和防止青光眼发生是有效的,但是他们也指出并不是所有高眼压患者都应接受药物治疗。建议对有中度或高度发展为青光眼危险的高眼压症患者给予治疗。这些危险因素包括前述的中央角膜厚度较薄,基础眼压较高,视盘杯盘比值较大,视野模式标准变异较大及年龄较大等。

总之,高眼压症的处理最重要的是密切随访观察,主要是测量眼压、监测视盘及视野改变,如眼压长期处于较高水平,例如≥3.3 kPa(25 mmHg),或眼压继续升高,应每半年检查一次眼底,最好是定量分析,和阈值视野。如伴有危险因素或出现变化,可考虑降眼压药物治疗,选择适当药物使眼压从基础眼压下降 30%。一般不主张激光或手术治疗。

第三节　继发性青光眼

继发性青光眼是由其他眼病所引起的,占全部青光眼的 20%~40%,多为单眼。由于原发眼病的不同,临床表现亦各异。应针对原发病进行治疗,同时用药物控制眼压,必要时进行手术治疗。

一、继发于角膜病

角膜溃疡或角膜炎有时并发急性虹膜睫状体炎而继发青光眼。角膜粘连性白斑、虹膜周边前粘连及瞳孔后粘连等都能影响房水的排出而引起继发性青光眼。

二、继发于虹膜睫状体炎

(1)急性虹膜睫状体炎。

(2)虹膜异色性睫状体炎青光眼常在色素少的眼发生,有并发白内障时更易发生。其病理改变为小梁硬化及小梁间隙阻塞。临床过程则与单纯性青光眼相似。皮质激素治疗本病无效,可用药物控制眼压,必要时作滤过手术。并发白内障时,摘除晶状体可能控制眼压。

(3)青光眼睫状体炎综合征又名 Posner-Schlossmann 综合征,为常见的继发性青光眼。

(一)临床表现

本病多发生于青壮年,常为单眼反复发作,偶有双眼者。发病急,多有闭角型青光眼症状,但前房不浅,房角开放,结膜有轻微睫状充血,角膜上皮水肿,有少量大小不等的灰白色沉着物,大的常呈油脂状,房水中偶见浮游物,闪光弱阳性,瞳孔轻度开大、对光反应仍存在,眼压中度升高。每次发作一般持续3~5 天,偶有延续数月者。常可自行缓解。由于每次发作持续时间不长,对视功能影响不大,视盘及视野一般不受侵犯。但有些病例长期反复发作后,也会产生视盘和视野损害。

(二)病因

目前尚不十分明了,近年来实验研究证明本病是由于房水生成增多和房水流畅系数下降所致。发作时房水中前列腺素的含量显著增加,使葡萄膜血管扩张,血—房水屏障的通透性增加,导致房水生成增加;同时由于前列腺素增加还可抑制交感神经末梢释放去甲肾上腺素或直接拮抗去甲肾上腺素的生物效应,而去甲肾上腺素是调节房水排出的重要介质,小梁失去正常的调节而导致房水流畅系数下降和眼压升高。本病可同时合并双侧单纯性青光眼。在急性发作后,高眼压持续时间较长,药物治疗不易缓解。对于反复发作者,应于发作间歇期作排除原发性青光眼的检查,以免延误治疗。

(三)治疗

局部滴用或结膜下注射地塞米松或泼尼松龙,可抑制前列腺素的释放,降低血—房水屏障的通透性。滴1%肾上腺素液、0.25~0.5%噻吗心安或1%~2%美特朗、0.5%贝他根、0.25%倍他舒或1%普萘洛尔(心得安)液可降低眼压。因缩瞳剂可使血管扩张增加血—房水屏障的通透性,应尽量少用或不用。口服吲哚美辛(25~50 mg,每日3次),或氟灭酸(200~400 mg,每日3次),可以抑制前列腺素的生物合成,后者并能直接拮抗前列腺素的生物效应,还可服用碳酸酐酶抑制剂降低眼压。

如合并原发性开角型青光眼,在急性发作时可集中使用皮质激素或非皮质激素类消炎药欧可芬以控制炎症,但用药时间不宜过长,前者可能引起眼压升高;病情缓解后,可用降压药物控制原发性青光眼。此病不宜手术,因术后仍有复发;但在药物不能控制并存的单纯性青光眼时,于发作缓解期作抗青光眼手术则可控制原发性青光眼。

三、继发于晶状体改变

(一)晶状体脱位

晶状体半脱位压迫房角或刺激睫状体而使眼压升高。本病常伴有房角后退,眼压升高可能与此有关。一般可用药物治疗,必要时可摘出晶状体。晶状体完全脱入前房可使眼压骤升,应立即将其摘出。晶状体脱入玻璃状体很少引起青光眼,可暂不处理,但有可能引起晶状体溶解或过敏性葡萄膜炎。

(二)晶状体肿胀

白内障的肿胀期,晶状体肿胀、变厚可引起瞳孔阻滞而继发青光眼,尤其是易发生于小眼球浅前房的患者。摘除晶状体可解除瞳孔阻滞治愈青光眼。如果已有周边前粘连,则应做白内障和抗青光眼联合手术。

(三)晶状体溶解性青光眼

发生于过熟期白内障,由于晶状体囊皮变薄或自发破裂,液化的晶状体皮质漏到前房,被噬细胞吞噬,这些细胞和晶状体皮质堵塞小梁间隙而引起急性或亚急性青光眼。其特征为前房深,房角开敞,在角膜后壁、房水、房角、虹膜及晶状体表面有多量灰白色具有彩色反光的碎片,系含有蛋白颗粒的肿胀的噬细胞及晶状体皮质。最有效的疗法是用药物控制眼压后立即做晶状体摘除术。术后眼压一般可恢复正常,甚至术前光功能不确者,术后也可获得较好视力。

(四)晶状体颗粒性青光眼

又称晶状体皮质残留性青光眼,见于白内障囊外摘出或偶尔见于白内障肿胀期囊膜自发破裂后。前房内有松软或颗粒样晶状体皮质,常伴有不同程度虹膜炎症,故常有相应的虹膜后粘连或前粘连,房角开放有较多晶状体皮质或有周边前粘连。可用皮质激素和抗青光眼药物,不用缩瞳剂;如眼压不能控制,可做手术冲吸前房内晶状体皮质。

(五)晶状体过敏性眼内膜炎继发青光眼

这是由于对晶状体物质过敏而引起的眼内膜炎,可发生于晶状体囊皮完整或自发破裂以及囊外摘出后有晶状体皮质残留者。前房炎性反应明显,有多量白细胞渗出,角膜后壁有成团的沉着物。在急性反应时眼压多偏低,当小梁和房角发生损害后则产生青光眼其治疗措施是摘除晶状体或取出残留皮质。

四、外伤性青光眼

(1)钝挫伤引起前房积血或房角后退时可导致继发性青光眼。前房少量积血,一般在数天内即可吸收;当出血量多,尤其是反复继发出血时,常引起继发性青光眼,可并发角膜血染。房角后退继发青光眼(图9-31)早期发生者多在伤后数周内发病,由于小梁受损伤,使房水流出受阻,但伤后同时伴有房水分泌减少,所以眼压可不升高。当房水分泌正常后眼压即升高,常可持续数月至数年,但多在1年内外流管道修复,眼压亦恢复正常。晚期发生者可发生在伤后10年或更晚,是由于外伤后角膜内皮细胞形成玻璃样膜覆盖了房角,或继发了虹膜周边前粘连。这种晚期青光眼是顽固的。

房角后退或称前房角劈裂(图9-32)是睫状体表面的外伤性撕裂。为睫状体的环行肌和纵行肌之间发生撕裂和分离,因环行肌与虹膜相连,环行肌挛缩将引起虹膜根部后移,而纵行肌仍附着在原位的巩膜突,因而房角变深。Howard将房角后退分为浅、中、深3度:①浅层撕裂:为葡萄膜网部的破裂,睫状体带及巩膜突暴露,睫状体带较健眼明显加宽,巩膜突色较白,有时可有色素沉着。睫状体表面没有真正的外伤裂隙。②中层撕裂:睫状肌纤维间出现肯定裂隙,虹膜根部与睫状体前面后移,较健眼房角加宽而深,睫状体带的宽度可为正常眼的数倍,后退的范围常超过180°角。③深层撕裂:睫状体有深层裂隙,而裂隙的尖端前房角镜检查看不见,有时可有广泛的睫状体解离。

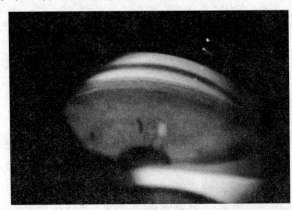 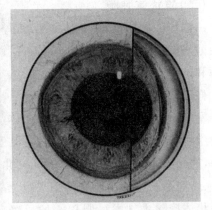

图9-31　房角后退性青光眼　　　　图9-32　房角劈裂

睫状体解离是睫状体与巩膜突分离,使前房与睫状体上腔相通,眼压为降低。

房角后退的患者对于局部激素试验多呈高度反应,说明具有青光眼遗传基因的人,在外伤后更容易发生继发性青光眼。治疗与开角型青光眼相同。

(2)穿通伤后由于眼内组织嵌入伤口,或由于晶状体囊膜破裂,皮质肿胀而引起。如眼内有异物存留,可由于炎症、铁锈或铜锈沉着使小梁发生改变而致眼压升高。对眼球穿通伤,应妥善做好初步处理,使伤口内不嵌顿眼内组织。白内障所致的青光眼应摘出晶状体,总之应根据引起青光眼的病因酌情处理。

五、继发于血液异常、眼内出血和血管疾患

(一)血液异常继发性青光眼

巨球蛋白血症、高蛋白血症和红细胞增多症等由于血清中有大分子量的球蛋白或增多的红细胞而使血液黏稠度增加、血流缓慢,容易形成血栓。视网膜中央静脉血栓形成患者中,约有 10%～20%可发生继发性青光眼。有时 Schlemm 管内也可有血栓形成而引起急性青光眼。房角是开放的,可用药物治疗,但效果差。患急性白血病时,葡萄膜有白细胞浸润,常并发眼压升高。虹膜明显充血,纹理消失,表面有新生血管,常伴有前房积脓或积血,眼局部对放射治疗敏感。

(二)前房出血

眼压升高与出血量有关,出血超过前房 1/2 者易引起继发性青光眼。并发症为角膜血染和视神经损害,其发生与眼压升高有关,角膜血染是在前房出血持续时间较长,前房出血量大,眼压升高及直接附着在角膜内皮上的血液毒素,使角膜内皮功能失代偿,角膜内皮的渗透性发生改变,红细胞渗入角膜实质,引起角膜血染。早期血染在后部角膜基质中,表现为黄色颗粒状改变,或呈半透明红色,角膜透明度下降,此过程可迅速发展,有时在 24h 内整个角膜被血细胞浸润,随着血小板的降解作用,角膜逐渐显得发亮,呈不透明的绿色,可持续数年。角膜血染的消退过程是从角膜周边部开始逐渐向中央部变透明。在角膜内皮有损害时,眼压正常情况下也可致角膜血染。无并发症的前房出血可采用非手术治疗,一般所有减少再出血或促进血液吸收的药物治疗效果不肯定。减少房水生成药物和高渗剂可预防角膜血染和视神经损害。如药物治疗不能控制眼压,可手术冲洗前房出血或取出血块。

(三)溶血性青光眼

眼内出血,尤其是玻璃体出血后,红细胞的破坏产物和含有血色素的巨噬细胞,有时可阻塞小梁引起急性眼压升高。其治疗与单纯性青光眼相同,但也可将红细胞碎屑冲出,使眼压下降。

(四)血影细胞性青光眼

各种原因所致玻璃体出血,红细胞发生变性,从红色、双凹、柔韧的细胞变为土黄色、圆形不柔韧的血影细胞,通过破损的玻璃体前界膜进入前房,进入前房的血影细胞可机械性阻塞小梁网,可引起急性眼压升高的开角型青光眼。患者症状取决于眼压的高度。角膜后壁可有土黄色细胞沉着,房水中有棕黄色细胞浮游,可有假性前房积脓,如有新鲜红细胞则位于土黄色血影细胞下方。前房角为开角,覆以薄层土黄色细胞,使小梁网呈棕黄色或完全遮盖房角结构,下方尤为明显。玻璃体呈典型土黄色,在前玻璃体中可见多数细小黄褐色颗粒。抽取房水或玻璃体用相差显微镜可直接查到血影细胞,或染色后用普通显微镜检查。

有学者认为用普通光学显微镜,能清晰准确地识别血影细胞。当血红蛋白发生不可逆性变性,形成变性株蛋白小体而沉淀时,可用结晶紫将其细胞染色后进行观察。有学者报道用

1％甲紫染色,在光学显微镜下检查血影细胞的胞膜呈紫红色斑点状,而正常红细胞不被甲紫染色。因甲紫是一种碱性染料,沉积在血影细胞膜上的变性株蛋白为酸性物质,故能使血影细胞着色。检查时如轻击载玻片,可见染色的不能变形的血影细胞在悬浮的标本内漂动。

血影细胞性青光眼为一过性;可持续数月,未有报告引起小梁永久性损害者。开始用抗青光眼药物治疗;如不能控制眼压则彻底冲洗前房,必要时可重复做,很少需做玻璃体切除。

(五)血铁质沉着性青光眼

为一种慢性继发性开角型青光眼,多有长期反复眼内出血史。小梁内皮细胞吞噬溶解变性的血红蛋白,血红蛋白的铁离子氧化成氧化铁,它与组织蛋白或含巯基类蛋白质结合成铁蛋白质化合物沉着于角膜、视网膜、小梁网等眼内组织,可使小梁变性、硬化和间隙闭塞而致眼压升高。可根据出血病史、眼组织的铁锈样沉着物、小梁网呈棕红色、房水中查不出血影细胞等作出诊断。治疗用抗青光眼药物控制眼压。

(六)新生血管性青光眼

新生血管性青光眼是指虹膜和小梁表面有新生的纤维血管膜,使虹膜与小梁和角膜后壁粘连所造成的青光眼。虹膜上的新生血管形成典型的虹膜新生血管丛或称虹膜红变,使虹膜组织模糊不清,呈暗红色,瞳孔开大,对光反应消失,由于血管膜收缩而使瞳孔缘色素上皮外翻。因虹膜新生血管丛容易破裂,反复发生前房出血,故又名出血性青光眼。本病极顽固,患者异常疼痛,常导致失明。

虹膜新生血管丛易发生于一些引起视网膜缺氧的疾病,如视网膜中央静脉阻塞、糖尿病性视网膜病变、视网膜中央动脉阻塞、恶性黑色素瘤和视网膜脱离等,尤以前两种病比较多见。由糖尿病引起者常发生于有增殖性视网膜病变及反复出血者。由于视网膜缺氧而产生血管形成因子,引起虹膜表面和小梁网的纤维血管膜增殖。初期它们覆盖开敞的房角,后期纤维血管膜收缩形成房角周边前粘连,均可导致顽固的眼压升高,其临床过程可分为3期。

1.青光眼前期

瞳孔缘周围虹膜有毛细血管丛扩张和细小新生血管,逐渐向虹膜根部进展。前房角正常或有少量新生血管。此期眼压正常。

2.开角型青光眼期

虹膜新生血管融合,前房有炎症反应。房角开放但有多量新生血管,眼压突然升高。

3.闭角型青光眼期

纤维血管膜收缩,虹膜变平,瞳孔开大,瞳孔缘色素层外翻,虹膜与晶状体间距离加大,房角广泛周边前粘连或完全关闭,眼压升高。

完全性视网膜中央静脉阻塞在发病后3个月内约有20％发生继发性青光眼,而单纯性青光眼又常容易发生视网膜中央静脉阻塞。这两种疾病常相继发生的机制目前尚不清楚。视网膜中央动脉阻塞后发生继发性青光眼者仅占1％,眼压升高大多发生在动脉阻塞后5～9周,较静脉阻塞继发青光眼所间隔的时间要短得多。

对本病的治疗,分泌抑制剂或手术治疗效果均不满意。用缩瞳剂可使充血及疼痛加重。局部应用皮质激素和阿托品能缓解症状,但不能降低眼压。由于视网膜血管病变及继发性青光眼而已失明者,为解除痛苦可摘除眼球。如尚残存有用视力,可作引流阀置入术,效果较其他引流手术好,术前应降低眼压,术中穿刺前房时动作要慢,以尽可能减少前房出血。也可试行小梁切除术。强化的冷凝治疗可使虹膜血管暂时消退。

近年来,应用全视网膜激光凝固治疗出血性青光眼取得了一定的疗效。全视网膜光凝可使视网膜萎缩,使其不至于缺氧,消除了产生血管新生的因素,并可使虹膜和房角的新生血管萎缩。此疗法适用于早期病例,在房角被纤维血管膜封闭以前,可使房角的血管消退,并能使部分粘连拉开。如同时加用药物,眼压可能被控制。

青光眼前期作全视网膜光凝是预防虹膜红变和新生血管性青光眼最有效的治疗方法。视网膜中央静脉阻塞,在虹膜红变前期,即视网膜有广泛毛细血管非灌注区或虹膜有异常血管荧光渗漏,也适于作预防性全视网膜光凝。屈光间质混浊时可作全视网膜冷凝或房角新生血管直接光凝。所有新生血管性青光眼病例,除作降眼压手术外,均应作全视网膜光凝或冷凝术,以解除其产生视网膜或虹膜新生血管的病因,可根据具体情况,选择在降眼压手术之前或手术后作。

(七)上巩膜静脉压升高引起的继发性青光眼

上腔静脉阻塞、纵隔肿物、颈动脉-海绵窦瘘、球后占位性病变和恶性突眼症等可使上巩膜静脉压升高,房水排出因而受阻而导致眼压升高。此时 C 值正常,房角也无异常,但 Schlemm 管内可有血液,常伴有球结膜水肿和血管纡曲扩张、眼球突出以及视盘水肿。卧位时眼压明显升高。在动静脉瘘的患者,偶尔合并新生血管性青光眼。应针对原发病治疗。

六、继发于眼部退行性变

(一)虹膜角膜内皮综合征

虹膜角膜内皮综合征为一组原发性角膜内皮异常疾病,其特点是单侧角膜、虹膜、房角异常和继发性青光眼(图 9-33)。多见于年轻成人和女性。临床改变可分以下 3 种类型。

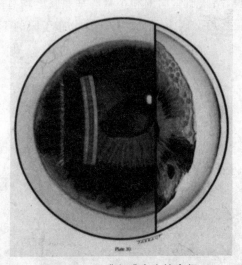

图 9-33　虹膜角膜内皮综合征

1.原发性进行性虹膜萎缩

本病是虹膜的慢性进行性萎缩,常可形成虹膜穿孔房角粘连,房角有内皮细胞增殖,从而导致青光眼。随着病程的进展,房角粘连范围也逐渐扩大,严重时可累及房角全周;当房角粘连达一定程度时即可引起眼压升高。在病变过程中并无炎症现象,不发生后粘连。病变进展

287

缓慢,继发青光眼也较晚,最后常导致失明。其治疗措施是用缩瞳剂、肾上腺素和碳酸酐酶抑制剂控制眼压。如前粘连有所发展,则应及早手术,但手术效果并不肯定。

2.Chandler 综合征

本病是上述疾病的一种变异,也是单侧发病。虹膜萎缩较轻且不形成穿孔,但伴有角膜内皮营养不良。继发青光眼时,其程度也较轻。当眼压轻度升高甚至正常时,即可引起角膜实质和上皮的水肿,甚至发生大泡性角膜炎。随着时间的进展,角膜内皮的耐受性下降,更易产生角膜水肿。角膜后壁无沉着物,前房闪光阴性。治疗措施是用药物将眼压降至最低水平,以防止角膜发生永久性损害。必要时可做滤过手术,也可试用软接触镜治疗大泡性角膜炎。

3.虹膜—痣综合征或 Cogan-Reese 综合征

病因不明,其临床表现与 Chandler 综合征相似,有持续性角膜水肿,虹膜很少穿孔,但虹膜上有弥漫性结节,最初为细小黄色隆起,晚期形成暗棕色有蒂的结节。瞳孔缘色素外翻,眼压正常或稍高。治疗与前者相同。

(二)剥脱综合征

剥脱综合征是由于脱屑阻塞房角而引起的一种继发性青光眼,见于老年人。在瞳孔缘、虹膜两面、房角、晶状体囊膜及其悬韧带上均有蓝白色或灰色脱屑及少量色素沉着。在开大瞳孔时,可见云雾状的色素微粒经瞳孔流向前房,晶状体前碎屑的沉着分布成三个区域,中央为半透明的圆盘,周边部有散在的疏密不等的沉着物,两者之间为透明区。

关于这些碎屑的来源,目前的看法还不一致,以往误认为是由晶状体的囊膜剥脱而来,故称为囊膜性青光眼;有人认为是碎屑沉着于晶状体之上,而不是由囊膜脱下来的,所以称为假性剥脱。近年来用电镜观察,发现在晶状体囊内和囊下也有类似的沉着物,证明后一种看法是正确的。最近还发现在虹膜、结膜血管周围和小梁的基底膜上均有一种原纤维性物质,因而认为这是一种广泛的眼基底膜疾患。因为剥脱物质广泛分布于眼的不同部位故称为剥脱综合征(图 9-34)。

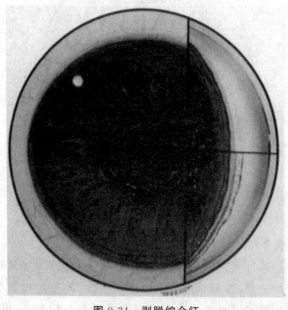

图 9-34　剥脱综合征

在有脱屑的患者中约 30％～80％继发青光眼。剥脱综合征患者的对侧眼的青光眼发生率为 15％,较原发性青光眼者明显少,这种病例的皮质激素高度反应者,也较原发性开角型青光眼者为少,这都说明此病是继发性的。既往认为我国此类患者较少,近年来随着对该病的认识,临床仔细观察及我国人口的老龄化,本病并不少见。本病的临床过程及治疗原则与单纯性青光眼相同。晶状体摘出并不能使病变减轻或停止进展。

(三)色素播散综合征

色素播散综合征是虹膜中周边部后面的色素脱失沉着在眼内各部分,如角膜后面、晶状体表面、晶状体韧带和小梁等处。色素播散综合征可合并或不合并色素性青光眼,而色素性青光眼几乎均有色素播散综合征的表现。

1.临床表现

(1)角膜后壁纺锤形色素沉着:中央部角膜后壁有垂直的呈纺锤样的色素沉着,宽 0.5～3.0 mm,长 2～6 mm,中央部色素致密,周边部较稀疏,不典型者可偏于一侧或呈斜行。有些病例为散在性不规则色素沉着。

(2)虹膜中周边部色素脱失:Campbell 认为是周边部虹膜与晶状体前小带经常摩擦而使虹膜色素脱失。用后部反光照射法检查可见斑片状虹膜色素缺失,病情重者可呈车辐状,该处可透见从眼底反射出的红光。

(3)虹膜和晶状体表面、晶状体韧带、玻璃体前面及小梁网有色素沉着。前房角有大量色素沉着,自 Schwalbe 线至睫状体带全房角有色素沉着,对应 Schlemm 管处小梁网内色素最浓厚,呈环形色素带。房角处常有中胚叶组织残存。

(4)色素性青光眼:多发生于年轻男性,常伴有近视,我国少见。房角为开角,症状与开角型青光眼相似,病因尚不清楚。有人认为是虹膜色素上皮层的色素不断脱落,阻塞房角而引起房水排出障碍。因小梁内皮有吞噬作用,可以吞噬及运走色素,所以本病有时可自发缓解;但有时色素突然增多,而使眼压骤然升高。有人发现原发性青光眼家族中有患色素性青光眼者,有纺锤状色素沉着者其皮质类固醇试验呈高度反应者也较多,这些似乎说明色素性青光眼与开角型青光眼之间有某种基因关系,可能是开角型青光眼的一种变异(图 9-35,图 9-36,图 9-37,图 9-38)。虹膜中周部色素脱失,后部反光照射,该处透红光。

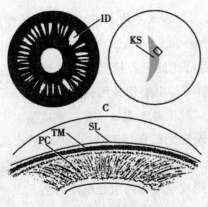

图 9-35　色素性青光眼

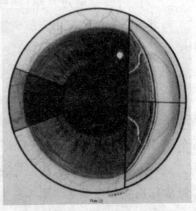

图 9-36　色素性青光眼

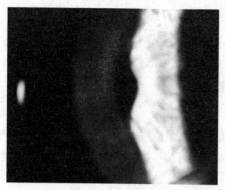

图 9-37　色素性青光眼角膜后壁色素沉着

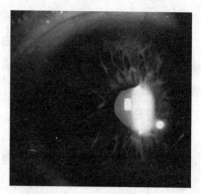

图 9-38　色素性青光眼

2.治疗

与开角型青光眼相同,用药物控制眼压,但治疗较困难。有人用毛果芸香碱,加多次数以维持瞳孔不动以免与小带磨擦,如药物不能控制则作滤过手术。

(四)视网膜色素变性合并青光眼

本病少见,在视网膜色素变性中约 3％合并青光眼,常发生于晚期。因视网膜色素变性患者的视野有环形暗点或向心性收缩,故不易由视野改变发现青光眼。治疗与单纯性青光眼相同,因并发白内障,缩瞳剂可使视力明显减退。

七、继发于眼内肿瘤

由于眼内肿瘤使眼内容量增加,或压迫、阻塞房角而引起青光眼。但是眼压升高的程度和青光眼发病的早晚,并不一定与肿瘤的大小和增长的速度一致,而是与肿瘤的部位有密切的关系。房角附近的肿物因直接侵犯房角,或肿物反复出血、机化而破坏了房角结构,可在早期就并发青光眼;眼球赤道部的肿物容易压迫涡静脉,影响脉络膜血液的回流,因此比位于后极部的肿物容易引起青光眼。有时肿物虽然很大,但伴有继发性视网膜脱离,眼压反可正常或较低,而不并发青光眼。治疗时应针对肿物的不同性质选择手术方式。

八、医源性青光眼

(一)糖皮质激素青光眼(简称激素性青光眼)

局部或全身长期应用皮质激素可引起眼压升高。正常人局部滴皮质激素后可引起低度、中度及高度眼压反应[其升高幅度分别为≤0.7 kPa(5 mmHg)、0.8～2 kPa(6～15 mmHg)和≥2.1 kPa(16 mmHg)]。正常人的子女中三种不同反应百分比的分布情况与遗传规律所应出现的百分比完全一致,说明皮质激素所引起的眼压升高幅度是由遗传基因决定的。开角型青光眼患者局部滴皮质激素后所引起的高度及中度眼压反应较正常人明显增多。皮质激素引起的眼压升高是可逆的,停药后可恢复正常,约 20％可出现青光眼性视野改变,停药后可消失。地塞米松、倍他米松、泼尼松龙局部应用较易引起眼压升高,而考的松则较少发生。四氢氟羟泼尼松龙和羟甲基孕酮等较少引起眼压升高。局部用药较全身用药引起反应的多见。单眼用药眼压升高明显者,其不用药的对侧眼也可有轻度眼压升高。开角型青光眼患者在用降眼压药物的同时如果应用皮质激素仍可引起眼压升高,其幅度与是否应用降压药物无关。

糖皮质激素试验呈明显高眼压反应者,将来发展为开角型青光眼的可能性较大,可利用皮质激素试验作为一种激发试验。糖皮质激素引起的高眼压如被忽视而造成永久性的视盘和视野损害,则称为糖皮质激素性青光眼。其临床表现与开角型青光眼相似,但有自愈倾向。糖皮质激素性青光眼的诊断要点为:有明确的眼局部或全身使用糖皮质激素的历史;眼压升高时间、幅度及视功能损害程度和糖皮质激素用量一致;停用糖皮质激素后数天或数周眼压恢复正常;眼局部可出现糖皮质激素所致的其他损害如后囊下型白内障;排除了其他继发性开角型青光眼,如葡萄膜炎性继发性青光眼等。糖皮质激素性青光眼停用糖皮质激素后,眼压可恢复正常,有些眼压下降但未达正常水平,有些眼压不下降,应进一步鉴别是否合并有原发性开角型青光眼,并对其进行治疗。

防治:首先应注意勿滥用皮质激素。必要时应密切观察眼压,如眼压升高,应及时停药或改用仅有抗炎作用而引起眼压升高作用轻的糖皮质激素。经药物控制满意的开角型青光眼,在使用皮质激素的过程中而眼压升高时,切勿轻易决定手术,应考虑到皮质激素的作用,首先停用皮质激素,调整和增加抗青光眼药物,一般多能控制眼压。

(二)α糜蛋白酶引起的青光眼

有些患者在用 α 糜蛋白酶做白内障摘出术后 1 周内发生一过性急性眼压升高。电镜扫描检查发现是由于晶状体韧带的碎屑阻塞了小梁间隙。动物试验也可产生同样改变。若仅用 1 mL 低浓度的 α 糜蛋白酶(1∶10 000),只注射到后房,并在 1 min 后冲洗,可不产生继发性青光眼。

(三)散瞳剂诱发的青光眼

窄房角眼或高褶虹膜者,周身或局部应用阿托品类药物后,可能引起青光眼。可用依色林液缩瞳,同时用碳酸酐酶抑制剂及高渗剂治疗。

(四)缩瞳剂所致青光眼

有些病例在用强缩瞳剂(如碘磷灵)一段时间后,前房进行性变浅,房角变窄,眼压升高。这是由于晶状体韧带松弛、瞳孔阻滞增加,以及睫状体充血水肿使虹膜根部与小梁相贴而引起的。这种情况易发生于晶状体较厚,尤其是球形晶状体的患者。用散瞳剂可使眼压下降,故又称为逆药性青光眼。

九、继发于视网膜脱离

视网膜脱离合并青光眼的发生率大约为 12%～17%,可由于以下几种情况引起:巩膜缩短术后眼球容积变小,使虹膜晶状体隔前移,或因巩膜缩短部位太靠前而引起房角闭塞。视网膜长期脱离患者的巩膜和睫状体发生水肿,使房角关闭。此病常伴有慢性睫状体炎,其炎性产物可阻塞小梁间隙,但由于房水分泌减少而眼压偏低,当视网膜复位后,房水分泌恢复正常,遂发生急性青光眼。有破孔的视网膜脱离,视网膜色素上皮脱落下来的色素经破孔沉积于小梁网上而引起眼压升高,封闭破孔有助于控制眼压。

第四节　混合型青光眼

凡具备一种以上的原发性或继发性青光眼,以及原发和继发青光眼合并存在者都称为混合型青光眼。常见者有以下几种。

一、开角型青光眼合并房角关闭

慢性单纯性青光眼具有窄房角的患者,随着年龄的增长,晶状体变大,房角进行性变窄,有可能产生闭角型青光眼的急性发作。这种混合型青光眼常是在小梁功能不健全的基础上又发生了房角的部分关闭,而使眼压进行性升高且不易被控制。用强缩瞳剂或肾上腺素可能导致房角进一步关闭甚至急性发作。当初诊时患者房角极窄,视神经已有损害,药物不能控制眼压时,确定是慢性闭角型青光眼还是混合型青光眼是十分困难。房角镜下如肯定有房角关闭,应先做虹膜切除术,再用药物控制开角型青光眼。在虹膜切除术后可以使用强缩瞳剂和肾上腺素。

二、闭角型青光眼伴有小梁损害

闭角型青光眼反复发作后可产生小梁损害或伴有周边前粘连,这时房水流畅系数下降较明显,与房角镜下房角关闭的程度不成比例。对这种病例应行虹膜周边切除术,术后用缩瞳剂或分泌抑制剂等。

三、原发性青光眼术后合并继发性青光眼

在原发性开角型或闭角型青光眼行白内障摘出或渗漏手术后前房延缓形成而损伤小梁或形成周边前粘连,因而形成了原发性青光眼合并术后的继发性开角型或闭角型青光眼。这时应按继发性青光眼治疗,除有瞳孔阻滞需行手术外,应以恰当的药物治疗。药物不能控制眼压时考虑滤过手术。

四、原发性青光眼炎症后合并继发性青光眼

原发性青光眼术后或用缩瞳剂后引起虹膜炎,可导致周边前粘连或小梁损害而形成混合型青光眼。应针对增进小梁的功能进行治疗,如有后粘连伴有虹膜驼背和房角关闭时,应行周边虹膜切除术。

五、开角型青光眼静脉阻塞后的新生血管性青光眼

开角型青光眼伴发视网膜中央静脉阻塞、虹膜新生血管丛和出血性青光眼是比较常见的。应针对出血性青光眼进行治疗。同时详查对侧眼,可能也有开角型青光眼。

六、继发性开角型青光眼伴有继发性房角关闭

由于炎症或外伤而发生的继发性开角型青光眼,当炎症复发或持续时可产生周边前粘连和房角关闭。应针对炎症治疗,同时用分泌抑制剂。眼压下降后可能需做虹膜周边切除术,解除房角关闭。俟炎症消退后再检查小梁的功能并决定处理措施。

七、上巩膜静脉压升高的青光眼伴有继发的房水外流障碍

甲状腺突眼或球后肿物可使上巩膜静脉压升高,虽然其 C 值正常,也可引起眼压升高。以后多发展成房水流畅系数降低,即或眼球突出获得缓解,C 值仍低。这种青光眼宜用药物治疗

第五节　先天性青光眼

先天性青光眼是由于胎儿时期前房角组织发育异常而引起。

一、婴幼儿型青光眼

婴幼儿型青光眼约有 60% 在出生后 6 个月内、80% 在 1 岁以内出现症状,其余在 1~6 岁时显示出来,常为双侧性。因婴儿眼球壁软弱易受压力的作用而扩张,致使整个眼球不断增大,故又名水眼。

(一)临床表现

本病早期有以下征象。

1.畏光、流泪和眼睑痉挛

这些症状在角膜发雾、眼球变大前数周即出现,是由于角膜水肿,感觉神经末梢受刺激所致,如眼球已扩大则多由于下睑睫毛刺激角膜而引起。羞明严重时患儿常躲在母亲怀里或藏于枕下,当眼压被控制和无倒睫时此症状即消失。

2.角膜水肿

开始时仅角膜上皮水肿,随着病情的进展,实质层也受累而出现混浊,水肿随着眼压的升降而增减。

3.角膜扩大

由于高眼压的影响,角膜逐渐变大,如超过 12 mm 并伴有狄氏膜破裂,即可作出诊断。角膜进行性变大是眼压未被控制的表现,和成年人进行性视野缺损所代表的意义相同,如 3 岁以前眼压不升高则眼球多不胀大。

4.狄氏膜破裂

眼球扩大在角巩膜连接处最明显,狄氏膜被牵拉而破裂。角膜后壁有皱纹,初起时在周边部,与角膜缘平行,以后可出现于角膜中央部。当狄氏膜发生破裂时角膜突然变混,混浊可局限于破裂处,也可能侵及全角膜。缺损可很快被内皮覆盖,但在裂隙灯下仍可见皱纹,该处角膜实质常有轻度混浊。

5.前房变深

由于眼球扩大,前房常变深。

6.前房角发育异常

可有房角结构发育不全、Schlemm 管及小梁闭塞或缺如、睫状肌越过巩膜突,止于 Schlemm 管或小梁、中胚叶组织覆盖房角、虹膜不止于睫状体而附着于小梁上以及周边虹膜遮盖部分小梁等。此外,有人曾以电镜观察,发现有薄膜覆盖于小梁上。

7.眼压升高

眼压升高的程度差异较大,应在全麻或熟睡时测量,先天性青光眼患者的巩膜硬度常较低,应矫正巩膜硬度。

8.视盘陷凹及萎缩

视盘青光眼陷凹出现较早且进展较快,双侧陷凹不对称是早期重要体征。早期陷凹是可逆的,眼压被控制后,陷凹可迅速消失。

晚期改变:角膜更为混浊,前房更深,眼球扩大使晶状体韧带变脆弱,晶状体半脱臼,虹膜震颤,视盘陷凹明显且为不可逆的。这种大眼球易受外伤,可发生前房出血甚至眼球破裂,许多未被控制的先天性青光眼最后常发展为眼球萎缩。

(二)鉴别诊断

应与以下疾病鉴别。

1.大角膜

为角膜扩大,其直径可达 14~16 mm,常有虹膜震颤,但没有狄氏膜破裂、眼压升高及视盘陷凹等症状。有些病例房角正常,有些病例可有比小梁更宽的色素带或显著的虹膜突。

2.外伤性角膜水肿

产钳引起的后弹力膜破裂可引起角膜水肿,持续约 1 个月或更久,常为单侧,角膜不扩大,眼压常偏低。

(三)治疗

先天性青光眼的药物疗效多不满意。一经确诊应及早施行手术。可作小梁切开术、前房角切开术或小梁切开加小梁切除术。

二、青少年型青光眼

(一)临床表现

一般在 3 岁后高眼压不使眼球再扩大。目前国内暂时将 30 岁以下发病而不引起眼球扩大的青光眼定为青少年型青光眼。临床过程与慢性单纯性青光眼相似,但眼压变化较大,有时可迅速升高,合并虹视。因高眼压使眼轴加长,故高眼压可加重近视。

(二)诊断

与慢性单纯性青光眼的诊断方法相同,但更困难,因青年人的视盘病理陷凹不典型,常较大但较浅,易被忽略,尤其是伴有近视者。多数房角是开放的,无明显异常,个别病例有较多的虹膜突,视野改变、眼压描记和激发试验有助于诊断。

(三)治疗

用药物控制眼压,如出现进行性视盘及视野改变,则应尽早手术,作滤过手术如小梁切除术。日本学者报道,小梁切开术也可取得较好效果。

三、青光眼合并先天异常

(一)蜘蛛指综合征(Marfan 综合征)

本症首先由 Marfan 所报告,除眼部畸形外还伴有肢体细长,臂长过膝,掌骨、指骨、跖骨、趾骨均细长(蜘蛛指),先天性心脏和肺部畸形等。

1.临床表现

Marfan 综合征中约 80% 有眼部病变。最主要的是晶状体小且呈球形,悬韧带脆弱、易于断裂,常有晶状体半脱臼或脱臼。房角发育异常,有中胚叶组织残存,Schlemm 管的大小、形状和部位不规则等。部分病例可合并青光眼,常因晶状体脱臼和房角发育异常所致。此外,尚可有视网膜脱离、瞳孔残膜、虹膜缺损、斜视和眼球震颤等。

2.治疗

如晶状体移位明显,瞳孔无晶状体区较大,可用镜片矫正视力。对于继发性青光眼应根据晶状体移位的情况而采取不同措施:晶状体嵌于瞳孔区而致瞳孔阻滞者,可先用散瞳剂,如症状不能缓解可作虹膜切除或晶状体摘出术;晶状体脱位于前房者则摘出之;如伴有房角发育异常,则按婴幼儿型青光眼处理。

(二)球形晶状体短指综合征(Marchesani 综合征)

本症是一种眼部畸形合并骨骼改变的先天性疾患,与 Marfan 综合征的骨骼改变相反,其肢体、指、趾短粗,皮下脂肪丰富,肌肉发育良好。

1.临床表现

除晶状体小呈球形及伴有脱臼外,常由于悬韧带松弛致使晶状体前后凸度增大而形成瞳孔阻滞和晶体性近视。由于瞳孔阻滞、房角异常和晶状体脱臼等,所以青光眼的发生率较Marfan 综合征明显增多。此外,尚可发生白内障、上睑下垂、瞳孔残膜和眼球震颤等病变。

2.治疗

与 Marfan 综合征相同。

(三)同型胱氨酸尿症

1.临床表现

本症是一种隐性遗传的代谢性紊乱,是由于先天性缺乏胱硫醚合成酶而引起代谢性紊乱,血浆和尿中的同型胱氨酸增多。除眼部改变外,还可出现神经系统损害,如智力迟钝和惊厥;心血管系统损害,发生在冠状血管,脑和肾血管血栓而导致死亡;骨骼异常包括脊柱后凸、关节松弛、蜘蛛指、骨质疏松、骨折等;有些患者的表现很像 Marfan 综合征;肢体伸侧可有网状青斑以及面色潮红等皮肤损害。眼部表现主要为晶状体移位,因瞳孔阻滞而引起继发性青光眼,不少患者可能只有晶状体脱臼和同型胱氨酸尿。

2.诊断

除上述临床特点外,必须作血和尿氨基酸分析。

3.治疗

以药物治疗为主,如药物不能控制眼压而必须施行手术时,应注意采取预防血栓形成的措施。

(四)颜面血管瘤青光眼综合征(Sturge-Weber 综合征)

Sturge 和 Weber 对本病做了详细叙述,故称为 Sturge-Weber 综合征。

1.临床表现

(1)皮肤血管瘤:常位于三叉神经第 1 支分布区域,口腔和鼻腔的黏膜也常受侵。

(2)眼部改变:主要表现为青光眼、脉络膜血管瘤和视网膜血管扩张等。常在儿童或成年时才发生青光眼。成年者为慢性单纯型。发生机制可能是由于眼内血管瘤淤血,增加了眼内容积,或由于血管增多、扩张而使房水生成增加,或因中胚叶组织残留或虹膜有异常血管阻塞房角,以及涡静脉回流受阻、上巩膜静脉压升高等所致。

(3)脑膜血管瘤及颅内钙化点可引起癫痫、偏瘫及精神异常等症状。

2.治疗

可滴用肾上腺素及匹罗卡品等药物,也可做滤过手术。

(五)弥漫性神经纤维瘤病

1.临床表现

本病为家族性遗传性疾患。全身的末梢神经纤维增殖,形成广泛的大小不等的结节,多发生于皮肤,也可发生于内脏,同时有皮肤色素沉着。神经纤维瘤常侵犯眼睑和眼眶,引起眼睑下垂、眼球突出而眼眶扩大。在眼部受侵者中约50%合并青光眼。虹膜表面有散在的小结节及大片颜色加深的区域,可直达房角。神经纤维瘤也可直接侵犯房角,或由于肿物使虹膜移位而发生周边前粘连,或因房角发育不全而使眼压升高。

2.治疗

与婴幼儿型青光眼相同。

(六)无虹膜

本症为先天性虹膜畸形,常在周边部残存少量虹膜组织。由于发育不全的虹膜与角膜粘连或房角内充满中胚叶组织致使约30%的患者发生青光眼。

治疗:尽可能用药物控制眼压。如药物不能控制眼压,必须手术时可作小梁切除术。

(七)房角发育不全

又名中胚叶发育不全本症是眼前节的中胚叶发育不全引起的,为显性遗传性疾患,包括以下几种综合征。

1.后胚胎环

Schwalbe线特别突出,在角膜缘内呈一玻璃样半透明的环。裂隙灯下可以很容易地看到前移的Schwalbe环,它是接近房角处的角膜中胚叶组织的增殖。在房角镜或裂隙灯下可见周边虹膜有大的索条伸向Schwalbe线,有时在某些区域Schwalbe线与角膜脱离。这种房角改变称为Axenfeld异常,这种虹膜索条可能遮盖部分或全部小梁。约半数患者伴发青光眼。

2.Rieger综合征

Rieger综合征是双侧虹膜实质发育不全、后胚胎环、房角异常、伴有瞳孔异位及多瞳症,但没有原发性虹膜萎缩所具有的那种新形成的周边前粘连,并易于发生青光眼。青光眼多于10～30岁发病。此外常伴有牙齿异常。偶尔可合并白内障。在一个家族中有的成员可有上述全部异常,而其他成员可仅有轻度异常。

治疗:与开角型青光眼相同,必要时可作滤过手术。

第六节　青光眼的药物治疗

青光眼治疗的目的是防止视神经损害和视野缺损的进展。虽然目前认为眼压升高不是造成视神经损害的唯一因素,但它仍然是主要的危险因素。药物降低眼压是治疗青光眼中的重要一环。近20年来,抗青光眼药物的研究取得重大进展,有许多新的药物可供临床应用,如前列腺素类药物、选择性肾上腺素受体兴奋剂及局部碳酸酐酶抑制剂等,β-受体阻断剂也有多种可供选择,为青光眼的药物治疗展现了广阔的前景。

一、青光眼药物治疗的原则

(1)根据青光眼的类型、病期、衡量治疗预期的收益和风险,进行治疗决策。原发性闭角型青光眼及婴幼儿型青光眼,一旦作出诊断,应早期手术,药物治疗仅用于术前准备或术后眼压未能控制者。原发性开角型青光眼,当出现视神经损害或眼压升高到一定程度造成损害时,应进行治疗。对可疑青光眼决定何时治疗意见尚不一致。多认为治疗仅限于有高度危险发生视神经损害者,这种患者常具有眼压升高、青光眼家族史,双侧凹陷不对称或可疑凹陷等危险因素。继发性青光眼在治疗原发病的同时需用抗青光眼药物。

(2)应对青光眼药物有深入的了解以合理选择药物。理想的药物应是降压效果好、作用时间长、长期用药效果不减弱或消失、全身及局部不良反应小、与其他药物合用有附加作用,并有增加视盘血流保护视神经的作用。目前通过动物实验认为选择性 β_1 受体阻滞剂和 α_2 受体激动剂具有视神经保护作用。但要证明其真正具有视神经保护作用和发现新的保护视神经的药物仍是青光眼研究的重大课题。

(3)用药前对患者作全面的全身检查及眼部检查。考虑患者的生活条件、工作性质、经济状况等,以确定最佳药物。制定相应治疗方案,以保证患者能遵从医嘱。

(4)确定个体化的眼压控制水平。个体视神经对眼压的耐受力不同,理想的是确定阈值眼压,即低于该值视神经将不发生损害。但目前阈值眼压无法确定。可制定靶眼压,根据视神经损害情况、视野进展速率及患者所具有的危险因素确定靶眼压的水平。在治疗过程中还应根据视盘及视野的变化不断调整到应控制的水平。开始治疗时的眼压越低,视神经损害越重,患者的年龄越大,靶眼值就越低。为便于临床工作,可参考以下原则:①轻度视盘和视野损害者,眼压应低于 2.7 kPa(20 mmHg)。②进展期视盘和视野损害者,眼压应低于 2.4 kPa(18 mmHg)。③明显视盘和视野损害者,眼压应低于 2 kPa(15 mmHg),有的个体眼压需降至 1.3 kPa(10 mmHg)以下。

(5)应以最少的药物种类、最低的药物浓度、最少的点药次数、最轻的不良反应,达到眼压控制在设定的水平,视功能不发生进行性损害为原则。

(6)选择有效药物作为一线药,以往标准是眼压下降 20%,目前一线药可使眼压下降 30%,而且该药物不良反应少,可耐受,依从性好。

(7)开始治疗时,先用一种局部药物,而且是低浓度的,作单眼实验,对侧眼作为对照,以除外眼压波动伪装疗效。如单眼实验成功,则开始另眼的治疗,并定期复查以观察疗效。

(8)如果治疗无效,可更换另一种药物而不是加第二种药。只用一种药对患者方便,可增强依从性。

(9)药物治疗过程中,应客观评价药物疗效,定期测量眼压、24h眼压曲线,检查眼底及视野。对药物失败的病例,应区别是药物无效抑或是患者依从性差,不按时用药或用药方法不当。

(10)如果药物有效,但一种药物不能将眼压降至预定水平,可考虑 2 种或 2 种以上药物联合应用,要注意药物之间是否有相加的作用。一般讲,降眼压作用机制不同的药物其相加作用比降压机制相同者强。但两种药联合应用眼压下降的幅度低于两种药单独应用时下降之和,前列腺素类药物可与各类药物联合应用。β受体阻断剂和拟交感神经药物、β受体阻断剂和缩瞳剂、拟交感神经药和缩瞳剂，均可联合应用。不选择两种缩瞳剂或两种β受体阻断剂联合应用。

(11)凡是局部用药可以达到治疗效果者，不必全身用药。如青光眼急性发作时，可局部和全身同时用药，当眼压控制后，及时减少或停用全身药物。

(12)向患者讲解有关青光眼的知识。告知患者治疗计划、所用药物、剂量及可能的不良反应。教会患者正确的滴眼药方法及压迫泪道，掌握两种药物使用的间隔时间等，以便患者配合治疗。

(13)青光眼患者的药物治疗是一个长期过程，长期使用一种药物之后，有些患者的眼压可能失控。例如β阻断剂就可能产生"漂移"现象，要及时更换另一种药物，几种药物可以轮流使用。

(14)当调节药物或联合用药后仍不能控制病情进展者，应及时作激光或手术治疗。

二、胆碱能药物

胆碱能药物是一类能产生和乙酰胆碱相似生物效应的药物，这类药物又称为拟副交感神经药，临床上常称为缩瞳剂。分为直接胆碱能药物及间接抗胆碱酯酶药物。直接胆碱能药物能直接与胆碱受体结合，产生与乙酰胆碱相似的药物，称拟胆碱药物。间接作用的药物是通过抑制胆碱酯酶，使乙酰胆碱不能水解而积存，发挥类似乙酰胆碱作用，称抗胆碱酯酶药。临床治疗青光眼的缩瞳剂有毛果芸香碱、氨甲酰胆碱、乙酰奎宁、碘磷灵和毒扁豆碱等（表9-6）。

（一）拟胆碱药

1.毛果芸香碱（匹罗卡品）

毛果芸香碱（匹罗卡品）是一种老而有效的抗青光眼药物，自应用于临床以来，已有100余年的历史，由于不断改进剂型、给药方法，使其疗效提高，减少了不良反应，至今仍是治疗闭角型青光眼的基本药物和首选药物。

表9-6　胆碱能药物

药物	浓度	剂量	降眼压机制	眼压下降
（一）拟胆碱药（直接作用）				
1.毛果芸香碱				
（1）毛果芸香碱液	0.5%～4%	每2天1次	增加小梁网外流	10%～20%
（2）毛果芸香碱药膜	20,40 μg	每5～7天1次	同上	10%～20%
（3）毛果芸香碱凝胶	4%	每日1次	同上	10%～20%
（4）毛果芸香碱多聚体		每日2次	同上	10%～20%
2.氨甲酰胆碱	1.5%,3%	每日2～3次	同上	10%～20%
3.乙酰奎宁	0.5%～2%	每2天1次	同上	10%～20%
（二）抗胆碱酯酶药（间接作用）				
1.毒扁豆碱	0.5%～1%	每日1～2次	同上	10%～20%
2.碘化磷酰胆碱	0.03%,0.05%	12～48 h 1次	同上	10%～20%
3.溴化地美卡林	0.125%	12～48 h 1次	同上	10%～20%

(1)降眼压机制。①治疗闭角型青光眼是由于缩瞳作用:毛果芸香碱使瞳孔括约肌收缩,牵拉虹膜使之紧张变薄,减少虹膜在房角的堆积,使周边部虹膜离开小梁网,房角加宽,使房水流经小梁网,进入 Schlemm 管,眼压下降。②治疗开角型青光眼是由于增加了房水流畅系数:药物使附着在巩膜的睫状肌向后牵拉巩膜突,并使附着于巩膜突的小梁网网眼扩大,增加房水引流而降低眼压。动物实验表明,拟副交感神经药物可减少巩膜葡萄膜外流,但临床所用浓度不会引起此作用。这种作用可能使小梁外流功能极差的青光眼患者病情加重。

(2)临床应用。①闭角型青光眼:用于急性发作、虹膜周边切除术后的残余性青光眼或对侧的预防性用药。对慢性闭角型青光眼效果差,可和其他药物如 β 受体阻滞剂联合应用。②开角型青光眼:已不作为一线药,可作为其他药物的辅助用药。浓度 0.5%～4%,常用1%～2%滴眼液,滴药后 10～15min 缩瞳,1 小时后眼压明显下降,持续降低眼压 4～8 小时,使眼压下降 10%～20%,每日 4 次。浅色虹膜的缩瞳反应较棕色虹膜强。

(3)不良反应。

局部:①调节痉挛:睫状肌痉挛是所有缩瞳剂中最常见的不良反应,滴药后可持续 1～2 h,表现为暂时性近视和头痛、眼眶痛,尤其是 40 岁以下患者较难忍受,约 20% 患者因此而不愿用药。②瞳孔缩小:对于晶状体核硬化及后囊混浊者可致视力明显下降。为防止长期缩瞳而引起瞳孔后粘连,改善缩瞳引起的视物模糊及便于检查视盘受损情况,应每 3～4 个月停药数日,并用 2.5% 去氧肾上腺素液散瞳,检查完毕后应将瞳孔缩小。③缩瞳药可使晶状体前移,厚度增加,前房变浅,诱发或加重房角关闭,致闭角型青光眼急性发作或恶性青光眼。④睫状肌收缩牵引视网膜,引起视网膜裂孔或脱离。用药前应详细检查眼底周边部,当有视网膜病变、视网膜裂孔、高度近视或无晶状体者不宜用缩瞳剂。⑤破坏血—房水屏障,可致虹膜炎或使术后炎症反应加重,术前应停用缩瞳药,改用其他降眼压药物。⑥长期应用可出现晶状体混浊,可引起滤泡性结膜炎、过敏性结膜炎和过敏性皮炎。

全身:毛果芸香碱很少引起全身不良反应。但在急性闭角型青光眼发作频繁滴高浓度药液时,可能发生严重毒性反应,表现为毒蕈碱样反应,主要有胃肠道症状,如恶心、呕吐、腹泻、腹痛、里急后重等;呼吸系统方面则有支气管痉挛、肺水肿、呼吸困难;腺体分泌增加的表现为流涎、流泪、大量出汗等;心血管系统方面有心动过缓、血管扩张、心脏收缩力减弱和传导阻滞、低血压,甚至中枢抑制而死亡。中毒症状轻时,立即停药,重时皮下注射阿托品(2 mg,每 5 min1 次,总剂量为 2～20 mg,直到症状减轻),或注射解磷定(2.5 mg/kg,加入 5% 葡萄糖 500 mL,静脉点滴)。急性闭角型青光眼经治疗瞳孔已缩小,眼压已下降,而出现恶心呕吐时,应考虑可能发生药物中毒。

(4)毛果芸香碱剂型的改良:为增加药物与眼接触的时间,增强对角膜的穿透力,减少用药次数,提高患者的耐受性及减少不良反应,对剂型及给药方法进行了许多改进。

毛果芸香碱药膜:将毛果芸香碱包在多层聚合物膜之间,为膜控缓释系统,置于结膜囊内。药膜有两种释放浓度。①每小时 20 μg,相当于 1% 毛果芸香碱眼液的治疗效果;②每小时 40 μg,相当于 2% mg 毛果芸香碱眼液的疗效。其优点是每周更换一次,能持续降低眼压,调节痉挛、屈光变化较轻。缺点是操作较麻烦,易从结膜囊内滑出,推广受限。

毛果芸香碱凝胶:用高黏度的丙烯酸酯为赋型剂制成 4% 的毛果芸香碱胶体液,为另一种缓释剂型。每日 1 次,药效持续 18～24 h,降眼压效果相当于 4‰毛果芸香碱溶液,每日 4 次的效果。优点是用药次数少,睡前用药可减少不良反应。缺点是有刺激作用和引起点状角膜炎,长期用药,部分患者可出现角膜雾状混浊,影响视力。

浸泡软性亲水接触镜:配戴用 1‰毛果芸香碱液浸泡过的软性接触镜的降压作用较 4‰毛果芸香碱眼液的作用强,可持续降低眼压 24h,但 90‰的药物在前半小时释放,仍有脉冲式的药物作用。

毛果芸香碱多聚体:由毛果芸香碱化学结合多聚体构成的乳剂,多聚体被水溶解后释放出药物,每日用药 2 次,与水溶液每日 4 次的疗效相同或更好。

2.氨甲酰胆碱

氨甲酰胆碱又名卡巴胆碱,氯化氨甲酰胆碱。为人工合成的拟胆碱药,它能耐受胆碱酯酶的水解作用,不被破坏而发挥直接的拟胆碱作用,并有轻度的抑制胆碱酯酶的间接作用,效果与毛果芸香碱相似。临床常用浓度为 1.5‰～3‰,每日点眼 3～4 次。本品所产生的调节痉挛和头痛比毛果芸香碱重,白内障术终时,前房内注入 0.01‰水溶液,可快速缩瞳并防止术后眼压升高。

3.乙酰奎宁

为合成制剂,作用和持续时间与毛果芸香碱相似,常用浓度为 0.5‰～2‰,毛果芸香碱过敏时可用此药替代,调节痉挛的作用较毛果芸香碱小。

(二)抗胆碱酯酶药

1.毒扁豆碱(依色林)

为短效可逆的胆碱酯酶抑制剂。常用 0.5‰～1‰溶液,滴药后数分钟缩瞳,1～2 h 作用最强,持续4～6 h。青光眼急性发作时用,目前临床很少应用。

2.碘化磷酰胆碱(碘磷灵)

为长效抗胆碱酯酶药,浓度为 0.03‰～0.05‰,12～48 h 一次,0.03‰眼液与 4‰毛果芸香碱效果相似。此药不良反应较大,如眼部充血、虹膜囊肿、虹膜后粘连、白内障,可能诱发视网膜脱离,临床上已很少应用此药。

缩瞳剂的不良反应见表 9-7。

表 9-7　缩瞳剂的不良反应

缩瞳	头痛、眉弓痛
调节痉挛	流涎
滤泡性结膜炎	出汗
过敏性结膜炎	恶心、呕吐
瞳孔阻滞	支气管痉挛、肺水肿
视网膜脱离	低血压、心动过缓
角膜带状变性	腹泻、腹痛
结膜充血、眼睑痉挛	呼吸麻痹
白内障及虹膜囊肿	(仅见于胆碱酯酶抑制剂)
(仅见于胆碱酯酶抑制剂)	

三、肾上腺素能受体阻断剂

自代噻吗心安问世以来,它一直是治疗青光眼最有效的药物之一,因为它不影响瞳孔和调节,作用时间长,每天只需用药 1 或 2 次,被认为是青光眼治疗史上的一项重大突破性进展,但它有明显的心肺不良反应。由于有新的抗青光眼药物的出现,β 受体阻断剂已不再作为一线药。

(一)非选择性 β 阻断剂

非选择性 β 阻断剂可阻断 β_1 和 β_2 受体。β_1 受体使心收缩力加强,心率和传导加快。当 β_1 受体被阻滞后,可有心动过缓,血压下降,晕厥等不良反应。β_2 受体使支气管及血管平滑肌扩张,当 β_2 受体被阻滞后,可有支气管痉挛,哮喘及血管收缩等反应。

1.噻吗心安

(1)名称:噻吗心安,Timolol,噻吗洛尔,马来酸心安。

(2)作用机制:抑制房水生成而降低眼压。可使房水分泌下降 20%～50%,眼压下降 20%～30%。

(3)临床应用:治疗各种类型的眼压升高,如原发性开角型青光眼、闭角型青光眼、高眼压症、继发性青光眼。常用浓度为 0.25%～0.5%,用药后 30～60min 眼压开始降低,2h 达最大降压效应,作用持续 24h,每 12～24h 用药一次。停药后仍可有降压效果达 4 周。因其为全身吸收,对侧未治疗眼的眼压也可下降。部分患者长期应用噻吗心安后,出现作用减弱或消失,称为"长期漂移现象"。有报告用药两年后,仅 30% 患者的眼压得以控制。长期漂移现象可持续至停药后 60 天,以后患者 β 受体的敏感性又恢复至原来水平。另一种为"短期脱逸"现象,即在用药的最初几天内降眼压作用有所下降,但仍低于未用药前的眼压水平,约 1～3 周后才恢复原来的降压效力。上述两种噻吗心安耐药现象可能是由于眼组织 β 受体的数目增多及药物与受体的亲和力下降。噻吗心安在睡眠中无降眼压作用,可能是由于在睡眠中房水的生成量最少,噻吗心安抑制房水生成的作用也就不明显,所以白天降压效果好,晚上睡前滴用效果差。如每日用药 1 次应选择在早晨,如:一天 2 次,则选择在早晨与傍晚,而不在睡前滴用。

(4)不良反应:噻吗心安滴眼通常能很好的耐受。报道的不良反应见表 9-8。

(5)注意事项。①禁忌证:支气管哮喘或有哮喘病史者、严重慢性阻塞性肺部疾患者、心动过缓、充血性心力衰竭等患者禁忌应用。②慎用于甲状腺功能亢进和糖尿病患者,因此药可使急性低血糖症状不明显,掩盖甲状腺功能亢进的症状和体征。③婴幼儿青光眼患者应慎用或禁用。④两种 β 阻断剂滴眼液联合应用并不增强降眼压作用,反而会增加不良反应。⑤在应用 β 阻断剂之前,应详细询问患者有无哮喘病史和心肺疾病。一定要测脉搏,如脉搏＜55 次/分或有Ⅰ度以上的心传导阻滞,则不可应用 β 阻断剂。即使一滴眼药液也可引起严重的不良反应,甚至死亡。

2.左旋奈酮心安

(1)名称:左旋奈酮心安,levobunolol,Betagan,贝他根。

(2)作用机制:与噻吗心安相同,为减少房水生成。

(3)临床应用:0.25% 或 0.5% 降眼压效果及安全性与噻吗心安相同。

表 9-8 β受体阻断剂滴眼液的不良反应

眼部：

    过敏性眼睑、结膜炎

    眼干燥/泪膜破裂时间缩短

    角膜知觉减退

    葡萄膜炎

    白内障加重

心血管系统：

    心动过缓　心律不齐　低血压

    充血性心衰　房室传导阻滞

呼吸系统：

    支气管痉挛　哮喘　呼吸困难

神经系统：

    抑郁　遗忘　头疼　阳萎　疲乏　虚弱　失眠

其他：

    腹泻　恶心

皮肤疾患：脱发　指甲变色　荨麻疹

3.卡替心安

(1)名称：卡替心安，Carteolol，Oenpress，美开朗，Mikelan。

(2)作用与噻吗心安相同，但它具有内在交感活性，可减少全身不良反应，也可能减少对心血管和呼吸系统的作用。有轻微局部麻醉作用。用 1%～2% 的溶液滴眼，其作用与 0.5% 噻吗心安相近。

(二)选择性 β 阻断剂

倍他心安(betaxolol，贝特舒，betaptic)：为选择性 β_1 受体阻断剂，对心率仍有影响，但 β_2 受体不被阻断，故可减少支气管痉挛的危险。

(1)降眼压机制为减少房水生成。

(2)临床应用：0.25% 及 0.5% 混悬液，每日 2 次。降眼压作用较噻吗心安弱，可使眼压下降15%～20%。

倍他心安不阻断 β_2 受体，不引起血管收缩，使血管维持其正常调节；另外，倍他心安具有钙离子拮抗作用，可舒张由钙离子引起的动脉收缩，能直接扩张血管，增加血流，促进视盘内的血液循环，改善和保护青光眼患者的视野。

四、拟肾上腺素药

拟肾上腺素为能直接与肾上腺素受体结合的药物，而且结合后产生与去甲肾上腺素相似的作用，目前已应用于临床的拟肾上腺素药物分为以下两种：①主要作用于 α 受体的药物：阿泊拉可乐定、溴莫尼定等。②作用于 α 受体和 β 受体的药物：肾上腺素、二特戊酰肾上腺素。

(一)主要作用于 α 受体的拟肾上腺素药

降眼压效果较好，但由于有不良反应，没有得到广泛应用。于 20 世纪末，此类药物有很大发展，包括盐酸可乐定、阿普拉可乐定和酒石酸溴莫尼定，后者已在国内外广泛应用，在欧美国家已成为一线抗青光眼药物。此类药物均为 α_2 肾上腺素能激动剂。

1.阿泊拉可乐定

(1)名称:阿泊拉可乐定。

(2)药理作用:此药为相对选择性 α_2 肾上腺素能受体激动剂。化学结构与可乐定相似,而局部滴可乐定可降低眼压,但其脂溶性较强,容易透过血脑屏障而引起全身不良反应,使血压明显下降和出现中枢神经系统症状,并可能引起视盘血灌注减少,所以可乐定未能在眼科临床推广应用;而阿泊拉可乐定的脂溶性较可乐定低,因而透过血脑屏障较少,全身不良反应较可乐定少。局部滴药后,在角膜的通透性有所下降,可通过结膜、巩膜渗入前房起作用。由于它对 α_2 受体的选择性相对较低,在较高浓度时,会产生 α_1 受体介导的不良反应。另外,在体内分子结构不稳定,易被氧化产生半抗原,诱发急性变态反应,其降眼压机制主要是减少房水生成。

(3)临床应用——降眼压作用:眼压下降幅度为 $0.3 \sim 0.7$ kPa($2.5 \sim 5$ mmHg),眼压下降率为 $2.8\% \sim 44\%$,滴药降眼压作用可持续 8 小时。

(4)适应证:①可有效防止激光虹膜切除术后及氩激光小梁成形术后眼压急剧升高。术前1小时和术后即刻用 1% 阿泊拉可乐定。可作为激光手术前后常规用药,除可防止术后眼压升高,并可使虹膜血管收缩防止术后出血。②不作为开角型青光眼的首选药物,可作为辅助用药。③以短期用药为宜,不适于长期应用,因过敏发生率高,降眼压效果将迅速减退。

(5)剂量:0.25% 及 0.5% 作为辅助用药,1% 用于激光术后。

(6)不良反应:①结膜苍白,瞳孔散大,眼睑退缩。其中结膜苍白为最常见的不良反应,其发生率可达 85%,可能是 α_1 受体激动剂引起结膜血管收缩所致。②眼部烧灼感、痒、眼干和视物模糊。③长期用药时,结膜和眼睑皮肤变态反应发生率高。④全身最常见的不良反应为口、鼻黏膜干燥,可能由于黏膜血管收缩所致。少有头痛、疲乏等神经系统症状。

2.酒石酸溴莫尼定

(1)名称:酒石酸溴莫尼定,brimonidine,阿法根 Aphagan。

(2)药理作用:溴莫尼定是 α_2 肾上腺素能受体激动剂,对 α_2 受体有高度选择性,比 α_1 受体高 1781 倍,对 α_1 受体的选择性极低,所以不引起 α_1 受体所介导的眼部不良反应。本品的亲脂性较低,不易穿透血脑屏障,极少进入神经系统,对神经、血管调节中枢不产生影响,不引起低血压和心动过缓。降眼压机制为减少房水生成及增加葡萄膜巩膜外流。动物实验研究发现本品有神经保护作用,临床研究正在进行中。

(3)临床应用:0.2% 及 0.5% 眼液均可显著降低眼压。降眼压最大值 0.2% 者为 0.9 kPa（6.7 mmHg）（27.2%）,0.5% 者为 1 kPa（7.7 mmHg）（30.1%）。长期应用 0.2% 眼液每日 $2 \sim 3$ 次,降眼压效果与 0.5% 噻吗心安相似,较倍他心安强。氩激光小梁成形术前后 0.5% 眼液。

(4)适应证:可作为原发性开角型青光眼及高眼压症的首选药物。溴莫尼定降眼压效果良好,降眼压作用持续时间长,长期用药无耐药性,为一线降眼压药,目前在 50 多个国家得到应用。全身安全性比 β 阻断剂好,无明显心肺不良反应,可能具有神经保护作用,也可用于慢性闭角型青光眼滤过手术后眼压仍高者,可与其他抗青光眼药物联合应用。

(5)不良反应。①局部:结膜苍白,烧灼感,视物模糊和泪液分泌减少,干眼症状（17.8%）,

眼部过敏(4%~9%)。②全身:最常见的不良反应为口鼻黏膜干燥(30%),疲劳乏力,嗜睡等中枢神经系统症状(4%~29%)。

(二)作用于α和β受体的拟肾上腺素药

1.肾上腺素

(1)名称:肾上腺素,epinephrine,adrenaline,副肾素。

(2)药理作用:为α和β受体激动剂,其作用拟似肾上腺素神经兴奋时所产生的作用。对眼部的作用为瞳孔散大、眼压下降,同时血管收缩可使结膜苍白。

(3)降眼压机制:肾上腺通过刺激α受体和β受体,减少房水生成和增加房水流出易度而降低眼压。近年来的一项研究发现肾上腺素通过房水经葡萄膜巩膜外流增加也使眼压降低。肾上腺素在眼部的药理作用复杂,降眼压机制未完全明了,虽经大量研究工作,仍有争论和不同意见。

(4)临床应用。①降眼压作用:滴药后1小时内显著降低眼压,最大效力在2~6h内,降眼压作用持续12h。可使眼压下降10%~30%,长期用药可发生漂移现象。②适应证:主要用于原发性开角型青光眼,由于无调节痉挛和缩瞳,更适用于青年性青光眼。可以单独应用,也可与缩瞳剂或碳酸抑制剂联合应用,有协同作用。③剂量:0.5%~1%,每日2次。

(5)不良反应:肾上腺素的不良反应见表9-9。眼部不良反应占25%,20%~50%的患者因不良反应不能耐受而停用本药。过敏结膜炎的发生率占15%,黄斑囊样水肿发生率占10%~20%,主要发生在无晶状体眼。另有报道,本药可引起脉络膜血管收缩,视野缺损进展。局部滴用肾上腺素引起全身不良反应较少见。

(6)禁忌证:高血压、缺血心脏病、甲亢患者禁用,因这些患者对儿茶酚胺敏感,可能使病情加重。应用单胺氧化酶抑制剂或三环抗抑郁药者慎用,因这些药可增加肾上腺素受体的敏感性,而引起高血压或心律失常。闭角型青光眼患者禁用,因可引起散瞳。

表9-9 肾上腺素滴眼剂的不良反应

眼部	全身
刺激、流泪	头痛、焦虑
结膜充血	心悸、心律不齐
过敏性睑结膜炎	高血压
结膜眼睑色素沉着	震颤
睫毛脱落	
瞳孔散大	
黄斑囊样水肿	
视野丢失	

由于肾上腺素局部和全身不良反应较明显,其水溶液不稳定,易变质失效,临床上已很少应用,被地匹福林及溴莫尼定所取代。

2.地匹福林

(1)名称:二特戊酰肾上腺素,地匹福林,adrenaline,dipivefrin,propin,普罗品,保目明。

(2)药理作用:本药是肾上腺素的前药,本身无药理活性,在角膜和前房中被组织酶水解转化为肾上腺素后才发挥药理作用。脂溶性强,易穿透角膜,在人眼角膜的穿透力是肾上腺素的17倍,所以明显低的浓度即可达到治疗效果,不良反应明显减少。

(3)临床应用:降眼压作用是肾上腺素的10～20倍,0.1%地匹福林相当于1%肾上腺素,较2%肾上腺素稍差。眼压平均下降20%～24%,降眼压作用可持续12h,故每日用药2次。

适用于开角型青光眼和高眼压症患者,合并白内障初期的开角型青光眼患者,其瞳孔散大,视力可少受影响。亦适用于青光眼睫状体炎综合征等。本品在化学结构上比肾上腺素增加了两个戊酰侧链,使其具有稳定性,减轻药物的氧化现象,在常温下可保持2年的疗效。

(4)不良反应:地匹福林降低眼压的有效浓度为0.1%,比肾上腺素的有效浓度小10倍,故其不良反应轻微,甚至不发生。

五、前列腺素类药物

前列腺素(prostaglandins,PGs)是体内花生四烯酸的代谢产物。它作为局部激素在各器官发挥不同的作用。在动物和人眼滴用PGs,具有很好的降眼压效果。早期的PGs制剂有难以忍受的结膜充血和刺激症状。近年来,随着对PGs制剂的改进,大大提高了临床降眼压效果,减少了不良反应。

前列腺素类药物是一类新型抗青光眼药物。有别于传统的抗青光眼药物,其降眼压机制是增加葡萄膜巩膜外流。目前认为是最有效的局部降眼压药。已上市的前列腺素类药物有四种,latanoprost、travoprost、bimatoprost和unoprostone。这些药物临床疗效强,无全身不良反应,用药次数少,除unoprostone每日用2次外,其余3种每天1次即能产生持续恒定的降眼压作用。目前已作为治疗青光眼的一线药物。

(一)拉坦前列素

1.名称

拉坦前列素、latanoprost、Xalatan、适利达。

2.药理作用

滴眼剂为丙基酯前列腺素$F_{2\alpha}$的右旋异构体,为一种前药,通过角膜后被角膜脂酶水解后形成具有生物活性的羧酸衍生物,它在眼内不再被代谢,故在眼内很稳定。约2h达房水峰浓度,消除半衰期3～4h。滴眼后3～4h眼压下降,8～12h达峰值眼压,作用持续约24h,可每天用药1次。对青光眼、高眼压症及正常人均可致眼压下降。

拉坦前列素的降眼压机制是增加葡萄膜巩膜途径房水外流,降低房水外流的阻力,而不影响房水的生成。这一点有别于大多数传统的抗青光眼药物,对眼前段组织的营养有一定益处。研究表明,此药可使睫状肌松弛,使肌束间隙增大。另一种作用可能是使睫状肌细胞外基质发生改变,使Ⅰ型、Ⅱ型、Ⅲ型和Ⅳ型基质金属蛋白酶增加,这些金属蛋白酶可以降解细胞外基质,减少睫状肌纤维间透明质酸引起的阻力,使房水经葡萄膜巩膜外流增加,而不影响房水生成及经小梁网引流。此药对心率、血压、瞳孔大小、调节无影响。

3.临床应用

(1)降眼压作用:Latanoprost 0.005%降眼压效果最好,可使眼压下降0.8～1.2 kPa(6～

9 mmHg)(25%～30%),一次用药可使眼压下降达 24h 以上,所以每天只需用药 1 次,可增加患者的依从性。而且使昼夜眼压恒定下降,傍晚用药比白天用药效果好。

英国多中心 277 例开角型青光眼及高眼压症患者接受拉坦前列素治疗 24 个月,眼压平均下降近1.1 kPa(8 mmHg),并在治疗的 24 个月中保持持续稳定的降眼压作用,没有眼压"飘逸"的现象。国内多中心适利达和噻吗心安治疗开角型青光眼和高眼压症患者的为期 12 周的开放性、随机性、平行对照研究的结果表明,拉坦前列素组眼压下降 1 kPa(7.5 mmHg)(32%),噻吗心安组下降 0.8 kPa(6.1 mmHg)(26%),latanoprost 的降眼压作用优于噻吗心安。

(2)适应证:①开角型青光眼、高眼压症。②正常眼压性青光眼:葡萄膜巩膜房水外流途径为非压力依赖性,适用于较低眼压的青光眼。本药每日 1 次,昼夜均使眼压恒定下降。能增加灌注压,有益于正常眼压性青光眼的治疗。③慢性闭角型青光眼:275 例慢性闭角型青光眼做周边虹膜切除术后,多中心研究,治疗 12 周,latanoprost 组眼压下降 1.1 kPa(8.2 mmHg),噻吗心安组下降 0.7 kPa(5.2 mmHg)。眼压≤2.8 kPa(21 mmHg)者,latanoprost 组占 80%,噻吗心安组占 62%。在慢性闭角型青光眼,做过虹膜周边切除术,解除了瞳孔阻滞,如眼压不能控制,可作为药物治疗中的首选药物。

(3)联合用药:拉坦前列素与 β 受体阻断剂、肾上腺素能激动剂、局部碳酸酐酶抑制剂及胆碱能药物均有协同附加作用。降眼压作用机制不同的药物相加作用比作用机制相同者强。拉坦前列素与局部胆碱能药物联合应用理论上存在矛盾,因胆碱能药物使睫状肌收缩,可能减少肌纤维间隙,而抑制拉坦前列素的作用。但临床结果表明,已用毛果芸香碱治疗的患者加用拉坦前列素可使眼压进一步下降。这可能是由于毛果芸香碱所引起的睫状肌收缩不是持续的强力收缩,拉坦前列素可使前者所致的睫状肌收缩放松,因而葡萄膜巩膜外流途径未被完全阻塞。

拉坦前列素具有以下优点:①降眼压效果好,作用较噻吗心安强。②滴药次数少,每天 1 次,可持续恒定降低眼压。③昼夜均可降低眼压,傍晚滴药对正常眼压性青光眼有益。④增加房水外流而不抑制房水生成。⑤与其他抗青光眼药物合用,均有附加作用。⑥无飘逸现象。⑦几乎无全身不良反应。

4.不良反应

(1)局部:局部不良反应少见,一般不需停用药物。①虹膜颜色加深:一般于用药半年后发生,在绿棕色、黄棕色、蓝棕色、灰棕色等混合色的虹膜中发生率高,在治疗 1 年的病例中可能达 11%～23%,均匀一致的蓝、灰、绿或棕色虹膜几乎不受影响。一项随访 3 年的研究发现虹膜色素增加的发生率为 30%,这是仔细分析虹膜照片的结果,临床记录中发生率低,患者家属及医生并未发现。1 年以内发生者占 91.5%,1～2 年者 2.1%,2 年以后很少见。虹膜色素增加在近瞳孔处明显。停药后 2 年不消退。经研究色素增加是色素细胞内的黑色素增加而不是色素细胞增多。前列腺素可能调节正常生理性的交感神经诱导虹膜色素加深,未发现虹膜色素增加有何不良反应。②眼睫毛和附近毛发增多,色素增多,睫毛变粗变长。③轻微结膜充血,异物感,过敏症状,浅层点状角膜病变及眼干等。④少数报告应用本药的患者发生前葡萄膜炎或黄斑囊样水肿。用非类固醇消炎药物可缓解或抑制此种不良反应。这与患者的自身易感性有关,如既往有眼内手术或葡萄膜炎病史的患者容易发生,禁用于活动性虹膜睫状体炎及近期手术的患者。

(2)全身:对血压,心率及呼吸系统无影响。约 4% 患者发生上呼吸道感染,1%~2% 患者出现胸痛、背痛、关节痛。

(二)曲伏前列素

1.名称

曲伏前列素、苏为坦、travoprost、Travatan。

2.药理作用

曲伏前列素为合成前列腺素 $F_{2\alpha}$,是异丙酯前体,滴眼后被角膜脂酶水解为具有生物活性的游离酸,对前列腺素受体有高度亲和力和激动作用,激活睫状肌的前列腺素受体,使睫状肌松弛、肌肉间隙加大肌纤维间基质降解,而致房水经葡萄膜巩膜途径的排出增加,眼压下降。

3.临床应用

适用于开角型青光眼及高眼压症。0.004% 眼液,每日 1 次,可使眼压下降 0.9~1.1 kPa(7~8 mmHg)。降眼压作用与拉坦前列素相似,比噻吗心安作用强。在一次 12 个月的研究中,曲伏前列素每日 1 次比噻吗心安 1 日 2 次眼压低 0.1~0.19 kPa(1.0~1.4 mmHg)(P<0.009)。在另一 6 个月的研究中,拉坦前列素每日 1 次比噻吗心安每日 2 次眼压下降多0.16 kPa(1.2 mmHg)(P<0.001)。本药降眼压作用持续 24h,故每天用药 1 次,适应证与拉坦前列素相同。

4.不良反应

(1)局部:最常见的不良反应是眼部充血,发生率约 50%,多数为轻度,不需治疗即可消退,约 3% 患者因结膜充血而停药。少数患者有异物感、眼痒、睑缘炎、结膜炎、干眼等。长期用药可引起虹膜颜色加深,睫毛变粗变长。

(2)全身:不良反应约占 1%~5%,包括关节痛、胸痛、背痛、心动过缓、抑郁、消化不良、感冒综合征、高血压等。

(三)比马前列胺

1.名称

比马前列胺,卢美根,bimatoprost,Lumigan。

2.药理作用

比马前列胺是人工合成的前列腺酰胺类似物。它不激动人的前列腺素 $F_{2\alpha}$ 敏感受体和所有已知的前列腺素受体,缺乏一些与前列腺素 $F_{2\alpha}$ 有关的活性,但有很强的降眼压作用。其降眼压机制为增加葡萄膜巩膜外流及增加小梁网房水外流双重作用,不减少房水生成。有研究表明,滴用 0.03% 比马前列胺可使经葡萄膜巩膜途径的房水外流增加 50%,使房水流畅系数增加 35%。

3.临床应用

适用于开角型青光眼及高眼压症。0.03% 眼液滴眼后 2 小时出现最大降眼压效果,降眼压效果至少持续 24 小时。0.03% 浓度降眼压效果最好，每日 1 次，可使青光眼患者的眼压下降 0.9~1.1 kPa（7~8 mmHg），或从基础眼压下降 30%。在一个 12 个月的试验中，用比马前列胺比噻吗心安使眼压下降更多[0.3~0.4 kPa（2~3 mmHg）]。有研究报道，比马前列胺比拉坦前列素降压作用强。最近有报告直接比较拉坦前列素、曲伏前列素及比马前列胺三者的降低眼压的平均值相似。

4. 不良影响

（1）局部：包括眼部充血、虹膜颜色加深、睫毛变长加粗。眼部充血的发生率比拉坦前列素多，分别为 14.1% 和 2.9%。由于不良反应而停药的发生率低，约为 4.5%。

（2）全身：对心率、血压及呼吸功能无影响。

（四）乌诺前列酮

1. 名称

乌诺前列酮，unoprostone，Rescula。

2. 作用机制

乌诺前列酮作为前列腺素 $F_{2\alpha}$-1-异丙基酯，其降眼压机制为增加小梁网途径及葡萄膜巩膜途径房水排出，房水生成无改变。有报告此药有增加视神经血流及保护视神经的作用。

3. 临床应用

0.15% 眼液每日 2 次，可使眼压下降 0.4~0.5 kPa（3~4 mmHg），其降眼压作用与 0.5% 噻吗心安每日 2 次的作用相似，较前述 3 种前列腺素类药物作用差。适用于高眼压症及开角型青光眼，当不能耐受其他抗青光眼药物或其他药物无效者。可用于其他抗青光眼药物的辅助治疗。

4. 不良反应

与拉坦前列素相似，但较拉坦前列素少。

六、碳酸酐酶抑制剂

碳酸酐酶抑制剂是通过抑制碳酸酐酶的活性，使碳酸氢根离子（HCO_3^-）生成减少，进而减少房水生成量而降低眼压。正常房水是由睫状突非色素上皮分泌，碳酸酐酶在房水生成中有重要作用，其作用是通过影响 HCO_3^- 的生成量来实现的。在碳酸酐酶的作用下，睫状突非色素上皮细胞内产生大量的 HCO_3^-，HCO_3^- 由细胞内通过细胞膜进入细胞间隙和后房，使其成为高渗状态，由于房水和血液之间的渗透压不同，水分便从血液进入后房而生成房水。碳酸酐酶抑制剂房水生成主要通过两方面来完成：①通过抑制碳酸酐酶的活性使 HCO_3^- 的生成减少，从而使后房的渗透压降低，房水与血液之间的渗透压梯度变小，结果房水生成减少。②通过碳酸酐酶抑制剂改变细胞内的 pH 值，抑制 Na^+，K^+-ATP 酶的活性，使 Na^+ 和水分减少，导致房水生成减少。

碳酸酐酶抑制剂用于各种类型的青光眼治疗及各种眼科手术前后以控制眼压为目的的治疗。碳酸酐酶抑制剂有较强的降眼压作用，但它可产生许多不良反应，使其临床应用受到一定限制。这些不良反应与剂量使用时间和方法有关，长期应用较易出现，绝大多数的不良反应是全身性的（表 9-10）。

表 9-10 碳酸酐酶抑制剂的不良反应

肢端末梢、口周围麻木感
全身不适、疲劳、食欲不振、胃肠功能紊乱、精神抑郁、烦渴、尿频、过敏性皮炎
代谢性酸中毒
低血钾
尿路结石
造血障碍
皮肤炎
暂时性近视

用药注意事项:①监控用药:掌握适应证,局部用药眼压可控制者,不用全身药。若需全身用药,尽量缩短用药时间,3～5d 眼压控制后,采取手术或渐减量。如需较长时间用药,则需定期作血、尿生化检查,防止代谢性酸中毒。②本药为磺胺类药物,有磺胺过敏史者禁用。③肝、肾功能不良者应慎用。④同时服用等量或二倍量的碳酸氢钠,能减少感觉异常和胃肠道反应,缓冲电解质紊乱,减少酸中毒和低血钾的发生。⑤补充钾盐。⑥为防止尿路结石、肾绞痛、磺胺尿路结晶,应补充钾盐、镁盐,定期检查尿常规,注意磺胺结晶,如出现则应立即停药。

碳酸酐酶抑制剂的种类:①全身用药:乙酰唑胺片,甲酰唑胺片,双氯非那胺片,乙酰唑胺缓释胶囊,乙酰唑胺静脉注射液。②局部用药:杜塞酰胺滴眼液,布林唑胺滴眼液。

(一)全身应用的碳酸酐酶抑制剂

1.乙酰唑胺

乙酰唑胺于 1950 年合成,它能抑制碳酸酐酶的活性,具有利尿和房水减少生成的作用。Becker 用其治疗青光眼,随后广泛应用于临床,在青光眼治疗方面占有重要地位。

(1)名称:乙酰唑胺,醋氮酰胺,醋氮磺胺,diamox。

(2)降眼压作用:口服 500 mg 后,1～1.5h 眼压开始下降,最大降眼压作用发生在用药后3～5h,降眼压作用持续 6～8h。静脉注射 500 mg,2 分钟出现眼压下降,15min 达高峰,持续4～5h。口服胶囊500 mg,2h 后眼压下降,8～12h 达高峰,持续 18～24h。

(3)适应证:各类型青光眼。因降眼压效果显著而且快速,它是青光眼治疗中最重要的急诊用药。

(4)用法用量。①片剂:一般最常用片剂,首次 500 mg,之后 250 mg 每日 2～3 次,2～3d后视病情可改为 125 mg 每日 2 次,根据病情逐渐停药。②胶囊剂:500 mg 每日 1～2 次,患者对缓释胶囊耐受性较好,维持降眼压时间较长。③注射用药:眼压极高时或口服呕吐时用注射剂,500 mg 溶于 5～10 mL 注射用水内,静脉或肌内注射,每日 500～1000 mg。④儿童用药:5～10 mg/kg 体重,每日 2 次。⑤老年人剂量可酌情减少。

2.醋甲唑胺

(1)名称:醋甲唑胺,甲氯酰胺,甲氯唑胺,尼目克司,methazolamide,nearmox。

(2)降眼压作用:本品是降眼压作用强而且持久的一种碳酸酐酶抑制剂。本品经胃肠吸收,但吸收慢排泄也慢,血中有效浓度维持时间长。本药抑制碳酸酐酶的作用比乙酰唑胺强

60%,故用比乙酰唑胺低的剂量,即有明显的降眼压作用。给药后 2～4h 眼压开始下降,6～8h 下降达高峰,作用持续 10～18 h,可减少房水生成的 40%～50%。

(3)适应证:各种类型青光眼,用乙酰唑胺产生酸碱平衡失调者可改用本药。适用于老年人。

(4)用法用量:在眼压很高时,首次口服 50～100 mg,以后改为 50 mg 或 25 mg,每日2 次。

3.二氯磺酰胺

(1)名称:二氯磺酰胺,dichlorphenamide,双氯非那胺,dichlofenamide,二氯苯磺胺。

(2)降眼压作用:其分子结构式中含两个磺酰胺,抑制碳酸酐酶的活性比乙酰唑胺约强 30倍,但临床效果并不比乙酰唑胺好。口服 300 mg 可使房水生成减少 39%。

(3)用法用量:一般口服量为 25～100 mg,每日 2～3 次。50 mg 相当于乙酰唑胺 250 mg的效果,一般临床常用 50 mg,每日 2～3 次,口服后 0.5～1h 起效,2～4h 达高峰,作用持续6～12h。用药后,正常人眼压下降 0.32 kPa(2.4 mmHg),青光眼眼压平均下降 1.08 kPa(8.1 mmHg)。

(4)适应证:对乙酰唑胺不能耐受或疗效不佳者可选用本药,不良反应较乙酰唑胺轻。

(二)眼局部应用的碳酸酐酶抑制剂

全身应用碳酸酐酶抑制剂能快速强效地降低眼压,但长期应用可导致许多不良反应,甚至引起骨髓及造血功能障碍等严重后果,限制了其临床应用。Becker 等学者开始研究探索局部用药的途径,以期使用这类药物局部滴眼,以降低全身不良反应。然而经过许多实验未能成功,直到 Maren 研究改变了碳酸酐酶抑制剂的化学结构,设计出能增强角膜通透性的配方,它具有良好的水溶性和脂溶性,在低浓度时局部滴药即可抑制碳酸酐酶的活性,减少房水生成而降低眼压,使眼局部应用的碳酸酐酶抑制剂可以应用于临床。

1.杜塞酰胺

(1)名称:杜塞酰胺,Dorzolamide,添素得,多唑胺,trusopt,MK-507。

(2)降眼压作用:杜塞酰胺具有亲水性和亲脂性,极易穿透角膜达睫状体,抑制碳酸酐酶同工酶Ⅱ和Ⅳ而减少房水生成降低眼压。

(3)临床应用:滴药后 2h 眼压开始下降,可持续 2～5h,眼压下降 20%。昼夜均有降眼压作用。2%杜塞酰胺每日 2～3 次,如与其他抗青光眼药物联合应用每日 2 次。

(4)适应证:①可用于原发性开角型青光眼和高眼压症。②可作为对 β 受体阻断剂无效,或有使用禁忌患者的单独用药。③可作为用其他抗青光眼药物不能将眼压降至靶眼压患者的附加药物,可使眼压进一步下降。

(5)不良反应。①局部不良反应:最常见的症状是眼刺痛、烧灼感、眼痒、视物模糊和流泪。局部用药不改变瞳孔大小及调节是本品的优点。②全身不良反应:很少发生,可有口苦、头痛、疲劳、恶心、感觉异常、磺胺过敏等。

2.派立明

本品是继杜塞酰胺之后第二个研制成功的局部碳酸酐酶抑制剂,其降眼压效果与杜塞酰胺相似,但不良反应较前者少。

(1)名称:派立明,布林唑胺,Brinzolamide,Azopt。

(2)降眼压机制:派立明对碳酸酐酶Ⅱ型同工酶亲和力最高,是对其抑制作用最强的一种碳酸酐酶抑制剂。局部应用派立明后,穿透角膜达到睫状体,极强地抑制了碳酸酐酶Ⅱ型同工酶的活性,抑制房水的分泌而降低眼压。

(3)临床应用:1%派立明用于开角型青光眼和高眼压症,点药后2h眼压下降最多,峰值眼压下降率21.5%,谷值眼压下降率为18.9%。用量:1%派立明,每日2次。联合用药:派立明与β阻断剂、前列腺素类药物、肾上腺素能激动剂及毛果芸香碱等均有附加作用。每日2次,使24h眼压下降,不产生峰值眼压及谷值眼压,是一种好的附加药。

(4)适应证:与杜塞酰胺相同。

(5)不良反应。①局部不良反应:通常较轻,可自行缓解。可出现视物模糊、眼部烧灼感、异物感、刺痛、充血等,少见的有眼痒、分泌物增多、滤泡性结膜炎等。②全身不良反应:味觉异常,口苦感,不会发生口服碳酸酐酶抑制剂所致的毒不良反应。

(6)眼部血流的作用:动物实验,兔眼用2%派立明每日2次,滴药一周,用激光多普勒血流测定仪检测,视盘血流量明显增加。这可能是由于派立明抑制眼组织及红细胞内的碳酸酐酶Ⅱ型同工酶使眼压下降,眼灌注压增加所致。另外,碳酸酐酶Ⅰ型同工酶引起代谢性CO_2聚集,CO_2可使血管扩张。以上二型同工酶作用的结果,可能促使视网膜及视盘血流量增加。目前尚未得到临床证实。

七、高渗剂

高渗剂是一类降压作用强、起效迅速的降压药物,最早用于神经科治疗颅内高压。后观察到尿素有良好的降眼压作用,已有多种高渗剂用于青光眼的治疗,成为重要的降眼压药物。

(一)作用机制

正常情况下,血液和房水之间的稳定状态是由两种液体之间的流体动力学平衡和两者之间的渗透压平衡来维持的。如两者之间的渗透压平衡被打破,则会引起眼压的变化。血液渗透压高于房水渗透时,眼内液体被吸出眼外,进入血液,则引起眼压下降。高渗剂能使血液渗透压增高,吸出眼球内水分使眼球内组织体积减少,眼压下降。高渗剂必须能使血液与眼组织之间形成一定的渗透压梯度,才能产生降眼压作用。高渗剂的分子量小,难透过眼组织或透过速度慢,在血液中停留时间长,排泄慢,则渗透压梯度大,降压作用强,维持时间长。另外,高渗剂可能影响下丘脑的渗透压感受器而降低眼压。

(二)临床应用

高渗剂可用于治疗各种类型青光眼,主要用于急性高眼压或顽固性高眼压的降压治疗。

(三)不良反应

最常见的不良反应有恶心、呕吐、头晕、头痛、乏力、多尿、口渴等。因高渗剂进入体内后,主要分布于细胞外液,使组织和细胞内液体流入血循环并经肾脏排出体外,除降压外还伴有强力脱水、利尿作用及血容量增加。脑组织脱水可引起头晕,头痛、定向力障碍、躁动等,强力利尿可导致水电解质紊乱,产生低血钾。大剂量快速输入高渗剂可诱发急性心力衰竭、肾衰竭、肺水肿。有严重心、肾、肺功能不良及严重脱水和电解质紊乱者应禁忌使用高渗剂。

(四)常用的高渗剂

常用的静脉滴注用高渗剂有甘露醇和尿素,口服的有甘油和异山梨醇。静脉滴注起效迅速,降眼压作用强。

1.甘露醇

甘露醇是高渗剂中最有效而首选的药物。它进入体内后主要分布于细胞外液穿透细胞的能力很弱,因而可以产生强而持久的降压作用。分子量为182,是尿素的3倍。其物理性质稳定,不易变质,刺激性小,注射时漏到血管外也不会引起组织坏死。

临床用量 $1 \sim 2$ g/kg 体重,配成 20％ 水溶液约 $250 \sim 500$ mL 快速静脉滴注,$3 \sim 10$ mL/min,一般在 $30 \sim 60$ 分钟输完。注射后 $10 \sim 20$ min 眼压开始下降,$1 \sim 2$ h 内眼压降至最低,维持 $4 \sim 6$ h,不参与代谢,以原型排出体外。

与尿素相比甘露醇具有以下优点:①性能稳定,配成溶液能长期保存,而尿素需临时配制。②不会引起血中尿素氮增加,对心脑无毒性,可用于不严重的心脏病和肾脏病患者。③降压效果不受局部炎症的影响。④不参与体内代谢可用于糖尿病患者。⑤渗透、利尿作用强,不良反应小。

2.尿素

尿素是最早被用于眼科降眼压的高渗剂。静脉滴注后,尿素分布于包括眼组织在内的全身各处,它扩散到体液和眼组织的能力较强,降压作用起效快,但维持时间较短。当眼组织有炎症时,由于血-房水屏障被破坏,尿素可进入房水中,房水与血液之间的渗透压差减小,降眼压作用明显变小。

静脉滴注用的尿素以 10％ 转化糖配制成 30％ 的溶液,此浓度可避免溶血,尿素常温下易分解成氨气,故应用时需临时配制。用量为 $1 \sim 1.5$ g/kg 体重,注射后 $30 \sim 40$ min 眼压开始下降,降压作用持续 $4 \sim 6$ h。不参与体内代谢,以原型排出体外,注射时应避免药液漏到血管外,因其会引起局部组织坏死,目前临床上已较少使用。不良反应有多尿、头痛、手臂痛,部分患者会出现恶心,呕吐、精神紊乱和定向力障碍。

3.甘油

甘油为口服脱水降眼压药。口服后在胃肠道迅速被吸收,主要分布于细胞外液,形成血浆-房水渗透压差而降低眼压。甘油参与体内糖代谢,大部分在肝脏内,转化为葡萄糖及其他碳水化合物,并可产生一定热量。临床每次用量为 $1 \sim 2$ g/kg 体重,配成 50％ 溶液,一次性口服,10min 开始降压,$30 \sim 60$ 分钟达峰值,可持续 $4 \sim 6$ h。

不良反应最常见的是恶心、呕吐,可出现口渴、上消化道烧灼感和头痛等。由于它参加体内糖代谢,糖尿病、严重肝病、脱水的患者禁用,年迈者慎用。

4.异山梨醇

异山梨醇分子量为146,为一种口服高渗剂。用量为 $1 \sim 3$ g/kg 体重,以 45％ 溶液口服,口服后 $30 \sim 60$ min 后起效,$1 \sim 3$ h 降压达峰值可持续 $3 \sim 5$ h。本品不参与体内代谢,以原型从肾脏排出,可用于糖尿病患者。

不良反应有恶心、呕吐，但较甘油引起者少，腹泻较甘油发生者多。头痛较少发生，偶有嗜睡。肺水肿、严重心脏病者、静脉炎、血栓形成患者禁用。

第七节　青光眼的手术治疗

青光眼手术治疗的目的是降低眼压，保护视功能和提高生活质量。青光眼的手术种类很多，一般可分为三类：①解除机械性阻塞，疏通生理性房水循环的途径，常见术式有周边虹膜切除术、小梁切开术。②重建房水外流途径的滤过性手术，常见术式有小梁切除术、非穿透滤过性手术、房水引流物植入术。③破坏睫状体，减少房水生成的手术，常见术式为睫状体冷凝术。

一、术前准备工作

(一)详细的全身和眼部检查

1.全身检查

评价重要脏器如心、肺的功能，尤其合并全身疾病者(高血压、糖尿病、心脏病、肺部疾病等)对手术的耐受程度。检查项目包括血常规、尿常规、肝、肾功能、凝血功能等生化检查和血压、心率、脉搏、心电图等。

2.眼部检查

眼部检查包括视功能检查，如视力、视野、视觉电生理检查；患眼解剖结构检查，如角膜大小、前房深度、前房角结构、虹膜形态、晶体厚度、视盘结构和视网膜神经纤维层厚度、眼轴长度。以明确青光眼的分型分期诊断，推测可能的发病机制，结合术前眼压水平、用药情况和患者自身条件，个体化制定手术方案。

(二)术前准备

1.解释和指导

术前解释应让患者充分了解自己所患的疾病和病变程度、手术目的、利弊、预后和可能出现的并发症，以及术后视力可能的变化、术后可能仍然需要应用抗青光眼药物以获得合适的靶眼压控制，以征得患者和家属的同意和合作。同时，术者应该明确告知患者终生随访的必要性和重要性。

2.全身准备

术前需确保患者全身状况能耐受手术，必要时需请专科医生会诊并在监护下进行手术；术前最好停用口服抗凝药物；其他术前全身准备同常规内眼手术要求。

3.眼部准备

(1)控制高眼压，原则上青光眼患者应在眼压控制正常后才进行手术，对于眼压能控制的患者，术前尽量停用强缩瞳剂和肾上腺素及地匹福林药物，将能减少术中出血和术后炎症反应。

(2)清洁结膜囊，术前2～3d局部应用广谱抗生素滴眼液。

(3)控制眼部炎症，对于伴有前葡萄膜炎者可使用非类固醇消炎药物和皮质类固醇激素药物。

（4）止血和镇静药术前应用同其他内眼手术。

二、麻醉

青光眼手术可选择在局部麻醉或全身麻醉下进行，前者包括球后麻醉、球周麻醉、筋膜囊下麻醉和表面麻醉。

（一）球后麻醉

相对并发症较多，尤其是对晚期、小视野的青光眼患者行球后麻醉有引起一过性黑蒙的危险，原因是麻醉剂误注入视神经鞘内或者蛛网膜下，或者是注射到球后间隙的麻醉剂经硬脑膜鞘扩散，导致视网膜中央动脉痉挛而引起暂时性失明。一旦出现这种并发症需立即进行抢救视功能治疗，暂停手术。

（二）球周麻醉、筋膜囊下和表面麻醉

相对常用且并发症较少，对于非常配合的患者，特别是晚期青光眼患者，行小梁切除术可采用筋膜囊下和表面麻醉。

（三）全身麻醉

主要适用于婴幼儿和儿童。

（四）注意事项

（1）所有局部麻醉药物中均不应加入稀释浓度的肾上腺素，因为后者不仅抵消了局部麻醉的血管扩张作用，而且可能威胁到晚期小视野青光眼患者的视神经血液供应。

（2）球后麻醉剂不宜单用利多卡因，而是采用布比卡因或者利多卡因与布比卡因的混合液，因为利多卡因对组织渗透力强、扩散快、对脑神经有较强的阻滞作用，引起一过性黑蒙的危险大。

三、术后常规观察和处理

（一）术后观察内容

重点观察眼压、前房变化、滤过泡形态功能和视力，同时重视患者症状，如明显眼痛时，应注意葡萄膜炎、高眼压、感染的发生，也可能是前房出血的先兆。

（二）术后常规处理

（1）抗生素和皮质类固醇激素预防感染和抗感染治疗，术后1周局部1次/2 h频用，第2周起可4次/日使用，连续用4周。

（2）除了非穿透性滤过手术、小梁切开术术后早期缩瞳外，其他青光眼手术后常规散瞳。

（3）对侧眼继续抗青光眼治疗，在眼压可控制的情况下停用口服碳酸酐酶抑制剂。

（4）术后3个月内需密切随访观察眼压和滤过泡功能，终生随访监测眼压和视神经结构功能的变化。

四、周边虹膜切除术

（一）手术原理

通过角膜缘或者透明角膜切口，在虹膜周边部切除一小块全层虹膜组织，使房水可以直接经此处流入前房，从而解除了因瞳孔阻滞导致的周边虹膜膨隆及阻塞前房角。

（二）手术适应证

（1）原发性急性闭角型青光眼的临床前期、先兆期和间歇缓解期。

（2）原发性慢性闭角型青光眼的早期和相对"正常"的对侧眼，如果合并有高褶虹膜，宜同时进行周边虹膜成形术，否则术后仍需用缩瞳剂。

（3）伴有病理性瞳孔阻滞的继发性青光眼，且未发生周边虹膜前粘连或者范围较小，不足以影响原来的小梁网正常房水引流的功能。

由于激光技术的普及使用，激光周边虹膜切开术与该术式原理相同，且具有手术损伤小、操作简单、并发症少等优点，因此该术式临床应用逐渐减少。

（三）手术方法要点

（1）在上方沿角膜缘作以穹隆部为基底的小结膜瓣，长 3～5 mm。

（2）在角膜缘后界前约 0.5 mm 处，作与角膜缘平行并与眼球壁垂直的宽 2～3 mm，深达 3/4 角膜缘厚度的切口。

（3）经此切口向前穿刺入前房，扩大切口内口，使内外口宽度一致且切缘光整。

（4）见房水外涌，周边虹膜自行脱出，或者轻压切口后唇使周边虹膜脱出。

（5）显微镊提起嵌于切口外的虹膜组织，显微剪平行角膜缘并适度切除小块全层周边虹膜组织。

（6）回复虹膜，见虹膜周切口出现并且瞳孔正圆，0～10 尼龙线缝合角膜缘切口一针，结膜切口烧灼闭合。

（7）术毕球结膜下注射抗生素和激素。

（四）术后观察和处理

术后重点观察眼压、虹膜周切口位置和形态、前房炎症等。预防感染和抗炎对症常规治疗，可用短效散瞳剂活动瞳孔，并作为检验是否存在高褶虹膜综合征的一种激发试验。术后 2 周可行前房角镜检查。

（五）手术并发症及处理

（1）出血及前房积血一般量少时可保守治疗，极少数需行前房冲洗术。

（2）虹膜色素上皮残留可在术后行激光穿透术。

（3）伤口渗漏或者球结膜下滤过泡形成常伴有浅前房和低眼压，需加压包扎密切观察，必要时立即重新缝合角膜缘切口。

（4）术后眼压升高常见原因为残余性青光眼、高褶虹膜综合征、混合机制性青光眼、虹膜切除口阻塞和恶性青光眼，根据不同原因选择治疗方案。

（5）反应性虹膜炎局部用皮质激素类眼液加强抗感染治疗，根据病情可用短效睫状肌麻痹剂点眼。需与感染性眼内炎相鉴别，后者需抗感染抢救治疗。

（6）眩光和单眼复视因虹膜周切口过大或者暴露在睑裂区引起，需患者逐渐适应，必要时手术修补。

五、小梁切除术

滤过性手术是在角膜缘建立一条新的房水外引流途径，将房水从前房直接或者间接引流至球结膜下间隙，形成滤过泡，房水经球结膜下组织引流吸收。小梁切除术是最有代表性的控制性滤过手术，临床应用至今盛行 50 多年，并经过不断改良，如使用可调整缝线，与抗代谢药物、以及一些能减少瘢痕形成的植入物的联合应用,在确保安全性的前提下争取达到最理想的降压效果,目前也是抗青光眼手术研究的热点。

(一)小梁切除术

1.手术原理

通过板层巩膜瓣减少房水流出量,从而防止术后早期滤过太强的并发症;通过术后巩膜瓣缝线的控制性拆除,以及滤过泡按摩,以获得合适的靶眼压控制和理想的功能性滤过泡。

2.手术适应证

(1)局部用药病情控制不良的原发性开角型青光眼。

(2)解除瞳孔阻滞因素后用药病情控制不良的原发性闭角型青光眼。

(3)先天性青光眼,其中婴幼儿型青光眼可与小梁切开术联合进行。

(4)部分继发性和特殊类型的青光眼。

3.手术方法要点

(1)上直肌或角膜牵引缝线暴露术野。

(2)作以角膜缘或以穹隆部为基底的结膜瓣,在应用巩膜可调整缝线或抗代谢药物时,多采用以角膜缘为基底的高位结膜瓣(离角膜缘 8～10 mm,宽度约 12～15 mm),分层剪开球结膜、筋膜囊和表层巩膜组织。

(3)作以角膜缘为基底的 4 mm×3 mm 大小横长方形板层巩膜瓣,1/2～2/3 巩膜厚度。也可作3～4 mm长的等边三角形巩膜瓣,向前剖切至透明角膜内 1～2 mm。

(4)经颞侧周边透明角膜做前房穿刺。

(5)在巩膜瓣下标划出 1.5 mm×1.5 mm～2 mm×2 mm 大小待切除的内滤口组织,其前切口位于巩膜瓣的基底部(透明角膜带的最前面),后切口位于透明角膜带与灰蓝色带交界处(不含小梁组织)或者灰蓝色带与白色带交界处(包含小梁组织)。两侧切口离巩膜床两个侧边约 1.0 mm。

(6)从两侧切口切穿入前房,并由此伸入显微小梁剪切除该内滤口组织。

(7)在内滤口处作一宽基底部的周边虹膜切除,其宽度超过内滤口宽度;回复虹膜,检查瞳孔复圆和虹膜周切口情况。

(8)0～10尼龙线缝合巩膜瓣,后角处固定缝合两针(跨度较大,便于术后激光断线),两侧作可调整缝线各一针,外露活结固定于周边角膜上。若三角形巩膜瓣则顶角处一针固定缝合,两侧同样可作可调整缝线各一针。检查房水流出和前房形成情况,调整缝线松紧度。

(9)分层缝合筋膜切口,水密缝合结膜瓣。检查滤过泡形成情况。

(10)术毕球结膜下注射抗生素和激素。

4.术后观察和处理

重点观察滤过泡形态、前房深度、前房内炎症反应程度和眼压及视力。治疗主要是预防感染、控制前葡萄膜炎症反应、维持瞳孔适度散大、避免并发症和促进功能性滤过泡形成。术后滤过泡的形态分类如下。

(1)薄壁微囊泡:相对无血管、透明、薄壁隆起,结膜上皮内有微囊样改变,有滤过功能。

(2)平坦弥散泡:弥散、半透明、泡壁较厚,可透见其下巩膜瓣,有滤过功能,随着时间迁移可能逐渐变扁平,眼压升高。

(3)包裹囊样泡:局限且边界明显、光滑圆顶"囊肿"样高隆起,泡壁厚而充血,无滤过功能,常伴有眼压升高。

(4)平坦瘢痕泡:平坦、结膜下无液腔,无滤过功能,常伴有眼压升高。

术后早期理想的情况是:①滤过泡呈相对贫血状态,无明显局限边界,轻、中度隆起。②前房恢复到术前深度或稍浅。③眼压在 8～15 mmHg 之间。

术后滤过泡和眼压的观察处理:如果前房变深、滤过泡平坦且眼压高于 20 mmHg,应拆除可调整缝线(通常在术后 5～14 天);通常两根缝线先后松解、拆除,结合滤过泡按摩,以产生理想的功能性滤过泡和维持靶眼压控制。如果术后滤过太强导致前房变浅、滤过泡高隆且眼压低于 6 mmHg,应加强散瞳及抗炎、滤过泡加压包扎,延期松解及拆除调整缝线,密切观察。

5.手术并发症和处理

1)术中并发症和处理:①结膜瓣撕裂或者小孔:0～10 尼龙线水密缝合;同时更换手术切口部位,以防术后伤口渗漏。②脉络膜上腔出血或者驱逐性脉络膜出血:多发生在眼压突然过低时。一旦发现需立即关闭巩膜瓣,用平衡盐溶液、粘弹剂或者气体重建前房;若出血仍在扩展,需做后巩膜切开引流,静脉滴注甘露醇降低眼压、稳定病情。③虹膜或者睫状体出血:维持巩膜瓣开放、表面柔和冲洗(避免血液流入前房内),通常数分钟后出血自行停止;持续出血需要前房注入粘弹剂填塞压迫止血。④中心视力突然丧失:为球后麻醉和视网膜中央动脉痉挛所致,多见于晚期小视野青光眼患眼。立即停止手术、吸氧、扩张血管、神经营养药物抢救治疗,监测血压,检查眼底情况。⑤玻璃体脱出:嵌于滤口和滤过通道的玻璃体应仔细清除干净,否则容易导致滤过泡失败。⑥晶状体损伤及不全脱位。⑦后弹力层撕裂。

2)术后并发症和处理。

(1)术后浅前房低眼压:常见原因为滤过功能过盛的薄壁微囊泡、结膜瓣渗漏、睫状体脉络膜脱离、睫状体低分泌。

滤过功能过盛者主要通过滤过泡加压包扎、使用促进伤口愈合药物、减少皮质类固醇药物应用、滤过泡自家血注射、散瞳和必要时行滤过泡修补术处理。结膜瓣渗漏者通过 Seidel 荧光素钠试验可发现,应用抑制房水生成药物和促进伤口愈合药物,滤过泡加压包扎、滤过泡自家血注射处理,当伤口裂开退缩、巩膜瓣边缘外露或者持续浅前房危及到角膜内皮和晶状体时,需立即手术修复伤口。睫状体脉络膜脱离者需要局部和全身使用皮质激素治疗,通常 10～14 天复位,必要时采用手术引流脉络膜上腔液体、修复睫状体分离裂隙、重建前房。睫状体低分泌者立即停用碳酸酐酶抑制剂和肾上腺素能 β 受体阻滞剂。

(2)术后浅前房高眼压:见于恶性青光眼、术后瞳孔阻滞、伴有睫状体前移和房角闭合的环形脉络膜脱离和迟发性脉络膜出血。①恶性青光眼经局部使用强效睫状肌麻痹剂、抑制房水生成药物、皮质类固醇药物,全身应用高渗剂和碳酸酐酶抑制剂,50%患者有效,需密切观察;若病情控制不良,危及角膜内皮和晶状体混浊时需手术治疗,以超声乳化摘除晶状体联合后房型人工晶体植入术相对安全有效,必要时术中联合晶状体后囊切开和前段玻璃体切除术。

②术后瞳孔阻滞常见原因为虹膜周切口残留色素上皮层,需激光修补。③UBM 和 B 超检查有助于伴有睫状体前移和房角闭合的脉络膜脱离的诊断,药物治疗失败者需行扁平部睫状体-脉络膜上腔引流排液和前房重建术。④迟发性脉络膜出血与术后持续低眼压和脉络膜渗漏有关,保守治疗无效者手术行后巩膜切开引流排液。

(3)滤过泡失败:失败原因为滤口内部或者外部阻塞、包裹囊状泡形成,是后期最常见的并发症,约占 10%~30%。前房角镜和 UBM、前节 OCT 检查有助于明确原因和正确处理。

滤口内部阻塞:因虹膜、睫状突、未切除的后弹力膜、血凝块、炎症渗出物、玻璃体或者晶状体囊膜阻塞滤口。根据前房角镜等检查明确原因后对症治疗,激光切除阻塞物,或者手术修复。

滤口外部阻塞:巩膜瓣缝线过紧,巩膜瓣下或者结膜瓣与巩膜之间的血凝块或纤维渗出物,均可导致房水流出受阻,滤过泡按摩后仍不形成,前房角镜等检查可见滤口通畅。处理方法包括巩膜瓣可调整缝线拆除、氩激光断线、滤过泡针刺分离结膜瓣和巩膜瓣、滤过泡对侧结膜下注射 5-FU 或滤过泡旁注射干扰素、前房或滤过泡内注射组织纤维蛋白酶原激活剂(tPA)、手术修复等。

滤过泡纤维包裹:早期常发生在术后 1~4 周,后期可复发,术后 16 周内是治疗的关键时期。通过局部使用皮质类固醇药物、滤过泡按摩、囊壁针刺分离、结膜下注射 5-FU 以及囊壁切除修复术等方法处理。

(4)前房积血:多由于术中和术后早期虹膜或者睫状体出血、浅层巩膜出血流入前房所致。量少时待其自行吸收,量大时需做前房冲洗术,或前房内注入 tPA 有助于血凝块溶解吸收和防止滤过泡瘢痕化。

(5)白内障:2%~53%术眼术后白内障发生或混浊发展加重。

(6)低眼压性黄斑病变:长期眼压低于 4 mmHg 可能发生中心视力下降,根据低眼压的病因处理。

(7)前葡萄膜炎:局部加强皮质类固醇激素点眼,眼压情况允许可用短效睫状肌麻痹剂。

(8)角膜后弹力膜脱离:少见,与手术操作和扁平前房、内皮功能不良有关。脱离范围小者保守治疗,范围大者采用前房注气、粘弹剂复位,失败者行手术缝合复位。

(9)滤过泡感染和眼内炎:可在术后数月或数年发生,一旦发现早期滤过泡感染或者前房反应时,应立即取滤过泡表面分泌物和房水、玻璃体等做病原学检查和药敏试验;同时局部和全身使用广谱抗生素;除真菌感染外,12~24 h 开始眼部使用皮质类固醇激素,以防止滤过泡瘢痕化。

(10)交感性眼炎:罕见,使用睫状肌麻痹剂、皮质类固醇激素和免疫抑制剂治疗。

(二)联合抗代谢药物的小梁切除术

1.手术原理

小梁切除术中或者术后联合应用抗代谢药物,可有效地抑制滤过区伤口活跃的生物愈合反应;同时,与巩膜瓣的暂时牢固缝合和术后巩膜缝线的可调整松解拆除,三者互相制约,扬长避短,可减少术后早期滤过太强所致的并发症,同时保证长期靶眼压的控制和功能性滤过泡的维持。

2.手术适应证

主要是难治性青光眼。

(1)无晶状体眼或者人工晶状体眼合并青光眼。

(2)新生血管性青光眼。

(3)炎症性青光眼。

(4)外伤性青光眼。

(5)虹膜角膜内皮综合征。

(6)筋膜囊肥厚的青少年型青光眼。

(7)既往滤过性手术失败的再手术青光眼。

(8)巩膜环扎术后或者角膜移植术后青光眼。

(9)前房角发育不良或者小梁切开手术失败的先天性青光眼。

3.手术方法要点

在小梁切除术中辅助应用抗代谢药物:将浸泡了 0.2~0.4 mg/mL 丝裂霉素 C(MMC)或者25~50 mg/mL的 5-氟尿嘧啶(5-FU)的棉片,在前房穿刺前置于结膜瓣和巩膜瓣下,1~3 min后取走并用 60~100 mL 平衡盐溶液反复冲洗。其他步骤同常规小梁切除手术。可根据患眼青光眼类型、个体特性以及期望达到的靶眼压水平,灵活选择抗代谢药物的浓度、留置时间和放置部位。

小梁切除术后应用抗代谢药物:应用 5-FU 5mg 在滤过泡对侧 180°球结膜下注射,隔天 1 次,共约5~7 次。也可追加 0.01~0.02 mg/mL MMC 的稀释溶液在滤过泡旁球结膜下注射。

4.术后观察和处理

由于术中联合应用了抗代谢药物,可调整缝线拆除时间可适当延长;密切观察滤过泡和眼压情况;注意观察结膜切口房水是否渗漏和角膜上皮是否损害。其他同前述小梁切除术。

5.手术并发症和处理

不能滥用抗代谢药物,浓度越高、剂量越大、时间越长则抗代谢作用越强,由此并发症可能越严重。

(1)结膜切口愈合不良、贫血坏死、切口渗漏。保守治疗无效则需行滤过泡加厚或者修补术。

(2)低眼压及低眼压性黄斑病变发生率增加,通常需行滤过泡加厚或者修补术。

(3)巨大薄壁悬垂泡:由于眼睑挤压滤过泡移行到角膜表面,引起异物感、泪膜异常、角膜干燥斑等症状,需手术切除包括悬垂部在内的部分滤泡组织并修补加固原滤过泡。

(4)5-FU 可致角膜上皮毒性损害,发现后立即停药,予营养角膜上皮药物治疗。其他同前述小梁切除术。

(三)联合结膜下植入物的小梁切除术

结膜下植入物,如可生物降解胶原基质植入物,是一个三维多孔结构支架,动物实验和临床研究已经证实,它可以引导成纤维细胞的随机生长,减少瘢痕增殖,有助于形成结构松散的功能性滤过泡,发挥对房水的储集缓冲和引流调控作用。在小梁切除术中植入在巩膜瓣上,可减少术后早期低眼压、浅前房、滤过泡渗漏的并发症,以及滤口外部阻塞和滤过泡纤维包裹的发生率,远期的眼压控制和功能性滤过泡的维持也取得了令人满意的效果。操作简单、安全。目前临床研究主要适用于难治性青光眼,可在小梁切除(应用 MMC)联合超声乳化白内障手术中使用。

六、非穿透性滤过手术

非穿透性滤过手术是一种发展中的青光眼滤过性手术,不同学者给了它不同的名称,如深层巩膜切除术、粘小管切开术、外部小梁切除术、非穿透性小梁手术等,这些手术共同的基础技术是深层巩膜切除和外部小梁切除两种技术的结合。非穿透性滤过手术建立了符合生理性的房水排出的通路,具有安全性高、并发症少的优点,为了进一步增强手术降眼压的效果,术中将可降解的植入物置于巩膜减压腔内,并联合抗代谢药物的应用,显著地提高了手术成功率。由粘弹剂小管扩张术改进的管道成形扩张术,利用了非穿透性小梁手术的所有优点,提供特殊压力使房水通过生理途径排出,该术式临床初步应用效果令人满意。

(一)非穿透性小梁手术

1.手术原理

通过精细制作的具有良好渗透性的小梁-后弹力膜(TDM),房水经 TDM 窗渗入巩膜减压腔,再从巩膜瓣边缘流出到结膜下间隙,形成滤过泡。由于房水流出量及速率比小梁切除术低,而且不进入前房操作,手术安全性好。术中巩膜减压腔内植入可降解的材料和抗代谢药物的应用,有助于增强并维持降眼压的效果和功能性滤过泡的形成。该术式其他房水流出途径还包括:房水经残留巩膜组织渗入脉络膜上腔直接吸收,或者经葡萄膜-巩膜途径流出;或者经Schlemm 管开放端,沿 Schlemm 管、外集合管和睫状前静脉流出。

2.手术适应证和禁忌证

(1)适应证:①原发性开角型青光眼。②高度近视合并开角型青光眼。③色素性青光眼。④剥脱综合征。⑤无晶状体眼或者人工晶状体眼合并青光眼。⑥先天性青光眼。⑦Sturge-Weber 综合征。⑧葡萄膜炎继发开角型青光眼。

(2)禁忌证:①新生血管性青光眼侵犯了房角。②房角广泛粘连闭合的原发性闭角型青光眼。③ICE 综合征和葡萄膜炎继发的闭角型青光眼。

3.手术方法要点

(1)多采用局部麻醉,表面麻醉联合球结膜下麻醉,或球周浸润麻醉。

(2)上直肌或角膜牵引缝线暴露术野,作以角膜缘或以穹隆部为基底的结膜瓣,分层剪开球结膜、筋膜囊和表层巩膜组织。

(3)作以角膜缘为基底的 6.0 mm×5.5 mm 大小、1/4～1/3 巩膜厚度的弧形浅层巩膜瓣,或者5.0 mm×5.0 mm大小、1/4～1/3 巩膜厚度的方形浅层巩膜瓣,其前端应剖入透明角膜内至少 1.0 mm。

(4)在浅层巩膜瓣下作第二个 4.0 mm×4.0 mm 大小三角形(弧形浅层巩膜瓣)或方形(方形浅层巩膜瓣)深层巩膜角膜瓣,仅保留能透见其下暗黑色葡萄膜组织的薄层巩膜。巩膜瓣前端剖切至能辨认出平行角膜缘排列的亮白色巩膜嵴纤维,即为 Schlemm 管外壁、巩膜突的位置。

(5)将浸泡了 0.2～0.3 mg/mL 丝裂霉素 C 溶液（MMC）的棉片，分别置于深层和浅层巩膜瓣下约 2 min 后，用 60～100 mL 平衡盐溶液大量冲洗。

(6)将 Schlemm 管外壁纤维掀开，可见少量房水渗出，前房深度没有变化。

(7)从深层巩膜角膜瓣两侧沿后弹力膜前角膜基质水平继续剖切该瓣的角膜部（约 1.0～1.5 mm），接着完成包含 Schlemm 管外壁的深层巩膜角膜组织块切除。

(8)钝性轻柔地暴露后弹力膜，撕除 Schlemm 管内壁，保留由内部小梁和后弹力膜组成的渗透性良好的 TDM 窗。

(9)巩膜腔内植入可吸收降解的材料（如三角形的透明质酸植入物，简称 SKGEL，约 3～6 个月吸收；或者方形的胶原植入物，约 9 个月吸收），0～10 尼龙线缝合植入物一针固定于巩膜床上。

(10)间断缝合浅层巩膜瓣两针，分层缝合筋膜切口，水密缝合球结膜切口。

(11)术毕球结膜下注射抗生素和激素。

4.术后观察和处理

术后需要缩瞳、避免滤过泡按摩，以防止周边虹膜嵌入 TDM 窗或发生前粘连。其他观察处理基本同前述小梁切除术。

5.手术并发症和处理

非穿透性小梁手术的并发症显著少于小梁切除术。相对常见并发症为 TDM 窗破裂、虹膜嵌入 TDM 窗和眼压升高。术中发现 TDM 窗破裂及周边虹膜脱出时应改做小梁切除术；术后应避免滤过泡按摩、用力揉术眼和外伤。前房角镜和 UBM、前节 OCT 检查有助于发现 TDM 窗是否存在周边虹膜前粘连（PAS）以及 TDM 窗的形态改变和滤过通道异常。早期眼压升高与手术操作、巩膜腔血肿和 PAS 有关，后期眼压升高与 TDM 窗、巩膜腔、巩膜瓣边缘或巩膜与结膜之间纤维组织增生有关。激光分离 PAS、TDM 窗穿刺切开或者手术修复和药物治疗等方法有助于恢复滤过通道功能、降低眼压。SKGEL 排斥是一种罕见的术后并发症，有学者曾报道过 3 例患者植入 SKGEL 后发生结膜自溶和 SKGEL 排斥现象。

同一课题组还对 32 例非穿透性小梁手术联合透明质酸钠生物胶植入治疗开角型青光眼的手术成功率和并发症进行了观察。术后随访时间为 3～24 个月。结果发现完全成功 21 眼，部分成功 5 眼，两者合计为 26 眼（96%）。观察到的并发症中，TDM 窗破裂 2 眼，6 眼出现术后眼压升高，其中 5 眼经局部用药可控制眼压，3 眼前房出血，浅前房 1 眼。据观察，非穿透性小梁手术联合透明质酸钠生物胶植入成功率与复合式小梁切除术接近，而术后视力恢复快，并发症发生率低，但更远期疗效还有待观察。

（二）管道成形扩张术

通过义管和粘弹剂机械性扩张全周 Schlemm 管腔，使房水经 TDM 窗渗出，经 Schlemm 管引流至集合小管和表层巩膜静脉，从而达到房水从生理通路排出的目的。

义管如 iTrack 250A，是一条末端带有光纤的柔软细管，末端直径 250 μm。经 Schlemm 管断端将 iTrack 250A 无创性末端插入 Schlemm 管内，在插管过程中同时注射 1.4% 透明质酸钠扩张管腔，末端发光设计在插管过程中起定位、引导作用。iTrack 250A 插入并扩张全周

Schlemm 管后,顺着插管的方向取出并置换为 0～10 聚丙烯缝线,在 Schlemm 管断端处将该缝线结扎,并保留一定张力向心性牵拉 Schlemm 管内壁,起到扩张管腔的作用。

该术式目前研究仅限于开角型青光眼,可单独手术或者联合超声乳化白内障摘除和人工晶状体植入手术。术后早期和 1 年随访结果令人满意,远期效果令人期待。有关术后并发症还有待于进一步研究。其他植入义管还有可膨胀水凝胶聚合物,其插入 Sehlemm 管腔吸收房水后直径可膨胀 4～5 倍,从而达到解除狭窄、扩张管腔的目的。

七、房水引流物植入术

各种房水引流物植入术在青光眼手术中的应用,使临床上各种预后不良的难治性青光眼的手术成功率得以提高,成为当代抗青光眼手术的新动向。目前常见的房水引流物,根据其有无限制房水流动的压力敏感阀(活瓣)而分为:非活瓣性房水引流物,如 Moheno、Baerveldt 引流物;活瓣性房水引流物,如 Ahmed、Krupin 引流物。本节以 Ahmed 引流物为例进行手术介绍。最近的新房水引流物,如 Ex-press 微型引流钉和 GOLD 微型金质引流器,以及类似的 Eyepass,I-stent,trabectome 等,国外已经有临床应用报道,并发症相对较少,眼压控制稳定,手术操作简单,但是价格较贵。

(一)房水引流物植入术

1.手术原理

房水引流物由两部分组成:引流管和引流盘。前者负责将房水从前房、后房或玻璃体腔直接分流到位于眼球赤道部附近巩膜表面的引流盘;房水经过后者周围形成的纤维包裹囊腔(后部滤过泡)被动扩散或者渗透,进入眼眶周围组织间隙,由毛细血管和淋巴管组织吸收。囊壁越薄和囊腔越大则降压效果越好。

2.手术适应证

房水引流物植入术主要适用于难治性青光眼,如:①无晶状体眼或者人工晶状体眼合并青光眼。②新生血管性青光眼。③炎症性青光眼。④有广泛虹膜前粘连的闭角型青光眼。⑤角膜缘周围结膜广泛瘢痕化的青光眼。⑥上皮植入继发性青光眼。⑦虹膜角膜内皮综合征。⑧角膜移植术后或者视网膜玻璃体术后继发性青光眼。⑨多次小梁切除术失败(尤其联合应用过抗代谢药物)的再手术眼。⑩多次小梁切开术失败或者联合小梁切除术失败的先天性青光眼。

3.手术方法要点

(1)房水引流物的准备,用平衡盐溶液冲洗 Ahmed 引流物的引流管并测试引流物是否通畅,排出管腔内气体,确保活瓣阀门打开。

(2)在两条直肌间作以穹隆部为基底的结膜瓣,通常选择在颞上象限。

(3)沿巩膜表面潜行分离,暴露赤道部巩膜。可应用浸有 0.4 mg/mL MMC 的棉片,置于赤道部巩膜表面,5 min 后取出并用平衡盐溶液 60～100 mL 反复冲洗。

(4)将引流盘插入巩膜表面,非吸收缝线通过其上的固定孔,固定引流盘于浅层巩膜上并使其前缘距离角膜缘 8～10 mm,引流管位于两相邻直肌之间并与角膜缘垂直。

(5)确定角膜穿刺位置和引流管长度(插入前房约 2.0 mm)和斜面方向,修剪引流管。

(6)23 号注射针头在角膜缘后 0.5～0.7 mm 处穿刺入前房,注入适量粘弹剂维持前房深度和眼压。

(7)将引流管沿此通道插入前房,使其接近虹膜面、远离角膜内皮面,斜面向上;0～10 尼龙线将引流管固定缝合在巩膜表面。

(8)将预先制备的 4 mm×6 mm 大小异体巩膜片覆盖于引流管上,缝线固定之。

(9)0～10 尼龙线分层原位缝合筋膜及球结膜切口。

(10)术毕球结膜下注射抗生素和激素。也可制作以角膜缘为基底的巩膜瓣,引流管在巩膜瓣下经角膜缘穿刺通道入前房,引流管固定于巩膜瓣下面,无须异体巩膜片覆盖。

对于非活瓣性房水引流物,术中还需要结扎引流管断端,管腔内放置可去除的外部缝线(管内阻塞芯线技术),或者可吸收缝线于管外结扎,其目的是限制术后早期房水的流出量,减少术后早期浅前房、低眼压等并发症的发生。

4.术后观察和处理

重点观察引流管在前房的位置、长度、开口方向、与角膜内皮和虹膜的关系,前房深度的变化和眼压,其他观察处理基本同前述小梁切除术。

5.手术并发症和处理

并发症相对较多,低眼压、浅前房、前房出血、后部滤过泡渗漏和纤维包裹、瞳孔阻滞、恶性青光眼、脉络膜脱离或出血等并发症与小梁切除术相似。与引流物有关的并发症如下。

(1)术中角膜缘穿刺口过大导致管周房水渗漏,需缝合切口,重新作与管径大小一致的穿刺口。

(2)引流管损伤、接触角膜内皮、虹膜或晶状体。

(3)引流管被虹膜、炎症碎屑、纤维素、血凝块、玻璃体或者硅油阻塞,可采用激光或者手术方法清除。

(4)引流管移位和退出。

(5)植入物外露、排斥。

(6)眼外肌功能失调,复视。

(二)新的房水引流装置

1.Ex-press 微型引流钉

Ex-press 微型引流钉是一个长 2.96 mm,外径约 400 μm,内径约 50 μm 的不锈钢钉状物,前部约 2 mm 可植入眼内。它有一个宽 75 μm 的侧突以防止植入过深和一个外盘以避免被排斥挤出。侧突和外盘设计成一定角度符合巩膜相应部位的解剖结构,从而避免该装置相对眼球壁发生移动。Ex-press 微型引流钉在近末端处有 3 个侧孔,当虹膜阻塞主孔道时,侧孔可以确保房水流出。根据房水不同流量有不同规格可选择,无晶体眼与有晶体眼也有不同大小规格。

Ex-press 微型引流钉前部穿刺头经 Schlemm 管插入前房,后部置于巩膜瓣下,将房水从前房引流至巩膜上腔和巩膜瓣下,因此形成的结膜滤过泡隆起较浅。手术不需要切除巩膜和小梁组织,不需要虹膜周切,仅将引流钉前部经 Schlemm 管穿刺入前房,因此操作相对简单、安全性好。通过独特的房水流出调节机制,早期低眼压和晚期高眼压的发生率较小梁切除术低,术后眼压控制较稳定、并发症少。手术适应证广,开角型和闭角型青光眼,以及新生血管性青光眼等难治性青光眼均适用。

2.GOLD 微型金质引流器(SOLX)

GOLD 微型金质引流器是一个长 5.2 mm、宽 3.21 mm、厚 68 μm 的金质薄片,内部有微管设计。经巩膜切口,用特制的器械帮助将其一端植入前房,一端植入脉络膜上腔,从而将房水从前房引流至脉络膜上腔,不形成结膜滤过泡。手术操作相对简单,不需要作巩膜瓣和组织切除,安全性较好。有研究报道 28% 术眼术后早期出现前房积血,但均在术后 1 周内恢复。术后眼压控制稳定满意。可联合超声乳化白内障摘除手术,手术源性角膜散光小。

八、小梁切开术

小梁切开术包括外路(小梁切开术)和内路(前房角切开术)两种术式,常用于治疗先天性婴幼儿型青光眼。外路小梁切开术与前房角切开术比较,具有以下优点:手术成功率高;解剖定位更精确、技术操作相对较容易;前房操作较少、相对安全;无须辅助前房角镜的使用。外路小梁切开术手术成功率取决于房角异常的类型,而不取决于青光眼的严重程度,后者往往是前房角切开术成功与否的主要影响因素。因此,外路小梁切开术是治疗先天性青光眼的首选术式。

(一)小梁切开术

1.手术原理

小梁切开术从外路切开 Schlemm 管内壁和小梁网,使房水从前房直接进入 Schlemm 管而排出。

2.手术适应证

(1)单纯性小梁发育不良的先天性青光眼。

(2)前房角切开术失败的单纯性房角发育不良的先天性青光眼。

(3)角膜直径大于 15 mm,角膜水肿或瘢痕性混浊的晚期先天性青光眼。后两种情况预后较差,可能需要联合小梁切除术或者小梁切除联合抗代谢药物治疗。

3.手术方法要点

(1)在 12:00 方位作以穹隆或者角膜缘为基底的结膜瓣。

(2)在 12:00 方位作以角膜缘为基底的方形或三角形巩膜瓣,3.0 mm×3.0 mm 大小、2/3~3/4 巩膜厚度,向前剖入透明角膜内 1.0~1.5 mm。

(3)于角膜缘灰蓝色带和白色带接合处,前 1.0 mm 至后 1.0 mm 作垂直切口。

(4)高倍显微镜下逐渐加深切口,寻找并切开 Schlemm 管外壁(位于深层的淡黑色点),暴露1.0~2.0 mm长管腔。

(5)0~5 尼龙线插入拟定的 Schlemm 管内,证实其管腔是否真正打开。

(6)小梁切开刀的下刃插入管腔内缓慢推进 8.0 mm、旋转刀柄,切开 Schlemm 管内壁、小梁网,进入前房,上刃在管外引导。

(7)同样方法切开另外一侧小梁。

(8)0～10 尼龙线缝合巩膜瓣,0～8 可吸收线缝合球结膜切口。

4.术后观察和处理

术后常规局部使用抗生素和皮质激素药物。术后 4～6 周应全身麻醉下复查眼压、角膜直径、房角改变和眼底视盘结构。若病情控制,可在 1 个月后再复查,之后每 3～4 个月复查一次,第 2 年复查两次,第 3 年后每年复查一次。如果复查发现眼压升高、伴有角膜水肿或者直径增大、杯/盘比增大,提示青光眼病情未控制,手术失败。

5.手术并发症和处理

(1)前房出血大多术后 2～3d 能自行吸收,极少数需行前房冲洗术。

(2)周边虹膜脱出应在术中切除脱出的虹膜组织,避免虹膜前粘连致手术失败。

(3)虹膜根部离断小梁切开刀的顶端太靠后或者过早穿破小梁进入前房,关键在于术中细心操作。

(4)角膜后弹力层撕脱小梁切开刀的顶端太靠前或者进入巩膜内假道所致,需确保切开刀真正位于管腔内,切开时注意角膜板层内是否有小气泡出现。

(5)手术失败和持续性高眼压通常可进行第 2 次小梁切开术,或者联合小梁切除术。

(6)结膜滤过泡形成观察,一般无须处理。

(二)前房角切开术

1.手术原理

从内路切开阻塞房水外流的 Barkan 膜和压缩的小梁网形成的膜样组织,使房水直接经深部小梁网进入 Schlemm 管而排出;同时使虹膜后退,解除睫状肌对小梁的牵拉所致的网眼缩窄,从而增加房水排出。

2.手术适应证

主要适用于单纯性小梁发育不良的先天性青光眼。

3.手术方法要点

(1)患儿全麻下,用齿镊或者缝线固定眼球,角膜上皮水肿者可刮除上皮。

(2)放置前房角镜于角膜偏鼻侧部位。

(3)房角切开刀在颞侧角膜缘内 1.0～2.0 mm 斜形刺进前房,与虹膜面平行越过瞳孔至对侧房角。

(4)刀尖对准并紧靠 Schwalbe 线下面的小梁网慢慢切开 60°角范围小梁组织;接着同法切开相反方向的 60°小梁组织。房角镜下可见一条白色的细的小梁组织分离线,周边虹膜后退,房角隐窝加深。

(5)平稳迅速退刀。角膜切口自行闭合。

4.术后观察和处理

与外路小梁切开术相似。

5.手术并发症和处理

与外路小梁切开术相似。

(三)小梁切开联合小梁切除术

1.手术原理

联合手术提供了两条引流通路,即使一条通路阻塞,眼压仍可维持正常。角膜混浊者可作为首选。

2.手术适应证

(1)瘢痕样房角、虹膜小梁发育不良或者虹膜小梁角膜发育不良的先天性青光眼。

(2)角膜直径大于15 mm,角膜水肿或瘢痕性混浊的晚期先天性青光眼。

(3)既往两次小梁切开术或者前房角切开术失败的再手术眼。

3.手术方法要点

(1)患儿全麻下,作以角膜缘为基底的结膜瓣。

(2)作以角膜缘为基底 4 mm×5 mm 大小、1/3 巩膜厚度的巩膜瓣,前端剖入透明角膜内1.0~1.5 mm。

(3)结膜瓣和巩膜瓣下放置 MMC 棉片并冲洗。

(4)同小梁切开术方法寻找 Schlemm 管并行小梁切开。

(5)切除 1.5~2.0 mm 大小内滤口组织块和周边虹膜组织。

(6)0~10 尼龙线缝合巩膜瓣。

(7)分层缝合筋膜和结膜组织,切口水密关闭。

(8)术毕球结膜下注射抗生素和激素。

4.术后观察和处理

同小梁切开术和小梁切除术。

5.手术并发症和处理

同小梁切开术和小梁切除术。

九、睫状体破坏性手术

睫状体破坏性手术是通过不同途径破坏及减弱睫状突分泌功能,减少房水生成量,从而达到降低眼压的目的。传统的睫状体冷凝术曾经是最常用的睫状体破坏性手术方式,但是其降压效果预测性欠佳,有视力丧失和眼球萎缩的危险,近年来发展起来的激光技术,尤其是眼内窥镜直视下的睫状体光凝术,具有降压效果好和相对安全的优点,因此传统的手术方式逐渐被睫状体激光光凝取代。

(一)手术原理

手术原理通过冷冻的低温效应直接破坏睫状突上皮、血管和基质成分,使一定数量的睫状突上皮细胞达到轻度至中度坏死,房水生成量减少,眼压降低,但仍可维持眼的正常生理功能。手术目的为保留眼球、缓解疼痛。

(二)手术适应证

(1)绝对期青光眼。

(2)其他方法治疗无效或者无条件行其他手术的难治性青光眼。

(3)角膜过大(横径大于 15 mm)、混浊,其他手术极易发生眼球穿破的婴幼儿青光眼。

(三)手术方法要点

(1)球后或者球周麻醉。冷冻头直径选择 2.5 mm。

(2)冷冻头位置:上方象限距离角膜缘前界后1.5 mm处,其他象限则位于 1.0 mm 处。

(3)冷冻范围:在上方或者下方 180°角范围以内,做 1～2 排,每排6～8 个点,两排间各点错开。

(4)致冷温度−70～−80 ℃,冷冻头紧压巩膜,周围形成冰球区后持续冷冻 40～60 min。

(5)如需要再次冷冻治疗,一般相隔 1 个月后进行,再次冷冻范围可与第一次范围重叠 1/2,总的冷冻范围不超过 300°。

4.术后观察和处理

重点观察眼压和前房炎症反应,术后早期应用降眼压药物,同常规观察处理、对症治疗。

5.手术并发症和处理

(1)葡萄膜炎反应:加强皮质激素抗炎和睫状肌麻痹剂治疗。

(2)术眼疼痛:若为周围组织冻伤反应所致,一般 24 h 后好转。

(3)早期高眼压:术后早期一过性高眼压常发生在术后 6 h,术后常规应用抗青光眼药物,必要时静脉滴注甘露醇。观察眼压控制情况及患者自觉症状,若高于 35 mmHg、持续一个月且疼痛明显者可再次追加治疗。

(4)晚期低眼压:过度冷冻所致,最终眼球萎缩。

(5)前房积血:尤其见于新生血管性青光眼,一般常规处理后数天吸收。

(6)眼前节缺血:多见于新生血管性青光眼 360°睫状体冷凝术后。

十、青光眼白内障联合手术

临床上常常遇到青光眼和白内障同时存在的情况,在某些情况下需要两者联合手术。抗青光眼手术根据病情需要可选择小梁切除术、非穿透性滤过手术和房水引流物植入术,白内障手术最常采用超声乳化白内障摘除联合人工晶体植入术,因为它角膜切口小且可位于颞侧或上方透明角膜内,术中眼压和前房相对稳定,安全性好,同时可以避开青光眼手术区域。

(一)手术原理

晶状体摘除术后,可解除多种青光眼的发病因素,前房明显加深,改变了术眼窄房角的解剖结构,去除了瞳孔阻滞性闭角型青光眼的发病基础,解除了瞳孔—晶体阻滞、晶体—睫状环阻滞因素,减少了恶性青光眼的发生率。同时,合理安排术式的入路,可以减少手术对眼组织的损伤和结膜瘢痕,从患者心理和经济的角度考虑也更容易接受。

(二)手术适应证

(1)药物不能控制眼压到理想水平而具备青光眼手术指征,同时患眼白内障明显,不具备两期手术条件又迫切需要改善视力的患者。

(2)抗青光眼术后滤过泡失败、眼压控制不良的白内障患者。

(3)晶状体膨胀期继发性或者混合性闭角型青光眼、房角粘连大于 180°者。

(4)晶状体溶解性青光眼或过熟期白内障且房角器质性损害需要行滤过性手术者。

(三)手术方法要点

1.手术切口分类

(1)经同一切口手术:即由上方巩膜隧道切口做超声乳化和小梁切除术。

(2)经不同切口手术,即小梁切除或非穿透性小梁手术(开角型青光眼)经上方巩膜瓣下切口,超声乳化经颞侧透明角膜切口。

2.手术注意事项

(1)经不同切口的联合手术,可先行超声乳化术,再行小梁切除术;为避免超声乳化植入人工晶状体后,眼球较软,也可先剥离板层巩膜瓣,再行超声乳化术。

(2)经同一切口的联合手术,常作以穹隆部为基底的结膜瓣,并将小梁切除术改良,在巩膜隧道切口的后唇应用微型巩膜咬切器靠前切除小块角膜缘组织。

(3)需重视充分清除残留的皮质和核碎片,因为它们可能会加重术后前葡萄膜炎症反应和影响滤过性手术的成功率。

(4)强直性小瞳孔和瞳孔固定散大状态增加了白内障手术的难度。

(5)小梁切除术或非穿透性小梁手术均可联合应用抗代谢药物和巩膜瓣缝线松解技术。

(6)房水引流物植入术手术并发症相对较多,但是引流管可直接将房水从后房或玻璃体腔分流,在联合白内障、玻璃体视网膜手术治疗复杂的顽固高眼压性青光眼时具有优势。

(四)术后观察和处理

重点观察视力、眼压、滤过泡形态、前房深度、前房内炎症反应程度和角膜情况等。治疗主要是预防感染、控制前葡萄膜炎症反应、控制眼压和对症治疗。

(五)手术并发症和处理

包括抗青光眼手术和白内障手术的术后并发症。

十一、Bevacizumab 玻璃体腔内注射治疗新生血管性青光眼

(一)药物作用机制

Bevacizumab(商品名 avastin)是一种重组人源化 VEGF 单克隆抗体,相对分子质量 149 000,能与 VEGF 的所有异构体及活性降解产物结合,从而阻止 VEGF 与其受体结合,抑制新生血管形成和渗出等一系列病理反应。

Bevacizumab 玻璃体腔注射可治疗眼内新生血管性疾病,最早应用于年龄相关性黄斑变性(AMD)、糖尿病视网膜病变(PDR)和视网膜中央静脉阻塞(CRVO)等。由于其快速抑制新生血管的生物学效应,近来应用在新生血管性青光眼中,可使虹膜新生血管明显消退、眼压降低,并作为新生血管性青光眼手术治疗的辅助手段,在联合 MMC 应用的小梁切除术前玻璃体腔给药,能减少术中出血,有助于抑制虹膜新生血管,控制靶眼压和维持功能性滤过泡,提高手术成功率。

(二)手术方法要点

无菌操作:经睫状体平坦部穿刺进针入玻璃体腔;常用剂量:1.0~1.25 mg/0.1 mL;联合小梁切除术者有报道术前 1 周给药,待虹膜、房角的新生血管消退后行滤过性手术;如果房角开放范围超过180°角,则不需行滤过性手术。

(三)术后观察和并发症

术后常规重点观察眼压、虹膜及视网膜新生血管情况,葡萄膜炎症反应情况。

与操作有关的并发症包括晶状体损伤(0.01%)、眼内炎(0.01%)和视网膜脱离(0.04%),可能与药物有关的并发症包括轻至中度葡萄膜炎(0.14%)、白内障发展(0.01%)、进展性视网膜下出血(0.06%)、视网膜色素上皮层撕裂(0.06%)等。

此外,有研究者在小梁切除术毕时,滤过泡旁结膜下注射 Bevacizumab,也取得了减少术后滤过泡瘢痕化的良好效果;还有研究者应用于滤过性手术后出现瘢痕增殖的滤过泡,经囊壁针刺分离后滤过泡旁注射 Bevacizumab 1.0 mg,发现滤过泡变得弥散而且表面新生血管明显消退。虽然 Bevacizumab 玻璃体腔注射治疗新生血管性青光眼的效果令人满意,但是由于缺乏有关安全性及有效性的长期的、前瞻性随机对照研究,在给药时机、方式、剂量和重复给药等方面尚存在争议。

有学者对玻璃体内注射 Bevacizumab 联合复合式小梁切除术治疗新生血管性青光眼疗效和安全性进行了探讨。对在其所在门诊收治的闭角期新生血管性青光眼 13 例 13 眼,其中视网膜中央静脉阻塞 3 例 3 眼,视网膜中央动脉阻塞 1 例 1 眼,视网膜分支动脉阻塞 1 例 1 眼,增殖性糖尿病视网膜病变 4 例 4 眼,视网膜静脉周围炎 2 例 2 眼、慢性葡萄膜炎 1 例 1 眼、原发性闭角型青光眼绝对期 1 例 1 眼。先行玻璃体腔注射 Bevacizumab,待虹膜新生血管消退或萎缩后,再行复合式小梁切除术。观察玻璃体腔内注射 Bevacizumab 后虹膜及房角新生血管消退的时间、眼压的变化、并发症以及复合小梁切除术后眼压、滤过泡的形态、术后反应。术后随访 4～16 个月,平均 6.92±2.96 个月。结果发现注药后 13 眼中 11 眼虹膜新生血管 2～7 天完全消退,平均 3.92±2.47 天,2 眼注药后虹膜新生血管萎缩,保留少许残迹直至注药后 2 周。注药前眼压 29.0～51.0 mmHg,平均 40.2±7.58 mmHg,注药后 1 周眼压 25.0～50.0 mmHg,平均 32.92±7.64 mmHg,注药前后眼压变化无统计学意义(t=1.85,P>0.05)。复合式小梁切除术后第 1 个月眼压为 4.80～12.0 mmHg,平均 8.73±2.08 mmHg,第 3 个月眼压 4.0～26.0 mmHg,平均 11.32±5.44 mmHg,最后一次随访眼压 6.0～18.0 mmHg,平均 11.57±3.19 mmHg;13 眼中 12 眼(92%)形成功能性滤过泡,1 眼(8%)为非功能型滤过泡;与复合式小梁切除术前相比,最后一次随访视力提高者有 7 眼(53.85%),保持不变者有 6 眼(46.15%)。全部病例在玻璃体腔注射 Bevacizumab 及复合式小梁切除术后均未观察到严重手术并发症。由此可见,玻璃体腔注射 Bevacizumab 可使新生血管青光眼虹膜新生血管迅速消退或萎缩,再联合行复合式小梁切除术可避免术中术后出血,减轻术后炎症反应,提高手术的成功率,有益于保护残留的视功能,但应注意对原发病进行治疗。

第八节 青光眼的激光治疗

随着激光技术的发展,它在眼科领域的应用日益广阔并已成为治疗青光眼的一个重要治疗手段。

一、激光对眼组织的基本特性

由于激光具有的独特性质,已在青光眼的治疗中得到广泛应用,因此熟悉激光的基本特性和激光作用于眼组织的生物学特性,对于正确选择和使用眼用激光是必要的。

激光具有相干性、单色性、方向性等特点。不同的激光器输出不同波长的激光,不同波长的激光在眼组织内穿透性和吸收率各异。位于 400~1 100 nm 波长范围内的激光容易穿透角膜、房水、晶状体和玻璃体。波长小于 400 nm 的激光和波长大于 1 200 nm 的激光,其穿透率低。由于眼组织对激光的吸收率不同,需注意选择合适的波长,使激光在靶组织上发挥最大效应,但对其邻近组织则产生最小的损害。

激光与眼组织相互作用时,入射激光发生反射、散射、传导、吸收和等离子体形成。其生物效应与激光的波长、功率密度、光斑大小、作用时间、工作效率和靶组织的成分有关。激光对眼组织的有效生物效应,可分为三类:光化学效应(光辐射,光切除),热效应(光凝固,光汽化和光切除)和电离效应(光分裂)。青光眼的激光治疗,主要应用热效应和电离效应两种机制。

(一)热效应机制

即眼组织的黑色素(吸收激光的主要色基)、血红蛋白、叶黄素或水吸收激光光子产生光的定向限制作用。激光能量聚集使组织温度升高,引起蛋白质变性和凝固,临床上将这种热效应应用于激光周边虹膜成形或封闭血管出血。组织内升温与组织吸收入射激光能量(激光辐照度=功率/照射区面积)成正比。如果激光辐照度增加和组织温度升高超过 60 ℃,其热能将导致局部靶组织进一步凝固和破裂,临床上将这种热效应的光凝固机制用于激光周边虹膜切除术、小梁成形术和睫状体光凝术。常用的光凝固激光类型有:氩激光、氪激光;半导体二极管激光和染料激光(激光周边虹膜切除术或激光小梁成形术);二极管激光和连续波 Nd:YAG 激光(睫状体光凝术)。如果激光辐照度显著高于组织光凝固所需的量,组织温度可达到水的沸点,快速膨胀的水蒸气(光汽化)在组织凝固前将引起组织破裂(光切除)。如果组织温度超过水的沸点,组织将发生炭化。临床上将这种热效应的光汽化机制用于激光热巩膜切除术,常用激光类型有 CO_2 激光、YAG 激光。

(二)电离效应机制

即极短脉冲,高功率和小光斑激光,通过高辐照度使激光束焦点处于小范围空间的靶组织发生电离子化,蜕变为离子和电子的共同体(等离子体)。等离子体一旦形成,将发生如下变化:①吸收或散射即将到来的脉冲,挡住其下面组织免受随之而来脉冲光子的作用(等离子体屏障)。②等离子体快速膨胀,产生冲击波和声波,机械性分裂蜕变区周围组织,由于潜在压力使其他组织也发生分裂。临床上,将这种电离效应的光分裂机制用于激光周边虹膜切除术。由于这种光分裂机制不依赖于色基,尤其适合于具有浅色虹膜的患眼,常用激光类型有短脉冲的 Nd:YAG 激光。

(三)光化学效应机制

应用于青光眼激光治疗报道虽然不多,但波长小于 300 nm 的紫外光(如准分子激光)对眼组织的光化学效应具有光切除作用,其紫外光光子有足够能量打断目标的分子键,分裂靶组织并以超音速驱逐打断的分子碎片,从而实现激光对眼组织的切割作用。临床上,曾有应用准分子激光行激光巩膜切除或激光非穿透性滤过小梁手术的报道。

二、激光周边虹膜切除术和激光周边虹膜成形术

(一)激光周边虹膜切除术

激光周边虹膜切除术是治疗瞳孔阻滞性闭角型青光眼的一种有效方法,它应用激光的光凝或光分裂作用机制切除虹膜,使前、后房直接沟通,解除瞳孔阻滞而达到治疗目的。因其操作简单容易、并发症发生极少,故几乎取代了外科手术虹膜切除术。适应证:原发或继发性瞳孔阻滞性房角闭合(房角粘连小于1/2圆周,无青光眼性视盘或视野损害),可疑的原发性房角闭合,色素播散综合征(矫正逆向性瞳孔阻滞)。禁忌证:角膜水肿,极浅前房,房角完全闭合,房角闭合并非由于瞳孔阻滞所致(如新生血管纤维膜或ICE膜)。

可采用的激光包括:连续波氩激光,氪激光,红宝石激光,染料激光,二极管激光,调Q或锁模的脉冲Nd：YAG激光或短脉冲激光,目前临床上多采用连续波氩激光和调Q脉冲Nd：YAG激光。由于Nd：YAG激光周边虹膜切除效果远远优于氩激光周边虹膜切除术,故氩激光仅用于Nd：YAG激光周边虹膜切除术有出血倾向或没有Nd：YAG激光仪时。

1.适应证

(1)激光虹膜切除术的主要适应证是由于原发或继发瞳孔阻滞所引起的闭角型青光眼。

(2)一只眼确诊为原发性闭角型青光眼的对侧眼。

(3)手术虹膜切除术后未将虹膜全层切透者。

(4)一只抗青光眼手术后发生恶性青光眼,对侧眼应施行预防性激光虹膜切除术,避免对侧眼急性闭角型青光眼的发作和恶性青光眼的发生。

(5)在小眼球中,预防性虹膜切除术可以避免内眼手术。小眼球的内眼手术具有发生脉络膜上腔渗出的高度危险。

(6)激光虹膜切除术可以帮助高褶虹膜综合征和恶性青光眼的诊断。

(7)在眼压升高、前房角窄的眼中,激光虹膜切除术可以鉴别眼压升高是由于开角型还是闭角型青光眼引起。

(8)窄前房角的原发性开角型青光眼进行激光小梁成形术之前,可先行激光虹膜切除术,以便容易地观察前房角,提供施行激光小梁成形术的条件。

2.禁忌证

在角膜中度水肿或混浊、瞳孔极度散大、角膜与虹膜相接触或严重葡萄膜炎、前房角完全粘连关闭或虹膜角膜内皮综合征的眼中,不宜做激光虹膜切除术。

3.术前准备

术前缩瞳,采用具有特置聚焦镜的Abraluma或Wise接触镜,虹膜切除时最佳位置是在11：00或1：00方位之间,尤其在虹膜隐窝的基底,技术关键是合适聚焦。一些医师喜欢在虹膜前表面聚焦后,操纵稍向前推进,使焦点位于虹膜基质内。如果发生出血,采用接触镜压迫约60 s直到出血停止。

4.手术方式

(1)氩激光周边虹膜切除术:氩激光的能量吸收率较高(色素依赖性),能减少虹膜出血发生,色素脱落较少,特别是对眼部慢性炎症或者全身正在应用抗凝治疗的患者可防止虹膜出血。影响氩激光穿透虹膜的最主要因素是虹膜颜色(色素密度),浅蓝色或暗棕色虹膜较难穿

透。常用技术参数:光斑 50 μm,能量500～800 mW,时间 0.1～0.2 s,约 50 次。对浅蓝色虹膜,可先做 2～4 次收缩性烧灼以产生小丘状隆起(500 μm 大光斑,200～400 mW 低量和 0.5 s 的较长时间),其后在小丘内做穿透性烧灼(光斑 50 μm,能量 600～1 200 mW,时间 0.01～0.02 s)。对暗棕色虹膜,也许需要较高能量 800～1 250 mW,较短的时间0.01～0.05 s和较多的次数 50～100,然而,如果激光超过 1 000 mW 或时间超过 0.1 s 应考虑与 Nd：YAG 激光联合作用。

(2)Nd：YAG 激光周边虹膜切除术:其光裂机制为非色素组织依赖性,故虹膜颜色与色素密度并不那么重要。通常应用 5～7 mJ 能量,1～3 次即可穿透,随后增加额外次数和采用低能量扩大切口边缘。对于浅色、周边隐窝显著的虹膜或手术周边虹膜切除术后的色素上皮残留,采用 2.5～4.0 mJ 能量,1～2 次脉冲即可击穿。对深色或缺乏周边隐窝的虹膜,理想的击射位置不应拘泥于最佳的鼻上或颞上位置,而是首先选择存在隐窝的其他周边部位。如果确实缺乏隐窝,可将能量增加到 5～8 mJ。然而单纯采用 Nd：YAG 激光,有时很难获得一次穿透成功,若多次脉冲击射仍未能穿透虹膜,治疗区虹膜基质厚,其支架组织蓬松呈海草状,可在支架组织上再采用氩激光做收紧烧灼,其后再以 Nd：YAG 激光穿透,全部病例均能一次治疗成功。然而,对深色无隐窝虹膜,有学者更喜欢开始就采用顺序性氩激光与 Nd：YAG 激光联合治疗,所需能量较小,对周围组织损伤轻,且对角膜内皮没有或仅有轻微的损伤。Nd：YAG激光的主要优点是术后虹膜孔洞再闭合的发生率甚低。

(3)顺序性氩激光与 Nd：YAG 激光联合周边虹膜切除术:主要用于深色无隐窝虹膜和有出血性疾病的患者,首先采用氩激光在虹膜表面做深达 2/3～3/4 基质层的分层击射,随后采用 Nd：YAG 激光做穿透性击射。联合技术的特点是既应用了氩激光的光凝固效应,又应用了 Nd：YAG 激光的光分裂效应,既克服了单用氩激光难于穿透和远期的孔洞闭合多的缺点,又克服了单用 Nd：YAG 激光易引起术中出血、过多的色素和组织碎片沉积等缺点。

(4)二极管激光周边虹膜切除术:开始先用光斑 200 μm、能量 200 mW 和时间 0.25 s,做 5～7 个烧灼点,随后用光斑 75 μm、能量 700～1 000 mW 和时间 0.05～0.1 s 做穿透性烧灼。

成功的激光周边虹膜切除术后(孔>0.2 mm)常可见到后房水夹带着色素颗粒或组织碎屑,从切口渗入前房,周边前房加深和房角增宽,但中央前房深度无变化。虹膜透照存在不是穿透的明确证据。

5.常见并发症

包括前葡萄膜炎症(轻度和短暂),视朦(短暂),暂时性眼压升高,虹膜孔洞闭塞(氩激光),角膜上皮和(或)内皮损伤,晶状体前囊下局限性混浊,晶状体前囊破裂(Nd：YAG 激光),瞳孔向击射部位移位变形(氩激光),虹膜出血(Nd：YAG 激光),虹膜后粘连(氩激光),视网膜损伤(氩激光),复视与眩光。

(二)氩激光周边虹膜成形术

氩激光周边虹膜成形术(ALPI)又称氩激光房角成形术,其作用机制是通过氩激光(大光斑、长时间和低能量)对周边虹膜基质热收缩,从而使周边虹膜机械性收缩变平和房角增宽。

1.适应证

(1)药物治疗无效的急性闭角型青光眼:由于其角膜水肿,前方浅和严重炎症反应,不宜进行虹膜切除。用激光周边虹膜成形术进行治疗,可能会有良好效果。在闭角型青光眼急性发作期,虹膜根部直接与小梁组织相接,尚未形成周边前粘连。在虹膜周边击射一圈收缩烧灼,就足以使虹膜收缩,将虹膜周边部与小梁分开。

(2)高褶虹膜综合征:这种综合征引起的闭角型青光眼不是由于瞳孔阻滞,而是由于虹膜根部的位置异常靠前,而使周边虹膜与小梁组织接触所致。激光周边虹膜成形术可使前房角开放。

(3)与晶状体有关的闭角型青光眼:由于晶状体从后面"前推"虹膜的机制所致的闭角型青光眼中,虽然瞳孔阻滞可能存在,但虹膜切除术常无效。这类青光眼包括睫状体环组织、晶状体膨胀、晶状体半脱位,以及各种原因引起的睫状体水肿所致的晶状体向前移位所致的闭角型青光眼。后者的原因有全视网膜光凝固治疗、巩膜环扎术后。在这些情况下,激光虹膜切除术后,虹膜周边部仍与前房角壁接触,前房角仍然关闭。激光虹膜成形术常使关闭的前房角全部或部分开放。

(4)激光小梁成形术的辅助治疗:有些开角型青光眼的前房角变窄,进行激光小梁成形术很困难。可施行360°角范围的激光周边虹膜成形术,使前房角加宽。有些眼中大部分前房角可见,但由于虹膜不规则或由于虹膜上皮细胞囊肿,使前房角局部区域变窄。用激光进行局部收缩灼伤,足以将这些区域变宽,以便施行。

(5)激光小梁成形术:当需要周边虹膜成形术和激光小梁成形术联合进行时,术后可立即施行激光小梁成形术。若需要广泛周边虹膜成形术时,最好隔天进行激光小梁成形术。这是因为这两种激光治疗都可以引起眼压升高。

(6)小眼球:因这些患眼的解剖因素,容易发生闭角型青光眼,即使进行激光虹膜切除术,其前房角仍会持续关闭。激光周边虹膜成形术常可以开放前房角,避免可能发生严重手术并发症的手术治疗。

2.禁忌证

(1)严重角膜水肿或混浊:闭角型青光眼急性发作进行药物治疗后,其角膜轻度水肿,并不是施行激光周边虹膜成形术的禁忌证。严重角膜水肿或混浊时,激光治疗可能会遇到困难,因为角膜水肿或混浊时,需要较高的激光能量,才能达到治疗目的。但高能量激光会损伤角膜。甘油可暂时促使角膜透明。

(2)无前房:这种情况下,激光烧灼虹膜将会损伤角膜内皮细胞层。此时没有必要进行周边虹膜成形术,因为周边虹膜收缩,对增宽前房角没有什么作用。无前房时,周边部虹膜与角膜相贴,粘连性房角闭合,ALPI为禁忌证。由于ALPI不能松解持久的粘连性房角闭合,因此不能用于葡萄膜炎性、新生血管性或虹膜角膜内皮综合征的闭角型青光眼。临床上,ALPI常与激光周边虹膜切除术联合应用,这可避免因术后长期使用缩瞳剂的不良反应和减少重复ALPI再治疗的机会。

(3)ALPI操作:最常采用氩激光,术前缩瞳,表面麻醉下用 Abraham 或 Goldmann 三面镜中的前房角镜操作。激光参数以产生周边虹膜基质足够的压缩和活跃性收缩,但不引起组织产生气泡、色素逸出或破裂为准。常用参数为光斑 $200\sim500~\mu m$,时间 $0.2\sim0.5$ s,能量 $200\sim400$ mW,击射次数约为 $20\sim30$ 个点。击射点尽可能靠近最周边的虹膜,避免损伤虹膜放射状走向的血管。如果为非常陡峭的高褶虹膜,可借助前房角镜使激光束能达到更周边的虹膜,避免损伤虹膜放射状走向的血管。如果为非常陡峭的高褶虹膜,可借助前房角镜使激光束能达到更周边的虹膜。但需注意因房角镜使激光束与虹膜表面更相切,可产生范围较大而虹膜基层收缩较小的烧灼。。

(4)ALPI的常见并发症:包括轻度前葡萄膜炎症、暂时性眼压升高、角膜内皮灼伤和瞳孔变形等。

三、氩激光小梁成形术

Wise 和 Witter 首先采用低能量氩激光对开角型青光眼的小梁网进行光凝以来,氩激光小梁成形术(ALT)已成为治疗开角型青光眼的方法之一。既往的激光小梁网穿刺或切开,曾试图通过改善房水外流达到降眼压目的,但终因短期内瘢痕闭合而告失败。ALT 降低眼压的确切机制尚未完全了解,研究表明激光治疗后眼房水生成无显著性改变,但房水外流增加。房水外流增加可能与下列机制有关:①小梁网胶原皱缩,内部小梁环向心性缩短与位移,引起小梁薄板分开和小梁网内房水小管开放,可对抗小梁网间空隙 schlemm 管管径发生病理性塌陷。②激活小梁网的内皮细胞产生更多的糖氨多糖。③破坏不健康的小梁细胞,刺激具有更强吞噬能力的新的内皮细胞移行到治疗区。④促进激光治疗区邻近的小梁细胞分裂和再生,引起细胞及细胞外基质的生物学改变。⑤促进小梁细胞产生前列腺素。因此,ALT 的降压机制,可能是小梁网结构和生化改变的共同结果。

理论上,ALT 可适用于治疗任何类型开角型青光眼(原发或继发性),或原发性慢性闭角型青光眼周边虹膜切除术后的残余性青光眼、色素性青光眼、假性剥脱性青光眼。后部小梁网色素沉着显著,无眼部炎症和年龄超过 50 岁患者,治疗效果好。葡萄膜炎性青光眼、房角后退性青光眼、青少年型青光眼和慢性粘连性房角闭合的青光眼,疗效较差。ALT 的绝对禁忌证:房角完全性粘连闭合,影响房角观察的角膜混浊,新生血管性青光眼或 ICE 综合征;相对禁忌证:葡萄膜炎性青光眼,年轻患者(<30 岁)房角后退性青光眼,进行性或晚期青光眼视神经损害患者,对侧眼 ALT 术后眼压未能控制者。

ALT 治疗时机选择仍存在争议。目前临床资料显示它是一种相对安全和有效的治疗方法,故有医师将它作为治疗开角型青光眼的首选,但更多的医师倾向于对需要采用 2~3 种抗青光眼药物治疗的患者。ALT 也常用于开角型青光眼行滤过手术前的眼压控制,但它仅能将眼压降低 0.93~1.33 kPa(7~10 mmHg)范围。如果需要获得 2.0 kPa(15 mmHg)以下的安全靶眼压,治疗前眼压大于 6.0 kPa(45 mmHg),年轻患者倾向采用滤过手术。术前缩瞳,表面麻醉下采用 Goldmann 接触镜或小梁成形术激光镜,选择蓝绿波段的氩激光。治疗参数:光斑 50 μm,时间 0.1 s,能量 500~1 200 mW,治疗范围180°~360°(击射点数 50 点/180°,100 点/360°,击射点间隔3°~4°)。击射位置选择在有色素性和无色素性小梁网交界处。开始先一次性治疗 180°的范围(右眼颞侧或左眼鼻侧),如数周后眼压控制不良,可第二次治疗剩余的另 180°范围。瞄准光束准确聚焦(边界清晰的圆点)才发射激光是取得最佳组织反应的保证,故瞄准光束始终应保持在反射镜中央及正前方注视(静态)眼位以防止变性。良好的组织反应标志是击射点处小梁变白、轻微的组织收缩、脱色素或轻微小气泡形成。治疗过程中需随时调整激光能量,先从500 mW开始,反应不明显时按 100 mW 幅度逐渐上调,注意组织反应不可过强或不足。一般来说,气泡爆裂形成表示能量过高,击射点不变白表示能量过低。根据小梁网色素调整能量水平以期待在治疗区域产生理想的漂白或细小气泡形成反应是关键性因素,例如色素重的小梁网可能只需 200 mW,无色素的小梁网则可能需 1 500 mW,这种个性化治疗的能量调整,可减少过热导致小梁网的损害加重、激光后葡萄膜炎发生和激光后眼压高峰出现风险增加,另一方面可减少治疗不足影响降眼压的治疗效果。

有关 ALT 的疗效评价和再治疗问题亦存在争议。ALT 治疗常需经过数天或数周眼压才逐渐下降,治疗成功患眼的平均眼压下降率为 25%～30%,大约持续 5 年,随着时间流逝治疗效果会逐渐减弱或眼压再度升高,1 年成功率约 85%,5 年仅有 30%～60%,大多数患眼仍需应用抗青光眼药物。对已施过 360°范围 ALT 而失败的患眼,再次重复行 ALT 治疗,其成功率显著降低,仅有 30%的成功率。然而,如果第一次 ALT 治疗后眼压就未能降低,最好不要重复治疗。最近认为 ALT 再治疗不可能有效,并且可能有害,因再治疗后可能会出现显著的眼压升高。

ALT 的并发症:眼压升高,前葡萄膜炎,周边虹膜前粘连,前房出血,角膜损伤或中心视力丧失等。ALT 治疗后需要密切监测眼压,以防止术后眼压高峰对已遭受严重损害的视功能造成进一步损害,乃至视野及中心视力完全丧失。

四、选择性激光小梁成形术

由于常规的 ALT 造成激光光斑与周围组织之间形成膜样瘢痕组织,使小梁网结构改变,术后疗效逐渐下降或眼压再度升高,并限制了激光的重复应用。组织的固有特性可使激光击中的目标具有选择性,即该激光只作用于色素性小梁网细胞,而不会影响到其他结构。Latina 和 Park 根据这个理论提出了一种新的激光小梁成形术的方法——选择性激光小梁成形术(SLT)。

SLT 的原理基于激光的选择性光热解效应,也就是激光对靶组织具有高度特异性。这种特异性基于以下条件:①细胞内靶结构含量远多于周围组织。②激光脉冲时间短,激光波长与靶组织吸收波长相符。③激光脉冲时间小于或等于靶组织热释放时间,也就是靶组织将电磁能转化为热能所需要的绝对时间。研究发现当激光脉冲时间在 1 μs～10 ms 时,选择性作用于色素性小梁细胞,而对邻近的无色素细胞无热损伤或结构破坏。倍频 Q 开关 532 nm Nd:YAG激光对色素颗粒浓度为 3×10^7/mL 小梁细胞选择性作用的阈值能量为 17 mJ/cm^2,随着激光波长的延长、激光脉冲时间的增加以及色素含量的减少,激光选择性作用的阈值能量会相应增加。SLT 采用倍频 Q 开关 532 nm Nd:YAG 激光,选择性作用于色素性小梁网细胞。这种激光脉冲时间短(3 ms),限制了激光能量转化为热量,减少了对周围组织的间接的凝固性热损伤。SLT 采用的激光光斑直径只有 400 μm,所需激光能量一般在 0.7～1.1 mJ之间。

关于 SLT 对人眼小梁网结构影响的病理报道较少。Kramer 等比较了人 ALT 和 SLT 对小梁网组织结构的影响。他们采用扫描电镜和透射电镜对 8 只尸体眼进行了观察,发现 ALT 后小梁网结构的改变包括在色素和非色素性小梁网结合部的葡萄膜小梁形成火山口样结构,在火山口样结构的基底部和边缘出现凝固状损害,表现为胶原束的破坏,纤维素渗出,内皮细胞溶解以及细胞核与细胞质的碎片。而 SLT 术后尸眼的组织病理学检查发现没有凝固性损伤现象或角巩膜和葡萄膜小梁的组织结构破坏，SLT 导致的机械性损伤的改变极其轻微，而是胞质内的色素颗粒浓聚和小梁内皮细胞裂解。Cvenkel 等观察 SLT 和 ALT 激光术后早期（1~5 天）小梁网的超微结构变化，结果显示均可引起小梁束的崩解，但 SLT 的损伤范围更小。小梁束的胶原成分大部分为无定形，长的胶原纤维在棚后极少而在 SLT 后则更为丰富，在小梁间隙可见到碎裂细胞、组织碎片、少许的色素细胞和有些内皮细胞剥脱，但是 SLT 的损害明显小于 ALT，而且其长纤维和细胞比 ALT 保留得更多。因此现有的病理研究结果表明与 ALT 相比，SLT 只选择性作用于色素小梁组织，无热损伤，可重复治疗并且更加安全。病理研究结果亦提示小梁结构的凝固性变化不是降眼压作用发生的主要机制。SLT 降眼压可能是在激光作用下，通过巨噬细胞侵入并吞噬小梁网碎屑，或者通过刺激健康小梁网组织使房水的流出途径得以改善。另有研究发现 SLT 术后猴眼小梁网的单核细胞和巨噬细胞数量显著增加，由此推测色素小梁损伤导致多种细胞因子或趋化因子释放，从而激活单核细胞转化为巨噬细胞吞噬、清除小梁网碎屑和色素颗粒，达到清理通道、降低眼压的效果。

SLT 的操作方法与 ALT 相似。患者经表面麻醉后，安置 Goldmann 三面镜，把瞄准激光光束聚焦于色素小梁网区域，在 180°范围内照射 50 个光斑，各光斑相邻但不重叠。直径 400 μm 的光斑足够覆盖整个色素性小梁网区。激光的终末反应不同于 ALT，不会出现 ALT 造成的"气泡"形成的现象。如果有气泡产生，说明激光能量过大。对于色素比较丰富的小梁网组织，所用激光能量应相应降低。根据小梁网色素量调整能量水平的个性化治疗也是 SLT 的关键性因素，例如明显色素区域可能需要 0.2 mJ，而无色素区域则可能需要 1.8 mJ，理想的治疗反应是在每个治疗点上产生细小的香槟泡。

SLT 简单、安全、易耐受和有效的降低眼压而作为多种开角型青光眼的治疗选择。目前认为其安全性优于 ALT，而且可用于 ALT 失败病例并可以重复治疗。因此，SLT 可作为开角型青光眼早期治疗的辅助手段，特别是可作为不能耐受或不能依从药物治疗的开角型青光眼的首选治疗方法，它并不会影响将来手术的成功率。最近有报道，对于色素重的小梁网（如色素性青光眼）和（或）既往眼治疗或外伤对小梁网有过损伤的患眼，SLT 治疗后可能由于激光瞄准和分裂色素效率很高而导致小梁网色素过量爆破及播散；另外这些患眼的小梁束存在融合，小梁网不能清除裂解的色素颗粒，两者进一步阻塞小梁网的房水外流和引起短暂眼压高峰或长期眼压升高危险，甚至加重视神经和（或）视野恶化。因此 SLT 本来对色素重的小梁网是很有效的治疗方法，但也会引起术后眼压升高的危险，必须重视个性化治疗的调整能量原则。

SLT 的疗效各家报道不一。一般认为不同类型的激光小梁成形术（氩激光、半导体或倍频 Q 开关 532 nm Nd：YAG 激光）其有效性和安全性相当。理论上，SLT 选择性作用于色素性小梁网，对小梁结构或非色素细胞没有凝固性损伤，因而安全性和可重复性应比 ALT 好。然而 ALT 的随诊资料比 SLT 要长，SLT 还需要循证医学的证据来证明。影响疗效的因素包括治疗前的基础眼压、激光治疗的能量和范围以及房角小梁网的色素多少。有报道 70% 青光眼患者对 SLT 反应良好，SLT 术后 IOP 平均下降 5.8 mmHg，比术前基础眼压下降了 23.5%，而且对 ALT 治疗失败的青光眼患者同样有效，有 ALT 手术史患者行 SLT 术后，IOP 下降幅度与没有 ALT 手术史患者是相似的。另有报道 45 名初诊 POAG 的患者行 SLT 治疗后 IOP

下降了 7 mmHg,比基础眼压下降了 30%,而且术后一过性眼压升高的概率很低。Lai 和 Chua 用随机分组的方法对 129 名初诊 POAG 或高眼压症的患者双眼分别给予药物或 SLT 治疗,即随机选一眼药物治疗,另一眼 SLT 治疗。尽管 SLT 治疗眼 5 年内使用的药物数量较少,药物和 SLT 治疗有效率分别为 32.1% 和 33.2%,两者间疗效差异无统计学意义。在一组用药物控制眼压良好的 POAG 和剥脱综合征患者中行 SLT 治疗,在治疗后的 6 个月和 12 个月分别有 97% 和 87% 患者减少了降眼压药物的用量。在一个比较了 154 名 ALT 治疗患者和 41 名 SLT 治疗患者术后 5 年的长期疗效回顾性研究中,有学者把没有加用降眼压药物或手术治疗而 IOP 至少下降 3 mmHg 定义为成功。术后 1、3、5 年 ALT 治疗成功率分别为 58%、38%、31%,SLT 治疗成功率分别为 68%、46%、32%。这个发现与之前所认为 ALT 与 SLT 治疗降眼压效果类似的结果不同。

关于激光范围对眼压的影响也有报道,但结果并不一致。一组随机对照、前瞻性临床研究中,比较了 90°、180°、360° SLT 和 0.005% 拉坦前列腺素治疗高眼压症和 POAG 的效果,以治疗后眼压较基础眼压下降 30% 定为治疗成功。拉坦前列腺素治疗较 90° 和 180° SLT 治疗成功率高,而与 360° SLT 治疗相比无差异。180° 和 360° SLT 治疗均明显较 90° SLT 治疗眼压下降多。另一研究发现在 90° 范围色素性小梁网照射 25 个点和在 180° 范围照射 50 点的降眼压效果无差异。有作者以 IOP 下降小于 3 mmHg 或 IOP 下降低于 <20% 为失败标准,随访 4 个星期以上,研究结果表明 180° SLT 的治疗成功率低。

SLT 治疗并发症很少,可能与 SLT 所用能量低,仅为 ALT 的 1% 有关。SLT 术后早期暂时的并发症包括有眼痛、葡萄膜炎反应、术后一过性眼压升高,但并不常见。有报道 SLT 组治疗后 1 h 的前房反应、眼痛和烧灼感都较 ALT 组轻,两治疗组均有 2 名患者激光治疗术后眼压一过性升高超过 5 mmHg,并在 24 h 内恢复正常。很少有 SLT 导致严重术后并发症的报道,然而最近有报道 SLT 治疗色素重的小梁网,如色素性青光眼,如果不注意调整能量水平和(或)治疗范围(减少能量或范围)可引起术后早期眼压高峰或长期眼压升高,甚至加剧视神经和视野损害。

五、睫状体光凝固术

睫状体光凝固术与睫状体冷凝术相比,睫状体光凝固术减少了完全破坏睫状突房水分泌功能的风险和改善了术后的舒适性,因此它已成为现代睫状体破坏性手术的金标准。

睫状体光凝术的降眼压机制主要有:①直接破坏睫状突上皮或睫状体组织毛细血管,使房水生成减少。②间接引起葡萄膜炎使房水生成减少。③睫状体组织收缩,促使房水经葡萄膜-巩膜通道的外流增加。

根据激光到达睫状体的途径不同,睫状体光凝术分为下列三种类型:经瞳孔的,透巩膜的或经眼内的。

(一)经瞳孔的睫状体光凝术

表面麻醉,采用 Goldmann 前房角镜,将氩激光光束聚焦于睫状突上。合适的组织反应是击射处睫状突变白,小坑形成,气泡产生和色素分散。治疗参数:光斑 50~100 μm,时间 0.1~0.2 s,能量 600~1 000 mW,每次光凝至少 16 个睫状突。经瞳孔途径只适用于瞳孔能充分散大或可看到足够数量睫状突的特大瞳孔(如无虹膜,晚期新生血管性青光眼和大节段虹膜切除术后）。低的成功率可能与激光能量不足，烧灼强度不够以及经房角镜仅能见到及治疗睫状突的顶部有关。

(二)透巩膜的睫状体光凝术

1.非接触性透巩膜睫状体光凝术

球后或球周麻醉，采用 Shields 接触镜，热型 Nd：YAG 激光仪经调节裂隙灯释放系统传递激光能量。接触镜的角巩膜部压迫球结膜和漂白血管，有助于激光聚焦和从外路透过巩膜壁。激光光束聚焦在离角膜缘后 1.0～1.5 mm 的球结膜位置。治疗参数：光斑 75 μm，时间 20 ms，能量 4～8 J/脉冲。在 3 个象限（9 个方位）结膜和巩膜上治疗 30～40 个点，注意避开 3：00 和 9：00 位置，以免损伤睫状后长动静脉。

如采用半导体二极管激光，治疗参数为：光斑 100～500 μm，时间 900 ms，能量 900～1 200 mW，聚焦位置在角膜缘后 1.5～2.5 mm，于 360°范围内治疗 70～100 个点（保留 3：00 和 9：00 位置）。

2.接触性透巩膜睫状体光凝术

球后或球周麻醉，经特制的 600 μm 导光纤维系统（或称青光眼探头），垂直紧贴在离角膜缘后1.5～2.0 mm（前缘位于 0.5～1.0 mm）处结膜上，透过巩膜将连续波 Nd：YAG 激光能量导向睫状突上皮。应用能量 5～6 J，于 360°范围内治疗 30～40 个点（保留 3：00 和 9：00 位置）。接触性Nd：YAG激光与非接触性 Nd：YAG 激光比较，前者优点是采用能量较少，组织破坏及并发症亦较轻。

采用波长 810 nm 半导体二极管激光接触性透巩膜睫状体光凝术，优于较大程度依赖黑色素吸收的连续波 Nd：YAG 激光。导光纤维探头的前缘置于手术角膜缘附近，中央激光束指向后方 0.5～1.0 mm 位置。治疗参数：时间 1.0～2.0 s，能量 1 500～2 500 W，总数 16～18 个点（保留 3：00 和 9：00 位置）。

非接触性与接触性 Nd：YAG 激光透巩膜睫状体光凝术的结果是可比较的，45%～72%患者有满意的眼压下降，29%～48%患者需要 1～2 次以上再治疗。并发症包括疼痛、球结膜水肿、葡萄膜炎、视力减退（＞1 行）、浅前房伴有低眼压和脉络膜脱离、恶性青光眼、巩膜变薄、角膜上皮缺损和移植片失败、前房和玻璃体积血、持续性低眼压和眼球萎缩、交感性眼炎。曾报道新生血管性青光眼患者有较高的持续性低眼压和视力丧失的发生率。二极管激光接触性透巩膜睫状体光凝术的结果和并发症与连续波 Nd：YAG 激光睫状体光凝术类似，但并发症较少，曾报道有中心视力减退。

(三)经眼内的睫状体光凝术

在行玻璃体切除术同时，经平坦部插入眼内光凝器对睫状突进行直接光凝，合适的组织反应为睫状突变白和皱缩。应用氩激光，治疗参数：光斑 100～150 μm，时间 0.5～1.0 s，能量 500～700 mW，治疗范围需达 180°。该法在控制眼压方面可获得 76%～78%的成功率。并发症包括玻璃体积血、视网膜脱离、视力减退和低眼压。然而，在有晶状体眼和瞳孔不能散大情况下，本法较难有效执行。

眼内窥镜系统发展为微创伤下进行眼内睫状体光凝术提供了新的途径。早期的眼内窥镜仪，探头经无晶状体眼的平坦部（可能需要玻璃体切除或与晶状体联合切除）介入。最新的配有电视监测器的眼内窥镜仪探头集导光纤维、摄影、图像显示和激光(810 nm 二极管激光)于一体,通过注入粘弹性剂加深前、后房并经角膜缘介入对侧虹膜后方观察和光凝睫状体,或经睫状体扁平部巩膜切口(角膜缘后 3 mm)介入眼内进行对侧睫状体光凝,整个操作过程都在视屏监视下对睫状突进行选择性和控制性光凝,初始设置的激光能量为 0.4～0.5 W,光凝时间为 5 s。手术中应根据睫状突的光凝反应调整激光能量,最佳光凝反应是睫状突变白、塌陷皱缩,如光凝后睫状突组织产生泡样隆起或听到爆破声,则应适当调低激光能量和(或)光凝时间,或增加探头与睫状突之间的距离。如睫状突对光凝无反应,需提高激光能量和(或)光凝时间,应对睫状突的前、后部均行连续光凝,光凝范围至少连续 180°。适应证:无晶状体或人工晶状体眼各种难治性青光眼,也有报道可用于有晶状体眼的先天性青光眼和开角型青光眼。有限的临床实践显示眼压控制效果良好,1～2 年的成功率为 66.7%～82%,但需要进一步评价其远期疗效。

选择何种睫状体光凝术,取决于所拥有的设备和医师的选择。眼内光凝需在手术室施行并存在所有眼内手术的共同风险,另外眼内窥镜因其价格昂贵而限制其在临床上的推广应用。透巩膜睫状体光凝则较容易掌握,损伤轻和易为患者接受。所有睫状体光凝术均能有效降低眼压,最大降压幅度发生于治疗后 4～6 周,重复治疗不应早于此时间。

六、激光巩膜切除术

应用新型激光装置行巩膜打孔与造瘘(称激光巩膜切除术或造瘘术)来替代传统的青光眼滤过手术,曾引起过短暂的兴趣。其优点是可在表面麻醉下和只需极小的结膜切口,快速和重复造孔。用于此技术的激光类型包括连续波 Nd:YAG 激光,准分子激光,脉冲染料激光,钬:YAG 激光和铒:YAG 激光等。激光巩膜切除术可通过内路和外路两种途径进行。

(一)内路激光巩膜切除术

内路方法是在前房内应用激光自 Schwalbe 线处向巩膜表面击穿巩膜,形成全层巩膜瘘道,可分为非接触法和接触法。非接触法是激光束通过前房角镜反射后击射在 Schwalbe 线附近,接触法是将激光导光纤维探头介入前房和直接伸到 Schwalbe 线附近进行击射。

1.非接触法

在角膜缘部用电离子透入探针将甲烯蓝透入待切除区内,结膜下注入平衡盐溶液,使球结膜隆起。在前房角镜观察下,脉冲式染料激光器的瞄准光束聚焦于染色区前界中点上击射(每脉冲 100～300 mJ),形成一个圆孔,其后逐渐完成全层造孔。

2.接触法

应用连续波 Nd:YAG 激光做全层巩膜造孔,尤其适用于无晶状体或人工晶状体青光眼。方法:手术室球后或球周麻醉下,先在计划造孔处结膜下注入平衡盐溶液或粘弹性剂隆起球结膜,其后在其对侧周边角膜上做 1.5 mm 大小前房穿刺切口,向前房内再注入粘弹性剂加深前房。从此切口插入激光光纤探头(顶端直径 200 μm),在房角镜指引下越过瞳孔区,将探头垂直对准拟造孔处的角巩膜接合部,角巩膜接合部位于内部 Schwalbe 线附近(避开后部小梁网)和外部球结膜附止的后方。开始激光击射采用能量 10 W 和时间 0.2 s,其后能量增加直到完成造孔。以探头进行无阻力、球结膜弥散隆起或在结膜下窥见探头或前房变浅作为完成造孔的标志,缓慢拔出探头,角膜切口用 0～10 尼龙线闭合。成功率约 44%～60%。并发症包括:

滤过泡破裂,角膜与虹膜损伤,前房出血,局限性白内障,前葡萄膜炎,低眼压和浅前房,虹膜嵌顿和切口愈合等。类似方法可应用脉冲铒:YAG激光,治疗参数:能量7~8 mJ,时间250 ms,击射6~8次,总能量约40~60 mJ。其降压效果较佳且并发症亦较少。

(二)外路激光巩膜切除术

外路方法是在结膜瓣下应用激光自巩膜表面向邻近Schwalbe线处击射,直至产生全层巩膜孔。

1.铒:YAG激光巩膜切除术

球后或球周麻醉,在选择作巩膜切除区后约10 mm处做1~2 mm的球结膜切口,结膜下注入平衡盐溶液或粘弹性剂隆起球结膜。激光探头自结膜切口伸入到角巩膜缘处邻近Schwalbe线位置,启动激光朝前房并平行虹膜方向击射。治疗参数:频率2 Hz,能量4 mJ。当巩膜穿通后能在前房内见到小气泡,结膜下弥散的滤过泡和前房变浅。缓慢拔出探头。用0~10尼龙线缝合结膜切口。

2.钬:YAG激光巩膜切除术

方法与铒:YAG激光巩膜切除术近似,但需注意激光应从探头侧面击射,操作者需熟练操作,否则易穿破球结膜。激光探头的长轴与角膜缘成切线方向放置,转动探头使激光束垂直角膜缘并朝向前房及平行虹膜方向击射。治疗参数:能量80~120 mJ,时间200 ms,频率5 Hz。

3.准分子激光巩膜切除术

球后或球周麻醉,做以穹隆部或以角膜缘为基底的结膜瓣和前房穿刺。瞄准光束聚焦于角膜缘后界,结膜囊内滴2%荧光素有助于准分子激光的可见度,注意保持治疗区干燥。当激光切除深达Schlemm管和邻管小梁时可见房水喷出,术毕用0~10尼龙线或可吸收缝线缝合结膜瓣。

激光巩膜切除术后形成的滤过泡,易趋向局限化、血管化和丧失功能,联合应用抗代谢药物可能有助于功能性滤过泡形成和提高手术成功率。并发症包括低眼压、浅前房、虹膜嵌顿、瘘口堵塞、前房或脉络膜出血或眼内炎等。目前激光巩膜切除术尚处于临床实践和积累经验阶段,但它可作为对一些滤过性手术失败眼的替代选择,一个新的进展是应用配有电视监测系统的眼内窥镜,经前房直视下行激光巩膜切除术或小梁手术。

七、其他青光眼激光治疗

(一)激光巩膜滤过口重建术

青光眼滤过性手术失败可能是由于滤过通道内口(巩膜切口)被色素组织或非色素组织(炎症膜、内皮膜、玻璃体或晶状体囊)阻塞,此时需尽早应用激光复通内口,以免因房水流出中断而续发滤过道外口瘢痕闭合。

适应证:①滤过道外侧巩膜瓣下或结膜下尚未瘢痕愈合之前。②能清晰见到巩膜内切口。③堵塞切口组织为虹膜组织(用氩激光)或不含色素的半透明膜样组织(用Nd:YAG激光)。④无明显活动性炎症。

方法:表面麻醉,采用Goldmann前房角镜或Ritch镜。①氩激光治疗参数:光斑50~100 μm,时间0.1~0.2 s,能量800~1 200 mW;②Nd:YAG激光治疗参数:能量3~10 mJ。

并发症:治疗后眼压升高、前葡萄膜炎和前房出血。在非穿透性滤过性手术后,当房水通过小梁－后弹力膜的渗透功能不足或有 PAS 形成,可辅助应用 Nd∶YAG 激光或氩激光行小梁膜穿刺、切开或 PAS 分离。

(二)激光巩膜瓣缝线切断术

小梁切除或具有巩膜瓣的防护性滤过术后,常遇到巩膜瓣缝线过多及结扎过紧而致眼压偏高问题,如果滤过泡区域按摩失败可行激光断线术。术后选择性控制激光断线或拆除巩膜瓣可调整缝线(术中预置)是现代小梁切除术的新趋向,它有助于调节术后滤过量,提高手术成功率和有效地减少术后低眼压、浅前房及其常见的一系列并发症。激光断线术前,需排除其他的眼压升高原因,如巩膜切口内阻塞、恶性青光眼或脉络膜出血。

激光巩膜瓣缝线切断需要特殊的接触镜:带手柄的 Hoskin 接触镜,镜式 Mandelkorn 接触镜,镜式 Ritch 接触镜,或用 Zeiss 房角镜代替。需要强调的是激光断线术所能击断的缝线应是黑色尼龙线。激光类型:连续波氩激光,倍频 Nd∶YAG 激光(532 nm),氪激光(647 nm)或染料激光(810 nm),术后结膜下存在出血时,最有效的激光为 610 nm 波长激光。因该波长被血红蛋白吸收较少,从而减少形成结膜钮扣孔的危险。如果存在结膜下出血,黄色(585 nm)或桔红色(610 nm)激光可减少结膜损伤。

术中未应用过抗代谢药物的激光断线最佳时间为 4~14d(有效期 0~21d),14d 后成功率显著降低。如果术中应用过抗代谢药物(5-FU 或 MMC)则可延迟到术后 30~60 天或更长时间。断线指征:术后 4~5 天,眼压>12.39 kPa(18 mmHg),前房深,滤过泡变平坦者。方法:表面麻醉,滴入 2.5%苯肾上腺素眼液收缩结膜血管(易于透见其下黑色尼龙线),激光断线接触镜轻压需断线处水肿的结膜,透见尼龙线及在结膜面准确聚焦后,稍向前推进并立即击射断线。缝线断端崩开即为有效,如果未见缝线断端崩开或按压滤过泡后亦未见结膜隆起,可酌情寻觅另一根缝线切断;1~2d 后若滤过量不足,可重复激光断线,但切记应逐根切断,以每次切断一根为宜,切断每根缝线后,必须核查眼压。治疗参数为光斑 50 μm,时间 0.1 s,能量 400~800 mW。常见并发症有球结膜小穿孔(聚焦不准或结膜出血存在)、低眼压浅前房、脉络膜脱离(断线过早或过多致滤过太强)和恶性青光眼。

(三)滤过泡渗漏和破裂的激光处理

滤过泡渗漏和破裂可导致低眼压、浅前房及一系列并发症。氩激光能使结膜上皮凝固和结膜收紧,激光对结膜组织的刺激反应也能在渗漏处产生某种程度炎症物质沉积,从而迅速、局限和合适地封闭渗漏孔,尤其更适合于早期结膜充血和水肿变厚的结膜,但曾用过抗代谢药物的渗漏滤过泡需小心应用。氩激光治疗参数:光斑 500 μm,时间 0.2~0.5 s,能量 400~700 mW。

激光也可用于封闭外伤性或手术引起的睫状体分离裂隙,恶性青光眼的处理(无晶状体眼或人工晶状体眼后囊膜和玻璃体前界面 Nd∶YAG 激光玻璃体切开和氩激光睫状突光凝),新生血管性青光眼早期房角新生血管的光凝(联合全视网膜光凝)及瞳孔后成形术(激光扩瞳术、瞳孔成形术、括约肌切开术及瞳孔后粘连切开术)等。

参考文献

[1] 唐维强.眼科 CT 与 MRI 学习精要[M].北京:人民军医出版社,2020.

[2] 朱承华.眼科查房手册[M].北京:科学出版社,2017.

[3] 秦波,莫劲松.临床眼外伤手册[M].北京:中国纺织出版社,2016.

[4] 刘兆荣.眼科诊断与治疗[M].北京:科学出版社,2017.

[5] 张仁俊,等.实用眼科药物学[M].北京:人民军医出版社,2015.

[6] 张大勤,赵牧.眼科诊疗点滴荟萃[M].成都:四川大学出版社,2015.

[7] 谭柯.眼科疾病 216 个怎么办[M].北京:中国协和医科大学出版社,2015.

[8] 孟祥伟,徐国成,韩秋生.眼科手术图谱[M].沈阳:辽宁科学技术出版社,2015.

[9] 张明昌,钟勇.眼科手术要点难点及对策[M].北京:科学出版社,2018.

[10] 林丁,王丛香.常见眼科疾病防治 365 问[M].长沙:湖南科学技术出版社,2016.

[11] 邵毅,赵学英,刘毅.眼科疾病的治疗与研究[M].北京:中国科学技术出版社,2016.

[12] 王占虹,等.实用眼科学精粹[M].哈尔滨:黑龙江科学技术出版社,2017.

[13] 刘政,方志虎,单保生,等.临床眼科疾病诊疗学[M].广州:世界图书出版公司,2013.

[14] 朱思泉,王开杰.白内障朱思泉 2017 观点[M].北京:科学技术文献出版社,2017.

[15] 何宏伟,等.精编眼科诊断与治疗[M].北京:科学技术文献出版社,2017.

[16] 孙旭芳,杜光.慢性病用药指导手册[M].武汉:湖北科学技术出版社,2014.

[17] 张勇进,刘卫.光动力学治疗在眼科中的应用[M].上海:复旦大学出版社,2015.

[18] 王鸿,陈澎,樊兆珊.实用眼科疾病学[M].广州:世界图书出版公司,2013.

[19] 孙旭光.同仁角结膜病例精粹[M].北京:人民军医出版社,2014.

[20] 白玉星,张娟,刘扬.眼科疾病临床诊疗技术[M].北京:中国医药科技出版社,2017.

[21] 王宁利.临床路径释义[M].北京:中国协和医科大学出版社,2018.

[22] 孙兴怀,卢奕.眼科住院医师规范化培训教材[M].上海:复旦大学出版社,2017.

[23] 林晓峰.住院医师规范化培训眼科基本技术标准操作流程[M].广州:广东科技出版社,2017.